O que as pessoas estão falando sobre
TDAH – *Transtorno do Déficit de Atenção com Hiperatividade*

"O Dr. Barkley é um dos principais pesquisadores em TDAH do mundo e dedicou sua carreira a ensinar e ajudar as pessoas com o transtorno. Este livro reúne em um só lugar tudo o que os pais precisam para lidar com os desafios diários e para tomar decisões importantes sobre como cuidar de seus filhos. O conhecimento, o brilhantismo e a dedicação do Dr. Barkley reluzem em cada página deste livro, como um farol de esperança."

EDWARD M. HALLOWELL,
médico e coautor de *Driven to Distraction*

"Um recurso valioso e de fácil compreensão. O livro apresenta os avanços científicos mais recentes, incluindo uma explicação clara sobre as funções executivas e o seu papel no TDAH. O Dr. Barkley tem o dom para dar orientações práticas e fáceis de compreender que permitirão que você se torne um 'advogado' eficaz do seu filho."

CHRIS A. ZEIGLER DENDY,
mãe e autora de *Teaching Teens with ADD, ADHD & Executive Function Deficits*

"O Dr. Barkley ajuda os pais a porem ordem ao caos e a resolverem problemas de forma mais eficaz. É isso que eu amo neste livro! Ele trata os pais que assumem esse encargo com respeito e inteligência. Você voltará ao livro inúmeras vezes – talvez até todos os dias – para consultar as seções sobre como se tornar uma mãe ou um pai executivo e como lidar com o TDAH na sua vida."

MARY FOWLER,
mãe e autora de *Maybe You Know My Kid*

"Este não é apenas mais um livro. É um ótimo livro! Embora seja mais voltado para os pais, ele oferece algo para todos que lidam com as crianças com TDAH: professores, psicólogos, médicos e familiares. Eu não empresto o meu exemplar para nenhum pai ou mãe (embora eu o mostre a eles), porque eles precisam comprá-lo para tê-lo sempre à mão para lerem e relerem."

PEDIATRIC NEWS
(por J. Clyde Ralph, médico)

"Um livro excelente e fácil de ler que capacitará os pais de crianças com TDAH."

NAMI ADVOCATE
(publicação da *National Alliance on Mental Illness*)

"Como ponto de partida para os pais ou para bibliotecas que podem comprar apenas um título, o livro do Barkley é a melhor opção."

LIBRARY JOURNAL

"Estou sempre procurando pelo melhor livro, o mais adequado ou o mais atual. Então vou te indicar um: *TDAH – Transtorno do Déficit de Atenção com Hiperatividade*, do Dr. Russell A. Barkley, PhD."

PSYCHIATRIC TIMES
(por Ellen R. Fischbein, médica)

"Este livro apresenta uma pesquisa pioneira, com novas ideias para evitar que o TDAH se torne um fardo na vida da criança (e dos pais).... Os pais apreciarão ter este livro em mãos, e os professores vão querer um exemplar para mostrar a eles que estão prontos para ajudar."

INTERVENTION IN SCHOOL AND CLINIC

"Se algum profissional entende sobre o TDAH, ele é Russell A. Barkley... Resumindo, este livro é sensacional."

CHILD & FAMILY BEHAVIOR THERAPY

TDAH
Transtorno do Déficit de Atenção com Hiperatividade

Copyright © 2013 The Guilford Press
Uma divisão da Guilford Publications, Inc.

Título original: *Taking Charge of ADHD The Complete, Authoritative Guide for Parents*

Todos os direitos reservados pela Autêntica Editora Ltda. Nenhuma parte desta publicação poderá ser reproduzida, seja por meios mecânicos, eletrônicos, seja via cópia xerográfica, sem a autorização prévia da Editora.

A editora não se responsabiliza pelo conteúdo, funcionamento, manutenção ou atualização de links ou outros recursos apresentados pelo autor neste livro.

EDITOR RESPONSÁVEL
Marcelo Amaral de Moraes

EDITORA ASSISTENTE
Vanessa Cristina da Silva Sá

PREPARAÇÃO DE TEXTO
Marcelo Amaral de Moraes

ASSISTENTE EDITORIAL
Luanna Luchesi

REVISÃO TÉCNICA
Dr. Thiago Maciel Horta Duarte
Médico Psiquiatra – CRMMG 48637

REVISÃO
Carla Neves

PROJETO GRÁFICO DE CAPA E MIOLO
Diogo Droschi
(sobre imagem do TDAH: Stockfour/ Shutterstock)

DIAGRAMAÇÃO
Waldênia Alvarenga

Dados Internacionais de Catalogação na Publicação (CIP)
(Câmara Brasileira do Livro, SP, Brasil)

Barkley, Russell A.
  TDAH : transtorno do déficit de atenção com hiperatividade / Russell A. Barkley ; [tradução Luis Reyes Gil]. -- 1. ed. ; 6. reimp. -- Belo Horizonte : Autêntica, 2024. -- (Aprendendo a viver / coordenação Marcelo Amaral de Moraes)

  Título original: Taking Charge of ADHD The Complete, Authoritative Guide for Parents.

  Bibliografia

  ISBN 978-85-513-0709-0

  1. Psiquiatria, Distúrbios da atenção, Hiperatividade 2. Transtorno do déficit de atenção com hiperatividade (TDAH) 3. Deficiência de aprendizagem 4. Transtornos mentais 5. Saúde da família I. Gil, Luis Reyes. II. Moraes, Marcelo Amaral de. III. Título IV. Série.

20-34461   CDD-618.928589

Índices para catálogo sistemático:
1. Transtorno do Déficit de Atenção com Hiperatividade : Neuropsiquiatria: Pediatria : Medicina   618.928589

Maria Alice Ferreira - Bibliotecária - CRB-8/7964

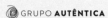

Belo Horizonte
Rua Carlos Turner, 420
Silveira . 31140-520
Belo Horizonte . MG
Tel.: (55 31) 3465 4500

São Paulo
Av. Paulista, 2.073,
Horsa I Salas 404-406 . Bela Vista
01311-940 . São Paulo . SP
Tel.: (55 11) 3034-4468

www.grupoautentica.com.br
SAC: atendimentoleitor@grupoautentica.com.br

Dr. Russell A. Barkley, PhD

TDAH

Transtorno do Déficit de Atenção com Hiperatividade

- **O que é** TDAH? Aprenda a identificar os **primeiros sinais**
- Os **desafios** do TDAH para quem sofre e para quem cuida
- **Mitos** e **verdades** sobre medicações e outros cuidados

6ª reimpressão

TRADUÇÃO: Luis Reyes Gil

APRENDENDO A VIVER

autêntica

*Para Sandra F. Thomas e Mary Fowler,
duas mães extraordinárias que iniciaram um movimento
e despertaram a nação para o sofrimento das crianças com
transtorno do déficit de atenção com hiperatividade.*

SUMÁRIO

Sobre a coleção "Aprendendo a Viver" 11

O autor 13

Prefácio à edição brasileira 15

Prefácio 19

Introdução: uma filosofia para orientar
os pais de crianças com TDAH 29

PARTE I
COMPREENDENDO O TDAH

Capítulo 1 – O que é o Transtorno do Déficit de
Atenção com Hiperatividade? 57

Capítulo 2 – "O que realmente há de errado com o meu filho?" .113

Capítulo 3 – O que causa o TDAH? 143

Capítulo 4 – O que esperar: a natureza do transtorno 189

Capítulo 5 – O contexto familiar de uma criança com TDAH 219

PARTE II

ASSUMINDO O CONTROLE: COMO SER UMA MÃE OU UM PAI EXECUTIVO BEM-SUCEDIDO

Capítulo 6 – A decisão de levar seu filho para uma avaliação de TDAH 235

Capítulo 7 – O preparo para a avaliação 245

Capítulo 8 – Como lidar com o diagnóstico de TDAH 265

Capítulo 9 – Catorze princípios para criar um filho com TDAH .. 273

Capítulo 10 – Apenas para os pais: como cuidar de si mesmo ... 289

PARTE III

ADMINISTRANDO A VIDA COM TDAH: O QUE FAZER EM CASA E NA ESCOLA

Capítulo 11 – Oito passos para melhorar comportamentos 305

Capítulo 12 – Assumindo o controle em casa: a arte de resolver problemas 347

Capítulo 13 – Como ajudar seu filho nos problemas com os colegas 355

Capítulo 14 – Passando pela adolescência 371
por Arthur L. Robin, PhD

Capítulo 15 – Entrando na escola com o pé direito: como lidar com a educação do seu filho 399
por Linda J. Pfiffner, PhD

Capítulo 16 – Melhorando a educação na escola e em casa 421
por Linda J. Pfiffner, PhD

Capítulo 17 – De olho no desempenho escolar 453

PARTE IV
MEDICAÇÕES PARA O TDAH

Capítulo 18 – Medicações eficazes: estimulantes e
não estimulantes 465

Capítulo 19 – Outros medicamentos: antidepressivos e
anti-hipertensivos 507

A Associação Brasileira do Déficit de Atenção (ABDA) 519

Leituras e vídeos sugeridos 521

Referências 543

Índice remissivo 555

SOBRE A COLEÇÃO "APRENDENDO A VIVER"

Todos nós sonhamos, fazemos planos e, de repente, somos interpelados pelo imperativo da realidade da vida, que nos revela surpresas diversas. Então somos impactados, ficamos atônitos e muitas vezes nos imobilizamos diante do desconhecido.

Os transtornos e doenças mentais são elementos que mudam definitivamente as nossas vidas e a de todos que estão por perto. Pode ser uma filha com TDAH, o amigo com depressão, a avó com doença de Alzheimer, o tio com esquizofrenia, o colega autista, o cônjuge bipolar, o pai alcoólatra ou o neto viciado em drogas. Não importa onde você nasceu, sua classe social, etnia ou gênero; fatalmente você ou alguém próximo será acometido por algum desses (ou outros) transtornos, e isso o afetará.

Diante de fatos como esses, cada pessoa reage de uma forma. Muitas simplesmente ignoram ou negam o problema postergando a intervenção, o que contribui para o aumento dos desafios e do sofrimento. Outras se afastam, rejeitam ou discriminam, se recusando a ajudar ou a participar dos cuidados e da promoção de uma convivência social mais harmônica. Algumas, mesmo bem intencionadas e sensíveis em relação ao outro, se imobilizam por não saberem o que está acontecendo e como podem ajudar. E, claro, há aquelas que, diante dos desafios, arregaçam as mangas e dão o melhor de si para aliviar a dor e o sofrimento, tanto daqueles que sofrem do transtorno quanto dos que fazem parte do contexto em que o portador está inserido.

Foi pensando em tornar a vida mais leve e mais equilibrada para todas as pessoas que sofrem, direta ou indiretamente, com os transtornos e doenças mentais que nós, do Grupo Editorial Autêntica, idealizamos a coleção "Aprendendo a Viver". Acreditamos que os conhecimentos e a informações que você encontrará nas publicações dessa coleção o ajudarão a lidar com as surpresas da vida de uma maneira mais assertiva e produtiva. Cremos que é possível ter qualidade de vida e satisfação, apesar das dificuldades, limitações e decorrências que cada um desses transtornos traz para seus portadores, seus familiares e outras pessoas com as quais convivem.

A coleção "Aprendendo a Viver" tem a pretensão de aliviar o sofrimento e a dor causados pela falta de conhecimento, pela ignorância, pelo preconceito e pela segregação que quase sempre acompanham aqueles que já sofrem demasiadamente com seu próprio transtorno ou doença. "Aprendendo a Viver" é um soro de lucidez para que você aprenda a lidar com todos os desafios que um transtorno acarreta e a ter a maior qualidade de vida possível.

Leia, aprenda, aplique e compartilhe.

Marcelo Amaral de Moraes
Editor

O AUTOR

RUSSELL A. BARKLEY, PhD, é certificado pela ABPP (American Board of Professional Psychology) e pela ABCN (American Board of Clinical Neuropsychology) em psicologia clínica, psicologia clínica de crianças e adolescentes e neuropsicologia clínica. É professor de Psiquiatria no Virginia Treatment Center for Children e na Virginia Commonwealth University School of Medicine. Dr. Barkley tem trabalhado com crianças, adolescentes e famílias desde a década de 1970 e é autor de vários best-sellers, tanto para profissionais da psicologia quanto para o público em geral, entre eles o *Vencendo o Transtorno de Déficit de Atenção/Hiperatividade Adulto* (2016). Presença frequente em palestras e na mídia, Dr. Barkley recebeu vários prêmios da American Academy of Pediatrics e da American Psychological Association, entre outras honrarias. Seu site é www.russellbarkley.org.

TRABALHOS SELECIONADOS DE RUSSELL A. BARKLEY

PARA O PÚBLICO EM GERAL

- *Vencendo o Transtorno de Déficit de Atenção/Hiperatividade: Adulto*
  Russell A. Barkley com Christine M. Benton

- *Your Defiant Child, Second Edition: Eight Steps to Better Behavior*
  Russell A. Barkley e Christine M. Benton

- *Seu Adolescente Desafiador: 10 Passos para Resolver Conflitos e Reconstruir seu Relacionamento*
  Russell A. Barkley e Arthur L. Robin com Christine M. Benton

PARA PROFISSIONAIS

- *ADHD and the Nature of Self-Control*
  Russell A. Barkley

- *ADHD in Adults: What the Science Says*
  Russell A. Barkley, Kevin R. Murphy e Mariellen Fischer

- *Attention-Deficit Hyperactivity Disorder, Third Edition: A Clinical Workbook*
  Russell A. Barkley e Kevin R. Murphy

- *Attention-Deficit Hyperactivity Disorder, Third Edition: A Handbook for Diagnosis and Treatment*
Russell A. Barkley

- *Barkley Deficits in Executive Functioning Scale – Children and Adolescents (BDEFS-CA)*
Russell A. Barkley

- *Barkley Functional Impairment Scale – Children and Adolescents (BFIS-CA)*
Russell A. Barkley

- *Executive Functions: What They Are, How They Work, and Why They Evolved*
Russell A. Barkley

Para mais informações, visite o site do autor: **www.russellbarkley.org**

PREFÁCIO À EDIÇÃO BRASILEIRA

Não é uma tarefa fácil prefaciar um livro de Russell A. Barkley dirigido a pais cujos filhos têm TDAH. Aceitei o desafio de fazê-lo, profundamente emocionada, para que cada parágrafo deste texto possa deixar evidente que, sem os livros de Russell A. Barkley, eu jamais teria conseguido a base de um conhecimento sólido e científico que me permitisse a construção de um futuro digno para os meus dois filhos, ambos com TDAH.

Dr. Barkley, sem dúvida alguma, foi a bússola que caiu em minhas mãos como um porto seguro quando, no meio de uma grande tempestade, totalmente à deriva, sozinha e assustada, quatro letras desabaram sobre a minha vida: T-D-A-H. O nome, o diagnóstico que mudou o meu destino, a vida dos meus filhos e de todas as pessoas com Transtorno do Déficit de Atenção com Hiperatividade no Brasil.

Assim como a história de Steve e sua mãe, citada na introdução desta obra, eu, Iane Kestelman, também estava perdendo o meu filho. Foi uma longa caminhada indagando a pediatras, professores, neurologistas, psicólogos, uma infinidade de "especialistas" sobre o que acontecia com o comportamento do meu filho. Aquele garoto cheio de vida que, desde o nascimento, apresentava uma diferença mínima em relação a maioria das crianças de sua faixa etária, algo estranho cujo motivo eu não era capaz de compreender.

Eu já estava a ponto de desistir, acreditando que não cumpriria a minha missão de guiar aquela criança até se tornar um adulto pleno. Eu, além de mãe, também psicóloga e psicanalista, definitivamente não sabia o que fazer com aquela criança agitada, distraída, que, apesar de todo o meu empenho, parecia ouvir, mas não compreender algumas instruções básicas, que a maioria das outras crianças já era capaz de entender.

Eu olhava para as outras mães com seus filhos e me sentia culpada, refletindo sobre onde eu teria errado.

Por que os filhos delas se adaptavam com mais facilidade, eram capazes de ouvir uma instrução e responder adequadamente? Ou conseguiam ler um texto sem ter que se levantar 300 vezes para fazer coisas desnecessárias? Por que o meu filho não era capaz de brincar tranquilamente, tirar boas notas, ser aceito na escola, no grupo de amigos e na família? Por que ele vivia como se estivesse em outro mundo – "no mundo da lua" – onde nem ele mesmo entendia a sua lógica de funcionamento? Qual seria a melhor maneira de ele se incluir no nosso mundo?

Não havia respostas!

No Brasil, em meados do ano 2000, crianças com comportamentos semelhantes aos de meu filho ainda eram consideradas "crianças-problema". A culpa era dos pais ou, mais precisamente, da mãe, que, segundo clichês baseados em abstrações vagas, "estaria ausente, não saberia impor limites ou não seria suficientemente sábia para compreender a subjetividade de seus filhos".

Como se não bastasse todo o sofrimento e o desafio de ter que educar um filho com TDAH, os pais ainda tinham que enfrentar a total desinformação e o preconceito em relação ao transtorno por parte de profissionais não-especialistas que, em nome de um saber ultrapassado, ideológico, sem nenhum respaldo científico afirmavam – e ainda o fazem hoje – que os pais estavam buscando um diagnóstico para os filhos na tentativa de se eximir da responsabilidade de se debruçarem sobre eles e de conduzi-los para a vida.

Foi assim comigo.

Nessa ocasião, quase não havia informação sobre TDAH no Brasil. Eu, psicóloga clínica formada há mais de 20 anos, nunca tinha ouvido falar em TDAH. Ao longo da minha graduação na faculdade de Psicologia, eu jamais tinha ouvido uma única menção a esse transtorno. Aliás, ainda hoje, não é um assunto muito abordado (é praticamente um tabu) em grande parte da Psicologia brasileira, cuja abordagem nega as neurociências e as evidências científicas que demonstram que, para além das importantes questões psicológicas, existem disfuncionalidades de natureza cognitiva, tal como o Transtorno do Déficit de Atenção e Hiperatividade.

Apesar de todos esses enfrentamentos, quando o diagnóstico de TDAH bateu na minha porta, a sensação foi libertadora. Por meio das informações científicas as quais tive acesso sobre o que vinha a ser, exatamente, o TDAH, eu e meu filho encontramos, finalmente, um caminho que explicava o porquê daquele menino, tão especial, amado, alegre e inteligente ter estado durante tanto tempo à margem de todas as suas potencialidades e excluído, implacavelmente, do sistema escolar.

Os livros de Russell A. Barkley foram determinantes para que eu pudesse lidar com as dificuldades dos meus filhos (tenho uma filha mais nova, também com TDAH), na medida em que, por meio da psicoeducação (informação sobre o transtorno), conforme o próprio autor define como imprescindível para pais de filhos com TDAH, foi possível que eu tivesse acesso às ferramentas necessárias para manejar as dificuldades de meus filhos e proporcionar a eles a autonomia para seguirem felizes e bem-sucedidos ao longo de suas vidas.

De todas essas adversidades, nasceu, em 2004, o meu compromisso e a minha dedicação como voluntária à construção da Associação Brasileira do Déficit de Atenção (ABDA). A primeira e, por enquanto, única associação de pacientes e familiares dedicada à psicoeducação e à luta pelos direitos das pessoas com TDAH no Brasil. A falta de informações exigia ações efetivas que pudessem tirar essas pessoas da total invisibilidade, descaso e exclusão com que vinham sendo tratadas até então.

Neste sentido, sou extremamente grata a Russell A. Barkley, a quem tive a honra de conhecer pessoalmente em 2007, quando veio ao Brasil, a convite da Associação Brasileira do Déficit de Atenção, por ocasião de seu 3º Congresso Internacional, e depois revê-lo em 2012, na Califórnia, durante o 24º Congresso Internacional do CHADD (Children and Adults with ADHD), que vem a ser a associação de pessoas com TDAH dos Estados Unidos da América.

Pela generosidade e pelo amor com o qual vem se dedicando, nos últimos 35 anos, a desmitificar o preconceito em relação ao TDAH a partir de suas pesquisas científicas, ao mesmo tempo em que empresta autoridade a nós, pais, para que possamos ser os agentes de transformação da história de nossos próprios filhos, expresso mais uma vez a minha gratidão a Russell A. Barkley por nos conceder, por meio da Autêntica Editora, o acesso a esta importante obra em português.

Neste livro, você encontrará muito mais do que precisa saber sobre como ajudar, orientar, cuidar e conduzir a vida do seu filho com TDAH. Você descobrirá que o desafio de criar um filho com esse transtorno, em meio a tantos percalços e dificuldades, pode vir a ser um caminho de superação que proporcionará, tanto para você quanto para ele, um propósito, um sentido maior e mais profundo para a vida.

IANE KESTELMAN,
Presidente Voluntária da Associação Brasileira do Déficit de Atenção (ABDA)

Para saber mais sobre a ABDA, acesse o site **www.abda.org.br**

PREFÁCIO

É muito normal que as crianças sejam mais ativas e exuberantes, menos atentas e mais impulsivas que os adultos. Não é de se admirar que tenham mais problemas do que eles em seguir instruções e concluir de modo consistente suas tarefas. Assim, quando os pais se queixam de que os filhos têm dificuldade para prestar atenção, controlar suas ações ou resistir a impulsos, as outras pessoas logo minimizam esses problemas, querendo vê-los como comportamentos normais e procurando tranquilizar os pais dizendo que essas são qualidades naturais das crianças e que não há motivo para alarme. Se os problemas de comportamento de uma criança parecem um pouco excessivos, mesmo para os padrões infantis, talvez seja porque ela é um pouco imatura e, à medida que for crescendo, certamente irá superar isso.

Em geral é assim – mas às vezes não. Em alguns casos, o intervalo de tempo em que uma criança sustenta sua atenção é tão curto, seu nível de atividade tão alto e o controle do impulso tão limitado, que seu comportamento nessas áreas se mostra claramente extremo para a idade. A maioria das pessoas conhece crianças assim – com dificuldades para terminar a lição de casa, que não se dão bem com as outras da vizinhança e que geram conflitos em casa por sua incapacidade de acompanhar e concluir as tarefas quando os pais não estão supervisionando.

Problemas de comportamento nessas áreas, quando se agravam a ponto de comprometer o ajustamento da criança, dificilmente serão superados com o crescimento como se fossem problemas normais. Se você tem um filho assim, será não só inadequado, mas potencialmente prejudicial para o bem-estar psicológico e social dele que você minimize os problemas ou fique apenas dando um tempo até que ele amadureça um pouco mais. Isso pode causar futuros problemas para você e outros membros da família que tenham que lidar com essa criança todo dia.

Crianças cujos problemas com atenção, hiperatividade e falta de inibição alcancem certo nível têm uma disfunção de desenvolvimento conhecida como Transtorno do Déficit de Atenção com Hiperatividade, ou TDAH. Este livro é sobre o TDAH. É dirigido a pais que estão criando um filho com TDAH e a outras pessoas que queiram saber mais sobre o transtorno e como lidar com ele. O objetivo principal é empoderar os pais para que assumam os cuidados com essas crianças, que costumam exigir muito, e assegurar a saúde da família inteira, tanto no aspecto coletivo quanto no individual.

Já foram publicados muitos livros sobre esse assunto, dirigidos aos pais. Em geral, são muito bons, e costumo recomendar alguns deles às famílias que atendemos em nossa clínica. Por que, então, quis escrever outro? A resposta é que os livros disponíveis simplesmente não vão longe o suficiente em educar os pais sobre o que se sabe atualmente a respeito do TDAH e, mais importante, sobre o que pode ser feito para ajudar aqueles que têm o transtorno. A maioria dos livros para pais transmite o que já foi obtido ao longo de anos de experiência clínica no tratamento de crianças com TDAH e suas famílias, mas falha em expor os mais recentes achados científicos. Nos últimos vinte anos, desde a primeira edição deste livro, houve uma ampliação impressionante das pesquisas sobre TDAH. No entanto, na maioria dos outros livros sobre esse tema, as conclusões e recomendações são fruto apenas da experiência clínica do autor – e com frequência mostram-se equivocadas. Por exemplo, nos últimos dez anos, avanços na genética molecular do TDAH progrediram num ritmo muito veloz e continuam assim. Foram identificados de maneira confiável pelo menos sete genes para o transtorno, e os pesquisadores esperam descobrir vários outros nos próximos anos. Todo o genoma humano foi escaneado em busca de genes de risco para TDAH, e 25 a 40 localizações, pelo menos, parecem ser relevantes para o transtorno. As pesquisas de imagens do cérebro mostram também as regiões envolvidas no TDAH e chegaram a associar algumas das atividades nessas áreas a alguns dos genes de risco para o transtorno. O ritmo dessas pesquisas é veloz, e os resultados vêm se acumulando rapidamente.

Esses achados têm implicações importantes para os pais. Eles continuam sustentando a conclusão das edições anteriores deste livro, que mostra que o TDAH é um transtorno com causas principalmente biológicas e uma substancial base genética/hereditária. Esses achados também apontam para possíveis grandes avanços futuros no diagnóstico e no tratamento ao longo da próxima década, pois a implicação é que o teste genético para o transtorno acabará sendo possível. E o mesmo vale para o desenvolvimento de medicamentos mais seguros e eficazes para lidar com ele. Os pais precisam ficar cientes desse tipo de desdobramento para compreender melhor o transtorno e poder responder àqueles que o criticam sem respaldo científico, e continuam insistindo que o TDAH é decorrente de falhas dos pais na criação dos filhos, de uma dieta inadequada ou que tem a ver com o excesso de horas de exposição à TV.

Por exemplo, durante várias décadas, a maior parte dos profissionais de clínica atuava sob as falaciosas noções de que o TDAH era causado por pais ausentes; que as crianças acabariam superando isso na adolescência; que medicações estimulantes seriam eficazes apenas com crianças (e não com adolescentes e adultos) e que deveriam ser usadas somente em dias de aula; e que as crianças com TDAH se beneficiariam de uma dieta livre de certos aditivos e de açúcar – tudo isso sem qualquer conjunto de achados na literatura científica que apoiasse tais alegações. Mais recentemente, alguns autores têm defendido que o transtorno resulta de excesso de videogames, de excesso de horas de televisão, ou do ritmo cada vez mais acelerado da cultura moderna. No entanto, já existe agora o entendimento de que muitas crianças com TDAH herdaram uma forma genética do transtorno, que muitas não superam seus problemas na adolescência, que a medicação pode ser tomada o ano todo por adolescentes e adultos, assim como pelas crianças, e que alterar as doses de açúcar nas dietas traz pouco benefício para a maioria das pessoas com TDAH. E também sabemos que o TDAH não decorre de videogames, TV, ou do ritmo alucinado da vida moderna. Já avançamos bastante em apenas quarenta anos de pesquisas! Na realidade, nos últimos dez anos tivemos mudanças estimulantes, algumas delas profundas, e elas continuam ocorrendo enquanto escrevo este livro. Essas mudanças têm a ver não só com uma melhor compreensão das causas do TDAH, mas também com uma compreensão científica mais rica da natureza do transtorno, e isso tem mudado radicalmente a maneira pela qual olhamos para ele hoje.

Na última década, os estudos científicos mostraram, por exemplo, que o TDAH provavelmente não é um transtorno na atenção, e sim na *autorregulação*: isto é, na maneira pela qual nosso sentido do eu se desenvolve a fim de que possamos lidar conosco dentro do âmbito mais amplo do comportamento social. Portanto, até o nome "TDAH" pode agora estar incorreto, embora ainda continue sendo usado por várias razões legais. O fato de rotulá-lo como transtorno de atenção trivializa o distúrbio, porque minimiza os problemas substanciais e dramáticos que essas crianças enfrentam quando tentam encarar os desafios da vida diária e as demandas crescentes de suas famílias, escolas e da sociedade, em seu esforço de alcançar uma autorregulação à medida que amadurecem. Chamar o transtorno de déficit de atenção tampouco dá conta das inúmeras maneiras pelas quais ele diminui a capacidade dos indivíduos de encarar suas responsabilidades em relação a si mesmos e aos outros. Por exemplo, meus próprios estudos, e mais tarde os de outros pesquisadores, mostram que crianças e adultos com TDAH têm um transtorno na capacidade de se situar em relação ao próprio tempo. Não usam seu sentido do tempo para guiar seu comportamento e o dos outros, e, portanto, geralmente não conseguem se situar tão bem quanto os outros em relação ao tempo, a prazos e ao futuro. Isso se refere a intervalos de tempo que chegam a ser muito curtos, em torno de dez a vinte segundos. O tempo lhes escapa, e eles nunca são capazes de administrá-lo de modo tão eficiente quanto os outros do mesmo grupo etário.

Embora o TDAH possa ser debilitante ao extremo, não surpreende que muitos ainda sejam céticos a respeito da gravidade do transtorno. Todos nós às vezes temos dificuldades em prestar atenção, as crianças especialmente. Dominar a impulsividade e a agitação, na visão de algumas pessoas, é apenas uma questão de exercer controle. Será? Professores, parentes, vizinhos e outras pessoas podem tentar convencer você disso. Eles não entendem uma coisa que você entende muito bem: que há algo de errado, em termos fundamentais e significativos, com a conduta de seu filho. Muitas histórias na televisão e na mídia impressa têm dito que o transtorno é um mito perpetrado a fim de rotular ou dar algum diagnóstico psiquiátrico a crianças que são apenas atiradas, especialmente os meninos – os Tom Sawyers e Huck Finns da vida moderna.[1] Grupos religiosos alternativos têm questionado a própria existência do transtorno e criticado de maneira mordaz o uso da medicação utilizada para lidar com ele. Uma compreensão profunda da literatura científica revela claramente as falácias dessas ideias, embora os pais continuem a ser bombardeados de tempos em tempos com essas e outras afirmações sem base científica sobre o TDAH. Todas essas falsas concepções serão abordadas neste livro, nos capítulos que tratam da natureza do transtorno e de suas causas, da maneira como entendemos isso hoje.

Em contraste com essas visões indefensáveis, mas bastante disseminadas, passei a acreditar que o fenômeno que chamamos de TDAH é um transtorno na capacidade da criança de inibir suas reações imediatas ao momento presente, de modo a ter autocontrole em relação ao tempo e ao futuro. Ou seja, aqueles que sofrem de TDAH, em última instância, estão sofrendo de uma incapacidade de usar o sentido do tempo e de passado e futuro para guiar seu comportamento. O que não está se desenvolvendo de modo adequado no seu filho é a capacidade de mudar o foco, de passá-lo do aqui e agora para aquilo que é provável que aconteça em seguida, na vida e no futuro em termos mais gerais. Quando tudo o que a criança coloca em foco é o momento, as atitudes impulsivas dela passam a fazer sentido. A criança simplesmente quer se dedicar ao que é divertido ou interessante naquela hora e fugir do que não é um reforço disso naquele instante,

---

[1] Personagens criados pelo escritor americano Mark Twain (1835-1910), que vivem uma série de arriscadas aventuras pelo rio Mississippi. Essas histórias marcaram fortemente a vida cultural dos Estados Unidos. (N.T.)

a fim de maximizar o quanto possível a gratificação imediata. Do ponto de vista da criança, é sempre "agora". Mas isso pode ser desastroso quando a expectativa é que ela desenvolva um foco no que está mais à frente e no que é necessário fazer para poder enfrentar o futuro de modo eficiente. Essa aptidão é crucial para a nossa capacidade como seres humanos de organizar, fazer planos e nos orientar por metas, e ela depende diretamente do quanto somos capazes de controlar nossos impulsos. Ela nos liberta de sermos controlados pelo momento e nos habilita a ser influenciados pelo futuro. Essa visão do TDAH contribui para tornar mais digna essa condição e os problemas que dela decorrem. Explica por que aqueles com TDAH nem sempre são capazes de agir da maneira que os outros agem, e nos provê a base para respeitá-los, aprofundando nossa compreensão de como o TDAH prejudica a vida diária da pessoa. Este livro tem muito mais a dizer sobre esse ponto e sobre o que ele significa para a compreensão do TDAH. Na realidade, a principal razão que me levou a escrevê-lo foi desenvolver essa ideia para os pais, e minha principal meta ao revisá-lo foi atualizar essa visão. Acredito que ela está mais próxima de transmitir a realidade científica do TDAH do que outros pontos de vista têm feito.

Também me senti impelido a escrever este livro porque vi uma necessidade de ensinar os pais a serem *científicos* em suas tentativas de obter informações ou quando vão procurar ajuda de profissionais. Ser científico é ser ao mesmo tempo inquisidor e cético, procurar, mas também desafiar suas fontes de informação quanto à sua racionalidade. Portanto, outra meta deste livro é dar a vocês enquanto pais as ferramentas necessárias para ficarem bem informados e poderem questionar *tudo* o que ouvirem e lerem – inclusive as informações deste livro. Essa necessidade de adotar uma forma de ceticismo otimista e inquisidora é ainda mais crucial agora do que na época da primeira edição desta obra. Isso porque experimentamos uma verdadeira explosão de informações na cultura moderna, em grande parte pela crescente e disseminada disponibilidade do computador pessoal e em particular pelo desenvolvimento e ampla difusão da internet. Todo lar com um computador e acesso à internet ou a um celular pode agora se conectar à supervia da informação. Infelizmente, o que circula por essa supervia com muita frequência não é a informação mais precisa sobre o tema. Como ela não é revista ou criticada por pares, a informação que te aguarda ali costuma ser uma mal disfarçada ação de vendas de algum produto, de algum remédio de ervas ou de uma opinião política. E não são apenas os sites relacionados ao TDAH que podem conter informações errôneas, mas também os blogs e as salas de bate-papo. São locais nos quais qualquer um com ideias precárias defende com ênfase suas opiniões, sem credenciais nessa área de pesquisa e sem nenhuma informação científica para apoiá-las. Minhas visitas a esses blogs ou salas de bate-papo têm me convencido de que a vasta maioria das informações que passam por lá são opiniões sem fundamento científico e em grande parte equivocadas. Portanto, seja em sua biblioteca local, livraria ou na internet, nunca abra mão de seu ceticismo.

E tampouco pare de investigar. Você precisa de toda a informação que for capaz de obter a respeito do TDAH para poder criar seu filho. Armar-se dos fatos no momento em que forem descobertos é o primeiro passo para se tornar "uma mãe ou um pai executivo", que assume a autoridade de dar a última palavra nas decisões a respeito de como seu filho deve ser cuidado pelos outros, sejam eles médicos, psicólogos, enfermeiras, assistentes sociais ou educadores. Esses profissionais são apenas seus conselheiros em suas respectivas áreas de especialização. Ninguém – e eu estou dizendo *ninguém* – conhece seu filho tão bem quanto você. Há um princípio subjacente neste livro: que *você* é que está encarregado dos cuidados profissionais e educacionais de seu filho. Cada um dos próximos capítulos foi escrito com a meta de *empoderá-lo* para assumir essa responsabilidade, para liberá-lo do desconfortável sentimento de que você está perdendo o controle dos cuidados com seu filho – e talvez, no processo, perdendo o controle do próprio filho. Em suma, este livro irá ensinar-lhe *como* tomar decisões e até *quando* elas devem ser tomadas. Mas este livro não pode e não deve tomar as decisões a respeito de seu filho por você. E nenhum outro livro ou pessoa deve fazê-lo.

As lições oferecidas neste volume emergiram do meu trabalho clínico e de pesquisas, ao longo dos últimos 35 anos, com milhares de famílias que têm filhos com TDAH. Elas também se desenvolveram a partir da minha própria jornada, tentando me aprimorar como pessoa, pai, marido, cientista, professor, orientador e profissional clínico. Não foi um caso isolado que gerou as conclusões deste livro. Não foi um livro em especial que moldou minhas ideias. Não tive nenhum grande *insight* ou vislumbre. Ao contrário, o que ocorreu é que fui tendo uma noção cada vez maior da importância de certos princípios à medida que fui trabalhando com cada nova família, lendo cada novo livro sobre o assunto e ensinando novos alunos. Diferentemente das ideias de como lidar com o transtorno que venho ensinando aos pais, ou dos fatos que fui transmitindo a eles sobre o transtorno e os tratamentos disponíveis atualmente, esses princípios estendem-se a uma ampla variedade de situações, famílias e áreas problemáticas. Eles podem formar uma atitude básica para quaisquer ações que você possa tomar em favor de seu filho com TDAH.

As informações e os conselhos contidos neste livro são similares àquilo que eu diria a um pai ou mãe cujo filho eu tivesse avaliado. Essas recomendações foram extraídas de uma extensa pesquisa científica e equivalem a cerca de 20-25 sessões de aconselhamento ou terapia. Entretanto, você não irá encontrar tudo aquilo que precisa apenas neste livro. É impossível abranger aqui os milhares de artigos científicos sobre esse assunto. E, embora o TDAH esteja entre os mais bem estudados de todos os transtornos psicológicos da infância, ainda existe muita coisa que eu e meus colegas cientistas clínicos desconhecemos. O TDAH continua sendo mal compreendido e controverso nas mentes do público em geral, assim como do sistema educacional.

Este volume tenta eliminar mitos e informações equivocadas sobre o TDAH com base naquilo que hoje se considera preciso e cientificamente verificável. Sempre que tratei aqui de problemas particulares sobre os quais não há informação disponível ou quando a informação disponível não é comprovada, fiz questão de ressaltar isso. Nossa pesquisa prossegue. Além disso, cada caso de TDAH é único. Devo, portanto, deixar a seu encargo a tarefa de moldar a informação e os conselhos às circunstâncias do caso particular do seu filho e ao contexto único da sua família. Nos pontos em que você ainda tiver dúvidas sobre como lidar com certos problemas de seu filho, sugiro enfaticamente que procure os profissionais de sua comunidade que estejam mais bem informados sobre o TDAH para ver se podem ser úteis.

O que você irá encontrar neste livro é muito do que você precisa saber sobre TDAH e sobre as mudanças que terá que fazer em sua vida e na vida de seu filho para que ele chegue bem ajustado à idade adulta. Ao longo da obra, essa informação é apresentada com o objetivo de ensinar vocês a serem pais e mães executivos, a serem inquisidores científicos e a terem ações centradas em princípios. Embora as ideias que expresso aqui tenham sido influenciadas por muitas pessoas ao longo dos meus 35 anos de trabalho clínico, as opiniões que expresso são estritamente minhas, ou dos meus coautores, nos capítulos assim designados.

Quero uma vez mais agradecer à minha esposa, Pat, e aos nossos filhos, Ken e Steve, por seu apoio à minha escrita em geral e a este projeto em particular. Como Milton diz, "também prestam serviço aqueles que apenas ficam a esperar", e isso certamente é verdade em relação aos membros da família de quem escreve.

De novo, desejo expressar minha mais profunda gratidão a Kitty Moore, Seymour Weingarten e Bob Matloff, da The Guilford Press, por seu apoio à ideia deste livro e por suas contribuições ao texto em seu estágio final, prévio à publicação, tanto para a primeira edição como agora, para a sua edição revisada. Entre os muitos membros da "família" Guilford, deve ser dado um crédito substancial a Christine M. Benton por seu tremendo investimento na edição e organização do livro ao longo de todas as suas edições e por seu constante incentivo para que eu dissesse o que queria e precisava dizer da maneira mais eficaz possível. O livro é lido e sobrevive até hoje em grande parte graças a ela.

Por fim, continuo agradecendo a todos os pais de filhos com TDAH que compartilharam suas vidas comigo ao procurarem ajuda. Muito do que vocês irão aprender a partir deste livro são coisas que eles me ensinaram. Espero apenas que eu tenha continuado a aprender suficientemente bem as lições que me deram, para que possa beneficiar vocês e seus filhos.

INTRODUÇÃO
Uma filosofia para orientar os pais de crianças com TDAH[2]

"Ajude-me. Estou perdendo meu filho."

Mais de vinte anos atrás, em 1990, eu participava do esforço hercúleo de pais e profissionais para ter acesso a serviços especiais de educação para crianças com TDAH. Em meio à minha preocupação com a batalha travada em nível federal e estadual, recebi uma das lições mais profundas da vida – uma lição que lançou muita luz na monumental tarefa que este livro incentiva você a empreender em nome do sucesso escolar de seu filho.

Os melhores clínicos dizem que eles podem aprender tanto com alguns de seus clientes quanto estes podem aprender com eles, desde que ouçam e sejam guiados e movidos pelo que ouvem. Essa lição em particular me foi ensinada há vários anos numa manhã muito movimentada de trabalho em nossa clínica de TDAH, e a sábia mãe que a ofereceu a mim talvez não tenha ideia do quanto o dilema de sua família me afetou ou de quantas famílias subsequentes ela pode ter ajudado por meio das mudanças que inspirou em minha prática profissional. Essa foi uma experiência que me abalou mentalmente até a essência.

---

[2] Partes deste capítulo foram adaptadas da palestra "Ajude-me, estou perdendo meu filho", que eu proferi como principal palestrante na convenção nacional da Children and Adults with Attention-Deficit/Hyperactivity Disorder (CHADD), em Chicago, em 15 de outubro de 1992.

O fascínio dela perdurou por vários dias, e a lição que extraí me acompanha desde então.

A manhã em que eu iria atender essa mãe e seu filho de 8 anos de idade, que vou chamar de Steve, foi frenética mesmo antes da nossa consulta, que teve início às 9h da manhã. Tenho certeza de que entrei na clínica num alvoroço de atividades, gráficos e anotações, provavelmente me desculpando por chegar atrasado. Enquanto dava uma rápida olhada na ficha com dados e informações que normalmente obtemos por e-mail antes da consulta, eu nutria a expectativa de praxe, de ouvir as queixas usuais de uma mãe a respeito do quanto seu filho era terrível e como a sua família estava lidando com isso. Quando fiz a minha primeira pergunta habitual – não lembro se foi "O que mais preocupa a senhora em relação ao seu filho?" ou "O que a trouxe hoje à nossa clínica?" –, ela foi uma das raras mães que não respondeu logo de cara mencionando uma infinidade de problemas relacionados com a escola; depois disso costuma vir uma lista também longa de todos os comportamentos negativos e desregrados da criança em casa. Nós, clínicos, estamos tão condicionados a presenciar essa reação, que essa ladainha é ouvida por nós quase como uma alucinação, antes mesmo de os pais falarem. Na realidade, eu até já colocara no cabeçalho das minhas anotações duas colunas, "Problemas na escola" e "Problemas em casa", antecipadamente.

A resposta dessa mãe foi tão surpreendente e imprevista que me deixou perplexo, em silêncio. Tenho certeza de que devo ter ficado de queixo caído. Porque ela não disse nada do que eu podia esperar – isto é, "Meu filho está indo mal na escola", "Meu filho está a ponto de ser suspenso" ou "Meu filho não ouve nada do que eu digo". Não, foi bem diferente disso: o que ela disse foi "Ajude-me. Estou perdendo meu filho".

Em choque, devo ter dito algo como, "Desculpe, não entendi". Ela simplesmente repetiu: "Ajude-me. Estou perdendo meu filho". *Que raios ela queria dizer com aquilo?*, pensei comigo. Que nova espécie de mãe é essa? "Ah, sim", eu disse, assentindo com um olhar ciente, acolhedor. "A senhora está no meio de uma disputa judicial com seu ex-marido pela guarda do seu filho."

Um médico que é pego desprevenido uma vez pode consertar isso rapidamente prosseguindo com a entrevista, mas ser surpreendido duas vezes por respostas inesperadas me deixou fora de prumo e desnorteado. A minha única reação diante do seu "Não", enquanto eu tentava me recompor, foi "Desculpe, acho que não entendi o que senhora quis dizer". Era a mais pura verdade. Meu bloco de anotações não tinha lugar para uma resposta desse tipo.

Então os olhos dela se encheram de lágrimas, aumentando mais ainda minha falta de jeito e meu desconforto, e ela explicou: "Está acontecendo há algum tempo", ela disse, "pelo menos há alguns anos. Não consigo dizer exatamente quando começou, mas sinto que está acontecendo com a mesma certeza com que uma mãe é capaz de conhecer seu filho. Estou perdendo meu filho; Steve está se afastando de mim, e talvez eu nunca mais o recupere. Isso seria a pior coisa do mundo para mim".

Eu não tinha nenhuma intuição clínica para me guiar, então pedi gentilmente que ela continuasse.

"Ele é meu primeiro filho", ela disse, "e éramos bem próximos até isso começar a acontecer há alguns anos. Agora, acho que ele me odeia. Sei que ele não quer gastar tempo comigo".

"Por que diz isso?", perguntei.

"Porque quando entro no quarto ou na sala onde ele está, reage com frieza comigo, fecha a cara quando falo com ele, e às vezes é até sarcástico", respondeu. "Se eu sugiro que a gente faça coisas juntos, coisas que ele antes adorava, agora diz 'Não' e arruma qualquer desculpa para me evitar. Quando tento falar com ele, não olha para mim como antes, mas vira as costas e quer encerrar logo a conversa. Também passa mais tempo fora de casa, na casa de amigos, e não os traz mais para a nossa casa como costumava fazer. Ele sempre pareceu orgulhoso de me ter como mãe, até que isso começou a acontecer. Agora sequer assume que eu existo, a não ser que precise muito, e com certeza não me apresenta mais aos amigos como fazia antes."

"Continue", eu disse, ainda sem entender muito bem o problema ou a exata natureza da sua dor. Ela então explicou em detalhes como o seu relacionamento com o filho parecia perdido, arruinado, e talvez até irreparável. Era isto o que ela havia perdido ou estava em processo de perder: seu vínculo com o primeiro filho, o amor recíproco natural entre pai ou mãe e seu filho, base da qual realmente depende todo o resto de uma relação bem-sucedida e gratificante entre pais e filhos. Sim, você certamente pode criar um filho sem esse vínculo – em algum sentido técnico, logístico ou pragmático, mas não no sentido real, não naquele sentido emocional ou espiritual de ter criado plenamente um filho.

Eu nunca havia visto um pai ou mãe ir tão rápido à questão central da sua vida, ao verdadeiro cerne da sua infelicidade – e provavelmente também do seu filho. A perda que ela descrevia está tão incrustada na vida familiar que raramente é articulada, mesmo quando está ocorrendo. Maior do que essa perda talvez só a perda real de um filho pela morte. A relação que ela estava perdendo é a dinâmica que de fato impulsiona todas as interações pais-filhos e todas as ações dos pais em nome de suas famílias. Costuma-se dizer a respeito da morte que ao perdermos nossos pais perdemos o passado, e que perder um filho é perder o futuro. Isso era a pura verdade para essa mãe, que sentia a perda de seu vínculo com o filho. Ela não conseguia ver que sentido o futuro poderia ter para ela sem o amor e a amizade do filho, que ela já conhecera tão bem.

Ela falou tão claramente dessa mudança na relação com o filho que não pude deixar de examinar a minha relação com meus dois filhos. Será que também estaria perdendo-os? Senti-me um tolo diante da grande sabedoria daquela mulher a respeito da vida dela – das vidas de todos nós. Como era possível que eu tivesse sido tão cego para os inúmeros casos antes do seu, para a infelicidade das famílias que vinham à nossa clínica? Como não enxergara que era essa a questão mais importante?

Talvez você esteja lendo este livro porque também sente estar perdendo seu filho. Ele foi diagnosticado com TDAH e você tem feito o melhor possível para ajudá-lo e ajudar o resto da família a se ajustar. Mas simplesmente não está dando certo.

Ou talvez você ainda não tenha chegado a esse estágio; sabe que há algo de errado com seu filho e começa a procurar ajuda profissional. Até agora, porém, tem mais perguntas do que respostas.

Não importa em que pé você e sua família estão, você não é o único. As cifras atuais indicam que o número de crianças em idade escolar com TDAH nos Estados Unidos é de mais de 2,5 milhões, numa estimativa conservadora. Converse com qualquer dos pais dessas crianças e na certa ouvirá uma história familiar a seus ouvidos.

Claramente há algo de errado com o comportamento de seu filho. Ele[3] está perdendo partes preciosas de sua infância, e você se sente frustrado e confuso, sem saber o que está causando isso e o que fazer a respeito. Seu filho não se sente bem com a dinâmica da sua família. Há muito conflito no dia a dia a respeito de tarefas, lições de casa, relações com irmãos e comportamento na escola ou na vizinhança. Seu filho tem poucos amigos, ou nenhum. Ligações de colegas de classe, crianças da vizinhança batendo à porta, aventuras que os companheiros de brincadeiras compartilham ao crescer juntos e convites para festas de aniversário e para dormir na casa dos outros são eventos corriqueiros na vida das crianças, e eles ou não ocorrem mais ou são raros na vida de seu filho. Ir bem na escola ou ficar animado com as coisas aprendidas – boas notas, prêmios por ter alcançado algum aproveitamento ou por atos de cidadania, elogios dos professores –, nada disso corresponde ao que você acharia justo considerando as aptidões e o talento de seu filho. E você sabe disso.

Anos e experiências importantes da infância estão sendo prejudicados por algo que você não consegue ver, mas sabe que está ali. Qualquer que possa ser o problema, ele vem comprometendo a própria essência das interações diárias de seu filho com outras pessoas. E o mais triste de tudo é que você sente – como só um pai ou uma mãe são capazes de sentir – que sua criança não está em paz consigo. Ela vai aos poucos tomando consciência de que não é o que gostaria de ser, que não consegue se controlar tão bem quanto as outras crianças – o que ela sabe que deveria fazer, que não é capaz de se tornar a criança que de algum modo ela imagina que você desejaria que ela fosse. É uma criança que desencoraja você, deixa os outros insatisfeitos e desaponta a si mesma, e em algum nível elementar de consciência ela sabe disso. Talvez você veja uma familiar sequência de atitudes desenrolar-se quase todos os dias: a baixa autoestima, o ar abatido ao arrastar-se porta adentro ao chegar em casa

---

[3] Ao longo do livro, procuro alternar o feminino e o masculino ao me referir a uma criança com TDAH.

da escola, o desvio de conversas a respeito de como foi o dia na escola, as mentiras que a criança conta a si mesma e aos outros para não ter que admitir o quanto as coisas andam mal, as promessas de tentar se aplicar mais da próxima vez, mas que nunca chegam a se materializar, e (para algumas crianças) o desejo de morrer. Você fica mal; seu filho fica mal.

O que está errado? Sua filha parece fisicamente normal. Não há nada exteriormente que sugira algum problema. Ela não está mentalmente atrasada. O mais provável é que ande, converse, ouça e veja igual às demais e que tenha um intelecto no mínimo normal ou acima da média. Mesmo assim, a cada ano que passa ela parece cada vez menos capaz que as outras crianças de inibir seus comportamentos, de lidar com ela mesma e de encarar os desafios que o futuro vai colocando em sua vida. Você sabe que se não fizer algo para ajudá-la, ela estará destinada a levar uma vida difícil, cheia de insucessos tão certos quanto o fato de o dia de hoje nascer do passado e o futuro nascer do dia de hoje. Seu desejo de uma vida familiar normal, tranquila e amorosa com sua filha; suas esperanças de que ela tenha sucesso educacional e profissional; seu esforço para que tenha uma vida talvez melhor que a que você teve; seu desejo de que ela se apoie em seus ombros para avançar ainda mais na vida – todas essas coisas parecem agora comprometidas por algo que você não consegue ver ou compreender direito. Às vezes você, pai ou mãe, fica perplexo, desnorteado, com raiva, ansioso, com medo, com culpa e impotente diante do que aflige sua filha. Você procura respostas e orientação.

Instintivamente, talvez sinta que aquilo que enfrenta com sua filha é decorrente de alguma incapacidade dela de se autocontrolar ou controlar sua vontade. O que constitui nossa vontade? O que nos leva a fazer o que sabemos que devemos fazer, a nos comportar em relação aos outros da maneira que sabemos que devemos? O que nos faz completar o trabalho que sabemos como fazer e temos consciência de que precisa ser feito? O que será que nos torna, de modo mais geral, autodisciplinados e persistentes, e nos faz deixar de lado a gratificação imediata a fim de encarar os desafios do dia presente e nos preparar para o futuro, como fazem os outros da nossa idade? Seja o que for que exista dentro de nós e que nos permita agir com autocontrole, que nos faça seguir nossa moral e nossos valores, que nos leve a "falar e de fato fazer" e a agir com um sentido do futuro, isso não está se desenvolvendo muito bem na sua filha. Talvez tenha sido isso o que trouxe você até este livro. Talvez sua filha tenha TDAH. Este livro pode ajudá-lo a descobrir. E também ajudá-lo a agir da melhor maneira caso ela tenha o transtorno.

O DESAFIO DE CRIAR UM FILHO COM TDAH

Criar um filho com TDAH pode ser incrivelmente desafiador para qualquer pai ou mãe. Essas crianças são muito desatentas, impulsivas, desinibidas, hiperativas. Elas exigem muito. Os problemas delas podem representar um fardo para o seu papel de pai ou mãe, um fardo que você nunca imaginou carregar quando pensou em ter filhos. São problemas que podem ter feito até com que você chegasse a repensar se essa decisão foi de fato acertada.

Em áreas nas quais qualquer pai ou mãe razoável e competente *sente o desejo* de se envolver na criação do filho, os pais de crianças com TDAH veem-se *obrigados* a se envolver – e a se envolver duplamente. Eles têm que procurar escolas, professores, profissionais e outros recursos comunitários. Têm que supervisionar, monitorar, ensinar, organizar, planejar, estruturar, recompensar, punir, guiar, defender, proteger e encorajar seus filhos muito mais do que se exige de um pai ou mãe normalmente. Também terão que se relacionar com maior frequência com outros adultos que façam parte do dia a dia da criança: a equipe da escola, pediatras e profissionais de saúde mental. E há também toda a interação com vizinhos, líderes dos escoteiros, treinadores de esportes e outros na comunidade que também vão se deparar com os problemas de comportamento que a criança provavelmente terá ao lidar com eles.

Para dificultar ainda mais as coisas, essa necessidade maior que uma criança com TDAH tem de receber dos pais orientação, proteção, apoio, amor e cuidados pode ficar escondida sob uma fachada de comportamento excessivo, exigente e às vezes desagradável. Margaret Flacy, de Dallas, mãe de dois meninos com TDAH (agora jovens adultos), expressou isso muito bem quando me escreveu: "Nos meus primeiros anos como professora, [quando] eu me queixava de não ser capaz de lidar com uma criança particularmente difícil [...] que agora em retrospecto vejo que provavelmente era tão [severamente afetada por] TDAH quanto eles se mostraram [...] uma professora aposentada, maravilhosa e muito sábia, pegou minha mão e disse: 'Margaret, as crianças que mais precisam de amor irão sempre pedir isso das maneiras menos amorosas'".

Muitos pais com os quais tive o privilégio de trabalhar acham que o desafio de criar um filho com TDAH coloca a função de pai e mãe num novo plano, mais elevado. Criar um filho ou filha com TDAH pode ser a coisa mais difícil que você já enfrentou. Alguns pais sucumbem ao estresse que uma criança assim pode lhes impor, e acabam vendo o filho ou a família em constante crise ou, pior ainda, vendo a família se desintegrar com o tempo. Mas criar um filho com TDAH, se você encarar o desafio, pode ser uma tremenda oportunidade de autoaprimoramento, de realização como pai ou mãe, e mesmo de heroísmo nesse papel. Você também poderá ver seu investimento direto, em tempo e energia, sendo retribuído com a felicidade e o bem-estar de seu filho – nem sempre, mas com frequência o suficiente para que isso se torne extremamente satisfatório para muitos pais. Saber que você é de fato necessário a uma criança desse tipo pode dar um propósito mais profundo à sua vida.

As palavras da mentora de Margaret Flacy viraram a pedra de toque para que ela criasse os próprios filhos e educasse todas as crianças que ensinou em seus trinta anos de magistério. Também ilustram a importância de centrar sua filosofia de criar filhos em certos princípios comprovados. Se você enxergar sua responsabilidade como pai ou mãe como se fosse um tripé, o primeiro de seus pés é a abordagem centrada em princípios. Acrescente seu papel como mãe ou pai executivo e o pensamento científico, e a sua estratégia para criar uma criança bem ajustada terá uma base firme e equilibrada.

COMO SE TORNAR UMA MÃE OU UM PAI CENTRADO EM PRINCÍPIOS

Por bem mais do que três décadas aconselhei pais sobre os métodos que parecem ser mais eficientes para lidar com crianças com TDAH. Durante os primeiros cinco anos de minha prática clínica, isso foi tudo o que fiz. Em seguida, a partir tanto da minha prática quanto de pesquisas, começou a emergir o sentimento de que havia princípios mais amplos e profundos em ação. À medida que ficaram mais claros, passei a registrá-los por escrito. Eles se tornaram algumas das primeiras coisas que ensinei nas minhas aulas para treinar pais e mães em lidar com os filhos, e também decidi transmiti-los aos meus colegas mais novos e a outros nas muitas oficinas que realizei com profissionais. A lista acabou crescendo e chegou aos catorze princípios apresentados no Capítulo 9. São úteis porque, dito em termos simples, quando você enxerga o "porquê", é mais provável que chegue ao "como". Isto é, eles aumentam sua probabilidade de usar os apoios especiais que seu filho com TDAH precisa – e de aplicá-los de maneira criativa – quando você sabe por que está lançando mão deles e por que funcionam bem.

Agir centrado em princípios também te mantém num curso de ação definido, pois a jornada que você enfrenta é cheia de voltas e reviravoltas. Estabelece um padrão por meio do qual você pode agir não mais por impulso, mas com base em regras – isto é, a partir de uma noção de futuro e do que é certo, e não movido pelos sentimentos transitórios do momento. Ele liberta seu comportamento, e você deixa de ser controlado pelas ações imediatas de seu filho e pelas emoções negativas viscerais que essas ações podem despertar, e passa a se orientar por seus ideais. Ao agir centrado em princípios você se liberta da espiral descendente de hostilidades com seu filho (ou com os outros) e age a partir de um plano e de uma noção daquilo que é correto. Em resumo, você, como pai ou mãe, passa a atuar segundo padrões mais elevados.

Agir centrado em princípios em suas interações com seu filho é ao mesmo tempo libertador e oneroso. Significa que você, muito mais que seu filho, tem um controle maior sobre o resultado da sua interação, pois possui a liberdade de agir para mudar o que acontece. E significa que você não tem mais como colocar no seu filho toda a culpa pelos conflitos e hostilidades entre vocês, nem culpar os profissionais ou outras pessoas que o aconselham caso as coisas não deem certo entre vocês, e que não pode transferir a responsabilidade por suas ações em relação ao seu filho para o seu passado ou para outros que tenham sido responsáveis por sua criação e educação. Com a paternidade e a maternidade centradas em princípios, você assume a responsabilidade por suas ações autodeterminadas. Elas tornam você imensamente livre e ao mesmo tempo tremendamente responsável.

À medida que fui levando adiante meu estudo sobre TDAH e também minha jornada de autoaprimoramento, compreendi que existe outro conjunto de princípios, que agora considero princípios de primeira ordem, que podem ser aplicados a *todos* os pais e mães. O doutor Stephen R. Covey descreveu-os com muito maior clareza e ênfase do que eu seria capaz de fazer em *Os 7 hábitos das pessoas altamente eficazes*, um livro que eu recomendo enfaticamente. Eles foram aqui reescritos pensando em sua aplicação à educação de crianças com TDAH:

1 "Seja proativo."

Com excessiva frequência reagimos por impulso ao comportamento de nosso filho, sem atentar para as consequências e sem nenhum plano sobre o que estamos tentando alcançar. Nessas situações, é como se algo agisse por nós, em vez de fazermos uma escolha consciente sobre como agir. Enxergar as coisas a partir dessa disposição mental reativa pode às vezes dar a impressão de que as situações não poderiam ter outro desfecho – que o seu destino com seu filho está sendo controlado pela criança ou por outros agentes externos. As interações negativas com ele simplesmente ocorrem de maneira imprevisível e tiram você do sério, como se fossem ondas que te pegassem pelas costas (e sem aviso). Você se sente impotente, e o relacionamento com seu filho acaba se tornando hostil, negativo, desestimulante, estressante ou disfuncional. Mas não é *o que o seu filho faz* ou o que ele faz a você que cria esses problemas, e sim *as suas reações*. Trata-se de assumir a responsabilidade por seu comportamento como pai ou mãe, pelas interações e pelo relacionamento com seu filho. Tome a iniciativa de mudar o que você não aprecia no seu modo de agir com ele e aceite a responsabilidade de fazer com que esse relacionamento aconteça da maneira que você gostaria. Você tem a capacidade de subordinar seus impulsos aos seus valores, diz o doutor Covey. Você é livre para escolher suas ações em relação ao seu filho. Desenvolva essa ideia de escolher, pratique-a, exercite-a.

2 "Comece tendo o final em mente."

Ao enfrentar um problema, tente imaginar como você gostaria que fosse seu desfecho. Você pode aplicar esse princípio em uma escala pequena, tentando imaginar, por exemplo, como você quer que termine a sua sessão de supervisão da lição de casa do seu filho – isso antes de iniciá-la – ou, numa escala maior, como você gostaria que seu filho reagisse ao fato de você tê-lo ajudado a alcançar alguma meta importante, como concluir o ensino médio. E você pode tentar exercitar essa recomendação do doutor Covey de maneira ainda mais ampla. Imagine seu próprio velório, por exemplo. Seu filho com TDAH foi escolhido para dizer umas poucas palavras a seu respeito durante o enterro. O que você gostaria que ele dissesse sobre você como pai ou mãe dele? Começar pelo final ajuda você a focar sua mente de maneira mais clara naquilo que é mais importante e a ver o que precisa fazer para que as situações se transformem e fiquem da maneira que gostaria.

Você não consegue ter um plano se não tiver uma meta, não consegue ter um mapa sem um destino, ou um conjunto de estratégias para usar com sua filha sem saber qual é o resultado que deseja. Por exemplo, numa época em que você pode estar se preparando para ajudar sua filha na elaboração de um trabalho de ciências ou simplesmente na lição de casa dela, imagine como quer que essa tarefa seja concluída. O mais provável é que você queira não só ver o trabalho feito, mas também que esse tempo juntos termine bem, com o relacionamento com sua filha sendo preservado e talvez enriquecido pela experiência. Se tudo terminar com sorrisos, ou mesmo com algumas boas risadas, será uma maravilha. São essas imagens prévias que podem guiá-lo em suas decisões e em suas reações com sua filha. Você escolheu agir de modo a manter uma interação positiva, animada, instrutiva, orientadora e até bem-humorada. Portanto, é provável que funcione assim. Isto é, a relação com sua filha e a maneira pela qual as pequenas interações irão se desenrolar podem ser definidas ou a partir de alguma intenção sua, ou então ocorrer aleatoriamente, e isso é algo que cabe inteiramente a você decidir. Eu considero que esse princípio é muito necessário em situações de conflito potencial. Antes de agir, mentalize o fim que você pretende alcançar e defina bem a meta; os passos em direção a essa meta irão emergir desse processo.

3 "Defina as prioridades."

O que é importante na sua relação com seu filho? O que importa mais em seu papel como pai ou mãe dessa criança? Quais são os maiores obstáculos e responsabilidades que você precisa ajudar seu filho a superar ou assumir? Tenho muitas vezes aconselhado pais e mães de filhos com TDAH a fazerem a distinção entre "batalhas" e "guerras" – isto é, a separar as coisas triviais e sem importância que eles precisam insistir para que seus filhos façam (por exemplo, arrumar a cama antes de ir à escola) das metas bem mais importantes (por exemplo, dispor-se a sair de casa para ir à escola com uma atitude tranquila e amorosa). Com muita frequência, pais e mães se envolvem em conflitos por coisas triviais. As crianças com TDAH são capazes de fazer tantas coisas erradas que os pais poderiam brigar com elas por causa de suas transgressões a maior parte do dia. Mas será que é esse o tipo de relacionamento que você quer ter com seu filho? Quem tem filhos com TDAH precisa desenvolver um sentido de prioridades.

Aprenda a distinguir as quatro categorias de trabalho e responsabilidades de seu filho: (a) urgente e importante, (b) urgente e não importante, (c) importante, mas não urgente, e (d) não importante e não urgente. Enquanto pais, é provável que consigamos cumprir a categoria *a* e é improvável que passemos muito tempo na categoria *d*. A parte difícil é distinguir *b* de *c*. Ficar insistindo e discutindo com o filho para que cumpra atividades menos importantes (esportes, aulas de música, etc.) muitas vezes ganha precedência sobre coisas mais fundamentais, mas não urgentes. Por exemplo, você pode conseguir fazer com que sua filha nunca chegue atrasada à aula de piano, mas talvez destrua seu relacionamento com ela nesse processo.

No domingo, ao final do dia, quando você começar a refletir sobre a semana que tem pela frente, pense no que é importante para você e seu filho e concentre-se em fazer essas coisas primeiro. Coloque-as em primeiro lugar na sua agenda, para que elas não acabem sendo deixadas de lado no meio da correria atrás de coisas que parecem urgentes, mas que são relativamente desimportantes de serem cumpridas ao longo da semana (como retornar as suas ligações, fazer as tarefas domésticas, preparar almoço e jantar na hora, colocar as crianças na cama cedo, etc.). E não são apenas as suas atividades com e para o seu filho com TDAH que requerem esse tipo de classificação. Pense no seu próprio trabalho e nas suas obrigações além daquelas que têm a ver com seu filho. Será que você não se comprometeu demais com o trabalho numa comissão, ou com atividades voluntárias, ou em cuidar dos filhos dos outros e coisas desse tipo? Será que não precisaria aprender a dizer "não" àqueles que ligam e pedem ajuda com coisas a respeito das quais você não tem tanta afinidade?

4 "Pense em termos de ganha/ganha."

No seu dia a dia com uma filha com TDAH, especialmente à medida que a adolescência for se aproximando, você terá que pedir que ela faça a lição de casa e as tarefas domésticas, que mantenha seus compromissos sociais e siga as regras da casa. Cada um desses pedidos envolve uma negociação. Como diz o doutor Covey, quando você entra numa negociação com quem quer que seja, deve pensar em termos de ganha/ganha. Isto é, abordar a interação tendo sempre em mente que tanto você quanto sua filha devem conseguir o que estão querendo. Não se concentre apenas no que você quer que sua filha faça; você deve tentar entender o quanto pode estar sendo difícil para ela fazer o que você pede. Por acaso você já se viu passando um dia inteiro simplesmente emitindo ordens que quer ver obedecidas?

Certamente é algo fácil de fazer, mas será que é esse o relacionamento que você quer ter com sua filha? Comece focando o final e pergunte-se de que maneira você quer ser lembrado: como um tirano ou como um negociador respeitoso?

Digamos que você costuma pedir à sua filha que limpe e arrume o quarto dela uma vez por semana, em geral aos sábados. Conforme chega a hora de fazer essa arrumação, pense no que poderia tornar essa tarefa uma situação vitoriosa para a sua filha, não só para você. Por exemplo, será que ela não gostaria de ter um tempinho a mais jogando seu videogame favorito, ou então escolher um filme para assistir à noite, ou poder jogar algum jogo com você, ou ter a chance de ganhar um dinheirinho extra para a semana? Escolha alguma recompensa que você imagine que possa ser atraente para sua filha e introduza-a no contrato verbal que fizer com ela para a manhã de sábado: "Se ao meio-dia você estiver com seu quarto arrumado, poderá passar a tarde na praia", por exemplo.

5 "Mais do que ser entendido, procure entender."

O doutor Covey usa a metáfora de uma conta bancária emocional para nos convencer da importância desse princípio. Ele se refere ao montante de confiança que é acumulado num relacionamento com alguém – neste caso, seu filho com TDAH. Quando você é honesto, bondoso, gentil e cumpre suas promessas, está fazendo depósitos nessa conta. Quando evita ser grosseiro, desrespeitoso e desonesto, quando controla as reações exageradas, deixa de fazer ameaças, de insultar e humilhar e trair a confiança, isso aumenta seu saldo com seu filho. Desse modo, quando for muito importante que seu filho faça o que você diz e siga seus conselhos, é mais provável que ele aceite isso; quando você precisar que ele o compreenda e ajude, ele estará lá para isso.

Lembre-se de que seu amor por seu filho com TDAH é uma base sólida de apoio emocional com a qual ele pode contar pelo fato de ser seu filho e de pertencer à sua família. Procure fazer com que ele saiba que esse amor não está atrelado a outras condições – que seu amor não depende do quanto ele se comportou bem naquele dia, se foi bem ou mal na escola, se tem muitos amigos ou não, ou do quanto ele é incrível nos esportes ou em outras atividades.

O doutor Covey descreve seis tipos de depósitos que você pode fazer nessa conta, mas os primeiros e os mais importantes são: (a) entender o ponto de vista de seu filho e fazer com que aquilo que é importante para ele seja importante para você; isto é, ser um bom ouvinte – refletindo sobre aquilo que você acha que ele tentou dizer com as próprias palavras e procurando ver a situação do ponto de vista dele; (b) dar atenção às pequenas coisas, como pequenas gentilezas e cortesias; (c) manter seus compromissos com seu filho; (d) deixar suas expectativas claras e explícitas no início de qualquer tarefa ou negociação com seu filho; (e) demonstrar integridade pessoal; não ser duas caras ou desonesto; fazer seu comportamento corresponder às suas palavras; (f) pedir desculpas sinceras ao seu filho quando você fizer algum "saque" dessa conta; isto é, admitir quando você estiver errado, quando tiver sido injusto ou desrespeitoso, ou quando tiver deixado seu filho embaraçado ou humilhado, ou falhado em fazer os outros cinco depósitos. Somente quando você tiver realmente tentado ver as coisas do ponto de vista de seu filho é que deve procurar fazer-se entender.

6 "Busque sinergia."

Trabalhe com seu filho numa cooperação criativa e procure combinar todos os princípios anteriores em suas interações com ele. Fazer combinados, como diz o doutor Covey, libera grande poder nas pessoas, deixando-as à vontade para agir com imaginação em relação aos outros. Isso significa estar aberto a quaisquer resultados que advenham dessa cooperação criativa com seu filho. Se você se esforçar realmente não para fazer com que tudo ande do seu jeito, e sim para incorporar os outros cinco princípios em sua atuação como pai ou mãe de seu filho com TDAH, o curso e o resultado de seu relacionamento não serão inteiramente previsíveis. Irão fluir e mudar conforme seu filho cresce, e você precisará estar aberto a essa mudança. Alguns pais ficam assustados com essa incerteza, mas se você curtir a aventura, estará preparado para o que quer que venha a ocorrer, seguro da força de seu relacionamento e da confiança que vocês têm um no outro. Valorize as diferenças entre seu filho e os outros, abra-se para novas maneiras de resolver as dificuldades que enfrentarem juntos e lembre-se de que não há um jeito "certo" de criar um filho. Na realidade, existem várias maneiras excelentes de trabalhar juntos para enfrentar os desafios que a vida coloca a ambos.

7 "Renove."

Este princípio dá sustentação a todos os demais. Ele afirma que você é o recurso mais importante com o qual você e seu filho com TDAH podem contar, e que deve cuidar de si mesmo para renovar esse recurso. Como o doutor Covey afirma, assim como uma máquina requer um tempo ocioso, pessoas eficientes precisam de rejuvenescimento. O doutor Covey identifica quatro dimensões de nossa vida que exigem renovação: física, mental, social/emocional e espiritual. Renovar a dimensão física de sua vida pode significar uma alimentação adequada, exercício e gestão do estresse. A manutenção mental pode exigir ler e ampliar seu conhecimento, buscar educação continuada, envolver-se em ocupações criativas, visualizar e planejar suas metas ou escrever. Nos aspectos social e emocional, você pode querer prestar serviço aos outros, demonstrar empatia, agir de modo sinérgico com os demais, criar um relacionamento mais próximo com seu(sua) esposo(a) ou parceiro(a) e buscar apoio na segurança interior, proporcionada pelos hábitos descritos anteriormente. Cuidar da dimensão espiritual pode significar continuar a definir seus valores e compromissos, cuidar do relacionamento com seu mundo e refletir sobre seus valores morais e seu propósito de vida.

Com muita frequência, pais de crianças com TDAH dedicam tanto tempo e energia exclusivamente aos filhos, que acabam se exaurindo. Um martírio desse tipo pode parecer heroico e altruísta à primeira vista, mas é insensato e destrutivo a longo prazo. Não reservar tempo para renovar energias deixa você com cada vez menos coisas para dar ao seu filho. Maquinário industrial que nunca é desligado e não fica um tempo ocioso pode ser tremendamente produtivo no curto prazo, mas terá vida útil curta, diz o doutor Covey. O melhor presente que você pode dar ao seu filho com TDAH é o presente de uma autorrenovação.

Se você constatar que não está usando muitos desses sete hábitos, saiba que certamente não está sozinho – e tampouco deve se achar um mau pai ou mãe, ou uma pessoa horrível por causa disso. Todos ficamos às vezes cansados, estressados, com raiva e sem ver as coisas direito, e isso interfere em nossa capacidade de manter esses princípios em mente e agir de acordo com eles. O que importa é se esforçar para um autoaprimoramento, e todos nós podemos ter sucesso em nos comprometermos com esse curso de ação, mesmo que de vez em quando possamos falhar.

TORNAR-SE UMA MÃE OU UM PAI EXECUTIVO

Muitos pais de crianças com TDAH vêm me contar da vergonha e da humilhação que experimentam nas mãos de educadores e profissionais envolvidos com seus filhos. Alguns relatam que se sentem perdidos ou incompreendidos, ou que eles mesmos são tratados como crianças nas reuniões de pais com a equipe da escola. Sentem que suas visões e opiniões são desvalorizadas como tendenciosas ou ingênuas. Sua impressão geral é que as pessoas envolvidas simplesmente querem chegar logo a alguma conclusão – fazer o que for mais fácil e prático para o sistema da escola ou para o profissional, e não o que é melhor para a criança. O resultado dessas reuniões costuma ser decepcionante, se mostrar insatisfatório e reduzir a confiança no relacionamento pais-escola, além de gerar uma sensação de perda de controle sobre o destino da criança. Em contatos com médicos e especialistas em saúde mental, os pais de uma criança com TDAH são muitas vezes desvalorizados, vistos como histéricos, como pessoas facilmente estressadas ou ingênuas, especialmente se a criança se mostra bem comportada durante a consulta. E há ainda os profissionais que colocam a criança num programa de treinamento sem perguntar quais são as preocupações dos pais e sem explicar a razão do programa, suas metas ou seus efeitos colaterais.

"Da última vez que tivemos uma reunião na escola, havia seis pessoas lá – a professora dele, um psicólogo, uma assistente social, alguém que foi apresentado como especialista em TA [transtornos de aprendizagem], o orientador educacional e a diretora. Eu não conseguia entender a maior parte do que eles diziam. O que posso fazer da próxima vez para evitar me sentir intimidada e ter certeza de que meu filho está obtendo a ajuda de que necessita?"

Não é assim que deveriam transcorrer as reuniões com *seus* conselheiros – que é como você deve ver os educadores e profissionais envolvidos com seu filho. Manter uma atitude de mãe ou pai executivo lhe dá a autoconfiança de saber que em última instância é *você* que está no controle dessa reunião e que sabe o que acontece com seu filho.

Você é o *gestor de caso*[4] em relação à vida de seu filho, e precisa ser um agente proativo, preparado para assumir a função – e mantê-la por mais tempo do que a maioria dos demais pais. Enquanto você vê que outros pais, à medida que seus filhos crescem, abrem mão cada vez mais da responsabilidade por eles e do controle, os déficits em autocontrole e força de vontade de seu filho asseguram que você terá que manter muito dessa gestão e domínio sobre o comportamento dele. Você é o defensor de seu filho em relação às demais pessoas na comunidade que gerenciam os recursos dos quais ele irá precisar. Você é o anteparo da criança contra o excesso de críticas e de rejeição.

Sem dúvida, você já deve saber disso tudo, mas seus contatos com aqueles que têm a função de trabalhar para você e seu filho podem ter feito você se sentir desautorizado e desiludido. Ser um pai ou mãe

---

[4] O sistema de saúde dos Estados Unidos inclui a figura do *case manager,* ou gestor de caso, que gerencia a prestação de serviços médicos ao paciente. (N.T.)

executivo é a maneira de recuperar esse poder. Por melhor que seja a ajuda que eles ofereçam, você não pode confiar apenas em profissionais que assumam esse papel por você. Há muitos profissionais competentes e compassivos disponíveis para obter orientação. Mas eles vão e vêm, e mesmo quando são mantidos, têm outras coisas para cuidar em seu dia a dia.

Só você está na posição de fazer do seu filho a prioridade máxima. Outras pessoas podem prover medicação, educação especial, aconselhamento, tutoria e acompanhamento nos esportes, entre outros serviços especiais. Mas você é sempre a pessoa crucial que coordena essas atividades e que em última instância determina quantos desses serviços seu filho requer e quando ele é capaz de assimilá-los. Você pode mudar ou interromper o envolvimento de seu filho toda vez que acreditar que não é do interesse dele continuar recebendo esses serviços. Claro que deve ouvir e avaliar de maneira ativa as informações que lhe forem passadas, mas qualquer profissional que o intimidar ou pressioná-lo a submeter seu filho a atividades ou serviços simplesmente porque tem formação especializada ou nível acadêmico superior ao seu deverá ser substituído.

Ser uma mãe ou um pai executivo para o seu filho ou filha com TDAH é um tema que percorre todo este livro. O fato de relembrar explicitamente seu papel como tomador de decisões irá encorajá-lo a agir como um executivo: solicitar orientação e informações, questionar os outros quando não forem claros, demonstrar seus sentimentos em relação aos cuidados com seu filho em cada sistema (o sistema escolar, o sistema de saúde, etc.), exigir que todas as opções à disposição sejam bem detalhadas, fazer uma seleção entre elas e aceitar aquela que lhe parecer melhor. Use as informações deste livro para se empoderar como mãe ou pai executivo, que dá cada passo tendo em mente o que for melhor para o seu filho.

Os benefícios disso podem ser extraordinários. O simples fato de pensar no modo executivo já lhe dará uma sensação interior de controle sobre o seu destino e o do seu filho. Eliminará aquele sentimento de impotência ou o status de segunda classe que se instala ao permitir que os outros usurpem esse papel. Tudo isso faz de você um tomador de decisões mais eficientes como pai ou mãe de uma criança com TDAH. Como benefício adicional, também fará você ser mais respeitado pelos profissionais e especialistas com os quais tem que lidar, além de sentir orgulho e respeito por si mesmo à medida que fortalece seu papel de pai ou mãe.

TORNAR-SE UMA MÃE OU UM PAI CIENTÍFICO

Essa consolidação do seu trabalho como mãe ou pai executivo é uma abordagem que eu chamo de *paternidade ou maternidade científica*. Quando os cientistas não têm certeza de algo, eles admitem isso e então procuram obter o máximo de informação possível sobre o assunto. Questionam tudo. Mantêm-se abertos a novas informações, mas também se mostram em princípio céticos em relação a afirmações que não sejam apoiadas por fatos. Por fim, experimentam novas maneiras de fazer as coisas e revisam seus planos com base nos resultados. Esses passos podem ser úteis tanto para quem é pai ou mãe de uma criança com TDAH como para aqueles que querem descobrir a cura do câncer.

■ Admita quando não tiver certeza

Ser uma mãe ou um pai científico, portanto, significa começar admitindo que você (e eu também, assim como qualquer outro profissional) não sabe tudo o que é possível saber a respeito de criar um filho com TDAH. Quando você se deparar com um novo problema com seu filho, lembre-se de que é nas horas em que você tem mais certeza de algo que há maior probabilidade de estar errado. Muitos pais aferram-se tanto a uma ideia sobre a causa ou o tratamento do TDAH que ficam cegos a qualquer outra informação potencialmente útil.

■ Procure obter conhecimento

Admitir que você não sabe algo naturalmente leva à segunda coisa que o bom cientista faz: procurar obter conhecimento. É o que você deve fazer. Seja voraz em relação a isso. Você precisa saber o máximo possível sobre TDAH e sobre os tratamentos que podem ajudar seu filho. Você não conseguirá ser uma mãe ou um pai executivo ou uma mãe ou um pai científico sem os fatos. Antes de estudar um problema, os cientistas pesquisam a literatura disponível sobre o assunto. Mesmo que não encontrem nela uma resposta às suas questões, isso lhes permite conhecer os erros que os outros cometeram e evitar repeti-los. Mas também é mais provável que desse jeito encontrem as informações que os conduzam numa melhor direção, em comparação com aquela que tomaram de início. Você deve fazer o mesmo. Leia! Ouça! Procure! Questione! Descubra o máximo de coisas que puder, dentro do razoável, a respeito do transtorno de seu filho. Você já iniciou esse processo simplesmente lendo este livro. Como ocorre com um cientista, quanto mais você souber a respeito de TDAH como pai ou mãe, menor a probabilidade de incorrer nos mesmos erros que outros cometeram no passado e mais bem preparado estará para descobrir a direção correta a seguir com seu filho.

Avalie informações criticamente

Um bom cientista fica aberto a novas ideias, mas desafia essas ideias, submetendo-as a experimentos antes de aceitá-las como parte da estrutura de achados científicos a respeito do assunto. Assim, seja lá o que você descobrir, mantenha a mente aberta em relação a isso e incorpore o valor da informação na sua pesquisa, mas continue questionando tudo. Esteja preparado para abandonar qualquer teoria ou hipótese que não resista a um exame rigoroso.

Seja um consumidor especialmente crítico das novas informações sobre o TDAH. Não vá logo aceitando tudo o que ouvir ou ler. Esteja aberto a uma ideia, mas desafie-a, teste-a, critique-a. Pergunte a outras pessoas o que elas pensam a respeito. Se a nova informação resistir a esse tipo de inspeção lógica, talvez seja verdadeira e possa ajudá-lo a compreender e a criar seu filho com TDAH. Mas sempre pergunte qual é a evidência que sustenta uma nova ideia, especialmente se ela divergir da informação que você já tem.

Converse com profissionais de sua cidade e veja a opinião deles a respeito. Peça às pessoas que estejam promovendo um novo tratamento algumas cópias de artigos de pesquisa já publicados que sustentem suas afirmações. Isso evitará que você entre de cabeça num tratamento que ainda não foi devidamente testado, que pode ser uma perda de tempo e de dinheiro ou até prejudicar seu filho.

Se você faz parte das muitas famílias que têm acesso à internet em casa, pode procurar informação on-line sobre o TDAH, mas tenha bastante cuidado com aquilo que encontrar. Uma busca feita no Google provavelmente lhe dará uma lista de milhões de "resultados" e de centenas de sites, muitos deles com orientação comercial, e outros de mera propaganda de grupos extremistas. Isso significa que, junto com informações e orientação, esses sites têm produtos para vender ou posições que querem promover. Na minha experiência, a informação que oferecem não é muito precisa, pode ser tendenciosa, e quase sempre progride para a promoção da venda de produtos – muitos dos quais são terapias "alternativas" sem comprovação. Os melhores sites que conheço, os mais informativos e úteis, foram criados por organizações profissionais ou por grupos sem fins lucrativos que se dedicam a defender crianças com TDAH e que não têm nada para vender.

Seja particularmente crítico também em relação às opiniões expressas sobre o TDAH. No período desde que a edição original deste livro foi publicada, a grande mídia e vários grupos de interesses especiais têm feito afirmações falsas e equivocadas sobre a legitimidade do TDAH como transtorno, sobre a taxa de diagnóstico e a respeito de suas causas e das medicações usadas em seu tratamento. Embora essas afirmações não tenham lastro em fatos cientificamente comprovados, elas se difundiram muito e são passadas adiante como se tivessem apoio de pesquisas válidas. Discussões objetivas desses tópicos, baseadas em fatos, são apresentadas ao longo desta edição revista, em especial nos capítulos 1-4, 8 e 18.

Um ponto que será destacado com frequência ao longo deste livro é que a verdade é uma entidade coletiva. Ela não vem de uma única fonte, texto ou pessoa, mas emerge conforme adquirimos mais e mais informações sobre um assunto.

■ Experimente e revise

O próximo passo lógico é a experimentação. Isso significa tentar novas maneiras de atuar como pai ou mãe ou de lidar com o comportamento de seu filho – incluindo alguns dos métodos recomendados adiante neste livro – quando os velhos métodos parecerem não funcionar. Use os resultados de seus experimentos para revisar seu pensamento a respeito do problema e mapear o curso do seu próximo experimento. Na realidade, experimentar e revisar são processos que nunca têm fim para pais e mães de crianças com TDAH.

Quando um experimento falhar, não se sinta desencorajado. Use de modo diferente aquilo que tiver aprendido para resolver o problema. Talvez nessa nova tentativa você possa ajudar seu filho. Acima de tudo, continue tentando. Nunca conclua que o fracasso de um determinado plano significa que você é um mau pai. Ao voltar para a prancheta, diga a si mesmo que você está fazendo o melhor possível como mãe ou pai executivo dessa criança para desenvolver planos que possam ajudá-la.

O QUE VOCÊ IRÁ ENCONTRAR NESTE LIVRO

O propósito último deste livro é, portanto, empoderá-lo para que possa se tornar uma mãe ou um pai científico, centrado em princípios, executivo e o mais eficiente possível em atender aos muitos desafios envolvidos em criar uma criança com esse transtorno. Nos capítulos seguintes, você encontrará a informação mais atualizada à disposição, assim como as linhas gerais dos novos recursos que continuam emergindo e irão mantê-lo informado à medida que nosso conhecimento sobre o assunto evolui. Você encontrará conselhos para tomar conta de seu filho, preservar sua família e proteger sua saúde e bem-estar no processo. Ao longo deste livro irei lembrando você dessas verdades fundamentais que milhares de pais e mães me ajudaram a ver – os princípios que podem mantê-lo num curso estável em seu esforço diário para criar uma criança feliz e saudável e impedir que você entre numa espiral descendente de reações automáticas, frustração e ressentimento.

O livro está dividido em quatro grandes seções. A Parte I irá lhe dizer o que as mais recentes pesquisas têm revelado: o que é o TDAH, quais são suas causas (e, tão importante quanto, quais não são) e o que tudo isso nos diz a respeito de como tratá-lo. Parte integral dessa discussão é minha teoria de que o TDAH é mais do que uma mera deficiência na atenção e no controle dos impulsos. Acredito, em vez disso, que é uma deficiência fundamental na autorregulação em geral e especificamente no funcionamento executivo – na capacidade de olhar para o futuro e controlar o próprio comportamento com base nessa antevisão. Você também irá aprender nessa seção quais são as características e os problemas que poderá encontrar à medida que a criança com TDAH cresce, e como o TDAH em crianças costuma afetar as famílias. Com esse conhecimento em mãos, estará bem equipado para assumir suas responsabilidades como mãe ou pai científico.

A Parte II prepara você para se tornar uma mãe ou um pai executivo eficiente, começando pela avaliação do TDAH de seu filho por um profissional. Saber o que esperar e que recursos podem estar à sua disposição irá ajudá-lo a assumir desde o início o controle do destino de seu filho. Nessa parte você encontrará também os meus catorze princípios para lidar com crianças com TDAH. Use-os para complementar os hábitos mais gerais de ação efetiva como pai ou mãe discutidos aqui, e terá uma estrutura sólida para encarar a riqueza de desafios diários que o TDAH apresenta para a família. Todos os executivos inteligentes cuidam também de si mesmos, e não só de suas responsabilidades, por isso a Parte II também trata das *suas* necessidades, mostrando como lidar com as reações emocionais naturais ao diagnóstico de TDAH de seu filho e como se renovar ao longo dos anos em que desempenhará esse papel tão exigente.

Na Parte III, você encontrará descrições detalhadas dos métodos mais eficazes para lidar com os sintomas do TDAH e os problemas a ele associados, tanto para crianças na pré-escola[5] como para adolescentes.

---

[5] O sistema escolar americano difere um pouco do brasileiro. Entre nós, a divisão principal é entre ensino infantil (que abrange o maternal ou a creche, de 0 a 3 anos, e a educação infantil, de 3 a 5 anos, que engloba também o que alguns chamam de pré-escola, de 4 a 6 anos), seguido por ensino fundamental (6 a 14 anos), ensino médio (15 a 17 anos) e ensino superior. Nos Estados Unidos, a divisão compreende o *day care*

Nessa parte você verá dezenas de técnicas comprovadas concebidas para identificar e trabalhar com as deficiências de seu filho, o que é muito melhor do que negá-las ou lutar contra elas em vão. Quando bem aplicados, esses métodos podem restaurar a harmonia em seu lar, ajudar seu filho ou filha a se dar bem com os colegas, melhorar o aproveitamento escolar e também a tão importante autoestima que acompanha essas coisas, além de aprimorar o comportamento geral, de modo a colocar seu filho no caminho para uma vida adulta bem ajustada. Não posso e não irei prometer milagres, mas você sem dúvida ficará surpreso com o que você e seu filho podem conseguir juntos com perseverança – e compreensão.

Finalmente, a Parte IV provê informações atualizadas sobre as medicações que costumam ser recomendadas para ajudar a lidar com os sintomas do TDAH.

(0 a 3 anos, isto é, a nossa creche ou maternal), a *preschool* (3 a 5 anos) – que se sobrepõe em parte ao final do nosso maternal (0 a 3 anos) e em parte ao início da nossa pré-escola (4 a 6 anos) –, seguida pelo *kindergarten* (5 a 6 anos), que muitos já consideram parte da *elementary school*, e que seria para nós uma espécie de série 0 do ensino fundamental. O próprio autor não é rigoroso ao empregar algumas dessas divisões, utilizando-as mais como uma referência geral à faixa etária da criança, e estendendo às vezes a *preschool*, por exemplo, a crianças já a partir dos 2 anos. Portanto, utilizamos o termo pré-escola para indicar, de maneira geral, a fase da infância que precede a entrada no ensino fundamental (dos 3 aos 6 anos idade), e omitimos a nuance do *kindergarten* americano (que não é traduzível literalmente por "jardim de infância", já que esse termo na nossa divisão corresponderia mais ao maternal). (N.T.)

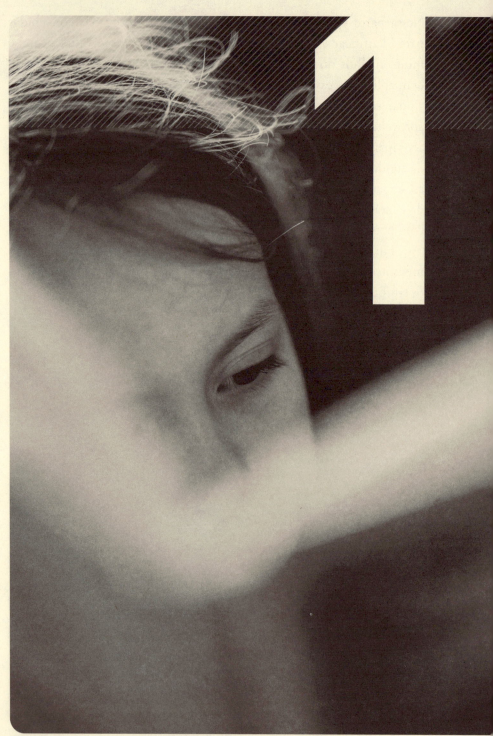
Johnny-McClung/Unsplash

PARTE I
COMPREENDENDO O TDAH

- 57 Capítulo 1 – O que é o Transtorno do Déficit de Atenção com Hiperatividade?
- 113 Capítulo 2 – "O que realmente há de errado com o meu filho?"
- 143 Capítulo 3 – O que causa o TDAH?
- 189 Capítulo 4 – O que esperar: a natureza do transtorno
- 219 Capítulo 5 – O contexto familiar de uma criança com TDAH

CAPÍTULO 1
O que é o Transtorno do Déficit de Atenção com Hiperatividade?

O **transtorno do déficit de atenção com hiperatividade**, ou **TDAH**, é um transtorno no desenvolvimento do autocontrole. Consiste em problemas óbvios no tempo em que a pessoa consegue sustentar a atenção e no controle dos impulsos e do nível de atividade. Mas, como você irá descobrir aqui, o TDAH é muito mais que isso. O transtorno também se reflete num comprometimento da vontade ou da aptidão da criança para controlar seu comportamento em relação à passagem do tempo, isto é, de ter em mente metas e consequências futuras. Não se trata, como outros livros afirmam, de uma questão apenas de desatenção e hiperatividade. Não é só um estado temporário que será superado na maioria dos casos, ou uma fase desafiadora, mas normal, da infância. Não é causado por uma falha dos pais em disciplinar o filho ou em criá-lo de modo adequado, nem sinal de alguma espécie de "maldade" inerente ou de falha moral da criança.

O TDAH é real: um transtorno real, um problema real e, com frequência, um obstáculo real. Pode ser doloroso e se tornar um teste para os nervos dos pais se não for tratado adequadamente.

"POR QUE ELES NÃO FAZEM ALGUMA COISA A RESPEITO DESTA CRIANÇA?"

É fácil entender por que muitas pessoas resistem a ver o TDAH como uma deficiência quando comparado à cegueira, surdez, paralisia cerebral e outras deficiências físicas. Crianças com TDAH parecem totalmente saudáveis. Não exibem sinais exteriores de que há algo errado com seu sistema nervoso central ou seu cérebro. As pesquisas, porém, mostram que há uma imperfeição no cérebro que causa a movimentação constante, o escasso controle dos impulsos, a dispersão e outros comportamentos que as pessoas julgam muito intoleráveis na criança com TDAH.

A esta altura você já deve estar familiarizado com a maneira pela qual os outros reagem ao comportamento do TDAH. No início, muitos adultos tentam não dar muita importância às intromissões da criança, aos seus comentários impensados e à sua violação de regras. No entanto, quando as situações se repetem, tentam exercer maior controle. Quando a criança não obedece, a grande maioria dos adultos conclui que ela está perturbando de propósito e por teimosia. No final, a maioria chega à mesma conclusão, embora falsa: os problemas da criança resultam da maneira como está sendo criada. A criança precisa de mais disciplina, mais estrutura, maior imposição de limites e menos mimo. Os pais da criança passam a ser considerados ignorantes, negligentes, permissivos, ausentes, não amorosos ou, no jargão contemporâneo, "disfuncionais".

> *"Mas por que eles não fazem alguma coisa a respeito desta criança?"*

É claro que os pais muitas vezes *estão* fazendo alguma coisa. Mas quando eles explicam que a criança foi diagnosticada com TDAH, quem vê de fora reage com ceticismo. O rótulo passa a ser visto como uma mera desculpa dos pais para se eximirem da responsabilidade de criar o filho, como se quisessem fazer da criança outro tipo de vítima indefesa, que não pode ser responsabilizada por suas ações. Essa reação hipócrita – encarar negativamente o comportamento da criança e, ao mesmo tempo, rotulá-la como "normal" – deixa as pessoas que enxergam a situação de fora muito à vontade para continuar culpando os pais.

Mesmo a reação menos crítica de considerar o comportamento do TDAH como um estágio a ser superado não é tão benigna no longo prazo. Muitos adultos, inclusive alguns profissionais, aconselham os pais a não se preocuparem. "Continuem aguentando firme" ou "deixem seu filho sempre ocupado", aconselham, "e na adolescência ele vai superar o problema". Isso vale para algumas formas mais brandas de TDAH: em cerca de um sexto a um terço dos casos diagnosticados na infância, na vida adulta os comportamentos provavelmente irão se encaixar na faixa tida como normal, embora ainda se manifestem com relativa frequência. Mas se seu filho na pré-escola tem problemas mais sérios com os sintomas do TDAH, um conselho desses irá adiantar pouco. Ser aconselhado a "aguentar firme" por sete a dez anos dificilmente será um consolo. Pior, muitas vezes é um tremendo equívoco ou um conselho prejudicial. A vida de uma criança cujo TDAH passa anos sem ser reconhecido e tratado pode acabar repleta de fracassos e resultados insatisfatórios. De 30% a 50% dessas crianças acabam repetindo de ano na escola no mínimo uma vez. Nada menos do que 35% delas não conseguem concluir o ensino médio. A socialização de metade dessas crianças fica severamente comprometida, e para 60% ou mais o comportamento desafiador gera incompreensão e ressentimento nos irmãos, frequentes repreensões e punições, e maior potencial para delinquência e abuso de substâncias mais adiante. Quando os adultos falham em reconhecer e tratar o TDAH na vida da criança, podem deixá-la com uma persistente sensação de fracasso em muitas áreas de atividade importantes.

"Será que não estão exagerando no diagnóstico do TDAH? Afinal, a maioria das crianças é desatenta, ativa e impulsiva."

Sim e não. O TDAH é *subdiagnosticado* na maioria das populações, e de 40% a 60% dessas crianças em qualquer comunidade dos Estados Unidos não estão sendo diagnosticadas nem tratadas. Mas, de fato, crianças em geral mostram sinais ocasionais de desatenção, hiperatividade ou impulsividade. O que distingue crianças com TDAH das demais é uma frequência muito maior e mais severa de manifestação desses comportamentos e os efeitos negativos muito maiores que elas costumam experimentar em muitas áreas da vida.

Imagine o preço que a sociedade paga quando, numa estimativa conservadora, de 5% a 8%, ou de 2,5 a 4 milhões de crianças em idade escolar têm TDAH. Isso significa que há pelo menos uma ou até duas crianças com TDAH em cada sala de aula dos Estados Unidos. Também significa que o TDAH é um dos transtornos mais comuns da infância entre os conhecidos pelos profissionais. Por fim, significa que todos nós conhecemos alguém com o transtorno, não importa se somos capazes ou não de identificá-lo pelo nome.

Os custos do TDAH para a sociedade são impressionantes, não apenas em perda de produtividade e subemprego em adultos, mas também em reeducação. E o que dizer então dos custos à sociedade gerados por indivíduos subeducados, mais propensos a acidentes e com maior probabilidade de se envolver em comportamento antissocial, crime e abuso de substâncias? Mais de 20% das crianças com TDAH têm provocado sérios incêndios em suas comunidades, mais de 30% se envolveram em furtos, mais de 40% foram desviadas para o consumo precoce de tabaco e álcool, e mais de 25% foram expulsas da escola secundária por problemas graves de comportamento. Recentemente foram estudados também os efeitos do TDAH na condução de veículos. Nos seus cinco a dez primeiros anos de condução independente, adolescentes e jovens adultos com diagnóstico de TDAH tiveram cerca de quatro a cinco vezes mais multas por excesso de velocidade, três vezes mais multas de trânsito no total, duas ou três vezes mais acidentes de carro, sendo esses acidentes duas a três vezes mais custosos em danos materiais ou na probabilidade de causar lesões corporais, em comparação com jovens motoristas sem TDAH. Economistas na área da saúde também calcularam que o custo para a sociedade da não conclusão do ensino médio será de $ 370 mil a $ 450 mil dólares em perdas de salários, impostos e outras contribuições à sociedade, assim como na necessidade de serviços sociais e médicos adicionais. Outros economistas têm mostrado também que criar um filho com TDAH gera mais que o dobro de despesas com médicos em relação às famílias com crianças que não têm o transtorno, sem contar os custos extras relacionados ao tratamento efetivo da criança com TDAH em decorrência principalmente do maior uso de serviços de pronto-socorro e outros serviços médicos ambulatoriais. Tudo isso mostra que o TDAH não é um transtorno neutro ou benigno em termos econômicos. Ele é custoso para a família, a comunidade e a sociedade em geral.

O reconhecimento dessas consequências gerou um grande esforço para se compreender o TDAH. Mais de 10 mil artigos científicos e mais de 100 livros-texto foram dedicados ao assunto, e, de novo, com muitos livros escritos tanto para os pais quanto para os professores. Inúmeros artigos em jornais têm abordado o TDAH ao longo dos 230 anos em que a ciência médica vem reconhecendo o transtorno como um problema sério. Nos Estados Unidos, surgiram muitas associações locais de apoio aos pais, a mais notável delas a Children and Adults with Attention-Deficit/Hyperactivity Disorder (CHADD), que se transformou numa organização nacional com mais de 50 mil membros. Pelo menos cinco organizações profissionais estadunidenses fazem apresentações científicas sobre o assunto em suas convenções anuais, e na última década foi criada uma associação inteiramente dedicada a profissionais especializados em TDAH (American Profissional Society of ADHD and Related Disorders). Dificilmente você poderia esperar encontrar tudo isso se o transtorno não fosse "real", como alguns críticos continuam afirmando.

FATO *VERSUS* FICÇÃO

Como mencionado na Introdução, várias afirmações sem fundamento sobre a legitimidade do transtorno que chamamos de TDAH circulam de vez em quando pela mídia. Ter que filtrá-las e enfrentar o ceticismo de amigos, familiares e professores pode tornar difícil para os pais aceitarem um diagnóstico de TDAH e a decisão de partir para um tratamento para seu filho. Talvez seja reconfortante saber que já se passou mais de uma década desde que uma associação de quase cem cientistas do mundo inteiro, sendo muitos deles profissionais que dedicam uma parte importante de suas carreiras ao estudo científico do TDAH, assinou uma declaração consensual em janeiro de 2002 atestando a validade do TDAH e seu impacto adverso na vida daqueles com esse diagnóstico. O texto integral pode ser encontrado, em inglês, no meu site (www.russellbarkley.org) ou na *Clinical Child and Family Psychology Review* (v. 5, n. 2, p. 89-111), para quem se interessar. Mais de cem profissionais da Europa assinaram esse documento, bem como a versão publicada na Alemanha anos mais tarde. Além disso, eis o que sabemos até agora:

> **FICÇÃO:** O TDAH não é real, porque não existe evidência de que esteja associado a – ou que resulte de – alguma doença claramente definida ou algum dano cerebral grave.
>
> **FATO:** Existem muitos transtornos legítimos que não estão associados de modo evidente a nenhuma doença ou patologia subjacente. O TDAH é um deles.

Entre os transtornos para os quais não há evidência de dano cerebral ou doença estão a vasta maioria dos casos de retardo mental (vários métodos de escaneamento cerebral não revelaram nenhuma doença ou danos em crianças com síndrome de Down, por exemplo), autismo infantil, deficiências na leitura, transtornos na linguagem, transtorno bipolar, depressão maior e psicose, assim como transtornos médicos nos estágios iniciais da doença de Alzheimer, nas primeiras manifestações de esclerose múltipla e em muitas das epilepsias. Muitos transtornos surgem devido a problemas no modo como o cérebro se desenvolveu ou no seu funcionamento no nível das células nervosas. Alguns deles são transtornos genéticos, quando a condição decorre de uma falha no desenvolvimento e não de um processo destrutivo ou de um microrganismo invasor. O fato de não sabermos ainda as causas precisas de muitos desses transtornos no nível das moléculas do cérebro não significa que eles não sejam legítimos. Um transtorno, como explicaremos em "O que é o TDAH?", mais adiante neste capítulo, é definido como uma "disfunção nociva" e não pela existência de causas patológicas óbvias.

Quanto ao TDAH, existe hoje evidência inquestionável de que estamos lidando, na maioria dos casos, ou com um atraso ou com sutis danos cerebrais contínuos durante os primeiros estágios do desenvolvimento cerebral, ou então com um funcionamento anormal do cérebro, que se origina na genética em mais de dois terços de todos os casos e na gravidez, no parto ou em danos na primeira infância nos casos restantes. O Capítulo 3 explica em maior profundidade o que sabemos sobre as origens genéticas do TDAH. Em casos de origem hereditária, muitos estudos usando técnicas de imagem cerebral concluíram que o cérebro de uma criança com TDAH é de 3% a 10% menor do que de outras crianças da mesma idade, especialmente na área frontal, e que amadurece com dois a três anos de atraso. Constatou-se também que algumas partes do cérebro são menos excitáveis ou ativas ou manifestam formas anormais de atividade. Embora a maioria dos casos de TDAH pareça decorrer desses efeitos genéticos e de dificuldades com o desenvolvimento e funcionamento cerebral, o transtorno pode certamente derivar também de danos cerebrais diretos ou de doenças do cérebro. Se a mãe consome álcool ou tabaco durante a gravidez, isso pode aumentar em 2,5 vezes o risco de seu filho desenvolver o TDAH em comparação com a população sem o transtorno. O TDAH está associado não só à síndrome do alcoolismo fetal, mas também a infecções recorrentes da mãe durante a gravidez, que aumentam o risco do transtorno nos filhos. O nascimento prematuro, quando exige que o bebê seja colocado em unidade neonatal de cuidados intensivos, pode estar associado a pequenas hemorragias cerebrais e, portanto, a um risco maior de TDAH no desenvolvimento posterior. E é bem sabido que crianças que sofreram trauma significativo na parte frontal de seu cérebro têm probabilidade de desenvolver sintomas de TDAH como consequência. Tudo isso indica aos cientistas que qualquer processo que perturbe o desenvolvimento ou o funcionamento normal da parte frontal do cérebro e de suas conexões com várias outras regiões cerebrais, como o estriado, o cingulado anterior e o cerebelo, pode resultar em TDAH. Acontece que a maioria dos casos não se deve a tais danos substanciais, mas parece advir de problemas no desenvolvimento neural dessas regiões críticas do cérebro ou no seu funcionamento normal. Em algum momento, que parece próximo, iremos compreender a natureza desses problemas com maior precisão. Mas, por enquanto, a falta de uma compreensão mais acurada não significa que o transtorno não seja válido ou real. Se a demonstração de dano ou doença fosse o teste crítico para o diagnóstico, então a grande maioria dos transtornos mentais, quase todas as deficiências de desenvolvimento e muitas condições médicas teriam que ser consideradas inválidas. Inúmeras pessoas sofrendo de problemas muito reais ficariam sem tratamento, e seus problemas continuaram inexplorados.

> ❌ **FICÇÃO:** Se o TDAH fosse real, haveria um teste de laboratório para detectá-lo.
>
> ✅ **FATO:** Não existe teste médico para nenhum dos atuais transtornos mentais "reais" conhecidos.

Assim como não podemos aplicar a crianças nenhum teste garantido para detectar o TDAH, tampouco há um teste de laboratório infalível para esquizofrenia, transtorno bipolar, alcoolismo, síndrome de Tourette, depressão, transtorno de ansiedade ou qualquer outro dos transtornos mentais bem estabelecidos, nem para muitos dos transtornos médicos amplamente disseminados, como a artrite em seu estágio inicial, a esclerose múltipla ou a doença de Alzheimer. Mesmo assim, são todas disfunções muito reais pelas condições nocivas que provocam.

> ❌ **FICÇÃO:** O TDAH deve ser uma invenção americana, pois só é diagnosticado nos Estados Unidos.
>
> ✅ **FATO:** Vários estudos em numerosos países estrangeiros mostram que todas as culturas e grupos étnicos têm crianças com TDAH. A prevalência mundial foi agora definida em cerca de 4,5% a 5,5% das crianças e 3,5% a 4,5% dos adultos.

Por exemplo, o Japão identificou que 7% das suas crianças têm o transtorno, a China, entre 6% e 8%, a França, 7%, a Nova Zelândia, 7%, para citar apenas alguns dos muitos países que já foram estudados. Tudo isso significa que o TDAH é um transtorno universal, encontrado em todos os países estudados até o momento. Outros países podem não se referir ao TDAH com essa denominação, podem não ter o mesmo volume de informações sobre suas causas ou tratamento e (dependendo do nível de seu desenvolvimento) podem até mesmo não reconhecê-lo ainda como um transtorno legítimo. Mas não há dúvida de que o TDAH é um transtorno real e encontrado no mundo todo.

> **FICÇÃO:** Como a taxa de diagnóstico do TDAH e a prescrição de estimulantes para tratá-lo cresceram muito nas últimas duas décadas, o transtorno é agora amplamente sobrediagnosticado.
>
> **FATO:** De acordo com a Conferência de Desenvolvimento de Consenso sobre o TDAH do National Institutes of Health (NIH), concluída no final de 1998, e de acordo também com o chefe da saúde pública americana num relatório de 2002 sobre doenças mentais em crianças nos Estados Unidos, e com os Centros de Controle e Prevenção de Doenças do National Health Interview Survey em 2005, e de novo com o National Institute of Mental Health no National Comorbidity Survey Replication em 2005 e 2010, na realidade são o subdiagnóstico e o subtratamento do TDAH (e de outros transtornos) em crianças que continuam sendo os grandes problemas dos Estados Unidos hoje.

Vários estudos indicam que menos de 60% de todas as crianças que têm TDAH são diagnosticadas ou tratadas adequadamente e que apenas metade ou menos são tratadas com medicação. O maior problema das crianças estadunidenses continua sendo que uma grande porcentagem das que têm transtornos legítimos, que precisam de tratamento, não está sendo identificada, diagnosticada ou tratada adequadamente, e que os serviços nos Estados Unidos para crianças com TDAH são inconsistentes, erráticos e, com frequência, ficam bem abaixo do que é considerado o padrão ideal de cuidados para o transtorno. Assim, afirmações de que estamos sobrediagnosticando ou sobremedicando o TDAH ou qualquer outro transtorno mental nos Estados Unidos carecem de evidência científica crível, como demonstrado por Judith Warner, colunista do *New York Times,* em seu livro de 2011 *We've Got Issues: Children and Parents in the Age of Medication* [Temos problemas: crianças e pais na era da medicação].

Uma possível razão para o aumento no diagnóstico de TDAH e no tratamento com estimulantes é que a prevalência do transtorno aumentou efetivamente. No entanto, não dispomos de muitas pesquisas que tenham medido as taxas de transtorno mental infantil ao longo de várias gerações. As poucas pesquisas disponíveis indicam que o TDAH não teve aumento ao longo das duas últimas gerações de crianças, mas que alguns outros transtornos podem ter aumentado, como o *Transtorno Opositivo Desafiador* (TOD) (ver o caso de Amy, a seguir). O que temos testemunhado principalmente é um aumento na identificação do transtorno pela população em geral e, portanto, um aumento no número de crianças *sendo identificadas e diagnosticadas* com o transtorno. Foram feitos tremendos avanços na educação do público estadunidense a respeito do TDAH nos últimos vinte anos. Graças a um substancial crescimento das pesquisas sobre o transtorno, aos vários grupos de apoio a pais, que aumentaram o nível de consciência pública e política sobre o TDAH (como o CHADD e a ADDA, nos Estados Unidos, e a ABDA, no Brasil – ver "A Associação Brasileira do Déficit de Atenção (ABDA)" no final do livro), à maior educação profissional sobre o transtorno e ao reconhecimento do TDAH como uma deficiência legítima em documentos legais como a *Individuals with Disabilities in Education Act* [Lei de Educação de Indivíduos com Deficiência] e a *Americans with Disabilities Act* [Lei dos Americanos Portadores de Deficiência], mais crianças (e adultos) com esse transtorno estão agora obtendo diagnóstico e tratamento adequados. Mas, de novo, ainda há um longo caminho a percorrer.

O mesmo cenário parece ter se estabelecido mais recentemente em outros países, como Austrália, Grã-Bretanha, Itália, Espanha e Escandinávia, onde têm sido feitos maiores esforços para educar o público e as comunidades profissionais a respeito do transtorno. O resultado é um acentuado aumento no número de crianças encaminhadas para ajuda profissional, adequadamente diagnosticadas e, ao que parece, sendo tratadas com medicações para TDAH, entre outros tratamentos. Portanto, a maior parte do aumento no diagnóstico nos Estados Unidos deve-se provavelmente à maior consciência sobre o transtorno.

Concluindo, um bom número de fatos sugere que não estamos passando por uma disseminação do sobrediagnóstico ou da sobremedicação, apesar do acentuado aumento de ambos nos Estados Unidos nos últimos dez, vinte anos. Isso não quer dizer que não haja alguns locais nos Estados Unidos em que mais crianças estejam sendo diagnosticadas ou onde mais medicação do que seria prudente seja prescrita. Mas estes parecem ser problemas bem locais, e não uma epidemia.

UMA QUESTÃO DE PONTO DE VISTA

O intenso interesse em desmistificar o TDAH estimulou uma volumosa pesquisa. Mais de 300 artigos por ano sobre o transtorno são publicados em revistas científicas, e desde 2006 foram publicados mais de 3 mil. Como irei descrever em detalhes no Capítulo 2, a pesquisa realizada ao longo de 1994 levou-me a desenvolver uma nova visão do TDAH em 1997 – uma visão que tem sido reforçada por estudos empreendidos desde que a teoria foi introduzida. Essa visão foi aprimorada e expandida em meu livro de 2012, *Executive Functions: What They Are, How They Work, and Why They Evolved* [Funções executivas: o que são, como funcionam e por que evoluíram]. Vejo o TDAH como um transtorno do desenvolvimento da capacidade de autorregulação do comportamento com vistas ao futuro. Acredito que o transtorno decorre de uma subatividade em áreas específicas do cérebro, que quando amadurecerem oferecem meios cada vez maiores de inibição do comportamento, de auto-organização, autorregulação, previsão e administração do tempo. Embora relativamente difícil de enxergar no comportamento infantil momento a momento, a deformidade comportamental que essa subatividade causa é nociva, traiçoeira e desastrosa em seu impacto na capacidade da pessoa de lidar com questões cruciais do dia a dia, por meio das quais os seres humanos se preparam para o futuro, seja próximo ou distante.

O fato de seu impacto diário ser sutil, mas suas consequências para o funcionamento adaptativo da criança serem severas, gerou várias mudanças nos rótulos e conceitos aplicados ao transtorno ao longo do último século. Isso explica por que a ciência clínica, em suas tentativas de identificar a natureza do problema, passou de noções vagas e difusas sobre os transtornos de atenção em 1775 (Melchior Adam Weikard na Alemanha, como discutido em BARKLEY; PETERS, 2012) e 1798 (Alexander Crichton, na Escócia), para a definição como controle moral defeituoso em 1902 (George Still, na Inglaterra) e, posteriormente, para a elaboração de conceitos mais precisos e específicos de hiperatividade, desatenção e impulsividade nas décadas de 1960 a 1980. Essa evolução de nosso conhecimento, do muito geral ao muito específico, tem permitido grandes avanços em nossa compreensão das diferenças de crianças com TDAH, mas também tem feito perder a perspectiva mais ampla sobre como tais comportamentos afetam a adaptação social dessas crianças ao longo de períodos de tempo extensos.

Na década de 1990, porém, a ciência clínica começou a se afastar de sua visão microscópica focada nas interações sociais específicas das crianças com TDAH e uma vez mais adotou uma visão telescópica, voltando a examinar o desenvolvimento social a longo prazo e outros resultados, graças em grande parte à publicação de estudos que acompanharam crianças com TDAH por vinte anos, até a idade adulta, como meu estudo com a doutora Mariellen Fischer na Escola de Medicina de Wisconsin, em Milwaukee, e os dos doutores Mannuzza e Klein na Escola de Medicina da Universidade de Nova York, dos doutores Weiss e Hechtman no Hospital Infantil de Montreal, do doutor Hinshaw e seus colegas na Universidade da Califórnia, em Berkeley, e do doutor Christopher Gillberg e seus colegas em Gotemburgo, Suécia, entre outros (ver BARKLEY; MURPHY; FISCHER, 2008). Agora entendemos como esses "átomos" de comportamento momentâneo do TDAH acabam formando as "moléculas" da vida diária, como essas "moléculas" diárias formam os "compostos" maiores da existência social semanal e mensal, e como esses "compostos" sociais formam os estágios ou as estruturas maiores de uma vida vivida ao longo de vários anos, percorrendo vários domínios das principais atividades da vida. Como resultado, vemos que o TDAH não é apenas a hiperatividade ou distração do momento ou a incapacidade de concluir o trabalho do dia, mas uma relativa deficiência na maneira como o comportamento é organizado e colocado em direção aos "amanhãs" da existência. Essa visão mais ampla e estendida no tempo, mostrando o TDAH como transtorno do funcionamento executivo (comportamento orientado para o futuro) e da autorregulação que ele proporciona, esclarece a razão pela qual aqueles que têm o transtorno precisam lutar para se adaptar às exigências da vida social. Ela mostra ainda por que essas pessoas fracassam com tanta frequência em alcançar as metas e os futuros que tentaram estabelecer para si mesmas ou que os outros exigiram delas. Se lembrarmos que o comportamento dos que têm TDAH é focado no momento, e não nos "mais tardes" da vida, e que isso decorre de uma base neurológica, não iremos julgar suas ações com tanto rigor. Ninguém entenderia metade do que nós adultos "normais" fazemos se tais ações fossem julgadas apenas por suas consequências imediatas. Muitas das nossas ações são planejadas tendo em mente o futuro. Do mesmo modo, não entendemos – e vamos logo criticando – o comportamento de quem tem TDAH porque nossa expectativa nos leva a achar que deveriam agir com autocontenção e previsão, sendo que, em vez disso, tais pessoas têm foco sempre no momento. Achamos difícil tolerar o comportamento de quem tem TDAH, as decisões que tomam e suas queixas em relação às consequências negativas que sofrem pelo fato de *nós*, que não temos o transtorno, sermos capazes de prever onde é que tudo provavelmente vai dar e de usarmos essa visão mental para determinar nosso comportamento presente, enquanto eles não o são. Somente agora é que a ciência clínica começa a compreender esse aspecto tão importante do TDAH, vendo-o como um transtorno no comportamento orientado para o futuro.

VOCÊ TEM VISTO CRIANÇAS COMO ESTAS?

As crianças que vamos descrever a seguir podem ser muito familiares a você. São casos reais extraídos dos meus mais de trinta anos de prática clínica (seus nomes e identidades foram alterados para preservar a confidencialidade). Suas histórias irão dar-lhe uma ideia das circunstâncias em que as crianças com TDAH costumam ver-se envolvidas hoje. À medida que for lendo, talvez seja capaz de ver como suas vidas poderiam ser diferentes se os pais, professores e outras pessoas de fato compreendessem seus déficits de funcionamento executivo – sua incapacidade de levar em conta o futuro e regular seu próprio comportamento. Mas você precisa também saber o quanto já avançamos. Para dar uma ideia do quanto melhoraram as perspectivas para as crianças de hoje, também vou descrever de que maneiras elas talvez fossem tratadas nas décadas anteriores.

"Meu filho tem TDAH?"

AMY: LUTA CONSTANTE

Amy é uma linda menina de 7 anos de idade, e seus pais, Rose e Michael, estão muito preocupados com ela. Eles me contam que ao lidar com a menina precisam repetir as ordens muito mais do que com os irmãos e irmãs dela, e que às vezes têm que guiá-la fisicamente na realização de tarefas como vestir-se e trocar de roupa ou recolher seus brinquedos. Ela parece prestar pouca atenção à lição de casa, às tarefas ou ao que os outros dizem, a não ser quando está interessada na atividade em questão. Tem muita dificuldade em ficar sentada quieta durante uma refeição ou pelo tempo em que a família se junta para assistir TV, e também em ficar na cama na hora de dormir. Corre em vez de andar e muitas vezes trepa pelos móveis quando perambula pela casa.

Amy parece incapaz de esperar que os outros terminem suas falas durante as refeições, e sempre interrompe para expor suas ideias, já mudando de assunto logo em seguida, de repente. Por sua tagarelice incessante, os irmãos a apelidaram de "boca motorizada".

Quando os pais dizem para ela não fazer determinada coisa, Amy costuma contra-argumentar, ficar com raiva, ressentida e briguenta. Ela diz "Não me importa; eu quero isso e pronto", repete as exigências e faz birra. Quando mandam ela recolher seus brinquedos, pôr a roupa suja no cesto ou se preparar para o banho, fica de bico, cruza os braços e diz "Não!", ou simplesmente ignora as instruções dos pais e continua a brincar ou então apenas sai da sala.

Os pais de Amy têm notado que ela parece não pensar antes de agir. Ela se intromete na brincadeira de outras crianças sem ver direito o que estão fazendo ou se é bem-vinda ou não. Assume a atividade, começa a mandar nos outros e se sente frustrada e visivelmente perturbada quando não obedecem às suas ordens. Parece ser tomada pelas próprias emoções durante muitas atividades sociais. Nas festas, fica excitada, eufórica e barulhenta, e muitas vezes mais exultante que a própria aniversariante. Excita-se mais ainda durante jogos e não consegue aguardar a sua vez quando brinca com as outras crianças. Depois que um jogo termina, tem dificuldade em se assentar para uma atividade mais tranquila, como comer um pedaço do bolo, por exemplo. Está ficando conhecida por querer abrir os presentes antes da própria aniversariante.

Amy fica com inveja das outras crianças e algumas vezes chega a levar para casa algum brinquedo novo delas, quando não tem um igual. Ostenta as coisas que consegue fazer, e às vezes acrescenta alguns detalhes inventados. Os colegas e os pais acham que ela é rude nos seus comentários e que seu comportamento nas brincadeiras é sem foco e egoísta. Amy vem perdendo amigos e agora raramente é convidada para ir à casa de outras crianças. As da vizinhança começaram a chamá-la de "esquisita" e "agitada". Os pais estão preocupados, achando que ela logo vai ficar sem amigos e que talvez se encaminhe para uma autoimagem ruim ou mesmo para a depressão. Apesar de sua atitude tresloucada em relação à maioria das coisas, Amy depende demais dos pais e professores para fazer a lição de casa, e sempre reclama dizendo "É muito chato isso!" e "Odeio lição de casa!". O desempenho de Amy nos trabalhos da escola sempre fica abaixo da capacidade que ela tem, que pode ser percebida nos testes, e ela já começa a ficar atrás dos colegas. Acha difícil se concentrar no que o professor diz. Em vez disso, fica conversando com a colega do lado, rabiscando o papel, ou então se levanta e fica circulando, explora o aquário do fundo da sala e vai toda hora até o cesto de lixo ou ao apontador de lápis. A psicóloga da escola aplicou-lhe testes e disse que ela tem uma inteligência normal. Suas habilidades no estudo estão na média ou mesmo acima desta; não há nenhum transtorno de aprendizagem atrapalhando seu desempenho escolar. No entanto, é provável que repita a segunda série.

Amy nasceu prematura, pesando dois quilos e duzentos. Não teve quaisquer problemas, mas demorou a ganhar peso, e também custou um pouco a aprender a andar, mas disse as primeiras palavras antes que a maioria. Os pais não lembram se teve algum problema médico mais sério durante o seu desenvolvimento. Aos 4 anos, a professora da pré-escola de Amy relatava que ela era "doida", que ficava sempre correndo pela sala, subindo nos móveis e nas estantes, pegando os brinquedos das outras crianças, atirando coisas e ficando impaciente na hora de ouvir histórias em grupo. Todos os problemas de comportamento que ela agora apresenta também foram observados na pré-escola.

Na nossa primeira consulta, os pais de Amy estavam no limite. Cortar os alimentos açucarados da dieta dela havia adiantado pouco; mais disciplina tampouco produziu uma melhora sensível. Rose acha que de algum modo falhou como mãe e se queixa de excesso de estresse e de fadiga quando tem que ficar muito tempo com a menina; Michael relata que tem muitos enfrentamentos com Amy por causa do comportamento dela. Ambos têm receio de que o casamento esteja sendo afetado e de vez em quando se veem devaneando, rememorando os dias agradáveis e tranquilos dos primeiros anos de casados, antes dos filhos.

O caso de Amy ilustra os sintomas clássicos do TDAH: desatenção e pouca capacidade de permanecer numa tarefa até concluí-la, impulsividade e incapacidade de pensar antes de agir, além de hiperatividade ou agitação frequente. Como ocorre com a maioria das crianças com TDAH, os problemas de

Amy começaram na pré-escola, mas só foram diagnosticados anos mais tarde. A ajuda profissional só foi procurada quando os problemas de comportamento dela criaram dificuldades fora da família – neste caso, na escola, o que é também bastante comum. Amy é tem características típicas de crianças com TDAH, porque exibe também um segundo padrão de comportamento: opositivo, desafiador e hostil em relação aos outros, especialmente os pais. Esse padrão é conhecido como Transtorno Opositivo Desafiador (TOD). De 35% a 85% das crianças com TDAH identificadas em clínicas terão esse problema (a cifra menor é mais característica de crianças em ambientes de cuidados básicos; a cifra mais alta é das crianças atendidas em clínicas psiquiátricas ou de saúde mental). Ele é onze vezes mais frequente em crianças com TDAH do que na população em geral.

Há mais de dois séculos, na década de 1770, Amy provavelmente não teria sido diagnosticada com um transtorno psicológico. Porém, se tivesse sido examinada pelo doutor Weikard na Alemanha, primeiro médico a descrever transtornos de atenção, os "sintomas" dela poderiam muito bem ter sido observados, mas seriam atribuídos à sua criação. É provável que apenas aqueles que a educassem vissem algum problema real nela. Como cientificamente não se sabia nada a respeito e o conhecimento clínico sobre essas crianças era reduzido, pessoas menos próximas teriam achado que se tratava apenas de uma esquisitice social – uma avaliação que não teria evitado que fossem duras ao lidar com ela. Em lugar dos métodos apropriados (como os descritos nas Partes II e III deste livro), ambos os pais e demais pessoas provavelmente iriam querer discipliná-la com frequência, reduzir as distrações em torno dela, colocá-la em certo isolamento ou recomendar-lhe estranhas ervas, coalhada e passeios a cavalo como parte da cura, que era o que o doutor Weikard sugeria. No início da adolescência, talvez ela acabasse sendo colocada na rua para se virar sozinha, em razão dos crônicos problemas que criava para os pais e a família, um desfecho que não era incomum para crianças que criavam muitas dificuldades.

Se Amy tivesse nascido na Inglaterra uns 125 anos mais tarde, talvez fosse atendida pelo doutor George Still, um médico britânico que publicou uma descrição de 24 crianças como ela a partir de sua prática clínica. Seus pais teriam sido informados de que a filha sofria de um defeito da vontade, ou *inibição volitiva*, como Still a chamava. Ele teria dito que as ações da menina ilustravam um grave defeito no controle moral de seu comportamento e talvez concluísse que a causa era neurológica. Mesmo assim, pouco se sabia a respeito de como tratar um problema desses, portanto o prognóstico para Amy teria sido bem sombrio em comparação com os padrões atuais de tratamento. O mais provável, porém, é que ela ainda não fosse diagnosticada com qualquer transtorno, mas vista como uma menina de maus modos, imoral, excessivamente passional (emocional) ou mesmo como uma idiota ou imbecil, apesar do seu desenvolvimento intelectual normal, já que naquela época uma pessoa com qualquer tipo de problema psicológico corria risco de ser classificada desse modo, pois ainda não era comum identificar transtornos psicológicos específicos. Naqueles dias, seria muito provável que ela enfrentasse uma vida de rejeição social e ostracismo, com poucas conquistas educacionais. Hoje, porém, a intervenção precoce oferece esperança não só de lidar com os sintomas de TDAH, mas também de minimizar o impacto do TOD ao longo do desenvolvimento da criança.

RICKY: UMA AUTOIMAGEM PREJUDICADA

Ricky é um menino de 8 anos de idade, estudante da segunda série, cujos pais, Richard e Danielle, já tentaram "de tudo" para que ele fosse melhor na escola. Ele repetiu a primeira série, e eles têm receio de que possa acontecer novamente antes de chegar ao ensino médio. Ricky é barulhento, impertinente o tempo todo, não para quieto, nem em casa nem na sala de aula, faz várias coisas ao mesmo tempo, mas não fica o tempo suficiente em cada atividade e nunca termina nenhuma. Na maioria dos dias, os pais recebem bilhetes do professor contando que ele ficou "disperso", agressivo e que perturbou as tarefas e as brincadeiras das outras crianças. Sem nenhuma razão aparente, a partir deste ano ele passou a empurrar outras crianças, tirar coisas delas, mexer com os colegas no intervalo e sabotar as tarefas dos outros quando não há ninguém fazendo uma supervisão direta.

A mãe acha que a professora recorre demais à punição e dá pouco retorno positivo, pouca atenção e assistência mais pessoal, e que não atende às necessidades de Ricky. Pela primeira vez, os pais estão tendo dificuldades em levá-lo à escola. Ele se queixa de dores no corpo e de indisposições vagas, que são claramente uma desculpa para ficar em casa. Há pouco ele mencionou que se odeia e que preferiria estar morto, e começou a se referir a si mesmo como um "burro".

Os pais de Ricky sempre encararam com naturalidade as diferenças dele em relação ao seu irmão e sua irmã mais velhos, vendo-as como algo que é parte da sua personalidade única. Ele costuma reagir bem quando os pais o elogiam e é uma criança amorosa e afetiva com todos os membros da família. No entanto, neste ano sua autoestima despencou, ele se irrita com facilidade e às vezes fica à beira do choro quando se frustra por coisas mínimas. Os pais veem que está sofrendo, mas têm a impressão de que não conseguem prover mais do que um alívio temporário. Acabaram desenvolvendo um relacionamento de antagonismo com a professora dele, e acham que a dura disciplina dela e sua falta de disposição para perdoar contribuíram muito para a queda brutal na autoimagem de Ricky.

Ricky alcançou todos os marcos de desenvolvimento típicos na idade prevista, embora na infância vivesse sempre agitado. Seus pais foram obrigados a colocar uma rede em volta de sua cama para que não saísse vagando pela casa enquanto dormiam. Um pouco mais velho, foi achado andando de triciclo por uma avenida às 4h da manhã, com apenas uma luz de garagem a guiá-lo. Por volta dos 3, 4 anos, Ricky parecia muito propenso a acidentar-se e sempre foi visto como um "falador", conversando com facilidade mesmo com estranhos. A avó de Ricky sempre comentava que o garoto era igualzinho ao pai quando este tinha a idade dele.

Ricky, ao contrário de Amy, não tem TOD. No entanto, como ocorre com algumas crianças com TDAH, a autoestima dele começou a declinar pelo fato de ir sempre mal na escola e de ter cada vez mais conflitos com as outras crianças. A atitude da professora de Ricky, inflexível e antipática, parece ter contribuído para o declínio de sua autoimagem e com certeza ajudou a deixar seu dia na escola mais conflituoso. Não é incomum que isso leve crianças com TDAH a ficarem deprimidas e mostrarem sinais precoces de baixa autoestima, mas as declarações de Ricky sobre ferir a si mesmo feitas em idade tão precoce são extremas para a maioria das crianças na condição dele.

Se Ricky tivesse passado a infância nos Estados Unidos nas décadas de 1920 a 1940, poderia ter sido rotulado como tendo *síndrome de inquietude* ou *compulsão orgânica*, termos em uso nas revistas científicas da época. Talvez fosse até diagnosticado com *transtorno de comportamento pós-encefálico* se tivesse sobrevivido a uma recente infecção severa do sistema nervoso (encefalite). Algumas crianças com o padrão de comportamento de Ricky eram diagnosticadas com *síndrome infantil de lesão cerebral,* porque as lesões cerebrais decorrentes de doença ou trauma podiam fazer com que as crianças agissem desse modo. Portanto, qualquer criança que tivesse esse tipo de comportamento, mesmo que não houvesse um histórico óbvio de lesão cerebral, era vista como tendo essa síndrome. Ricky poderia ter sido colocado numa sala de aula especial, onde houvesse pouco estímulo adicional, a não ser material relacionado com a lição que estava sendo ensinada. Os professores talvez usassem roupa bem neutra e nenhuma joia, e a sala de aula poderia não ter nenhuma decoração, para minimizar as distrações, que eram vistas como o maior problema das crianças com síndrome de lesão cerebral. Mas essas salas de aula eram raras na época, e por isso não ficavam disponíveis à maioria das famílias que tinham filhos como Ricky.

Se Ricky tivesse sido tratado no abrigo para crianças de Emma Pendleton Bradley, em Providence, Rhode Island, entre 1936 e 1938, talvez tivessem testado nele uma medicação estimulante conhecida como *d*-anfetamina, ou Dexedrine (seu nome comercial), que o doutor William Bradley testava em adolescentes com problemas de comportamento. Teriam sido feitas anotações sobre as espetaculares melhoras no comportamento e na capacidade de concluir tarefas escolares que essa medicação propiciava. O mais provável, porém, é que Ricky não tivesse acesso a esse tratamento pouco usual, e que tampouco fosse diagnosticado com algum transtorno psicológico.

Os pais de Ricky teriam sido informados de que seu filho era "como os demais garotos" e que provavelmente iria superar esses comportamentos. Quando seus problemas persistissem na adolescência, seria visto como um cara que gostava de arrumar encrenca ou como um desajustado social, e provavelmente abandonaria a escola cedo para trabalhar numa fazenda ou fábrica, ganhando um salário baixo. Quem visse de fora certamente iria julgá-lo como um jovem adulto sem muito "caráter", e seus pais seriam considerados culpados por isso.

SANDY: SAINDO-SE BEM COM MUITA AJUDA

Sandy é uma menina de 15 anos, no segundo ano de uma escola particular para crianças com dificuldades de aprendizagem. Seus pais, Frances e John, matricularam-na ali quando ela começou a ir mal na escola pública, há alguns anos, apesar de ter inteligência acima da média e não apresentar sinais de transtornos de aprendizagem. Seus maiores problemas sempre foram a incapacidade de se concentrar em suas tarefas escolares e de aplicar esforço persistente a tarefas chatas, mas necessárias. Raramente completa as tarefas escolares sem assistência, embora quase sempre saiba as respostas ou os passos corretos para resolver um problema. O que os outros parecem oferecer a Sandy é alguma estrutura externa, orientação e disciplina. Embora ela seja um pouco irrequieta, seu nível de atividade já diminuiu bastante desde que era uma criança mais nova, e agora ela basicamente se restringe a ficar mexendo os pés para frente e para trás quando sentada, tamborilar os dedos ou bater a caneta enquanto faz as tarefas e mudar de postura com frequência.

Os trabalhos escolares de Sandy costumam ser mal estruturados, e o caderno dela é um desastre de organização. É comum ela chegar à aula tendo esquecido algum material crucial para o trabalho em classe, como os lápis ou o livro adotado naquela matéria, ou então o equipamento de laboratório. Porém, quando alguém aponta que há muitos erros na sua lição de casa, ela sabe dizer rapidamente o que está errado. Os professores e os pais vêm usando cadernos com lições diárias e cartões com notas de comportamento para apoiar seu desempenho escolar, mas o sucesso tem sido limitado e temporário. Na aula, ela costuma levantar a mão e dar alguma resposta sem pensar muito antes, e com frequência é uma resposta errada. Mesmo assim, seus professores valorizam sua espontaneidade, mas a veem como um pouco imatura, dispersiva, sem foco.

Os problemas de Sandy têm se manifestado pelo menos desde a pré-escola, e provavelmente antes. Ao longo de sua vida escolar, os professores se queixaram de seu estilo desatento e impulsivo e da pouca continuidade que ela consegue dar às tarefas. No entanto, ela sempre teve amigos, os colegas gostam dela e a incluem nas atividades, e ela não tem tido problemas de disciplina. Foi testada três vezes por vários psicólogos e especialistas em aprendizagem escolar, que constataram que ela tem um percentual de inteligência de 75% e nível médio ou maior do que a média em todas as aptidões escolares. No entanto, sua caligrafia costuma ser considerada precária e morosa, e sua coordenação motora fina tem ficado um pouco atrasada em comparação com a de outras crianças.

Embora Sandy se dê bem com os pais e irmãos, estes têm desempenho escolar bem acima do dela. Tanto os irmãos mais velhos quanto os pais têm nível superior e acham isso necessário também para Sandy. A autoestima dela está um pouco baixa, e ela às vezes se sente desanimada com suas dificuldades. Tem receio de continuar desapontando sua família e fica muito frustrada em relação ao que se vê capaz de fazer para melhorar.

Sandy é um exemplo raro de criança com TDAH que consegue chegar à adolescência relativamente incólume ao impacto do transtorno. Acredito que seja porque o principal impacto se deu na vida escolar, e não na vida social e familiar, pois ela contou com uma série de professores compreensivos que tentaram ajudá-la, e porque seus pais a protegeram e ajudaram o quanto possível (por exemplo, transferindo-a para uma escola particular quando a necessidade surgiu). Não devemos, porém, deixar de levar em conta a própria disposição agradável de Sandy, que talvez tenha feito os outros relevarem seus problemas quanto à gestão do tempo e à conclusão das tarefas escolares, o que deve ter permitido que ela se recuperasse logo de quaisquer críticas dirigidas a ela em seus contatos sociais. Tampouco devemos negligenciar o poder das amizades próximas, que ajudam a aliviar as coisas para alguém como Sandy. Finalmente, o fato de ela estar acima da média em inteligência deve ter sido útil para que encontrasse maneiras socialmente mais adequadas de lidar com as dificuldades que enfrentou na escola. Há muita pesquisa demonstrando que um nível mais alto de inteligência facilita desempenho escolar em crianças com TDAH, do mesmo modo que ocorre com crianças sem TDAH.

Se Sandy frequentasse a escola nas décadas de 1950 a 1970, teria sido diagnosticada com *dano cerebral mínimo* ou *disfunção cerebral mínima*, termos usados nas revistas científicas da época. Esses termos entraram em uso porque muitos sentiram que a classificação *síndrome da lesão cerebral infantil* vinha sendo usada inapropriadamente. Para apaziguar essas críticas, e ao mesmo tempo focalizar a atenção profissional num problema cerebral como causa do transtorno, foi cunhado o termo *Disfunção Cerebral Mínima* (DCM). Na década de 1960, termos como *síndrome de criança hiperativa* ou *reação hipercinética da infância* eram usados para descrever casos como o de Sandy, já que captam uma faceta óbvia dos problemas de comportamento da criança – sua movimentação e inquietação incessantes. Mais ou menos por volta dessa época, o uso de medicação estimulante como Dexedrine ou o novo fármaco Ritalina (metilfenidato) passou a ser mais comum, embora não tão disseminado como hoje. Se Sandy fosse encaminhada para ajuda profissional, seus pais talvez fossem levados a se sentir culpados pelo problema dela, e ela teria ido para uma ludoterapia ou psicoterapia de longo prazo, para que fosse possível explorar o que na época se julgava decorrer de problemas emocionais profundamente assentados, que dariam origem aos seus "sintomas". Assim como Ricky, Sandy teria ficado na escola apenas até o início da adolescência, abandonando-a quando ficasse difícil ou aversivo demais continuar. Ela talvez também se inclinasse a aderir à contracultura da década de 1960, na qual seus problemas comportamentais teriam sido vistos até como positivos, ao refletirem a atitude mais "libertária" daquela época.

BRAD: UM ENIGMA PARA OS PAIS

Brad é um menino de 12 anos, estudante da sexta série, que sempre começa o ano escolar com excelentes notas e um comportamento em classe aceitável, e vai declinando nos meses seguintes para notas baixas e um comportamento problemático em sala de aula. Várias vezes esteve perto de repetir de série, mas seus professores sempre lhe deram o benefício da dúvida por seu intelecto acima da média e suas aptidões para o estudo. Na escola,

Brad é irrequieto e hiperativo, concentra-se pouco no trabalho e fala em excesso. É descuidado nas atividades escolares e perturba os outros quando está na carteira. Com isso, exige tempo e atenção do professor, e a cada duas, três semanas é mandado para a diretoria. Ele se queixa com os pais e professores de que o trabalho escolar é chato, e acha que não é importante para o que ele quer fazer quando adulto, que é ser detetive de polícia.

Quando Brad tinha 3 ou 4 anos de idade, os pais perceberam que seus níveis de atividade e de atenção eram bem diferentes dos das outras crianças. Corria sempre de uma atividade para outra e se intrometia em tudo o que despertasse sua curiosidade. Fazia travessuras como despejar detergente na grade de ventilação do aparelho de som novo do pai e decorar o sofá da família com calda de chocolate. Também era conhecido por desmontar qualquer coisa mecânica, só para ver como funcionava: relógios, pequenos aparelhos e muitos brinquedos. No processo acabava perdendo peças, de modo que a maioria das coisas nunca mais voltava a funcionar.

Aos 5 anos, Brad começou a discutir com os pais quando estes lhe diziam para arrumar seus brinquedos, tomar banho, ir à igreja ou não entrar no quarto da irmã. À medida que crescia, Brad começou a provocar outras crianças; aos poucos, elas foram parando de vir brincar com ele ou de convidá-lo às suas casas. Apesar de frequentes lembretes que lhe eram passados antes que começasse a brincar com alguém, dizendo que não provocasse e tentasse controlar seu temperamento, não demorava muito para que Brad fosse até os pais se lamentar, reclamar que aquilo que a outra criança estava fazendo "não era justo" ou que o amigo de repente quis voltar para a casa dele sem explicar por quê. Certa vez, os pais de Brad colocaram o menino num acampamento de verão achando que isso melhoraria sua socialização, mas nenhuma das melhoras detectadas no acampamento se estendeu à sua vida em casa ou na escola.

Assim como as dificuldades de Amy, os problemas de Brad são relativamente típicos de crianças com TDAH. Só que, ao contrário do constatado nas outras crianças aqui descritas, o TDAH de Brad afeta seu trabalho escolar esporadicamente, e não o tempo todo. O padrão incomum de Brad talvez decorra de sua inteligência, que lhe permite captar novas informações no início do ano escolar com pouco esforço, mas que não é suficiente quando a carga de trabalho aumenta e são propostas atividades de longo prazo.

Se os pais de Brad tivessem procurado ajuda profissional no início da década de 1980, o garoto teria recebido um diagnóstico em termos similares aos que usamos hoje: "transtorno do déficit de atenção" ou TDA. Os tratamentos oferecidos costumavam ser parecidos com os atuais, incluindo aconselhar os pais sobre os métodos de alteração do comportamento possíveis de usar em casa, fazer ajustes pedagógicos nas aulas normais, recorrer a serviços educacionais especiais quando disponíveis e testados, e até tentar um tratamento com medicação (provavelmente com algum fármaco estimulante, como a Ritalina). É possível que os pais de Brad até fossem orientados a acompanhar mais de perto sua dieta, procurando eliminar substâncias que contivessem níveis muito altos de aditivos, flavorizantes ou corantes artificiais, conservantes ou açúcar.

Todas essas crianças que você acabou de conhecer têm TDAH. Sim, todas são diferentes – diferentes em idade, gênero, família e até em muitos de seus problemas. E se tivessem vivido em outras épocas, não teriam sido diagnosticadas com nenhum transtorno psicológico ou então teriam sido rotuladas como tendo algo inteiramente diferente do que é detectado nos diagnósticos feitos hoje. Com certeza, o tratamento dessas crianças por profissionais teria mudado ao longo das décadas. A maioria, porém, sequer teria sido diagnosticada ou tratada, e suas vidas acabariam cheias de realizações insuficientes, oportunidades desperdiçadas ou mesmo marcadas por abuso de substâncias e condutas delinquentes ou criminosas. É menos claro se as reações da sociedade a elas seria muito diferente. Mesmo hoje, como descrito antes neste capítulo, as pessoas que não têm muita familiaridade com o TDAH costumam reagir de maneira hostil a quem tem esse transtorno.

O QUE É O TDAH?

Para poderem afirmar que o TDAH é de fato um transtorno do desenvolvimento, os cientistas precisaram demonstrar que (1) ele se manifesta cedo no desenvolvimento infantil; (2) diferencia claramente essas crianças das que não têm o transtorno; (3) é relativamente difundido ou ocorre em muitas situações diferentes, embora não necessariamente em todas; (4) afeta a capacidade da criança de funcionar de modo bem-sucedido para atender às demandas típicas com as quais se defrontam as crianças dessa idade nas várias atividades da vida; (5) é relativamente persistente ao longo do tempo ou do desenvolvimento; (6) não é prontamente identificado apenas por causas ambientais ou sociais; (7) está relacionado com anormalidades no funcionamento e no desenvolvimento cerebral, o que equivale a dizer que tem a ver com uma falha ou déficit no funcionamento natural de uma capacidade mental presente em todos os seres humanos normais; e (8) está associado a outros fatores biológicos que podem afetar o funcionamento ou o desenvolvimento cerebral (isto é, genética, lesões, presença de toxinas, etc.). Resolver essas questões científicas não vem sendo fácil, mas temos hoje, a partir de milhares de estudos sobre o TDAH, abundante evidência disponível para todos esses oito requisitos. Como você irá ler ao longo deste livro, é farta a evidência de que o TDAH é um transtorno válido, e ele tem uma natureza muito antiga, sendo considerado como tal por cientistas clínicos há décadas ou séculos. A evidência é muito convincente, e parte dela será descrita nos próximos quatro capítulos.

As crianças que acabamos de mencionar também ilustram de que maneira o TDAH constitui um sério comprometimento da capacidade de inibir o comportamento e de levar em conta as consequências das próprias ações. Nos primórdios de sua história como fenômeno distintamente reconhecível (cerca de 1775), esse transtorno da atenção era atribuído a más práticas dos pais na criação dos filhos, como observado anteriormente. Por volta de 1902, o TDAH era visto como um problema no modo pelo qual as crianças desenvolviam a capacidade de inibir intencionalmente seu comportamento, de considerar as consequências futuras de suas ações, para si mesmas e para os outros, e de aceitar as regras de conduta social – não só as normas de etiqueta, mas também a moral fundamental da época. Por ironia, apesar do tom bastante intolerante em relação à moralidade, a essência dessa visão não estava totalmente equivocada, e vem sendo revisitada na perspectiva do TDAH que apresento neste livro. Isso porque um dos muitos problemas que o comportamento não inibido cria é o comprometimento da maneira pela qual as crianças irão pensar nas implicações de longo prazo de suas ações e o quanto as regras, instruções e a voz interna (mental) da criança, ou sua "consciência", a ajudarão a controlar o seu comportamento, de modo a torná-lo mais adequado, eficaz e favorável ao seu ajuste e bem-estar a longo prazo.

Durante as décadas seguintes, os cientistas abandonaram o foco exclusivo no comportamento característico do transtorno e se concentraram mais em suas possíveis causas. Começaram a defender que o transtorno parecia advir do cérebro, e expressavam isso usando rótulos relacionados a disfunções cerebrais (como *síndrome da criança com lesão cerebral*). Mas quando se constatou que várias dessas crianças não tinham nenhum dano cerebral subjacente significativo, o termo foi um pouco atenuado para *disfunção cerebral mínima,* que ainda implicava que algo no cérebro não ia bem. Mais tarde, pesquisas clínicas voltaram a procurar uma descrição melhor dos problemas de comportamento, até que mais e melhores pesquisas pudessem ser feitas sobre a hipótese de uma origem neurológica da condição. Essa refocalização no comportamento como hiperatividade levou o transtorno a ser chamado de *hipercinese* ou *síndrome da criança hiperativa*. O conceito foi em seguida ampliado na década de 1970 para reconhecer que déficits no controle dos impulsos e na sustentação da atenção eram aspectos igualmente problemáticos para aqueles com TDAH. Mais tarde, a pesquisa afastou-se dos estudos no nível de atividade e passou a ter como foco a natureza da atenção, seus diferentes tipos e quais deles poderiam estar envolvidos no transtorno.

A essa altura, o transtorno foi renomeado como *Transtorno do Déficit de Atenção* (TDA, com ou sem hiperatividade). Com o avanço da pesquisa clínica, ficou claro que a hiperatividade e a impulsividade, constatadas em crianças diagnosticadas com TDA com hiperatividade, estavam altamente relacionadas entre si, sugerindo que formavam um único problema, isto é, o escasso controle inibitório. Além disso, a pesquisa mostrava cada vez mais que esse problema era tão importante quanto os problemas com atenção para distinguir o TDAH de outros transtornos da infância. Assim, o termo foi alterado em 1987 para *Transtorno do Déficit de Atenção com Hiperatividade,* seu nome atual. A maior parte do que tenho a dizer neste livro refere-se ao TDAH que inclui hiperatividade, como o próprio termo sugere. Crianças que são basicamente desatentas, mas não são hiperativas, são agora referidas como tendo TDAH – de tipo predominantemente desatento. Terei mais a dizer sobre essas crianças mais tarde, porque agora parece que até metade delas na realidade tem um transtorno de atenção recém-descoberto e distinto, bem diferente do que é visto no TDAH, e que vem sendo chamado pelos pesquisadores de *Tempo Cognitivo Lento* (TCL), ou, mais recentemente, de *Transtorno do Déficit de Concentração* [*concentration deficit disorder,* CDD].

É importante compreender o pensamento sobre o TDAH que vem prevalecendo entre vários cientistas e profissionais clínicos ao longo dos últimos 25 anos, porque trata-se do ponto de vista que você provavelmente irá encontrar agora se procurar ajuda profissional para o seu filho. Portanto, daremos uma olhada mais de perto nisso nas seções a seguir. Tenha em mente, porém, que mesmo essa visão pode ser alterada para se alinhar com as mais recentes evidências a respeito do TDAH, que emergem das ciências do comportamento, da neurociência e da genética comportamental.

A maioria dos profissionais clínicos de hoje – médicos, psicólogos, psiquiatras e outros – acredita que o TDAH compõe-se de três problemas principais que afetam a capacidade de uma pessoa de controlar seu comportamento: dificuldades com a sustentação da atenção e dispersão aumentada, com o controle ou inibição dos impulsos e com a autorregulação do nível de atividade. Outros profissionais (eu entre eles) reconhecem que aqueles com TDAH têm problemas adicionais com a consciência de si e com o automonitoramento; com a memória de trabalho (conseguir lembrar o que há para ser feito); em considerar as consequências futuras das ações que se propõem a fazer, o que inclui planejamento, gestão do tempo, lembrar e seguir regras e instruções; em autorregular emoções e motivação; em solucionar problemas para superar obstáculos às suas metas; e com a excessiva variabilidade de suas reações a situações (particularmente ao realizar tarefas). Todos esses sintomas são abrangidos pelo termo *funcionamento executivo,* que se refere àquelas aptidões mentais que as pessoas usam para a autorregulação. Esta, acredito eu, é a marca do TDAH. Alguns cientistas clínicos de outros países ultimamente também têm chegado a essa opinião. Cientistas continuam debatendo a extensão e a razão de haver esse problema com o funcionamento executivo – se ele se aplica a todos os casos e se é devido a problemas com a regulação, com a ativação ou com a estimulação cerebral ou ainda com algum problema mais profundo relacionado ao crescimento (desenvolvimento) do cérebro e à conectividade e funcionamento das células nervosas. Não obstante, no presente momento, a maior parte dos pesquisadores concorda que a inibição do comportamento, especificamente, e certos aspectos do funcionamento executivo, num plano mais geral, são os problemas centrais para a maior parte das crianças que apresentam o transtorno.

■ Dificuldades para sustentar a atenção

Pais e professores costumam descrever suas crianças com TDAH das seguintes maneiras:

- "A criança parece não ouvir."
- "A criança não consegue terminar as tarefas que lhe são dadas."
- "Minha filha costuma perder as coisas."
- "Meu filho não consegue se concentrar e se dispersa facilmente."
- "Meu filho não parece capaz de trabalhar com autonomia, só com supervisão."

- "Minha filha requer mais orientação."
- "Ele nem termina uma coisa e já começa outra."
- "Ela costuma se esquecer das suas atividades diárias."

Tudo isso se refere a problemas em prestar atenção e se concentrar. O TDAH é visto como um transtorno que envolve uma significativa dificuldade em sustentar a atenção, manter a concentração ou persistir no esforço. Em suma, pessoas com TDAH têm dificuldades em se ater às coisas pelo mesmo tempo que as outras. Fazem esforços, às vezes com muita aplicação, para sustentar sua atenção em atividades mais longas que o habitual, especialmente as maçantes, repetitivas ou tediosas. Tarefas escolares desinteressantes, tarefas domésticas que demandem bastante tempo e longas preleções são situações problemáticas, assim como ler obras extensas desinteressantes, prestar atenção a explicações de assuntos que não despertem seu interesse e concluir atividades que se estendem muito no tempo. Nossa pesquisa nos diz que, embora as crianças com TDAH tenham uma capacidade de manter a atenção mais reduzida para a maioria das coisas que são solicitadas a fazer, manter o foco em algo por longo tempo é a parte mais difícil para elas no que se refere a prestar atenção.

Infelizmente, conforme as crianças crescem, nossa expectativa é que se tornem capazes de fazer essas coisas, mesmo que sejam chatas ou exijam esforço. Quanto mais velhas vão ficando, mais elas devem ser capazes de fazer tarefas necessárias, mas desinteressantes, com pouca ou nenhuma assistência. Aquelas que têm TDAH ficarão atrás das demais nessa aptidão, talvez até em 30% ou mais. Isso significa que uma criança de 10 anos de idade com TDAH, por exemplo, pode ter a capacidade de atenção de uma criança de 7 anos que não tem TDAH, o que irá exigir que outras pessoas intervenham para guiá-la, supervisioná-la e estruturar seu trabalho e comportamento. Portanto, é fácil ver como surgem conflitos frequentes entre crianças com TDAH e seus pais e professores.

Mais de uma centena de estudos até o momento têm medido os problemas de atenção de crianças com TDAH, e a grande maioria constatou que essas crianças passam menos tempo prestando atenção àquilo que são solicitadas a fazer do que as que não têm TDAH. Por exemplo, em 1975, eu já havia documentado diferenças em meu estudo com 36 meninos, metade deles diagnosticados como hiperativos (hoje seriam descritos como tendo TDAH) e a outra metade como não hiperativos. Pedi que realizassem uma variedade de atividades em uma sala clínica de jogos do departamento de psicologia da Universidade Estadual Bowling Green, em Ohio. Uma das atividades que os meninos foram solicitados a fazer era esperar numa sala de brinquedos por seis minutos, sem supervisão, até que eu fosse até lá buscá-los para realizar outras tarefas. Havia brinquedos disponíveis. Eu coloquei linhas pretas finas no piso para formar uma grade ou tabuleiro e poder medir a atividade deles contando quantas linhas cruzavam ao andar (ou correr) pela sala. Através de um espelho com um lado transparente, observei e registrei o número de diferentes brinquedos com os quais brincaram e por quanto tempo brincaram com cada um. Os meninos com TDAH, descobri, brincaram com três vezes mais brinquedos que os demais e passaram 50% menos tempo com cada brinquedo.

Em seguida, levei os meninos até outra sala e pedi que se sentassem e assistissem a um filme curto sobre um personagem ficcional. Avisei que faria perguntas sobre o filme quando voltasse. Enquanto assistiam, constatei que os meninos com TDAH gastavam cerca do dobro do tempo olhando para outras coisas em comparação com os demais meninos. Os que tinham TDAH também responderam 25% menos perguntas sobre o conteúdo do filme do que os outros, quando os questionei após a exibição. Essas e outras medições que fiz durante esse experimento mostraram claramente que os meninos com TDAH prestavam menos atenção no que estavam fazendo. Muitos outros pesquisadores encontraram resultados similares, usando uma variedade de procedimentos.

Filtrar informações não é um problema

Um ponto interessante de nossa pesquisa é que ela também mostra que crianças com TDAH não têm dificuldades em filtrar informações – sabem distinguir o que é importante do que é irrelevante para aquilo que são solicitadas a fazer. Elas parecem prestar atenção às mesmas coisas que as crianças sem TDAH quando se pede que olhem ou ouçam algo. O que ocorre é que as crianças com TDAH simplesmente não conseguem sustentar esse esforço por tanto tempo quanto as outras. Elas afastam o olhar da tarefa com maior frequência. Também são mais prontamente atraídas para atividades mais gratificantes. Portanto, crianças com TDAH na realidade não se sentem oprimidas por informações ou estímulos, como acreditavam os cientistas na década de 1950. A questão é que não conseguem persistir em seu esforço e atenção, e se veem tiradas de seu foco por qualquer coisa que possa ser mais estimulante ou interessante.

Crianças com TDAH são mais distraídas do que as que não têm TDAH?

Os cientistas agora têm mais certeza de que o TDAH faz seus portadores serem mais dispersas do que outras crianças. Não é que percebam melhor as distrações do que as demais. É que reagem mais do que elas a eventos ao seu redor que são irrelevantes para o seu trabalho ou suas metas. E depois que são perturbados por tais eventos dispersores têm menor probabilidade de lembrar ou de voltar ao trabalho que estavam fazendo. Mas além de serem mais dispersas, especialmente quando trabalham, as crianças com TDAH têm dois problemas que podem fazer com que pareçam ainda mais distraídas:

> **1** Crianças com TDAH provavelmente ficam mais entediadas ou perdem o interesse mais rapidamente no seu trabalho do que crianças sem TDAH.

Isso as leva a sair procurando de propósito alguma outra coisa mais divertida, interessante, estimulante e ativa, mesmo antes de concluírem a tarefa que lhes foi designada. Alguns cientistas têm defendido que essas crianças têm um limiar mais baixo de estímulo cerebral e, portanto, precisam de maiores incentivos para manter o cérebro funcionando num nível normal quando comparadas às crianças sem

TDAH. Outros cientistas têm sugerido que as recompensas perdem seu valor mais rapidamente ao longo do tempo naquelas com TDAH, o que significa que são menos sensíveis ao reforço. Até o momento, a causa desse tédio não está bem esclarecida, mas talvez tenha a ver com déficits no centro motivacional ou de recompensa do cérebro. O que está claro é que existe num grau suficientemente grande o que alguns cientistas chamam de crianças com TDAH "buscadoras de estímulos".

> **2** Crianças com TDAH parecem ser atraídas para os aspectos mais gratificantes e divertidos, ou que reforcem qualquer situação.

Como se fossem ímãs, parecem ser puxadas para essas atividades mais imediatamente gratificantes quando têm trabalhos a fazer que não envolvam muita recompensa. Por exemplo, em 1992, os doutores Steven Landau, Elizabeth Lorch, Richard Milich e colegas, todos da Universidade de Kentucky, estudaram crianças com e sem TDAH enquanto elas assistiam à televisão. Quando não havia brinquedos na sala, as crianças com TDAH assistiam ao programa de televisão do mesmo jeito que as sem TDAH, e foram tão capazes quanto elas de responder às perguntas sobre o que haviam assistido, embora tendessem a desviar o olho da TV com maior frequência. No entanto, quando foram colocados brinquedos na sala, as crianças sem TDAH continuaram assistindo ao programa. Já as crianças com TDAH mostraram maior interesse nos brinquedos do que em continuar assistindo ao programa de TV. Quando o programa era do tipo comédia, as crianças com TDAH eram capazes de responder tantas questões sobre ele quanto as sem TDAH; porém, se o programa era educativo e transmitia informações mais visualmente do que verbalmente, as crianças com TDAH mostravam menor aptidão para dar as respostas certas. Ou seja, as crianças com TDAH ficavam em desvantagem apenas quando se requisitava maior atenção visual.

Por que as crianças com TDAH se dispersaram com os brinquedos, ao contrário das crianças sem TDAH? Talvez elas apenas percam o interesse mais rapidamente. Ou então talvez achem as atividades físicas mais divertidas, estimulantes e gratificantes do que atividades passivas, como assistir TV.

Há também uma terceira explicação, que advém de um estudo sobre a curiosidade em crianças com TDAH, realizado há mais de trinta anos por antigos colegas meus na Universidade Estadual Bowling Green, a doutora Nancy Fiedler e o falecido doutor Douglas Ullman. Eles descobriram que crianças com TDAH mostravam maior curiosidade física durante suas brincadeiras e, portanto, manipulavam mais os objetos, passavam com maior frequência de um objeto ou brinquedo a outro e gastavam menos tempo com qualquer brinquedo ou objeto em particular. Crianças sem TDAH da mesma idade, porém, mostravam maior curiosidade verbal ou intelectual. Falavam em voz alta sobre o objeto ou brinquedo, descreviam várias coisas diferentes que achavam interessantes sobre o brinquedo, inventavam maneiras de usá-lo nos jogos e até criavam histórias sobre ele. Portanto, as crianças sem TDAH gastavam mais tempo com um brinquedo em particular, já que pareciam interessadas em suas propriedades intelectuais.

A partir da década de 1980, os doutores Ronald Rosenthal e Terry Allen, da Universidade Vanderbilt, mostraram que o fato de as crianças com TDAH serem mais dispersivas ou não do que as crianças sem TDAH parecia depender em última instância da notabilidade da fonte de distração e do apelo exercido por ela. Por exemplo, se uma criança com TDAH encontra um videogame na sua carteira quando vai para a sua sala de aula fazer uma hora de lição, você já pode imaginar qual atividade ela estará fazendo quando voltar vinte minutos mais tarde para ver como ela está se saindo.

Antes disso, até os doutores David Bremer e John Stern, da Universidade de Washington, descobriram num estudo de 1976 que crianças com TDAH eram mais inclinadas do que as demais a afastar os olhos de uma leitura em classe quando um telefone tocava e acendia luzes ou um osciloscópio mostrava padrões de onda pouco usuais numa tela na mesma sala. No entanto, os grupos diferiam radicalmente quanto ao intervalo de tempo em que continuavam dispersados pelo evento: uma média de dezoito segundos para as crianças com TDAH e de cinco segundos para as demais. Isso indica que as crianças sem TDAH achavam mais fácil voltar ao trabalho após a dispersão do que as crianças com TDAH. E, portanto, é possível que crianças com TDAH sejam dispersadas de atividades por períodos mais longos de tempo do que suas colegas sem TDAH, e que não voltem tão prontamente ao trabalho. Vários estudos têm apoiado essas conclusões desde aquela época; as crianças com TDAH são claramente mais propensas à dispersão do que as crianças sem o transtorno são atraídas para atividades ou eventos ao redor delas que se mostrem mais estimulantes ou interessantes do que aquilo que foram solicitadas a fazer em dado momento.

Um problema com a protelação da gratificação

A incapacidade de persistir numa tarefa entediante é um sinal de imaturidade. Conforme as crianças crescem, tornam-se mais capazes de resistir a atividades que sejam mais atraentes, embora inadequadas, ou que concorram com a que estão fazendo. As crianças são capazes de criar um diálogo interno sobre a importância do trabalho, lembrando-se das recompensas que podem obter mais tarde como resultado de concluí-lo ou das punições que podem sofrer se não o fizerem, e então encontrarão maneiras de torná-lo mais interessante intelectualmente. Crianças sem TDAH também podem aprender a conceber consequências para recompensar a si mesmas por persistirem numa tarefa difícil. Sabemos que conforme as crianças amadurecem, recompensas maiores, apesar de proteladas, tornam-se mais atraentes para elas, e é provável que as valorizem e se esforcem para alcançá-las com maior frequência do que aceitam recompensas menores, mais imediatas. Crianças com TDAH, ao contrário, tendem a optar por fazer um pequeno esforço agora para uma recompensa menor, porém imediata, do que se esforçar mais agora para uma recompensa muito maior só disponível bem mais tarde.

Isso constitui claramente um problema quanto às recompensas postergadas. Entender essa questão é crucial para ajudar crianças com TDAH. Se acreditarmos que pessoas com TDAH são apenas altamente dispersas em relação a tudo, iremos usar métodos que têm sido recomendados há mais de quarenta anos – remover fontes de dispersão –, mas essas tentativas de ajudar podem tornar essas crianças mais irrequietas e menos atentas. Reduzir o estímulo na realidade torna ainda mais difícil para uma criança com TDAH sustentar a atenção. De fato, a doutora Sydney Zentall e seus colegas na Universidade Purdue mostraram há mais de trinta anos em vários estudos que acrescentar cor aos materiais de trabalho dados às crianças com TDAH reduzia os erros que cometiam durante a tarefa. Similarmente, a doutora Mariellen Fischer, da Escola de Medicina de Wisconsin, e eu, cerca de dez anos mais tarde, pedimos a adolescentes que olhassem para uma tela de computador enquanto ela exibia números em flashes, a uma razão de um por segundo. Elas tinham que apertar um botão quando vissem um 1 seguido por um 9. Descobrimos que adolescentes com TDAH cometiam mais erros nessa tarefa tediosa do que os que não tinham TDAH. Porém, quando repetimos esse teste introduzindo números em flashes à direita e à esquerda dos números do teste, a fim de provocar dispersão, os adolescentes com TDAH igualavam o desempenho dos adolescentes sem TDAH. Esses e outros estudos nos dizem que acrescentar estímulos a uma tarefa pode aumentar a capacidade de crianças e adolescentes com TDAH de prestar atenção e concluí-la com menos erros. Por exemplo, o doutor Howard Abikoff e seus colegas da Escola de Medicina da Universidade de Nova York determinaram há mais de uma década que adolescentes com TDAH eram capazes de concluir mais lições de matemática quando ouviam músicas de rock do que fazendo a tarefa sem nenhuma música de fundo. Isso sugere mais uma vez que alguma estimulação pode ser benéfica para a capacidade de crianças com TDAH de se concentrarem melhor e controlarem sua atenção.

Voltando, então, especificamente ao meu ponto de vista nesta seção, devemos tentar aumentar a novidade, o estímulo ou a diversão envolvidos nas tarefas que uma criança com TDAH é solicitada a fazer. Podemos também especificar que certas gratificações ou consequências podem ser obtidas imediatamente ao concluir a atividade, em vez de protelar sua aquisição. Podemos também fragmentar a atividade em segmentos menores, permitindo que a criança com TDAH faça interrupções mais frequentes enquanto trabalha. É claro que ainda é uma boa ideia afastar da criança dispersões muito atraentes, interessantes ou muito salientes enquanto ela está trabalhando. Mas, como essas informações sugerem, não devemos nos restringir a essa única providência: aumentar a diversão ou tornar as consequências associadas à tarefa mais agradáveis pode ser igualmente importante.

■ Dificuldade em controlar os impulsos

Pais e professores costumam descrever crianças com TDAH como crianças que "vomitam as respostas às perguntas antes que estas terminem de ser feitas" e que "querem o que elas querem na hora em que querem". Crianças com TDAH têm muita dificuldade em esperar pelas coisas. Ter que aguardar sua vez num jogo, ficar na fila para o almoço na escola ou ao sair para o intervalo, ou simplesmente esperar que alguma atividade (como uma missa, por exemplo) chegue ao final são coisas que podem deixá-las irrequietas e "ansiosas". Elas podem se queixar de ter que esperar e até começar alguma outra atividade que tenham sido instruídas a adiar. Quando os pais prometem levá-las às compras ou ao cinema, podem infernizá-los demais durante esse período de espera. Isso faz com que essas crianças se mostrem constantemente exigentes, impacientes e muito autocentradas. Portanto, o segundo problema visto no TDAH é uma reduzida capacidade de inibir o comportamento ou de conseguir controlar os impulsos. Aqueles com TDAH enfrentam um problema considerável em se autoconter, em refrear sua reação inicial a uma situação; isto é, têm dificuldades em pensar antes de finalmente agir. Com frequência soltam comentários que talvez não fariam se tivessem pensado antes. Também reagem de modo impulsivo ao que os outros dizem ou fazem com eles, às vezes com intensidade emocional, e acabam sendo criticados por isso. Podem agir precipitadamente a uma ideia que surja em sua mente sem tempo de considerar que estão no meio de outra coisa que deveria ser concluída primeiro. Falam em excesso, alto demais, com frequência monopolizando as conversas.

Esse comportamento costuma ser visto como grosseiro e sem tato, e tem consequências negativas tanto no aspecto social quanto no educacional. Professores observam que crianças com TDAH muitas vezes "soltam comentários sem levantar a mão" na classe e "começam a fazer trabalhos ou testes sem ler com atenção as instruções". Com frequência são descritas como crianças que "não compartilham" o que têm com os outros e que "pegam as coisas que querem mesmo que não pertençam a elas".

Considerando que crianças com TDAH já têm dificuldades em sustentar a atenção, imagine como sua incapacidade de resistir a impulsos – por exemplo, o impulso de largar uma tarefa chata – irá exacerbar os problemas que elas têm em trabalhar por mais tempo para obter gratificações maiores, posteriores. Há mais de 25 anos, em 1986, o doutor Mark Rapport e seus colegas, na Universidade de Rhode Island, deram algumas tarefas de matemática a um grupo de dezesseis crianças com TDAH e a outro grupo de dezesseis crianças sem TDAH. Quando as crianças foram informadas de que receberiam um brinquedo assim que concluíssem um pequeno conjunto de problemas de matemática, os dois grupos fizeram o mesmo número de questões. Em seguida, foi dada uma escolha às crianças: elas podiam ganhar um brinquedo simples por terem feito uma pequena quantidade de trabalho ou poderiam ganhar um brinquedo maior e mais valioso se concluíssem um volume maior de trabalho. Mas só iriam ganhar o brinquedo maior dois dias depois. Sob essas condições, mais crianças com TDAH escolheram a recompensa pequena, imediata, enquanto as demais tenderam a escolher a recompensa maior, protelada, que exigia mais trabalho.

A doutora Susan Campbell e seus colegas na Universidade de Pittsburgh encontraram resultados similares em crianças de pré-escola com e sem hiperatividade (o TDAH dos nossos dias), alguns anos mais tarde, em 1982. Eles escondiam um biscoitinho sob uma entre três xícaras enfileiradas enquanto a criança observava. As crianças então eram instruídas a esperar até que o experimentador tocasse um sininho para então pegar a xícara e comer o biscoitinho. O processo foi repetido por 6 tentativas, com o tempo de espera variando entre 5 e 45 segundos. As crianças com TDAH fizeram bem mais escolhas impulsivas, pegando e comendo o biscoito antes que o experimentador tocasse o sininho, em relação às demais crianças. Outros cientistas têm replicado desde então experimentos que envolvem esse problema da protelação da gratificação em associação com o TDAH, provendo sólidas bases científicas.

Mais recentemente, em 2001, eu, a doutora Gwenyth Edwards e mais alguns colegas nossos, então na Escola de Medicina da Universidade de Massachusetts, realizamos um estudo no qual oferecemos a adolescentes com TDAH quantias variadas de dinheiro (hipotético, não real, em geral bem menos de $ 100) que eles poderiam receber na hora. Também oferecemos $ 100 se eles se dispusessem a esperar um mês, um ano, ou ainda mais tempo. Constatamos que adolescentes com TDAH tinham bem mais probabilidade do que os "não TDAH" do grupo de controle de escolher a quantia menor de dinheiro entregue na hora do que quantias maiores entregues mais tarde. Em tal estudo, conseguimos avaliar o quanto os adolescentes com TDAH desconsideram o valor da recompensa quando têm que esperar por ela. Para eles, o dinheiro era de 20% a 30% menos valioso do que para os adolescentes sem TDAH. Isso implica que esperar por uma recompensa posterior faz com que a criança com TDAH reduza o seu valor muito mais do que uma criança sem o transtorno – a ponto de achar que não vale a pena esperar por ela. Isso nos ajuda a compreender melhor o pensamento das crianças e dos adolescentes com TDAH quando têm que fazer escolhas entre as várias atividades e resultados que enfrentam na vida. Eles tendem a optar pelas consequências pequenas, mas imediatas, em vez de trabalhar pelas maiores, posteriores e mais compensadoras.

Tomar atalhos

Os problemas com atenção e controle de impulsos também se manifestam nos atalhos que as crianças com TDAH são conhecidas por tomar em seu trabalho. Elas aplicam a menor quantidade de esforço possível e levam o mínimo de tempo possível para realizar tarefas entediantes ou chatas. Por isso, não fica claro se dar às crianças ou aos adultos com TDAH um tempo adicional para fazer as provas escolares ou os exames profissionais pode ser de fato um benefício para eles, pois talvez acabem simplesmente desperdiçando esse tempo adicional que lhes é dado, em vez de usá-lo plenamente para uma revisão de seu trabalho, procurando erros a serem corrigidos ou tentando achar a solução de problemas que de início tenham desistido de resolver. Escolas e organizações de aplicação de testes talvez não devessem conceder essas solicitações de tempo adicional, e sim estruturar melhor a tarefa para ajudar os que têm TDAH. Seria melhor colocar na carteira desses estudantes um cronômetro e deixá-los com a mesma quantidade de "tempo nominal" para a tarefa que os outros. Porém, só os que tivessem TDAH teriam autorização de parar o cronômetro por breves períodos de tempo para ficar em pé, alongar-se, tomar uma água e voltar à tarefa, quando então ativariam de novo o cronômetro. Essa estratégia de "tempo fora do relógio" permite que as pessoas com TDAH regulem a tarefa melhor e fracionem a prova em cotas menores de trabalho, e tudo isso pode ajudá-las a melhorar seu desempenho no teste.

Correr riscos demais

A impulsividade vista no TDAH pode também se manifestar em maior assunção de riscos. A falha em avaliar previamente o dano que pode decorrer de uma ação talvez explique por que pessoas com TDAH – particularmente crianças, algumas das quais são também desafiadoras e opositivas – têm maior propensão a acidentes do que as outras. Não é que as crianças com TDAH não se importam com o que possa acontecer. É que simplesmente não pensam antes sobre as prováveis consequências. Elas seguem o estilo "danem-se os torpedos, vamos avançar a toda velocidade",[1] e são então surpreendidas pelos desastres que os outros estavam prevendo com clareza.

---

[1] A expressão "*damn the torpedoes*" usada pelo autor indica a atitude de ignorar temerariamente os perigos, e se refere a um comando proferido pelo oficial David Farragut durante a Guerra Civil Americana, que, ao ser alertado da presença de minas (*torpedoes*) nas águas do Mississippi, exclamou "Danem-se os torpedos, vamos avançar a toda velocidade". (N.T.)

"Nossa filha quer tirar carteira de habilitação, mas ela parece muito imatura e dispersa. Adolescentes com TDAH correm mais riscos ao dirigir?"

Sim. E a dificuldade em enxergar isso talvez explique por que as doutoras Carolyn Hartsough e Nadine Lambert, da Universidade da Califórnia, em Berkeley, decidiram promover um experimento no qual descobriram, lá em 1985, que crianças com TDAH tinham três vezes maior probabilidade de sofrer pelo menos quatro ou mais acidentes graves do que as crianças sem TDAH. O maior risco de sofrer envenenamento acidental também havia sido documentado vários anos antes pelo doutor Mark Stewart e seus colegas na Escola de Medicina da Universidade de Iowa. Depois, em 1988, o doutor Peter Jensen e seus colegas, na época membros da Faculdade de Medicina da Georgia, chegaram a resultados similares, constatando que crianças com TDAH tinham quase o dobro de probabilidade de sofrer traumas que exigissem suturas, hospitalização ou procedimentos extensivos *ou* dolorosos, em relação a outro grupo de controle. Como constatei em minha própria pesquisa subsequente pelos vinte anos seguintes, essa propensão a acidentes daqueles que têm TDAH estende-se também à condução de veículos. Em 1993, meus colegas e eu, então na Escola de Medicina da Universidade de Massachusetts, publicamos um estudo na revista *Pediatrics,* no qual concluímos que adolescentes e jovens adultos com TDAH sofriam quatro vezes mais acidentes (em média 1,5 *versus* 0,4) e eram significativamente mais propensos a ter pelo menos dois ou mais acidentes de carro (60% *versus* 40%) do que jovens sem TDAH. Jovens com TDAH tinham probabilidade quatro vezes maior de serem os culpados pelos acidentes (48% *versus* 11%), quase o dobro de probabilidade de receber multas de trânsito (78% *versus* 47%), e foram multados em média quatro vezes mais (4 *versus* 1) em apenas dois anos de autorização para dirigir. A multa mais comum que receberam foi por excesso de velocidade, e a segunda mais comum foi por desrespeitar o sinal de parar. Em vários estudos posteriores com adolescentes e adultos com TDAH e condução de veículos, o doutor

Dan Cox, da Escola de Medicina da Universidade da Virginia, e outros – assim como eu – várias vezes constaram que eles correm mais riscos como motoristas do que os dos outros grupos de controle. Meus colegas e eu também descobrimos que o consumo de bebida alcoólica, mesmo pequenos, resultavam em uma piora de suas aptidões ao volante em grau maior do que naqueles sem TDAH. Felizmente, descobrimos também que estar sob medicação de TDAH parece melhorar seu desempenho na direção e, portanto, pode reduzir seus riscos ao dirigir. Por fim, descobri em estudos conjuntos com Tracie Richards e colegas na Universidade Estadual do Colorado que condutores com TDAH têm probabilidade significativamente maior de manifestar "raiva ao volante", isto é, demonstrar irritação, hostilidade e mesmo agressividade em relação a outros motoristas, particularmente ao serem frustrados por ações específicas do outro condutor.

A falta de controle dos impulsos talvez explique também por que adolescentes e adultos com TDAH podem ter maior propensão a correr riscos ao ingerir bebida alcoólica, fumar cigarros ou usar substâncias ilegais como a maconha. Em nosso estudo de adolescentes com histórico de TDAH mencionado anteriormente, a doutora Mariellen Fischer e eu descobrimos que cerca de 50% desses adolescentes já haviam fumado cigarros entre seus 14-15 anos, em comparação com 27% dos adolescentes sem TDAH; 40% dos adolescentes com TDAH haviam ingerido álcool, em comparação com apenas 22% dos outros adolescentes; e 17% haviam experimentado maconha, em comparação com apenas 5% dos adolescentes sem histórico de TDAH. Esses problemas com experimentar drogas e seu eventual abuso continuaram até as idades de 20 e 27 anos durante nossas avaliações subsequentes de acompanhamento dessas crianças na vida adulta, e o resultado foi que mais de 20% delas tiveram transtornos por uso de drogas quando mais velhas.

Problemas com dinheiro

A impulsividade que é vista no TDAH pode também explicar por que adolescentes e jovens adultos com o transtorno têm maior dificuldade em lidar com dinheiro e crédito. Compram por impulso tudo aquilo que veem e que desejam ter, sem pensar muito se de fato podem bancar a aquisição naquele momento. Tampouco levam em conta que efeitos a compra desses itens terá em seu orçamento ou em sua capacidade de pagar as dívidas que já têm. Adolescentes e jovens adultos com TDAH poupam bem menos do que os outros; também acumulam mais dívidas (como no cartão de crédito) e têm maior probabilidade de gastar seu dinheiro de maneira leviana.

Pensamento impulsivo

A impulsividade dos que têm TDAH parece não se limitar às suas ações, afetando também seus pensamentos. Tenho ouvido frequentes relatos de adultos com TDAH em minhas entrevistas clínicas afirmando ter dificuldades não só com suas ações impulsivas, mas também com seus pensamentos impulsivos. Isso ficou muito bem demonstrado num estudo de mais de vinte anos atrás feito pelos doutores G. A. Shaw e Leonard Giambra na Faculdade de Georgetown, publicado em 1993. Quando alunos universitários foram solicitados a apertar um botão ao verem certo estímulo pré-definido, aqueles com TDAH, além de apertarem o botão com maior frequência quando não era para fazê-lo em comparação com os alunos sem histórico de TDAH, também relataram, quando interrompidos pelos pesquisadores, que tinham mais pensamentos não relacionados com a tarefa do que os estudantes de outros grupos. Outros estudos têm documentado dificuldades similares associadas ao TDAH. Esses estudos dão clara evidência de que aqueles com TDAH acham mais difícil manter sua mente focada em seu trabalho e inibir pensamentos que não estejam relacionados com a tarefa em curso.

■ Um problema de comportamento excessivo

"Fica se remexendo", "está sempre ligado", "age como se fosse movido por um motor", "é exagerado", "não consegue ficar sentado quieto", "fala demais", "costuma murmurar ou fazer ruídos estranhos" – essas descrições são familiares? Elas definem o movimento excessivo ou a hiperatividade, o que constitui uma terceira característica de muitas, mas nem todas, crianças com TDAH. Esse aspecto pode se manifestar através de inquietação, nervosismo, andar para lá e para cá ou fazer outros movimentos, além de falar demais. É um comportamento difícil de passar despercebido, embora talvez seja o que menos chame a atenção de observadores leigos. Os pais que veem sempre seus filhos se mexendo no assento, tamborilando os dedos ou batendo o pé, brincando com objetos próximos, andando de lá para cá e ficando muito impacientes e frustrados ao terem que passar um tempo esperando já sabem que esse comportamento não é normal. Professores que veem essas crianças a toda hora levantando da carteira, balançando ou se remexendo quando deveriam estar sentadas tranquilas, brincando com algum pequeno objeto trazido de casa, falando quando não é sua vez e murmurando ou cantarolando para si mesmos quando todos os demais estão quietos sabem que esse comportamento não é típico da maioria das crianças. No entanto, outras pessoas costumam persistir na opinião de que pais e professores estão simplesmente "imaginando coisas" ou sendo "sensíveis demais" em relação a um comportamento que consideram normal.

Crianças com TDAH são hiperativas

O fato de crianças com TDAH serem realmente mais ativas que as demais, sob muitas circunstâncias diferentes, tem sido demonstrado reiteradamente ao longo de décadas de pesquisas, como num belo estudo publicado em 1983 pelas doutoras Linda Porrino, Judith Rapoport e seus colegas no National Institute of Mental Health (NIMH), em Bethesda, Maryland. As crianças desse estudo usaram um dispositivo mecânico especial que monitorava atividade ou movimento. Usaram-no todos os dias, o dia inteiro e à noite também, durante uma semana, enquanto faziam suas atividades diárias normais. Os cientistas descobriram que os meninos com hiperatividade (TDAH) eram significativamente mais ativos que os sem TDAH, a qualquer hora do dia (mesmo aos fins de semana e enquanto dormiam). As maiores diferenças entre os grupos de meninos ocorreram nas situações escolares, o que faz sentido, porque tais momentos exigem o maior grau de autocontenção e o maior tempo parado e sentado.

Nos estudos sobre crianças com hiperatividade (TDAH) que realizei bem no início da minha carreira, publicados em 1976 e 1978, constatei que essas crianças se moviam por uma sala com frequência cerca de oito vezes maior que as demais, que seus movimentos de braços eram mais de duas vezes mais frequentes que os das crianças sem TDAH, que mexiam suas pernas quatro vezes mais que as outras e que eram mais de três vezes mais irrequietas enquanto assistiam a um filme curto na TV (como descrito anteriormente) e mais de quatro vezes mais agitadas durante os testes psicológicos, quando tinham que ficar sentadas junto a uma mesa. Fica claro que pais e professores não estão inventando nada quando dizem que crianças com TDAH são hiperativas.

Por mais de 45 anos, tivemos estudos que documentam objetivamente que crianças com TDAH são bem mais ativas (além de desatentas e impulsivas), mesmo durante seu sono, do que as crianças sem o transtorno – achados que têm sido várias vezes replicados em numerosos estudos desde então. Mas o fato de crianças com TDAH não regularem ou administrarem seu nível de atividade para atender às demandas do momento é o que causa a elas maiores problemas. Por exemplo, crianças com TDAH podem ter muita dificuldade de baixar seu nível de atividade quando passam dos jogos ativos, em ritmo acelerado, no intervalo da escola, para uma tarefa mais restrita e calma na sala de aula. Nessas horas, as demais crianças podem achá-las barulhentas, irrefreáveis, turbulentas, briguentas e imaturas. Meus primeiros estudos observando crianças com TDAH numa sala de jogos de laboratório, como descrevi há pouco, mostraram que quando os meninos foram instruídos a ficar numa mesa de canto e brincar apenas com os brinquedos daquela mesa, aqueles com hiperatividade (TDAH) reduziam seu nível de atividade muito menos do que os demais. Lá atrás, em 1983, publiquei um estudo com os doutores Charles Cunningham, da Escola de Medicina da Universidade McMaster, e Jennifer Karlsson, que trabalhava na época no meu laboratório no Hospital Infantil de Milwaukee; nesse estudo, gravamos conversas entre crianças e suas mães. Analisamos em detalhe essas conversas e mostramos que crianças com TDAH falavam cerca de 20% mais do que crianças sem TDAH. Para nós, foi uma surpresa na época constatar que as mães de crianças com TDAH também falavam mais do que as mães de crianças sem TDAH. Acreditávamos que a fala em maior grau das mães de crianças com TDAH era uma reação à fala excessiva de seus filhos. Provamos isso dando às crianças com TDAH o fármaco estimulante Ritalina e constatando não apenas uma melhora em seus sintomas do transtorno como, também uma imediata redução de 30% em sua fala. O nível de fala de suas mães também foi reduzido imediatamente.

Crianças com TDAH são também hiperreativas

O que é mais importante compreender em relação a crianças com TDAH não é que elas simplesmente se movimentam demais, e sim que elas *reagem ou exageram nos comportamentos.* Elas tendem muito mais a reagir às coisas ao seu redor em qualquer situação do que as crianças sem TDAH da sua idade. Seu comportamento se manifesta com rapidez e fluência excessivas e com intensidade exagerada em situações nas quais outras crianças se mostram mais inibidas. Portanto, um termo melhor para descrever crianças com TDAH é dizer que são *hiperreativas.* Embora tais crianças sejam certamente mais ativas do que aquelas sem TDAH, o termo *hiperativas* não cobre o ponto principal. Seu nível de atividade maior na realidade parece ser, em grande medida, um produto secundário de sua maior taxa de comportamento ou de reação às coisas ao seu redor em uma determinada situação.

Isso significa que a hiperatividade e a impulsividade vistas em crianças com TDAH são parte do mesmo problema subjacente – um problema em inibir o comportamento (reação excessiva). Acredito que grande parte de seu problema em conseguir sustentar a atenção deve-se também ao seu escasso poder de inibição. Como o grande psicólogo William James escreveu em 1898, não é possível para os humanos prestarem atenção a qualquer coisa por mais do que alguns segundos. Todos nós ajustamos continuamente os olhos e o corpo enquanto nos dedicamos às coisas, e com frequência afastamos o olhar delas por breves momentos e em seguida voltamos a elas. O que cria nossa atenção sustentada é esse contínuo redirecionamento do esforço para voltar à tarefa enquanto resistimos à necessidade de fugir de nossa dedicação a ela para fazer alguma outra coisa. A dificuldade daqueles que têm TDAH não é tanto por afastarem o olhar mais do que aqueles sem TDAH (embora também façam isso), mas por terem muito mais dificuldade em voltar à tarefa que vinham fazendo antes que sua atenção fosse desviada. Como a capacidade de continuar dando atenção a algo requer que a pessoa seja capaz de inibir o desejo ou a tendência a fazer outras coisas, o problema em sustentar a atenção daqueles com TDAH pode, na realidade, ser parte de seu problema em inibir as reações às coisas ao redor. Portanto, eles afastam o olhar mais do que os outros e não conseguem resistir à tentação de largar uma tarefa desinteressante em favor de algo que tenha maior interesse e seja mais estimulante. Quem tem TDAH acha muito mais difícil resistir às tentações de se dispersar e continuar inibindo o desejo de fazer outra coisa enquanto trabalha numa tarefa prolongada. Também descobre que tende menos a voltar à tarefa que estava fazendo depois que é interrompido, já que não tem tanta facilidade em inibir o desejo de reagir a outras coisas à volta dele que sejam mais atraentes ou estimulantes. Isto é, a atenção sustentada também requer uma inibição sustentada, e é a dificuldade de inibir que talvez seja uma das raízes dos problemas de atenção no TDAH.

Em seu cerne, acredito que o TDAH é basicamente um problema de escassa inibição do comportamento no aspecto específico, e de escasso funcionamento executivo num aspecto mais geral. Esse escasso funcionamento executivo será descrito mais adiante neste livro. No fundo, eu preferiria que o transtorno fosse renomeado para refletir essa nova visão, talvez passando a se chamar *Transtorno do Déficit da Função Executiva*.

O problema de sustentar a atenção é visível até nos videogames. Costuma-se acreditar que crianças com TDAH agem normalmente ao brincar com esses jogos de ritmo rápido, de alto apelo, que proporcionam um estímulo imediato. Mas não é o que a doutora Rosemary Tannock e seus colegas no Hospital for Sick Children de Toronto concluíram em 1997, em dois dos primeiros estudos sobre esse assunto. Neles, compararam crianças com TDAH a crianças sem o transtorno, observando-as enquanto jogavam videogames e estudando-as também quando envolvidas em duas tarefas menos interessantes. Esses cientistas descobriram que as crianças com TDAH eram mais ativas, irrequietas e desatentas do que crianças sem TDAH durante todas essas atividades, entre elas os videogames. Constataram que todas as crianças eram menos ativas e mais atentas ao jogarem videogames do que quando assistiam TV ou faziam uma tarefa monótona no laboratório. As crianças com TDAH também tiveram desempenho pior que as outras nos videogames, experimentando mais falhas do que elas. Isso geralmente ocorria porque elas não conseguiam inibir o movimento de avançar seus personagens nos videogames tão bem quanto as outras, e muitas vezes os fazia se chocar com obstáculos, o que lhes custava pontos ou as obrigava a voltar à estaca zero do jogo. Durante uma entrevista para coleta de dados com os pais, a doutora Tannock e seus colegas descobriram que, talvez como consequência dessas dificuldades, crianças com TDAH tendiam a não jogar videogames na presença de outras crianças, e geralmente preferiam jogar sozinhas. Quando jogavam com outras, havia mais brigas e choro. Portanto, parece que, embora crianças com TDAH possam ficar mais atentas e menos irrequietas quando jogam videogames do que quando estão envolvidas em atividades menos interessantes, seu comportamento e desempenho não são normais nessas horas; contrariando a crença popular, seu comportamento continua distinto em relação ao das outras crianças. Estudos mais recentes ampliaram esses resultados e incluíram jogos baseados na internet e até a sua participação nas redes sociais, com as quais aqueles que têm TDAH parecem sentir maior propensão a se envolver, além de mostrarem probabilidade maior de serem considerados viciados em internet.

■ Dificuldade em seguir instruções

Também é comum ouvir que aqueles com TDAH sofrem de uma incapacidade de seguir instruções e que não respeitam regras tão bem quanto outros da sua idade. É uma referência ao que os psicólogos chamam de *comportamento regulado por regras* – quando nosso comportamento é controlado mais por orientações e instruções do que por aquilo que está realmente acontecendo à nossa volta. Crianças com TDAH muitas vezes acabam se "ausentando" da tarefa ou envolvendo-se em atividades não relacionadas com aquilo que foram instruídas a fazer. Por exemplo, a professora dá a uma criança com TDAH a instrução simples de voltar à sua carteira e começar a fazer seu exercício de matemática. A criança começa a andar pelo corredor entre as carteiras, mas se detém e fica vadiando no meio do caminho, mexe com outras crianças, conversa e só depois de um tempo segue lentamente até sua carteira, em geral pelo caminho mais longo. Ao chegar, talvez pegue um lápis e comece a desenhar flores no papel ou no seu exercício de matemática, ou fique olhando pela janela com o olhar perdido, vendo outras crianças brincando lá fora, ou talvez tire um brinquedo do bolso e se ocupe com ele. A instrução dada a essa criança nesse caso teve claramente pouco impacto no sentido de controlar seu comportamento.

"Minha filha não faz nada do que eu peço. O que devo fazer para que ela me ouça?"

O problema de seguir regras ou instruções ficou ainda mais evidente para mim quando comecei a estudar as interações entre pais e filhos com TDAH há cerca de 25 anos, com o doutor Charles Cunningham, enquanto ambos fazíamos estágio na Universidade de Saúde e Ciência do Oregon. O doutor Cunningham e eu avaliamos as interações de um grupo de crianças hiperativas (com TDAH) com seus pais e as comparamos com as de um grupo de crianças sem TDAH e seus pais. Inicialmente foi pedido a cada par pai *ou* filho que brincassem juntos numa sala de jogos com alguns brinquedos, do jeito que faziam em casa. Em seguida, foi fornecida a cada pai ou mãe uma lista de ordens que deviam dar para que o filho obedecesse, como recolher os brinquedos e colocá-los de volta nas prateleiras. Observamos essas interações por um espelho que tinha um dos lados transparente e registramos como os pais e filhos interagiam. Constatamos que as crianças com TDAH eram menos obedientes às ordens dos pais do que as outras e que isso ficava especialmente evidente durante o período em que trabalhavam juntos. Nossos achados foram confirmados por vários outros estudos realizados ao longo das três últimas décadas.

Um estudo particularmente revelador foi realizado ainda em 1978 pelos doutores Rolf Jacob, K. Daniel O'Leary e Carl Rosenblad, então na Universidade Estadual de Nova York, em Stony Brook. Eles examinaram grupos de crianças com e sem hiperatividade (TDAH) em dois tipos de arranjos de sala de aula. Num dos arranjos a classe foi disposta de um jeito bem informal, e as crianças podiam escolher as atividades que iriam fazer durante o tempo de aula. O professor definiu poucas estruturas e apenas estimulou as crianças a escolherem o que iriam fazer com o tempo delas entre certo número de atividades escolares. Em seguida, os procedimentos em classe foram alterados e ficaram mais próximos de uma sala de aula formal, tradicional. O professor dirigiu o trabalho escolar das crianças e passou-lhes lições mimeografadas ou então pediu que ouvissem uma exposição oral da lição. O comportamento das crianças com e sem TDAH não diferiu muito no arranjo informal da sala de aula. Mas no arranjo mais formal, as crianças sem TDAH foram capazes de reduzir seu nível geral de atividade e de dispersão e ajustaram seu comportamento às novas regras operantes nesse tipo mais restrito de situação. Ao contrário, as crianças com TDAH foram bem menos capazes disso. Essa dificuldade em seguir regras foi documentada inúmeras vezes em pesquisas subsequentes realizadas até o momento, incluindo meu mais recente estudo sobre uma amostra geral das crianças americanas em 2012, que abrange não só situações escolares, mas também ambientes domésticos e da comunidade nos quais essas crianças estão inseridas habitualmente.

O resultado dessa desatenção, da facilidade em esquecer e da inadequação às regras é que os outros com frequência precisam ficar lembrando aqueles com TDAH do que deveriam fazer. Quem supervisiona uma criança com TDAH acaba ficando frustrado e irritado. No final, a criança pode fracassar, repetir de ano e acabar largando a escola. Um adulto com TDAH pode até deixar de obter a promoção que queria ou ser despedido. A impressão geral que fica nos outros, na melhor das hipóteses, é que a pessoa com TDAH é menos madura e não tem autodisciplina e organização. Na pior, o que fica implícito é que a pessoa com TDAH é preguiçosa de propósito, não se motiva e está pouco se importando, ou então que foge ativamente das suas responsabilidades.

Acredito que essas dificuldades em seguir regras e instruções estão relacionadas tanto com o problema subjacente de impulsividade quanto com uma escassa memória de trabalho – a capacidade de uma pessoa de reter na mente o que está fazendo e de usar isso para guiar seu comportamento naquela hora. É menos claro se é a impulsividade que cria o problema, ao perturbar a memória de trabalho e a capacidade de seguir as regras quando surgem impulsos de passar para outras atividades que estejam competindo com a presente, ou se a impulsividade decorre de um comprometimento da linguagem que a torna incapaz de guiar e controlar ou de governar o comportamento. Existe abundante pesquisa mostrando que a aptidão verbal, a memória de trabalho e a impulsividade estão relacionadas. Indivíduos com linguagem e aptidão verbal mais desenvolvidas geralmente têm maior capacidade de reter na mente o que estão fazendo naquela hora e lugar e costumam ser muito menos impulsivos e mais ponderados ao desempenhar tarefas do que aqueles nos quais as aptidões verbais e a memória de trabalho estão menos desenvolvidas. Os três problemas estão ligados, porque crianças pequenas aprendem a conversar consigo mesmas como um meio não só de lembrar o que estão fazendo, mas também como uma forma de controlar o próprio comportamento a fim de ficarem menos impulsivas, como mencionado anteriormente. Falar consigo ajuda a manter as coisas na mente e inibe na raiz o desejo de reagir de uma certa maneira. Também propicia um tempo para que a criança dialogue com ela mesma a respeito de certos detalhes da tarefa e das suas várias opções para reagir antes de escolher a melhor. Costumamos nos referir a isso como *pensamento* ou *reflexão*. Em ambos os casos, trata-se do uso de fala autodirigida, que é um meio importante de manter nossas metas e planos em mente e também ajuda a controlar o comportamento da criança.

Essa questão de usar a fala autodirigida para ajudar uma pessoa a lembrar ativamente o que está fazendo e permitir que iniba comportamentos foi claramente demonstrada num estudo realizado anos atrás, publicado em 1979, do meu bom amigo, o doutor Michael Gordon, então no Upstate Medical Center (hoje Upstate Medical University), em Syracuse, Nova York. O doutor Gordon vinha estudando a capacidade que crianças com e sem hiperatividade (TDAH) têm de inibir sua reação a uma tarefa e aprender a esperar. Ele projetou um pequeno computador para esse propósito e disse às crianças que se sentassem à frente do equipamento, apertassem o botão e então esperassem um pouco para apertá-lo de novo. Elas ganhavam um ponto apenas se esperassem seis segundos ou mais. Os pontos podiam ser trocados por doces ao final do experimento. Não se dizia às crianças quanto tempo tinham que esperar para apertar de novo o botão, portanto elas precisavam descobrir qual era esse intervalo por meio de aprendizagem. O doutor Gordon descobriu que as crianças com TDAH apertavam o botão com muito mais frequência do que as outras e não eram tão capazes de esperar que transcorresse o intervalo de tempo correto. O mais interessante, porém, é que enquanto estavam aguardando passar o tempo antes de pressionar de novo o botão, mais de 80% das crianças sem TDAH falavam consigo, contavam ou davam a si mesmas instruções verbais e concebiam estratégias para ajudar a passar o tempo. As crianças com TDAH, por sua vez, cantaram, bateram nas laterais do computador, giraram o botão na caixa, balançaram as pernas algumas vezes, correram em volta da mesa, bateram os pés dezesseis vezes, pisaram no chão com força nove ou dez vezes, e coisas do tipo. Apenas 30% delas recorreram a alguma estratégia verbal como a usada pelas outras crianças. Quanto mais as crianças se apoiavam nesses comportamentos físicos para ajudar a passar o tempo de espera, mais eram classificadas como hiperativas por seus pais numa escala de classificação de comportamento. Em outras palavras, as crianças sem TDAH tendiam a usar táticas verbais e de pensamento para ajudá-las a inibir seu comportamento, a se manter na tarefa e esperar, enquanto as crianças com TDAH recorriam a uma atividade física.

Como você verá no Capítulo 2, eu passei a acreditar que o problema com a inibição das reações que vemos no TDAH surge primeiro, e interfere no posterior desenvolvimento do uso de fala autodirigida para se autocontrolar. No entanto, como com o passar dos anos as crianças com TDAH não se apoiam tanto nessa autofala para ajudar no seu autocontrole, tendem a ficar ainda mais impulsivas do que as crianças sem TDAH. Portanto, o escasso controle dos impulsos, embora surja primeiro, impede as crianças com TDAH de usarem a autofala com a mesma eficácia das demais. Logo, isso, atrapalha ainda mais o desenvolvimento de seu controle de impulsos, do autocontrole e do uso de planos e metas para guiar seu comportamento.

■ Inconsistência ao fazer as tarefas

Outro sintoma associado ao TDAH documentado pela pesquisa é o desempenho inconsistente e muito variável na execução de tarefas. Como a maioria das crianças com TDAH tem inteligência na média ou acima dela, sua incapacidade de executar tarefas aceitáveis de modo consistente costuma deixar perplexas as pessoas à sua volta. Em alguns dias, ou em certos momentos, essas crianças parecem capazes de completar com facilidade as tarefas que lhes são dadas, sem ajuda. Outras vezes, ou em outros dias, conseguem concluir pouco ou nada da tarefa e acabam não fazendo muita coisa, mesmo com supervisão. Com o tempo, esse padrão errático cria a impressão de que a pessoa com TDAH é simplesmente preguiçosa. Como um psiquiatra infantil disse uma vez, "crianças [com TDAH] vão bem na escola duas vezes e então ficamos esfregando isso na cara delas pelo resto da vida". Essas ocasiões em que crianças com TDAH concluem suas tarefas sem assistência podem levar as pessoas a acreditar equivocadamente que elas não têm de fato problemas ou deficiências. Mas o problema nesse caso *não é que elas não consigam fazer o trabalho, mas que não conseguem manter um padrão consistente de produção como as demais*. Há mais de 35 anos, isso levou o doutor Marcel Kinsbourne, renomado neurocirurgião infantil, a caracterizar o TDAH como *variability disease*, ou VD [doença da variabilidade]. Hoje os cientistas sabem que esse acentuado padrão de inconsistência em seu comportamento e especialmente em sua produção é um claro sinal de que aqueles que têm o TDAH sofrem de um transtorno do funcionamento executivo. Usar a nossa linguagem e a nossa fala autodirigida para guiar-nos é uma das várias funções executivas, e leva a uma consistência bem maior na maneira como agimos e trabalhamos. Quem tem TDAH, como já defendi, está influenciado mais pelo momento do que por uma regra ou plano preconcebido. Como consequência, seu trabalho varia muito, dependendo das condições de cada dia, sempre mutáveis. É bem possível que a produção inconsistente seja um efeito secundário dos outros sintomas já descritos, em particular do comprometimento essencial do controle dos impulsos. Uma produção consistente exige ser capaz de inibir os impulsos de se envolver em outras atividades que se mostrem mais imediatamente gratificantes ou divertidas, portanto, quanto mais o controle dos impulsos da pessoa for reduzido ou errático, mais variável será sua produção. A produção de crianças com TDAH irá depender mais das circunstâncias da situação imediata do que de autocontrole, autofala e força de vontade, que é o que acaba governando a produção das outras crianças.

ONDE ESTÁ O AUTOCONTROLE DO MEU FILHO? UMA NOVA VISÃO DO TDAH

Como este capítulo tem mostrado, aptidões como as de parar, pensar, inibir, lembrar, planejar e depois agir, assim como a de sustentar ações apesar das distrações que surjam – justamente as coisas que fazemos para ajudar a controlar a nós mesmos –, são problemáticas para crianças com TDAH. A pesquisa científica atual, porém, sugere que todos esses problemas de superfície podem decorrer de um déficit mais profundo e essencial no funcionamento executivo – um atraso no desenvolvimento da autorregulação. Minha opinião, fruto de muita ponderação, é que todas as características básicas do TDAH refletem um problema sério com a inibição e com as demais funções executivas. É isso que cria um grave problema no autocontrole ou na maneira pela qual o eu age como um executivo para governar os padrões de comportamento ao longo do tempo, especialmente em relação a um provável futuro. O eu numa criança com TDAH, em certo sentido, não está sendo capaz de controlar, regular ou executar comportamentos tão bem como o faz em outras crianças. Portanto, o problema daqueles que têm TDAH não decorre da falta de habilidade, mas da falta de funcionamento executivo ou autocontrole. Isso significa que para a criança o *TDAH não é um problema de saber o que fazer; é um problema de conseguir fazer o que ela sabe que deve ser feito.*

Infelizmente, a maior parte das pessoas acredita que a autodisciplina, o autocontrole e a força de vontade estão totalmente sob nosso comando. Portanto, acham que crianças sem autocontrole não estão querendo se controlar (são "más sementes") ou não aprenderam a se controlar (são vistas meramente como "indisciplinadas" ou mal criadas pelos pais). Sinceramente, essa visão está grosseiramente desatualizada em relação ao que a ciência sabe sobre o transtorno. A ciência nos mostra que há fatores neurológicos e até genéticos que contribuem para o autocontrole e a força de vontade, junto com a aprendizagem e o tipo de educação recebida. E, quando esses sistemas cerebrais funcionam mal ou estão danificados, é impossível ter os níveis normais de autocontrole e força de vontade. É o que ocorre com quem tem TDAH. Essas pessoas têm um problema de base biológica com o autocontrole e a execução de sua força de vontade. Essa nova visão do TDAH como um transtorno do funcionamento executivo (autocontrole) é o tema do Capítulo 2.

Estudar o TDAH é ter um vislumbre da própria vontade e de como ela se torna tão poderosa como agente do autocontrole. Esse poder de manifestar autocontrole a fim de dirigir o comportamento em relação ao futuro é tipicamente humano; nenhum outro animal tem. Pessoas com TDAH, acredito, têm um comprometimento no desenvolvimento desse poder. Como resultado, *ter TDAH é ter uma vontade deficiente e, consequentemente, um futuro duvidoso.* É isso o que deixa você tão preocupado e alarmado com o que vê de errado no comportamento e desenvolvimento social de seu filho. Talvez seja por isso que esteja lendo este livro.

CAPÍTULO 2
"O que realmente há de errado com o meu filho?"

O TDAH provavelmente é um dos transtornos psicológicos da infância mais estudados. Mesmo assim, nossa compreensão da sua psicologia está longe de ser completa. Embora saibamos hoje que o TDAH consiste num problema na maneira pela qual as crianças desenvolvem controle sobre seus impulsos e sua capacidade de regular o próprio comportamento, esses problemas não estão muito bem definidos.

De que maneira as crianças desenvolvem o autocontrole? Quais são os mecanismos e processos comportamentais ou psicológicos que estão na base de nossa capacidade, como seres humanos, de controlar melhor nosso comportamento do que quaisquer outras espécies animais? E qual desses processos parece estar comprometido ou atrasado no TDAH? Como mencionado no Capítulo 1, estudos científicos têm mostrado que os sintomas óbvios associados ao TDAH podem ser resumidos a pouca atenção, impulsividade e hiperatividade, e que estes dois últimos parecem ser parte do mesmo problema – deficiência na inibição comportamental. Aprendemos também que os problemas com a atenção podem ser parte de outros transtornos psicológicos da infância além do TDAH, por isso é importante identificar precisamente que tipos de problemas de atenção estão mais associados ao TDAH do que a esses outros transtornos. A pesquisa atual mostra que esses problemas são a incapacidade de persistir ao longo do tempo norteado por metas ou tarefas (atenção ao futuro) e de conseguir resistir a dispersões, o que obviamente está relacionado com a persistência. Eles ocorrem junto com o problema da escassa inibição comportamental, que também parece relativamente exclusivo do TDAH – esses são os sintomas característicos.

Mesmo os que chamamos de problemas de atenção às vezes parecem ser problemas de inibição de comportamentos – inibição do impulso de fazer algo que a criança preferiria fazer em lugar da tarefa que tem em mãos. Portanto, quando dizemos que as crianças com TDAH têm uma duração curta de atenção, na realidade estamos dizendo que têm uma duração curta de *interesse*. Similarmente, quando crianças sem TDAH amadurecem e se tornam mais capazes de inibir o impulso de passar para atividades mais gratificantes ou interessantes, dizemos que adquiriram uma duração mais longa de atenção, mas o que deveríamos dizer é que têm uma capacidade mais desenvolvida de resistir aos seus impulsos e de permanecer mais tempo num plano ou instrução, evitando a dispersão. Crianças com TDAH são como crianças sem o transtorno mais novas. Seu problema, ao que parece, não está apenas em prestar atenção, mas também, na mesma medida, em sustentar a inibição. Portanto, parece que todos os três problemas tidos como principais sintomas do TDAH – desatenção, impulsividade e hiperatividade – podem ser reduzidos a um atraso em desenvolver a inibição do comportamento e a persistência em metas e, de maneira mais geral, no futuro.

TUDO CHEGA PARA AQUELES QUE SABEM ESPERAR[2]: O TDAH E AS FUNÇÕES EXECUTIVAS DO CÉREBRO

Não sou o primeiro cientista a defender que os principais problemas das crianças com TDAH derivam de um déficit fundamental em sua capacidade de se envolver no autocontrole, usando as funções executivas ou aptidões do cérebro. A principal dessas aptidões mentais executivas é a capacidade de inibir comportamentos, isto é, a capacidade de levar em conta as próprias experiências relevantes do passado, assim como de prever as possíveis consequências futuras com base nessa visão retrospectiva. Essa informação é então usada para decidir a melhor

---

[2] Alusão à célebre frase de Rabelais, *"Tout vient à point qui peut attendre"* [Tudo chega a seu tempo para quem sabe esperar]. (N.T.)

maneira de agir no momento e para sustentar as próprias ações, a fim de alcançar metas. Em 1902, um médico inglês, doutor George Still, já defendia essa opinião. O que esses cientistas não têm feito, porém, é explicar como problemas como não conseguir inibir e considerar as próprias experiências e ter pouca persistência nas metas levam às muitas deficiências que encontramos nos domínios escolar, social, ocupacional, mental, de linguagem e emocional. Fazer isso certamente teria fortalecido a teoria de que os déficits de inibição e das demais funções executivas estão na raiz do TDAH. Acredito que agora isso possa ser feito.

A visão normalmente sustentada do TDAH como um problema de desatenção e hiperatividade não tem conseguido, ao longo dos anos, explicar muitos dos achados sobre crianças com o transtorno – o que chamo de achados "órfãos", já que não têm uma teoria "paterna *ou* materna" que dê conta deles. Por exemplo:

- Nós sabemos que crianças com TDAH não se beneficiam das advertências sobre o que irá acontecer mais tarde. Parecem basear seu comportamento no que está à mão, e não em informações sobre eventos futuros. Como explicar isso a partir do fato de serem impulsivas ou incapazes de se concentrar?
- Outros estudos têm também concluído que a fala usada pelas crianças com TDAH em seus diálogos internos quando estão realizando tarefas ou brincando é menos madura que a das demais crianças. Por quê? O que isso tem a ver com o fato de não serem capazes de inibir seu comportamento?
- A doutora Sydney Zentall e seus colegas, na Universidade Purdue, há mais de 35 anos observaram que crianças com TDAH não fazem contas aritméticas de cabeça com a mesma rapidez das outras, mesmo não tendo problemas de compreensão em matemática. Vários outros estudos têm encontrado esses déficits em ser capaz de reter informações na mente e manipulá-las – déficits que agora sabemos que decorrem de problemas com a memória de trabalho. De que maneira essa deficiência pode ser explicada em termos de inibição imatura ou desatenção?

- As doutoras Carol Whalen e Barbara Henker, na Universidade da Califórnia, em Irvine, descobriram há mais de trinta anos que, quando as crianças com TDAH brincam ou trabalham com outras numa tarefa, a informação que comunicam a elas é menos organizada, menos madura e menos útil para concluir a atividade do que a informação comunicada por crianças da mesma idade sem TDAH. Outros estudos têm rotineiramente confirmado esses resultados iniciais.

Esses e muitos outros achados órfãos desse tipo são as questões que precisam ser resolvidas para que tenhamos um entendimento mais completo do TDAH. Minha crença de que todos esses problemas podem advir de um problema com a inibição e as demais funções executivas começou quando descobri uma teoria proposta há mais de quarenta anos pelo doutor Jacob Bronowski – o falecido filósofo, físico, matemático e autor de *A escalada do homem,* livro aclamado pela crítica e que virou série de televisão a partir do final da década de 1970. Em 1977, num ensaio breve e profundo, o doutor Bronowski discutiu como nossa linguagem e pensamento vieram a se diferenciar tão radicalmente dos tipos de comunicação social usados por outros animais, especialmente por nossos parentes, os primatas. Em seu ensaio, encontrei as sementes para compreender tanto as aptidões executivas (autorreguladoras) do cérebro como o que pode dar errado no desenvolvimento psicológico daqueles com TDAH.

▌Inibição autodirigida: os freios da mente

Em 1977, o doutor Bronowski propôs que tudo o que torna a nossa linguagem única (e nos torna humanos) veio a partir da evolução da capacidade simples de impor um tempo de espera entre um sinal, uma mensagem ou um evento que experienciamos e a nossa reação ou resposta a ele. Temos a capacidade de esperar antes de reagir e de fazê-lo por períodos de tempo muito mais longos do que as demais espécies. Esse poder de esperar deriva de nossa maior capacidade de inibir o desejo urgente de reagir; e, como a inibição requer esforço, esperar não é um ato passivo. Ser capaz de inibir nosso desejo de reagir imediatamente e em vez disso esperar um pouco, escreveu o doutor Bronowski, nos permite (1) criar uma noção de nós mesmos em nosso passado, e a partir disso uma noção de nosso futuro provável ou possível, o que nos dá um sentido consciente de nós mesmos ao longo do tempo e do que somos capazes de nos tornar ou alcançar; (2) conversar conosco e usar essa linguagem para controlar o próprio comportamento; (3) separar emoção de informação na nossa avaliação dos eventos e, portanto, ser mais racional; e (4) dividir a informação ou mensagem que recebemos em várias partes e então recombinar essas partes em novas mensagens ou reações a serem expressas (*análise* e *síntese*), e desse modo nos envolver em planejamento, solução de problemas e inovação guiada por metas. A essas aptidões eu acrescentaria uma: (5) ser capaz de autorregular a motivação interna e dirigir nosso comportamento para as nossas metas. Se o TDAH é um problema com a capacidade de inibir reações, então devemos esperar que alguém com TDAH tenha problemas com essas cinco outras aptidões mentais.

Essas cinco aptidões mentais são chamadas de funções executivas porque, como um executivo que comanda uma corporação, elas nos permitem monitorar e conduzir-nos ao longo do tempo em direção ao futuro. Elas nos propiciam autocontrole. "Funcionamento executivo" é um termo hoje de uso comum em revistas especializadas e em conversas com pacientes e suas famílias. Não há, porém, acordo quanto à sua definição entre os cientistas que trabalham na área. Para mim, funcionamento executivo é autorregulação, mas refere-se a certos tipos de autorregulação. Cada tipo é considerado uma função ou aptidão mental. Recentemente, no meu último livro sobre uma teoria de funcionamento executivo e autorregulação, especifiquei que esta pode ser vista como envolvendo três passos: (1) fazemos alguma ação ser dirigida a nós mesmos, (2) a fim de mudar nosso comportamento em relação ao que aconteceria se não fizéssemos isso, (3) de maneira a mudar nosso futuro em algum aspecto importante (aumentar ou diminuir as consequências posteriores que poderíamos sofrer).

Com essa definição de autorregulação em mente, afirmei que existem seis funções executivas e que cada uma constitui um tipo de autorregulação (uma ação que dirigimos a nós mesmos para mudarmos nosso comportamento a fim de alterar nosso futuro para melhor). Em outras palavras, há seis coisas que fazemos para mudar a nós mesmos e o nosso futuro. Quais são elas? A primeira é a inibição ou autocontenção, como mencionado. As outras são (2) a atenção autodirigida para obter conhecimento de si, (3) as imagens visuais autodirigidas para ter visão retrospectiva e previsão (consciência de si através do tempo), (4) a fala autodirigida para controlar a nós mesmos por meio da linguagem, (5) as emoções autodirigidas, a fim de poder administrá-las melhor e alcançar automotivação, e (6) um jogo autodirigido, para solucionar problemas e inventar soluções. Vou explicar de (2) a (6) a seguir.

■ Atenção autodirigida (consciência de si): o espelho da mente

Nossa capacidade de retardar reações e de esperar é uma das três aptidões executivas fundamentais. Está associada à capacidade de dirigir nossa atenção não só ao ambiente que nos cerca, mas também a nós mesmos. Ao observar, monitoramos a nós mesmos enquanto nos comportamos e, portanto, temos autoconsciência. Isso quer dizer que a inibição (parar) e a autoconsciência são duas das nossas funções executivas mais fundamentais. Usamos essa consciência de nós mesmos e do que estamos fazendo para monitorar nossas ações e inibi-las quando parece sensato fazê-lo – por exemplo, numa nova situação ou quando cometemos algum erro. Pense nela como um espelho da nossa mente que reflete a nós mesmos.

■ Imagem autodirigida: o olho da mente

Ao guardarmos na memória a consciência de nós mesmos e de nossas ações em situações anteriores, conseguimos ter uma noção de como estamos agora, assim como de como éramos no passado. Fazendo isso, temos uma ideia de quem somos e do que temos feito; é a nossa história pessoal. Essa consciência armazenada sobre o nosso passado pode ser intencionalmente relembrada (em geral, visualizada) em um momento posterior, mantida na mente e usada para guiar-nos no sentido de compreender e reagir a eventos presentes com base em qualquer que seja a sabedoria do passado que possa ser lançada na situação. Assim, o que aprendemos no passado dá forma ao nosso comportamento atual. Temos *visão retrospectiva*. Ao usá-la, aprendemos com nossos erros e acertos com rapidez e eficácia muito maiores do que qualquer outra espécie. Essas imagens de nosso passado podem ser usadas como um GPS, o dispositivo de mapeamento que temos em nossos carros. O GPS mostra-nos uma imagem da área onde estamos, e também de onde estivemos e para onde estamos indo no momento, e podemos usar esse conhecimento para chegar ao nosso destino. De forma similar, mantemos na mente imagens do nosso passado para guiar-nos por situações que sejam similares às que já ocorreram no passado, de modo a alcançar nossas metas e nos preparar melhor para o que vier pela frente.

Pensar no nosso passado e compará-lo com nosso presente também nos permite criar o que o doutor Bronowski chamou de *futuros hipotéticos*. São futuros do tipo "e se?" que surgem ao formularmos questões como "E se agora eu fizesse isto ou aquilo? Que consequências teria no futuro?". Isso nos dá uma noção do futuro provável que nos aguarda, tanto se continuarmos a nos comportar da mesma forma quanto se mudarmos nosso comportamento e agirmos de outro modo. Concebemos conjeturas embasadas a respeito do que irá acontecer ao pensar no nosso passado e usar qualquer evidência de padrão que ele sugere para desenvolver ideias sobre o futuro, na hipótese de que esse padrão continue vigente ou de que seja feita alguma mudança fundamental nele. Com isso, ficamos mais bem preparados para os eventos que serão previsíveis se não mudarmos nada, e também para planejar como ficarão os novos eventos se de fato mudarmos o que nos propomos a fazer agora. Isto é, passamos a ter uma *visão antecipada*. Certamente nossas conjeturas a respeito do provável futuro nem sempre estarão corretas, mas estaremos em melhor situação fazendo conjeturas embasadas na nossa noção do passado do que simplesmente deixando de considerar totalmente o passado e, consequentemente, também o futuro. Ou seja, usamos nossa noção do passado para criar uma noção de um futuro provável caso não mudemos nosso curso, assim como do futuro provável caso modifiquemos o que estamos fazendo. Com o tempo, à medida que a criança se desenvolve, junto com essa capacidade de acessar memórias de seu passado desenvolve-se sua capacidade de manipular e combinar essas memórias, e isso forma a sua imaginação. Além disso, ao relembrar o passado e usá-lo para ter uma noção do provável futuro, podemos compartilhar essa noção com outros que tiverem ponderado as coisas como nós; somos capazes de fazer planos com outros e prometer-lhes coisas, usando o tempo como uma referência para nossas ações, de um modo que nenhuma outra espécie consegue fazer.

Essas remissões para trás (passado) e para a frente (futuro) ao longo do tempo e de nossas vidas criam para nós uma janela mental a respeito de nós mesmos através do tempo, da maneira como ele se aplica à nossa vida. Durante nossas horas de vigília, estamos quase sempre cientes dessa janela móvel de nós mesmos no tempo. A partir da noção que temos dos eventos que acabaram de ocorrer, inferimos continuamente o que é provável que aconteça no futuro imediato. Usamos isso para desenvolver expectativas, criar planos e prever prováveis futuros eventos. A impressão é que fazemos isso quase sem esforço, e portanto consideramos essa previsão algo normal e esperado. Considero essa capacidade de ver em retrospecto e de prever como a terceira aptidão executiva fundamental, ao lado da inibição e da autoconsciência. Alguns pesquisadores a chamam de "memória operacional não verbal", mas prefiro vê-la simplesmente como a capacidade de relembrar nosso passado e, a partir disso, imaginar nosso futuro.

Se, como tenho sugerido, o TDAH envolve um déficit tanto em inibir comportamento quanto em esperar, então essa teoria prevê que pessoas com TDAH devem ter uma noção mais limitada de autoconsciência e automonitoramento, o que cria problemas para construir e usar a noção do passado (retrospecto) e, como resultado, limita a previsão do futuro provável (antevisão), isso quando não altera o comportamento presente. Também lhes dá menor noção do futuro que poderá ocorrer caso mudem o curso de seu comportamento atual. Sua janela mental para o tempo e sua noção de si mesmos ao longo deste será mais estreita. Viverão no "agora" de modo mais exclusivo que os outros que conseguem pensar em si mesmos ao longo do tempo. Qualquer pessoa que tenha convivido com alguém com TDAH sabe que isso é assim. Como os pais costumam dizer, crianças com TDAH dão a impressão de que não aprendem com os erros passados, não conseguem agir a partir de uma noção de seu passado, nem considerar as futuras consequências da maneira pela qual escolhem se comportar. Mais do que não aprender, acho que elas reagem rápido demais, o que as impede de se referir às suas experiências passadas e, com isso, de levar em conta o que estas podem lhes ensinar a respeito dos eventos presentes. Em essência, isso significa que crianças e adultos com TDAH têm uma "miopia" em relação ao futuro. São capazes de ver e de lidar apenas com aqueles eventos que estão muito próximos ou são iminentes, e não com aqueles que estão um pouco adiante. Poderíamos dizer que estão cegos para o tempo ou para o futuro, ou que têm uma espécie de síndrome de negligência do futuro, que os torna menos conscientes e atentos às durações de tempo e ao futuro que provavelmente têm pela frente.

Aqueles com TDAH também se tornam menos preparados para o futuro. Como não conseguem "ver" ou considerar o que está se aproximando deles no horizonte, é muito provável que fiquem adernando pela vida, de crise em crise. Quando ocorre a inevitável catástrofe dessa falta de previsão, são pegos de surpresa e reagem de acordo. São, numa medida muito extrema, criaturas do momento.

O lado positivo disso é que não parecem ser tão restringidos pelo medo do futuro como muitos de nós. Às vezes até invejamos sua inocência quase infantil, sua natureza despreocupada, sua atitude temerariamente otimista em relação ao momento. Aqueles com TDAH podem também, em situações nas quais os outros se mostrariam receosos, correr riscos que, felizmente, às vezes não trazem consequências. Como resultado, a vida para pessoas com TDAH (e para quem convive com elas) pode se mostrar mais emocionante, no bom e no mau sentido.

No entanto, a falta de previsão pode ter consequências negativas graves e até constituir uma ameaça à vida. No mínimo, seus efeitos podem ser devastadores no aspecto social. Promessas não cumpridas, compromissos não atendidos, prazos desrespeitados acarretam julgamentos sumários, negativos e implacáveis por parte das outras pessoas. A confiabilidade, afinal, é uma das características que definem um adulto responsável em nossa sociedade. Não admira que adultos com TDAH ou com um histórico de hiperatividade na infância relatem problemas com a gestão do dinheiro, com a organização doméstica, em lidar com os horários dos filhos e em conseguir trabalhar com autonomia no emprego, o que gera um atraso proporcional em seu crescimento social e em seu status ocupacional – tudo isso relacionado à sua menor noção de tempo e de futuro.

Em razão do déficit neurológico nas aptidões para inibir comportamentos, na autoconsciência e na capacidade de usar a visão retrospectiva e a previsão, as pessoas com TDAH não só não veem o que está à frente delas tão bem quanto as outras, como também *não conseguem* fazer isso tão bem quanto elas. Em essência, considerá-las responsáveis por seu problema em prever e planejar o futuro é como julgar um surdo responsável por não ouvir ou uma pessoa cega responsável por não ver – é ridículo e não serve a nenhum propósito social construtivo. No entanto, é exatamente isso o que nossa sociedade tende a fazer. Reagimos com descrença quando nos dizem que uma pessoa com TDAH não compreende bem as consequências de seu comportamento, e acabamos achando que ela está se eximindo de aceitar a responsabilidade. Rotulamos essas pessoas de descuidadas, negligentes, não confiáveis ou inconsequentes, e as vemos como imaturas ou mesmo como imorais ou irracionais. Julgamo-las responsáveis por sua aparente falta de cuidado e acabamos punindo-as de acordo, às vezes severamente.

Não surpreende que haja tantos indivíduos com TDAH sentindo-se desacreditados ao virar adultos ou jovens adultos. A essa altura, eles mesmos começam a adotar a visão que a sociedade tem a seu respeito, e julgam que são tão passíveis de culpa por seus erros quanto os demais. Essa sensação de ser incapaz de bons resultados e de ser um fracasso em termos pessoais e para a família pode ser grave em adultos com TDAH a ponto de exigir um tratamento psicológico à parte, além daquele necessário para que lidem melhor com seus sintomas do transtorno.

A alteração da sensação da passagem de tempo criada por esses déficits naqueles que têm TDAH cria vários outros efeitos interessantes.

Primeiro, pode fazer com que sintam o tempo passar mais lentamente do que ocorre na realidade. Isso significa que a maioria das coisas parece demorar mais do que o esperado, o que é compreensivelmente frustrante. Portanto, não surpreende que pessoas com TDAH pareçam muito impacientes em várias circunstâncias. Em segundo lugar, sem uma noção de futuro é difícil que elas aceitem protelar a gratificação. Estudos que acompanharam crianças com TDAH até a fase adulta (ver Capítulo 4) dão clara evidência de que elas não se inclinam tanto a escolher opções de vida que envolvam o sacrifício imediato em troca de compensações maiores a longo prazo. Exemplo disso é que não tendem a ampliar sua instrução ou a poupar dinheiro. Por fim, existem algumas evidências de que essa redução na noção de futuro faz com que aqueles com TDAH sejam menos conscientes das questões relativas à própria saúde do que os demais. Um dos preços que pagamos por nossa noção de tempo é uma noção concomitante de que temos uma existência limitada e de que vamos morrer um dia. Assim, a conclusão natural é que pessoas com TDAH podem não ter a mesma noção da própria mortalidade que as demais. Talvez não façam parte da onda de crescente preocupação que temos com as consequências de nosso comportamento relacionadas à saúde.

Surge então a seguinte questão: será que ao ligarem menos para as consequências futuras de qualquer comportamento os indivíduos com TDAH têm maior predisposição a se envolver em hábitos prejudiciais, como comer demais, não fazer exercício físico, fumar, ingerir bebida alcoólica em excesso, abusar de substâncias ilegais e dirigir sem cuidado? Estudos que acompanharam adolescentes e jovens adultos com TDAH deram todas as indicações de que eles têm maior probabilidade de fumar e de ingerir bebida alcoólica, e de fazer isso com maior frequência do que os que não têm TDAH. Também correm maior risco de multas por excesso de velocidade e de acidentes de trânsito ao dirigir do que outros do seu grupo etário, como observado no Capítulo 1. Além disso, uma pesquisa recente sugere que adolescentes com TDAH tendem a se tornar sexualmente ativos um pouco mais cedo do que os adolescentes normais, têm menor propensão a exercer controle da natalidade em suas atividades sexuais e, portanto, têm maior tendência a engravidar e a contrair doenças sexualmente transmissíveis. Jovens adultos com TDAH podem também ter maior inclinação a ficar acima do peso, exercitam-se menos, não costumam adotar outras formas de manutenção da saúde e práticas médicas e dentárias preventivas e, portanto, tornam-se mais propensos a doenças cardíacas coronárias. Todos esses riscos ilustram os problemas que podem resultar da falha em dar a devida atenção ao futuro em termos gerais e, especificamente, às consequências posteriores das ações atuais.

Fala autodirigida: a voz da mente

Outra aptidão que está relacionada a ser capaz de inibir comportamento, demonstrar autoconsciência e ter uma noção de nosso passado e futuro é a capacidade de conversar consigo. O doutor Bronowski destacou que todas as outras espécies usam sua linguagem para se comunicar com os outros indivíduos, mas apenas os humanos desenvolveram a capacidade de usar a linguagem para se comunicar também com eles mesmos. Vemos essa capacidade se desenvolver nas crianças. Elas progridem de conversar com os outros, até os 3, 4 anos de idade, para falar em voz alta consigo ao brincar mais tarde na pré-escola, e depois falar com elas mesmas baixinho (para que os outros não ouçam) nos primeiros anos do ensino fundamental. Por fim, acabam falando consigo com a "voz da mente", de modo que ninguém seja capaz de detectar nada da sua autofala. É o que chamamos de *diálogo internalizado* ou *diálogo interno*. Constitui a quarta aptidão ou função executiva, que nos permite controlar nosso próprio comportamento. Somos capazes de falar conosco.

As mudanças que essa autofala promove no comportamento à medida que se desenvolve são muito notáveis. Quando a fala deixa de ser dirigida apenas aos outros e passa ser dirigida também a nós mesmos e depois a ser internalizada, ela também deixa de ser usada apenas para descrever coisas e começa a nos dar direções ou instruções. Ou seja, torna-se não só uma maneira de falar conosco sobre o mundo, mas vira também um recurso para nos guiar e controlar nosso próprio comportamento por meio de instruções autodirigidas.

Tais autoinstruções assumem cada vez mais o comando de nosso comportamento, libertando-o do controle dominador dos eventos imediatos à nossa volta. Como resultado, a autofala nos ajuda a manter o foco nos nossos planos e metas. Também nos ajuda a proceder melhor da próxima vez que depararmos com uma tarefa, pois então já teremos formulado algumas instruções que poderemos seguir, com base na nossa experiência inicial com aquela tarefa ou situação. E nos dá um meio pelo qual podemos nos encorajar diretamente a levar adiante a presente situação, por mais chata ou desagradável que seja, de modo a poder alcançar a meta e as recompensas maiores que costumam estar associadas à gratificação protelada.

Os psicólogos têm chamado essa capacidade de usar a linguagem para controlar nossas ações de *comportamento regido por regras*. Quando desenvolvemos planos para o futuro, traçando metas e depois definindo nosso comportamento de acordo com esses planos e metas, estamos com frequência usando o comportamento regido por regras para propiciar isso. Essas quatro aptidões executivas discutidas até aqui enfatizam bastante nossa noção de livre arbítrio. Vemos que elas nos libertam de termos nosso comportamento definido pelas circunstâncias imediatas e momentâneas, que controlam totalmente o comportamento de outras espécies. Podemos colocar nosso comportamento sob o controle de regras, instruções, planos e metas, de modo que nossa noção do passado molde nossa ação no presente, que também pode ser moldada por nossa noção de futuro.

A pesquisa atual sobre o TDAH nos dá agora evidência suficiente para dizer com certeza que esses quatro domínios da função executiva, incluindo a autofala e o comportamento regido por regras, estão deficientes naqueles que têm TDAH. Isso também pode ajudar a explicar por que crianças com TDAH falam tanto em comparação com as outras – sua fala é menos internalizada ou privada. Certamente, aqueles de nós que trabalham clinicamente com essas crianças, assim como muitos pais, mães e professores, têm comentado os problemas que elas enfrentam com o uso de linguagem e de regras voltadas para o autocontrole.

O doutor Stephen Hayes, psicólogo que escreve extensamente sobre a capacidade humana de usar o comportamento regido por regras e sobre as consequências que ele gera, identificou várias condições resultantes de nossa capacidade de usar a autofala e o comportamento norteado por regras possibilitado por ela. Essas condições, diminuídas nas pessoas com TDAH, sustentam a teoria de que deficiências na autofala e no comportamento regido por regras são parte do transtorno:

1 Nosso comportamento numa dada situação deverá variar bem menos se seguirmos regras do que se nos deixarmos influenciar ou controlar pelos eventos do momento. Como mencionado, desempenho inconsistente no trabalho e comportamento mais inconstante são pontos característicos do TDAH.

2 Uma pessoa que segue regras é menos suscetível de ser controlada pelas consequências ou eventos imediatos de uma situação e por suas mudanças momentâneas e potencialmente imprevisíveis. No TDAH, porém, a toda hora vemos pessoas "indo com a corrente", que parecem permitir ser controladas em vez de assumir o controle.

3 Quando uma regra está em conflito com os desejos do momento, ela tem maior probabilidade de controlar nosso comportamento. Em outras palavras, somos capazes de aderir a um plano (como uma dieta) embora a isca (o sorvete na geladeira) seja mais atraente naquele momento. A pessoa com TDAH é constantemente controlada pela promessa de qualquer coisa que se mostre mais gratificante naquela hora; e tende mais do que a maioria a ceder ao desejo de um sorvete, mesmo que isso signifique quebrar a dieta.

4 Às vezes, o comportamento regido por regras nos torna rígidos demais; a regra que seguimos se mostra inadequada para a situação específica que estamos enfrentando, mas nós a seguimos assim mesmo. Por exemplo: preparamos uma receita de um chef famoso e o prato que resulta disso é insosso. Mesmo assim, numa segunda vez, seguimos a receita fielmente de novo, porque o autor do livro de receitas é muito célebre e deve estar certo. O prato ainda tem um resultado abaixo do esperado – porque, sem termos ciência disso, há um erro de revisão na receita, isto é, as regras estão incorretas. Uma pessoa com TDAH talvez prove a receita enquanto a prepara e modifique alguma coisa a seu belprazer, embora tais modificações não façam parte da receita. Pelo fato de quebrar as regras e permitir ser guiado pelo seu paladar (pelo *feedback* ou pelas consequências imediatas), o prato pode ficar melhor. Portanto, em certas circunstâncias, quem tem TDAH pode de fato ver-se em vantagem em relação a pessoas que são excessivamente regidas por regras.

5 Quando seguimos regras, devemos ser capazes de persistir no que estivermos fazendo e nos comportarmos "adequadamente", mesmo que algumas recompensas por agir assim sejam proteladas por muito tempo. Isto é, devemos ser capazes de adiar a gratificação. Por exemplo, uma criança pode ser capaz de seguir as regras ou um plano determinado para fazer a lição de casa, porque quanto mais distantes as recompensas – as consequências de entregar ou não o trabalho no dia seguinte –, mais importantes elas são em comparação com a gratificação atual de evitar aquela tarefa chata. A criança com TDAH inclina-se mais a cair fora da tarefa (a perdê-la de vista) quando faz a lição de casa e a ir atrás de coisas mais compensadoras naquele momento.

6 Finalmente, no decorrer do desenvolvimento da criança até a fase adulta, podemos ver um aumento constante na sua capacidade de usar o comportamento regido por regras. Mesmo assim, crianças com TDAH são quase sempre vistas como imaturas justamente por serem mais facilmente controladas por eventos momentâneos e pelas consequências imediatas do que as outras da mesma idade, e porque ficam para trás na capacidade de seguir regras, de falar consigo mesmas, de usar regras para controlar o próprio comportamento e de conseguir criar as próprias regras ao deparar com problemas.

■ Emoções autodirigidas: o coração dentro da mente

Esta é a quinta função ou aptidão executiva. Ser capaz de inibir nosso desejo de reagir, ser capaz de esperar dá ao nosso cérebro tempo para dividir a informação recebida em duas partes: o sentido pessoal do evento (nossos sentimentos ou reações emocionais) e a informação ou conteúdo desse evento. Podemos então lidar com o conteúdo objetivamente, sem introduzir tanto viés pessoal em nossa reação baseada em nossas emoções. Certamente não fazemos isso o tempo todo, mas temos o poder de fazê-lo e de perceber que o exercício dessa habilidade nos permite lidar de modo mais racional, menos emocional e, portanto, mais eficaz com uma dada situação. É por isso que dizemos aos nossos filhos para contarem até dez antes de reagir a um desconforto: isso dá tempo de se acalmar e reavaliar o que aconteceu de modo mais racional e objetivo.

Todos nós sabemos, por experiência pessoal, que reagir por impulso, com um comportamento emocional, nem sempre atua a nosso favor. Tampouco é sempre ruim, mas esperar e avaliar melhor o que está acontecendo conosco permite-nos formular nossas reações, mesmo as emocionais, de modo que se mostrem mais adequadas à situação. Essa capacidade de retardar nossa reação nos permite avaliar os eventos de modo mais objetivo, racional e lógico, como se adotássemos o ponto de vista de uma testemunha de fora, neutra. Dá a nós o poder de examinar nosso mundo mais objetivamente do que as demais espécies conseguem fazer. Na realidade, se não fôssemos capazes de estabelecer uma distinção entre nossos sentimentos a respeito de uma informação e a informação propriamente dita, não conseguiríamos fazer ciência – o nosso esforço humano mais racional.

Isso não quer dizer que tenhamos nos desenvolvido a ponto de não ter mais emoções ou de sermos totalmente objetivos em nossas reações aos eventos. Nada mais distante da verdade. Nossas reações emocionais são parte essencial de nossa capacidade de avaliar o mundo à nossa volta e tomar decisões. Mas o modo pelo qual reagimos a eventos e tomamos decisões a respeito deles pode ser afetado de maneira muito prejudicial se permitirmos que seja governado pelas primeiras emoções que sentimos quando algo nos acontece. Com frequência, é esse surto emocional inicial que requer alguma contenção e um período de moderação para torná-lo não só mais aceitável socialmente, mas também mais eficaz para nos ajudar a tomar as decisões certas e alcançar nossas metas. Essa tese parece explicar por que crianças com TDAH são tão emocionais em comparação com as demais. Ao não inibirem suas primeiras reações a uma situação, não dão a si mesmas tempo para separar seus sentimentos dos fatos. Em geral, acabam se arrependendo dessas reações impulsivas e puramente emocionais, porque seu comportamento afasta as outras pessoas, produz hostilidade social, punições, rejeição e leva até à perda de amizades. Faz com que ganhem má reputação com professores e treinadores, cria tensões no relacionamento com pais e irmãos, e, nos adultos, pode gerar conflitos até maiores em casa e especialmente no trabalho, o que inclui uma grande probabilidade de serem demitidos.

Pelo fato de as crianças com TDAH não conseguirem inibir as emoções tão bem quanto as demais crianças da mesma idade, acabamos vendo-as como emocionalmente imaturas. Uma criança de 7 anos de idade com TDAH pode ter uma explosão de raiva ao lhe ser negado um doce após o almoço, por exemplo. Embora possamos aceitar essa reação numa criança de 4 anos, nossa expectativa é que crianças de 7 anos, no geral, serão capazes de inibir essa reação de raiva por tempo suficiente para se acalmar e avaliar a informação que a mãe lhe dá – as razões para a negação do doce.

Infelizmente, não podemos forçar essa criança de 7 anos a ter maturidade que gostaríamos apenas dizendo a ela que iniba suas reações ou que espere mais tempo para reagir. Como explicado no Capítulo 3, o poder dela de fazer isso está comprometido em razão de um problema nos centros cerebrais responsáveis pela inibição e por outras aptidões executivas. Embora algumas pessoas com TDAH sejam capazes de aprender conscientemente a inibir seu comportamento em certas situações, isso exige grande esforço delas.

Consequentemente, pessoas com TDAH terão dificuldades em se adaptar a situações que exijam que elas sejam frias, calmas, objetivas e não emocionais. Infelizmente, nossa sociedade parece nos colocar em muitas situações desse tipo. Na realidade, nossa sociedade valoriza muito a capacidade de permanecer calmo e racional, e com frequência recompensa isso com maior status, prestígio, responsabilidade e até renda do que confere àqueles que não têm essa aptidão.

Há, porém, um aspecto positivo: aqueles com TDAH são muito apaixonados e emocionais em suas ações, e com isso podem se dedicar ao que fazem com muito mais convicção pessoal e certamente com menos hesitação do que o resto de nós. Eles podem muito bem igualar ou superar os outros nas artes performáticas (como a música ou o teatro) ou em humanidades (como escrever poesia ou ficção), áreas em que a forte expressão emocional é uma vantagem. Em áreas em que é desejável uma convicção apaixonada, como nas negociações ou em vendas, poderemos encontrar pessoas com TDAH que se destacam. Essa paixão, combinada com sua eloquência e preferência por trabalhos que envolvam socialização, em vez de ocupações solitárias, pode resultar em excelentes vendedores. Lembre-se de que não é o intelecto que está comprometido. E a sua *capacidade* de separar suas emoções das informações tampouco está totalmente ausente. As pessoas com TDAH simplesmente não exercitam essa capacidade tão bem ou com a mesma eficiência, nem a usam para guiar seu comportamento na mesma medida, porque reagem muito prontamente. Como não controlam seu impulso de agir, não dão tempo para que a contenção emocional atue e para que possam separar os fatos dos sentimentos pessoais. Não estou querendo dizer que aqueles com TDAH são melhores que os outros nessas profissões em particular. Digo apenas que suas desvantagens podem ser consideravelmente menores do que em outras ocupações nas quais se valoriza muito a contenção emocional e a objetividade. Eles se tornam menos distinguíveis dos demais nessas áreas e, portanto, têm mais chances de se destacar apoiados em seus outros atributos positivos.

Um aspecto ligado ao autocontrole emocional é a capacidade de *automotivação*. Quando as crianças sem o transtorno desenvolvem seu autocontrole emocional, parte do que estão fazendo é internalizar suas emoções e evitar expô-las em público. A reação emocional ocorre, mas sua exposição pública está sendo restringida. Essa capacidade da pessoa de manter as emoções encobertas ou para si mesma enquanto as experimenta e tenta moderá-las permite que as modifique de acordo com a necessidade, antes de expô-las aos outros. Podemos ser capazes até de reduzir muito ou de eliminar essa urgência emocional inicial quando tentamos nos acalmar, pensar em algo mais positivo ou conversar conosco sobre as razões pelas quais talvez não seja bom expressar aqueles sentimentos.

Mas essa internalização da emoção é importante por outra razão. As emoções nos indicam se avaliamos algo como positivo, negativo, desagradável ou meramente neutro. Assim, elas podem incentivar-nos a continuar com o que estamos fazendo ou a parar e passar para algo melhor. Ou seja, elas nos motivam para algum tipo de ação. Portanto, crianças capazes de internalizar emoções estão automaticamente desenvolvendo a capacidade de internalizar também sua motivação. Essa habilidade é a origem do que muitos chamam de *motivação intrínseca*, e que outros poderiam chamar de *impulso*, *persistência*, *ambição*, *determinação*, *força de vontade* ou *firmeza de propósito*. Quando criamos nossa própria motivação interna, não precisamos mais de estímulos, recompensas, resultados ou outros incentivos que as crianças mais novas exigem com tanta frequência para manter um curso de ação. Somos capazes de persistir nos nossos planos, perseguir metas e resistir às coisas à nossa volta que poderiam nos dispersar porque estamos usando nosso estado ou impulso motivacional interno para levar nosso comportamento em direção à meta. Isto é, conseguimos nos motivar suficientemente na ausência de outros incentivos ou induções. Emoções privadas, internalizadas tornam-se, então, a fonte de nossas motivações privadas, e estas podem apoiar algum comportamento nosso voltado para metas e para o futuro, e ajudar-nos a manter o curso em direção a eles. Esta é uma parte muito importante do desejo humano – a força de vontade.

Essa revelação nos ajuda a ver por que crianças com TDAH têm tanta dificuldade com a persistência, a força de vontade ou com o que os outros chamam de intervalo curto de atenção. Na realidade, o problema não é a atenção, mas a automotivação. Elas não são tão capazes quanto as outras crianças de criar motivação privada, interna ou intrínseca, portanto não conseguem persistir nas suas atividades, planos, metas ou instruções tão bem quanto as outras nas situações ou tarefas em que há pouco incentivo ou motivação para ajudá-las a sustentar sua ação. Quanto mais a atividade for chata e pouco gratificante, mais dificuldade terão para fazer o que as crianças sem o transtorno fazem: criar a própria motivação para ajudá-las a prosseguir na tarefa. Isso significa que irão depender de fontes externas de motivação, e que quando não forem fornecidas consequências externas irão se desviar do trabalho ou da atividade que estiverem fazendo – não por preguiça, mas porque há um problema biológico com o funcionamento dessa parte do cérebro. Obviamente, então, ajudar uma criança com TDAH a concluir uma tarefa significa muitas vezes arrumar fontes de motivação adicionais e às vezes artificiais, como as recompensas.

■ Jogo mental autodirigido: a fonte para a solução de problemas e para a inovação

A sexta e última aptidão executiva está relacionada com nosso uso interno da fala e consiste de duas partes: (1) a capacidade de dividir a informação ou as mensagens que recebemos em várias partes ou unidades menores (*análise*) e (2) a capacidade de recombinar essas partes e expressá-las em mensagens ou instruções inteiramente novas (*síntese*). Não tratamos instruções ou informações como se fossem todos indivisíveis. Embora possamos tratar uma frase como uma unidade gramatical, sabemos que ela pode também ser dividida em substantivos, verbos, advérbios e outras partes do discurso. Do mesmo modo, sabemos que a ideia transmitida pode ser fragmentada nos objetos que a compõem, nas ações realizadas com os objetos, na natureza física dos objetos (cores, formas, etc.), e assim por diante. Com essa aptidão mental, somos capazes primeiro de decompor e analisar as mensagens e informações que recebemos, como se estivéssemos analisando uma frase. Em seguida, remontamos essas partes numa infinidade de maneiras e depois escolhemos a mensagem ou o comportamento que iremos preferir por ser mais adaptado ou ter maiores chances de ser bem-sucedido naquele momento.

Essa capacidade nos confere tremendos poderes de imaginação e criatividade, além de nos ajudar na solução de problemas. Se não somos capazes de esperar e dar tempo suficiente para que isso aconteça, é improvável que esse processo, chamado pelo doutor Bronowski de *reconstituição,* tenha lugar.

Essa capacidade constitui outra função executiva: trata-se da solução de problemas e da inovação ou criatividade orientadas por metas. Somos capazes de *inventar* novas ideias e novas regras ao ver que não dispomos de experiências passadas ou de uma regra imediatamente disponível para seguir. Quando inibimos nossa reação e esperamos, podemos pegar velhas ideias e regras e dividi-las, recombinando-as com outras ideias e regras, e chegar a uma combinação inteiramente nova. Chamamos esse processo de *solução de problemas,* e como humanos somos mestres nisso. Pessoas que não são capazes de inibir e retardar suas reações ao que acontece à sua volta estão menos aptas a conceber soluções aos problemas que tenham que enfrentar.

Como o TDAH envolve um déficit no funcionamento executivo, aqueles com o transtorno não serão tão bons nesse processo de reconstituição ou de solução de problemas quanto as pessoas que não têm TDAH. Há muito pouca pesquisa sobre isso ligada ao TDAH, mas os estudos existentes parecem confirmar que se trata de algo problemático para aqueles com o transtorno. Os resultados de experimentos psicológicos nos quais crianças com TDAH foram solicitadas a fornecer o maior número possível de soluções que pudessem conceber a um dado problema dentro de um curto período de tempo sugerem que elas não são capazes de fazer isso tão bem quanto as outras. Outros estudos que examinaram a curiosidade de crianças com TDAH durante jogos mostraram que elas não avaliam ou exploram objetos tão bem quanto as demais crianças da mesma idade. Os resultados sugerem que crianças com o transtorno não dividem as coisas que estão fazendo em várias partes ou dimensões, como fazem as crianças sem TDAH. Tais achados parecem indicar que o processo de solução de problemas ou de inovação orientado por metas não é usado tão bem pelas crianças com o transtorno como pelas outras.

OS PROPÓSITOS SOCIAIS DO FUNCIONAMENTO EXECUTIVO E DO AUTOCONTROLE

Como indiquei anteriormente, essas seis funções executivas são o que nos dá a capacidade de autorregulação e, com ela, a autodeterminação. Somos a única espécie que possui essas aptidões mentais (embora as três primeiras possam ser vistas de forma muito primitiva em nossos parentes evolucionários mais próximos, os chipanzés). Então, qual é o propósito dessas aptidões? Como contribuíram para a nossa sobrevivência e bem-estar de maneiras tão importantes, a ponto de evoluírem até alcançar seu altíssimo estágio de avanço nas pessoas de hoje? Por mais de uma década esforcei-me para encontrar respostas a essas questões. Minha investigação levou-me não só a rever o que existe em termos científicos sobre os déficits psicológicos e sociais das pessoas que sofreram lesões em seu cérebro executivo, mas também a examinar as grandes atividades da vida nas quais todos nos envolvemos visando à sobrevivência e ao bem-estar, e também o que a pesquisa da evolução humana tem a dizer sobre o tema. Os resultados da minha investigação foram publicados em meu já citado livro de 2012, *Executive Functions: What They Are, How They Work, and Why They Evolved*, que desenvolve minha teoria do funcionamento executivo e do autocontrole (e, por extensão, também do TDAH). A resposta curta a essas questões foi sugerida em livros anteriores de cientistas clínicos que estudaram as funções dos lobos pré-frontais do cérebro – aquelas regiões que se tornaram as mais altamente evoluídas (e proporcionalmente maiores) nos humanos. Essas regiões, logo atrás da testa, têm sido chamadas de cérebro "executivo" porque dirigem as demais partes do órgão e, com isso, comandam outras aptidões mentais que cumprem os propósitos de selecionar, perseguir e realizar nossas metas. O doutor Stuart Dimond, por exemplo, afirmou em 1980 que essa parte do cérebro era a sede de nossa inteligência social. Quinze anos depois, o doutor Muriel Lezak declarou que essas áreas nos dão a noção de vontade e propósito e servem para atender às nossas responsabilidades sociais. Como outros cientistas antes e depois deles, ambos viram as funções dessa parte do cérebro como cruciais para nossa vida social. Eu concordo, e portanto segui adiante para criar um modelo do funcionamento executivo e do autocontrole que identifica quatro importantes níveis, organizados em uma hierarquia que estende essas aptidões mentais para o exterior, manifestando-se nas atividades sociais e civilizatórias mais importantes que desenvolvemos no dia a dia. Essa parte do cérebro, e portanto essas aptidões mentais, levam de 25 a 30 anos para amadurecer completamente. Vou descrever muito brevemente esses níveis aqui para você entender o que as pessoas com lesões nos lobos pré-frontais ou aquelas com TDAH podem estar enfrentando em razão dos déficits em suas faculdades mentais executivas.

■ O nível instrumental/autodirigido

Esse primeiro nível de autorregulação consiste nas seis funções executivas que acabei de descrever. São chamadas de "instrumentais" porque fornecem meios para um fim — consistem em coisas que fazemos mentalmente para controlar, mudar e ajustar nosso comportamento. Fazemos isso não só para poder reagir bem ao momento, mas, mais importante, para que possamos melhorar nosso futuro. Especificamente, fazemos isso para maximizar as consequências posteriores para nós mesmos, em vez de focar sempre apenas nas pequenas consequências imediatas, como fazem os outros animais. Em geral, não conseguimos ver as pessoas envolvendo-se na maioria dessas ações autodirigidas, pois são de natureza mental ou privada, ocorrendo interiormente e formando a mente consciente do indivíduo; elas são "cognitivas". Não conseguimos observar diretamente as pessoas se envolvendo em consciência de si, visão retrospectiva, antevisão, diálogo interno, regulação da emoção, automotivação e jogo mental, mas sabemos a partir de pesquisas que elas são capazes de fazer essas coisas e que o fazem ao longo de suas horas de vigília. Quando as pessoas pensam, é isso o que estão usando para fazê-lo. Esses seis instrumentos nos dão um conjunto de "ferramentas mentais", como uma espécie de canivete suíço que podemos usar para controlar nosso comportamento, e prever, preparar-nos e maximizar nosso futuro, e com isso nosso bem-estar e felicidade no longo prazo. Por si sós, eles não têm grande valia, exceto quando vemos de que modo são capazes de promover o estágio ou o nível seguinte de autorregulação.

■ O nível de autossuficiência

Quando as crianças nascem, são indefesas e dependem dos outros (geralmente dos pais e da família) para a sua sobrevivência e bem-estar. Elas continuam sendo dependentes, embora cada vez menos, durante boa parte dos dez ou vinte anos seguintes de suas vidas. A cada ano que passa, porém, testemunhamos um crescimento em sua capacidade de cuidar de si mesmas. Isso fica evidente não só em sua crescente capacidade de se alimentar, vestir-se, tomar banho e cuidar de outras formas das suas necessidades imediatas e da sua sobrevivência. Também é algo que fica evidente em sua crescente autodeterminação, na separação daqueles dos quais dependiam e na autodefesa contra serem usadas pelos outros em prejuízo próprio. O primeiro propósito imediato do funcionamento executivo, portanto, é desenvolver o funcionamento adaptativo cotidiano (autocuidados), a autossuficiência (independência em relação aos outros) e a autodefesa social contra quaisquer influências perniciosas dos outros (autodeterminação). Penso nisso como o nível Robinson Crusoé do funcionamento executivo – cuidamos de nós e de nossas necessidades e ao mesmo tempo nos protegemos de outras pessoas que talvez não tenham em mente aquilo que é melhor para nós. À medida que esse estágio amadurece, vemos um aumento em cinco tipos inter-relacionados de comportamento e atividades na vida diária do indivíduo: (1) gestão do tempo, (2) auto-organização e solução de problemas, (3) autocontenção, (4) autocontrole emocional e (5) automotivação. Recentemente, desenvolvi escalas de classificação que podem ser usadas para avaliar essas cinco dimensões das atividades executivas cotidianas em crianças e adultos. Depois que esse nível está bem assentado, ele pode propiciar o desenvolvimento do estágio seguinte de funcionamento executivo.

■ O nível da reciprocidade social

Embora esse estágio comece com os relacionamentos dentro da família, ele se estende para fora até acabar incluindo interações recíprocas com os outros. "Reciprocidade" aqui significa trocar, compartilhar, revezar e se relacionar com outras pessoas de outras formas: fazemos algo por alguém, e essa pessoa retorna o favor. Esse é o estágio em que criamos compromissos com os outros, mantemos promessas, trocamos coisas que temos por coisas que os outros têm e que nós queremos, e partilhamos com os demais algo que temos em abundância, entendendo que no futuro eles farão o mesmo em relação a nós. As pessoas fazem isso todos os dias, várias vezes por dia. É a base não só das amizades, mas também da economia, da divisão do trabalho e do comércio, da etiqueta social e até das leis civis e penais. Ao contrário da maior parte das outras criaturas, adotamos revezamentos, compartilhamos, permutamos e buscamos reciprocidade. A reciprocidade social é um dos principais meios pelos quais as pessoas sobrevivem. Ela distribui os riscos de viver em um mundo de incertezas ao usar os outros como um seguro em grupo, no qual todos assistem os demais na medida do necessário com a expectativa de receber igualmente assistência. Vivemos em grupo com os outros, e temos desenvolvido um meio de depender uns dos outros a fim de promover a própria sobrevivência e a dos demais, dos quais cuidamos e com os quais convivemos. Para que isso ocorra, temos que policiar nosso grupo e ser rápidos em detectar os trapaceiros entre nós, evitar lidar com eles no futuro e até puni-los por suas trapaças ou por viverem à custa dos outros, sem reciprocidade. Esse é um dos principais propósitos sociais do cérebro executivo, ao lado da autodefesa social e da independência, que examinamos no nível anterior.

O nível social cooperativo

Embora a reciprocidade ou compartilhamento e o intercâmbio possam ser vistos como uma atitude cooperativa, aqui uso a palavra "cooperativa" como um substantivo, para indicar um grupo de pessoas que se juntam para alcançar uma meta que nenhuma delas poderia alcançar sozinha ou pelo simples intercâmbio individual. Aqui as pessoas que têm uma meta comum se juntam para trabalhar em função de alcançá-la e dividir os benefícios resultantes. Ao trabalhar em equipe, podem atingir metas que são de prazo mais longo, maiores, mais complexas e mais benéficas do que aquelas que poderiam alcançar sozinhas. Isso fica evidente no dia a dia em muitos ambientes de trabalho, em eventos comunitários e em outras atividades sociais que requerem um grupo de pessoas atuando juntas para alcançar um propósito ou meta comum. Se esses grupos permanecem juntos para realizar múltiplas metas ao longo do tempo, podem até desenvolver um tipo de comportamento denominado *mutualismo,* visto entre membros de famílias e amigos íntimos. São situações em que as pessoas procuram o bem-estar mútuo a longo prazo, e não apenas o próprio. Elas contam, por assim dizer, com o "apoio mútuo", no sentido de que não só trabalham juntas para alcançar uma meta específica, mas também se relacionam em uma infinidade de maneiras que colocam o bem-estar a longo prazo da outra pessoa acima de seu bem-estar imediato ou de curto prazo. Vizinhos, grupos de trabalho, redes de amigos próximos, unidades militares e outros grupos como esses, que permanecem juntos por bastante tempo, podem acabar alcançando esse nível, o mais alto, de bem-estar pessoal e social.

Quando as pessoas têm lesões ou problemas no desenvolvimento de seu cérebro executivo, pré-frontal, são esses os tipos de atividades pessoais e sociais que correm o risco de ficar deficientes ou comprometidas. Ao compreender o funcionamento executivo por meio desse modelo multiestágio, podemos ver o quanto ele é crucial para a sobrevivência humana, o bem-estar e a vida cotidiana, e por que transtornos no funcionamento executivo, como o TDAH, são tão graves.

O DESENVOLVIMENTO DO FUNCIONAMENTO EXECUTIVO

Quando acabamos de nascer ou durante nosso desenvolvimento inicial, não temos esse tremendo poder de autoconsciência e de conseguir inibir nosso comportamento. Estudos com bebês indicam que isso começa a se desenvolver por volta do final do primeiro ano de vida e continua pelos vinte a trinta anos seguintes. À medida que amadurecemos, passamos a monitorar nosso comportamento e refreá-lo conforme as necessidades por períodos de tempo cada vez maiores, de modo a usar nossa visão em retrospecto e nossa antevisão antes de decidir como reagir. A partir do momento em que essas aptidões executivas emergem (inibição, autoconsciência, visão retrospectiva *ou* antevisão), as três outras aptidões mentais que discuti aqui provavelmente começam a amadurecer, passo a passo.

O doutor Bronowski parece sugerir que a capacidade de inibir pode se desenvolver junto com nossa autoconsciência emergente. Talvez surja durante o primeiro ano de vida. Em poucos anos, uma noção de nosso passado começa a amadurecer e, junto com ela, um sentido inicial do futuro. A capacidade de falar consigo mesmo e de usar a autofala provavelmente se desenvolve em seguida, entre os 3 e 5 anos de idade, e aos poucos começa a se internalizar, de modo que os outros não mais nos ouçam fazer isso. Pesquisas sobre o início de desenvolvimento da linguagem indicam que o começo da fala autodirigida e internalizada leva talvez de oito a dez anos para amadurecer completamente. A próxima a emergir, dependendo dos primeiros estágios, é a capacidade de criar emoções privadas e, a partir destas, conceber a automotivação. A última a se desenvolver é a capacidade de analisar e dividir ideias em unidades menores e depois recombiná-las ou sintetizá-las em ideias inteiramente novas. Não está claro quando essa capacidade começa a se manifestar no desenvolvimento da criança, mas ela se sobrepõe ao desenvolvimento das brincadeiras na infância.

Na minha opinião, estudos científicos futuros de crianças com TDAH provavelmente irão mostrar que elas desenvolvem todas essas aptidões executivas um pouco mais tarde em relação às crianças sem o transtorno. É provável que as pesquisas futuras também mostrem que elas têm menor proficiência nessas aptidões do que as crianças da mesma idade sem TDAH. Felizmente para a maioria das crianças com TDAH, algumas pesquisas começam a mostrar que medicações para o transtorno produzem uma melhora temporária nas aptidões executivas, levando essas crianças, quando sob efeito da medicação, a se comportarem e pensarem de modo bem similar ao de seus outros colegas da mesma idade. São capazes então de demonstrar autocontrole, orientar seu comportamento em função do futuro e libertar-se de serem dominadas pelos eventos do momento.

■ A conexão neurológica: repensar nossa visão da vontade

Sabemos que o TDAH envolve um déficit na capacidade do indivíduo de inibir reações a situações ou eventos. Ou seja, trata-se de um problema de autocontrole. Como tal, o termo mais preciso para o TDAH talvez seja *transtorno do desenvolvimento do autocontrole (funcionamento executivo)*. O termo TDAH, por colocar foco no déficit de atenção e na hiperatividade, fica claramente aquém. Sabemos também, a partir de anos de pesquisa, que essa capacidade de inibir nosso comportamento e de nos autorregular é controlada pela parte mais frontal do nosso cérebro, numa área conhecida como *córtex pré-frontal*. Portanto, não tem sido surpresa constatar, nos últimos 25 anos de pesquisa, que essa parte do cérebro nas pessoas com TDAH não é tão grande, tão amadurecida ou tão ativa quanto naqueles que não têm TDAH. Isso vale também para várias outras áreas que estão interconectadas ao córtex pré-frontal (ver Capítulo 3 para mais informações sobre esse assunto). É um tremendo avanço em nossa compreensão do TDAH contar com diferentes estudos que documentam esse subdesenvolvimento e essa atividade menor do cérebro e relacionam isso aos déficits nas capacidades executivas.

A teoria que discuti neste capítulo indica que essa parte pré-frontal do cérebro, ou outras partes estreitamente ligadas a ela, deve ser a responsável por nossos poderes de autocontrole e pela capacidade de orientar nosso comportamento em função do futuro. Como o doutor Joaquín Fuster mostrou em sua extensiva pesquisa resumida em seu livro de 1997, *The Prefrontal Cortex* [O córtex pré-frontal], nosso conhecimento a partir de pacientes humanos e de primatas com lesões nessa parte do cérebro sugere fortemente que seja assim. Por fim, nossa compreensão do cérebro e de como funciona pode ser agora encaixada, como ele uma peça de quebra-cabeça, naquilo que passamos a compreender sobre a natureza do TDAH, que é a outra peça do quebra-cabeça. A partir disso, acredito que podemos concluir com segurança que o TDAH envolve um problema no desenvolvimento e no funcionamento da área pré-frontal do cérebro e em suas conexões com outras regiões a ela relacionadas.

A natureza do desenvolvimento neurológico do TDAH contradiz diretamente nossas crenças arraigadas de que o autocontrole e o livre arbítrio são totalmente determinados pelos indivíduos e pela criação recebida. Acredito que é essa contradição o que está por baixo de boa parte da resistência da sociedade em admitir esse transtorno na categoria das deficiências de desenvolvimento, pelas quais temos grande empatia, com as quais somos tolerantes e às quais concedemos direitos especiais. A sociedade já lutou contra avanços científicos que contrastam com o senso comum da época, mas tem mudado para se acomodar a eles. Minha esperança é que seja feito o mesmo com o TDAH.

Fato interessante é que, embora essa compreensão do TDAH possa evocar empatia, isso não significa que temos que deixar de considerar as crianças com o transtorno responsáveis por seu comportamento. Aquelas com TDAH não são insensíveis às consequências de suas ações, apenas acham difícil associar essas consequências ao seu comportamento, em razão do intervalo de tempo entre o comportamento e as importantes consequências proteladas de suas ações. Isso significa que, para ajudar pessoas com TDAH, devemos torná-las *mais* responsabilizáveis, e não menos. Devemos idealizar consequências que sejam mais imediatas, mais frequentes e mais evidentes do que seriam normalmente em qualquer situação dada. Assim poderemos ajudá-las a compensar seu déficit e a viver vidas normais, funcionais.

A perspectiva do TDAH apresentada aqui é a pedra fundamental deste livro. A ideia de que o TDAH é um transtorno do autocontrole, do funcionamento executivo, da força de vontade e da organização e direção do comportamento visando ao futuro é o que, em termos mais gerais, fornece as razões para quase todas as recomendações de tratamento dadas a seguir. Também cria um quadro de fundo mais amplo para compreender os resultados da pesquisa sobre o curso de desenvolvimento do TDAH, os problemas que costumam ser associados a ele e os problemas sociais, escolares e ocupacionais que ele causa ao longo do tempo.

Esse novo perfil do TDAH pode lhe dar a argumentação fundamental para aceitar a deficiência executiva de seu filho, adaptar as exigências sociais e escolares que lhe são feitas à deficiência que ele apresenta, trabalhar para fortalecer (quando possível) as fragilidades de seu filho nos processos envolvidos no desenvolvimento do autocontrole e destacar as necessidades e o direito de seu filho de contar com serviços que ofereçam atendimento ao problema. Esse conhecimento irá empoderá-lo a agir como a mãe ou pai científico, executivo e centrado em princípios que você precisará ser para criar seu filho com TDAH de modo bem-sucedido.

CAPÍTULO 3
O que causa o TDAH?

O TDAH tem múltiplas causas. Nosso conhecimento dessas causas e de como influenciam o cérebro e o comportamento aumentou muito nos últimos trinta anos, em especial na última década. Tão importante quanto, descobrimos que outras coisas que antes víamos como causas do TDAH não o são. Este capítulo revisa as principais causas do transtorno e derruba alguns mitos amplamente difundidos.

Enquanto for lendo, tenha em mente o quão difícil é produzir provas científicas diretas e incontroversas de que qualquer coisa seja causa de um problema relacionado com o comportamento humano. Experimentos que queiram fornecer evidência direta e conclusiva de que o TDAH é causado por danos à parte frontal do cérebro de uma criança durante seu desenvolvimento, por exemplo, seriam simplesmente impensáveis, por seu caráter antiético e desumano. É inaceitável que os cientistas provoquem danos a cérebros de crianças, de várias formas e em graus controlados, simplesmente para ver o que acontece. Portanto, muitas vezes resta aos cientistas do comportamento que vão estudar as causas biológicas do TDAH a busca de informações menos diretas do que essas, mas que sejam altamente sugestivas de uma causa. Assim, é importante que pais e mães empenhados em se manter em dia com a pesquisa saibam quais são as possíveis fontes de informação e qual sua confiabilidade.

Uma dessas fontes são os estudos que mostram uma consistente *relação* entre um possível agente causal e o TDAH, ou algum dos problemas comportamentais característicos do transtorno. Por exemplo, o fato de uma mãe fumar durante a gravidez é associado a um risco aumentado de hiperatividade e desatenção no fruto dessa gravidez. O fato de dois eventos ou condições ocorrerem juntos não prova que um seja a causa do outro. É meramente sugestivo.

Outra fonte são os estudos sobre acidentes da natureza que envolvam a causa que estamos interessados em estudar. Por exemplo, quando o interesse é o papel da lesão cerebral no TDAH, podemos estudar crianças que tenham sofrido doenças que atacam o cérebro ou tido um trauma craniano bem definido ou outras lesões neurológicas. Esse tipo de evidência é de certo modo mais forte, porque nos permite ver que um acidente (uma lesão cerebral) mudou alguma coisa na criança (ela mostra comportamentos de TDAH), mas ainda assim não é prova definitiva de que a lesão cerebral tenha sido a causa do transtorno. Outros fatores associados ao processo envolvido em sofrer a lesão podem ser os verdadeiros responsáveis, já que vale lembrar que a maioria das crianças com TDAH não tem evidência de lesão cerebral.

Uma terceira fonte de evidência vem de estudos nos quais o agente causal é diretamente ministrado a alguns animais, mas não a outros, num verdadeiro teste experimental da causa. Para ver se a exposição de um feto ao álcool durante a gravidez causa hiperatividade, cientistas dão grandes doses de álcool a alguns animais grávidos, como camundongos, ratos ou primatas, e não a outros. Em seguida estudam o comportamento dos animais que nascem dessas gravidezes para ver as diferenças entre a prole dos dois grupos. Os cientistas podem também sacrificar os animais e inspecionar diretamente os tecidos cerebrais em busca de sinais de desenvolvimento anormal causado pelo álcool. Embora tais experimentos provem de maneira mais direta que algum agente cause a hiperatividade ou o TDAH em animais, essas conclusões não podem ser generalizadas de maneira cabal para os humanos. Cérebros de animais (especialmente de primatas) e de humanos são mais similares do que diferentes, mas não são idênticos. Portanto é provável, mas não certo, que aquilo que causa hiperatividade em animais possa também causá-la em humanos ou causar o TDAH.

Mais recentemente, uma quarta linha de evidências vem das novas tecnologias que fornecem aos cientistas imagens da estrutura e da atividade ou funcionamento de cérebros de crianças e adultos com TDAH para compará-las com as de pessoas sem o transtorno. Tais pesquisas mostram que certas áreas do cérebro de pessoas com TDAH são de tamanho diferente ou têm um nível de atividade diferente quando são acionadas, em comparação com o que ocorre em outras pessoas.

Com poucas exceções – como testes diretos para saber se certos alimentos ou substâncias químicas em nossa dieta podem causar TDAH –, cientistas do comportamento tiveram que depender de evidências indiretas para mostrar que qualquer fato particular é causa do TDAH. Em geral, é a combinação de várias linhas de evidência, como os tipos anteriormente discutidos, que pode ser encarada como prova segura de que alguma toxina, agente ou evento seja causa do TDAH. Cientistas precisam considerar a totalidade ou o peso da evidência e se ela é logicamente consistente. Devem levar em conta todas as possíveis explicações para seus achados e justificar suas conclusões a outros cientistas. Essa necessidade de convencer o maior público possível de cientistas que trabalham no mesmo campo, por meio de evidências objetivas, explicações lógicas e debate público, é a base do método científico. Foi por meio desse método que se acumulou evidência de que o TDAH resulta de anormalidades no desenvolvimento e funcionamento do cérebro e de que tais anormalidades estão relacionadas mais a fatores neurológicos e hereditários do que a fatores sociais.

AS CAUSAS: EVIDÊNCIAS ATUAIS

Temos agora extensa pesquisa científica, em centenas de estudos publicados sobre as causas do TDAH, apontando que o transtorno tem origem principalmente em problemas no cérebro – resultando tanto de lesões cerebrais como de desenvolvimento anormal do órgão. Comecei esta seção discutindo a pesquisa sobre lesões cerebrais. Mas, como foram encontradas relativamente poucas crianças com TDAH com reais lesões cerebrais, concentrei-me aqui nos casos de desenvolvimento anormal do cérebro. Primeiro, fiz uma revisão dos achados neurológicos referentes a deficiências na química cerebral, baixa atividade em certas regiões do cérebro e imaturidades estruturais ou reduções no tamanho do órgão (regiões cerebrais menores em cinco áreas associadas ao funcionamento executivo). Passei então a examinar estudos que visavam determinar as causas dessas anormalidades, centrados em dois grupos de fatores: (1) agentes ambientais, como exposição fetal ao álcool e ao tabaco, e exposição precoce a altos níveis de chumbo; e (2) hereditariedade (especialmente em anos recentes, com a genética molecular).

■ Pesquisa sobre lesões cerebrais e TDAH

Por quase duzentos anos, desde que os doutores Melchior Adam Weikard na Alemanha e Alexander Crichton na Escócia relataram pela primeira vez as causas dos transtornos de atenção, os cientistas suspeitam que o que chamamos agora de TDAH é causado por alguma lesão no cérebro. Eles observaram similaridades notáveis em problemas comportamentais de crianças com TDAH e pessoas que sofreram danos por lesões na parte frontal do cérebro, logo atrás da testa, conhecida como *região pré-frontal*. Essa região cerebral é uma das maiores nos humanos em comparação com outros animais, e acredita-se que seja responsável pelo funcionamento executivo e pela autorregulação, como discutido no Capítulo 2 – isto é, responsável por inibir comportamentos, sustentar a atenção e empregar o autocontrole e o planejamento para o futuro.

A pesquisa em neurologia e neuropsicologia está repleta de relatos de caso e de estudos feitos com grupos maiores de pacientes que tiveram lesões na parte pré-frontal do cérebro em consequência de traumas, tumores cerebrais, doenças ou ferimentos penetrantes (como por disparo de armas). Mais cedo naquele século, essa pesquisa convenceu os cientistas de que as lesões cerebrais provocadas por infecções como a encefalite e a meningite, por traumas como os causados por quedas ou pancadas na cabeça, ou por complicações da gravidez ou no parto eram a principal causa dos sintomas de TDAH. Há mais de 35 anos, porém, cientistas perceberam que a maioria das crianças com TDAH não tinha histórico de lesão cerebral óbvia ou significativa decorrentes desses fatores. No máximo, talvez de 5% a 10% das crianças tinham probabilidade de ter desenvolvido TDAH a partir de algum tipo de dano cerebral, isto é, por destruição do tecido cerebral normal. Como discutiremos mais adiante neste capítulo, crianças com TDAH, mais do que crianças sem o transtorno, tendem a ter um histórico de complicações na gravidez ou no parto, mas são inconclusivas as evidências de que essas complicações sejam a causa de uma lesão cerebral que por sua vez tenha levado ao TDAH.

Experimentos com animais têm constituído uma segunda linha de pesquisa, produzindo evidências de que o TDAH pode advir de lesões cerebrais. Há muitos estudos desse tipo, e eles são muito consistentes em seus resultados. Nesses estudos, primatas como os chipanzés são treinados para realizar alguns testes psicológicos; depois, os cientistas incapacitam a região pré-frontal de seus cérebros por meio de cirurgia ou outros recursos, e os testes são repetidos. Às vezes, observa-se também o comportamento natural dos animais em seu ambiente. Esses estudos têm mostrado de modo consistente que os padrões de comportamento dos primatas são muito similares ou mesmo idênticos aos de crianças com TDAH quando essas regiões pré-frontais do cérebro são alteradas: os animais tornam-se mais hiperativos, menos capazes de prestar atenção por longos períodos de tempo e mais impulsivos nos testes psicológicos. Também são menos capazes de inibir seu comportamento ou retardar sua reação a eventos criados nos experimentos. Esses animais costumam também desenvolver significativos problemas em seu comportamento social com outros animais. Os estudos mostram ainda que lesões criadas em outras partes do cérebro *não* produzem tais padrões de comportamento similares aos do TDAH. Portanto, a área frontal do cérebro pode estar implicada na produção de sintomas de TDAH em primatas. No entanto, constatou-se que menos de 10% das crianças com o transtorno sofreram *lesões* cerebrais, isto é, talvez haja algo perturbando o *desenvolvimento* ou *funcionamento* dessa parte do cérebro mesmo que não exista nenhum dano evidente no tecido.

DESENVOLVIMENTO CEREBRAL ANORMAL NO TDAH: ACHADOS NEUROLÓGICOS

A estrutura do cérebro

Numerosos estudos atestam o envolvimento do cérebro no TDAH. Em 2007, a doutora Eve Valera, do Hospital Geral de Massachusetts, e seus colegas foram capazes de rever e combinar mais de 21 estudos publicados até a data sobre a estrutura cerebral de indivíduos com TDAH (total de 565) comparada com a estrutura cerebral de pessoas da mesma idade sem o transtorno (total de 583). Essa revisão concluiu que pelo menos cinco regiões cerebrais eram significativamente menores naqueles com TDAH do que no grupo de controle: (1) o cerebelo, uma estrutura muito antiga situada na parte posterior da cabeça e na base do crânio; (2) a parte frontal do corpo caloso (o esplênio), que é um grande feixe de fibras nervosas conectando os hemisférios direito e esquerdo do cérebro, permitindo uma comunicação entre ambos; (3) o lado direito do núcleo caudado, uma das várias estruturas que formam os gânglios da base e o centro do cérebro; (4) o hemisfério direito do cérebro de maneira mais geral; e (5) as regiões frontais do cérebro.

Em 2011, foi publicada outra revisão, envolvendo catorze estudos separados medindo o volume da substância cinzenta do cérebro. A revisão, intitulada uma *metanálise*, foi realizada por uma equipe internacional de cientistas liderada pelo doutor Tomohiro Nakao, e combinou e reanalisou os dados de todos aqueles estudos separados. A revisão mostrou de modo inequívoco que o volume do cérebro daqueles com TDAH é significativamente menor e que a redução de tamanho era mais visível na região caudada (parte dos gânglios da base, como já observado). Os cientistas descobriram também que essas diferenças no volume cerebral melhoravam com a idade e com a extensão de tempo que as crianças vinham tomando medicação estimulante (indicando que tomar medicação não causa danos ao desenvolvimento cerebral e pode facilitar a maturação no tamanho do cérebro). Outros estudos mais recentes descobriram evidências adicionais que corroboram essas conclusões.

Um dos maiores estudos, mais incomuns e fascinantes sobre o volume do cérebro em crianças com TDAH, publicado após essa grande revisão de literatura de 2007, foi realizado pelo doutor Philip Shaw e colegas que trabalhavam no NIMH em Bethesda, Maryland, em colaboração com pesquisadores do Hospital Infantil de Montreal, no Canadá. Esses investigadores começaram comparando os tamanhos dos cérebros e a estrutura cortical de 223 crianças com

TDAH e aproximadamente o mesmo número de crianças sem o transtorno. Então repetiram os scans nesses grupos de crianças com intervalos de alguns anos, num período total de dez anos. Isso permitiu comparar o padrão de crescimento ou maturação do cérebro entre os dois grupos. Descobriu-se que, na média, as crianças com TDAH estavam de dois a três anos atrasadas em sua maturação cerebral, particularmente em regiões nos lobos frontais, mas o tamanho cerebral pareceu finalmente alcançar o das crianças normais nos últimos anos da adolescência. Note que, embora o volume cerebral em crianças com TDAH acabe ficando normal, isso não significa que o funcionamento do cérebro nessas regiões também esteja necessariamente normal.

Em geral, os estudos nessa área de pesquisa mostram que não apenas a região pré-frontal, especialmente no lado direito, como também várias estruturas nos gânglios da base (o estriado e o globo pálido), a linha média anterior no córtex cingulado (situado na linha que divide os lobos pré-frontais) e a área central no cerebelo, de novo, mais em seu lado direito, eram significativamente menores e ou menos ativas em crianças com TDAH do que nas outras. Essas cinco regiões cerebrais estão quase sempre envolvidas nas tarefas que exigem inibição, retenção de informação na mente para guiar comportamento (o que se conhece como memória de trabalho) e outras funções executivas. Todos esses resultados têm levado cientistas à conclusão de que o TDAH decorre de uma maturação retardada ou deficiente dessas regiões, que são significativamente menores, menos maduras e menos ativas do que as típicas dos indivíduos sem TDAH (lobos pré-frontais, córtex cingulado anterior, caudado/estriado, cerebelo e corpo caloso).

■ Química cerebral

Alguns cientistas têm sugerido que certos *neurotransmissores* são deficientes naqueles com TDAH. Trata-se de substâncias químicas no cérebro que permitem às células nervosas transmitir informação a outras células nervosas. O apoio a essa ideia vem de várias fontes:

1 Medicamentos estimulantes e não estimulantes conhecidos por afetar neurotransmissores (ver Capítulo 18) conferem melhora temporária no comportamento de crianças com TDAH.

2 Estudos com animais sugerem que esses medicamentos aumentam a quantidade de neurotransmissores, em geral dopamina e norepinefrina, no cérebro. Esses estimulantes e não estimulantes produzem significativa melhora no comportamento daqueles com TDAH. Isso significa que esses medicamentos estão aumentando a quantidade dessas duas substâncias químicas no cérebro e que, portanto, elas provavelmente são menos abundantes no cérebro daqueles que têm TDAH.

3 Quando os circuitos cerebrais ricos nesses neurotransmissores, como a dopamina, são seletivamente destruídos por uma substância química particular em animais jovens, como ratos e cachorros, esses animais tornam-se hiperativos quando amadurecem. Tais estudos também descobriram que essa hiperatividade pode ser reduzida quando medicação estimulante é dada a esses animais – as mesmas medicações estimulantes empregadas para tratar crianças com TDAH.

4 Alguns estudos pegaram amostras de fluido espinhal de crianças com TDAH para ver se este continha excesso ou falta de certas substâncias químicas relacionadas com as existentes no cérebro. Tais estudos indicaram a possibilidade de uma quantidade mais baixa de certos neurotransmissores, como a dopamina, de novo, estar relacionada ao TDAH. Evidências de outros estudos, porém, usando amostras de sangue e de urina, nem sempre confirmaram isso.

Mais recentemente, cientistas realizaram centenas de estudos, usando vários métodos, para identificar genes particulares que poderiam estar envolvidos no TDAH. Pelo menos quatro genes que regulam a dopamina já foram identificados como tendo essa associação.

Um deles está envolvido na remoção de dopamina da *sinapse* (o pequeno intervalo entre os neurônios) e é chamado de *mecanismo transportador de dopamina*. Outros dois têm papel em determinar a sensibilidade dos neurônios à própria dopamina, e o quarto atua na conversão da dopamina em outro transmissor químico chamado *norepinefrina*. (Nota: foram identificados outros genes que afetam o crescimento cerebral, a maneira como as células nervosas migram durante o desenvolvimento para chegar aos seus locais normais e o modo como as células nervosas se conectam entre elas.) Descobriu-se que crianças ou adultos com TDAH têm versões diferentes desses genes que afetam tais neurotransmissores, em comparação com pessoas sem o transtorno, sugerindo que interferem no desenvolvimento do TDAH. Sem dúvida, descobriremos no futuro mais genes relacionados com o TDAH (ver "Hereditariedade e TDAH", adiante).

Toda evidência que existe parece apontar para pelo menos um possível problema na quantidade de dopamina (e provavelmente norepinefrina) produzida ou liberada no cérebro dos que têm TDAH ou no grau em que essas áreas são sensíveis a essa substância química quando ela é liberada durante a ativação dos neurônios. Essa evidência sugere que anormalidades em certas substâncias químicas provavelmente estão envolvidas como causa do TDAH.

■ Atividade cerebral

Muitos estudos até esta data mediram a atividade ou funcionamento cerebral em pessoas com TDAH e descobriram que ela é menor na área pré-frontal do cérebro dessas pessoas do que nas pessoas sem o transtorno.

MENOR ATIVIDADE ELÉTRICA – A doutora Sandra Loo e eu revisamos em 2005 um grande número de estudos que comparam a atividade elétrica cerebral de crianças com TDAH com a de crianças sem TDAH usando um dispositivo conhecido como *eletroencefalógrafo* (EEG). Alguns dos estudos examinaram crianças com TDAH enquanto estavam sentadas descansando, e outros fizeram isso com crianças desempenhando certas tarefas mentais. A totalidade das evidências que revisamos mostra que a atividade elétrica cerebral de crianças com TDAH é menor que a de crianças sem TDAH, particularmente na área frontal. A pesquisa feita até o momento mostra que crianças com o transtorno exibem aumento na atividade de ondas cerebrais lentas, que com frequência são associadas à imaturidade cerebral, ao torpor e à falta de concentração, e ao mesmo tempo têm um grau menor de atividade de ondas cerebrais rápidas, que são associadas tipicamente à concentração focada e à atenção sustentada. Nossas conclusões foram reforçadas por estudos adicionais publicados desde que nossa revisão foi feita, o que coloca tais achados entre os mais confiáveis ou sólidos na pesquisa da atividade cerebral no TDAH.

Há quase quarenta anos, em 1973,[3] num dos primeiros estudos sobre a atividade elétrica do cérebro no TDAH, os doutores Monte Buchsbaum e Paul Wender, então no NIMH, mediram a atividade por EEG na reação a um estímulo repetido em 24 crianças com TDAH e 24 crianças sem o transtorno. O padrão que encontraram em crianças com TDAH era típico de crianças mais novas sem TDAH; suas reações refletiam um padrão menos maduro de atividade elétrica cerebral. Esses pesquisadores também descobriram que dar medicação estimulante a crianças com TDAH reduzia essas diferenças. Esses achados têm sido replicados numerosas vezes por outros cientistas, como o doutor Rafael Klorman, trabalhando na Universidade de Rochester (Nova York). Sabemos agora com certeza que esse problema de baixa reatividade cerebral à estimulação é razoavelmente típico de crianças com TDAH. Os resultados nos dizem que o problema aqui não está no nível inicial de percepção ou em detectar o estímulo, mas no nível em que os lobos pré-frontais do cérebro irão acentuar a atenção a esse estímulo. Esse efeito de acentuação parece ser menor naqueles com TDAH. Embora crianças com o transtorno mostrem menos ativação em certos tipos de atividade por EEG, isso não quer dizer automaticamente que treiná-las para aumentar essa atividade seja uma terapia efetiva (ver box na página 153).

MENOR FLUXO SANGUÍNEO – Quanto maior a atividade em certas regiões cerebrais, mais sangue elas requerem. Portanto, ao medir o fluxo

---

[3] O presente livro foi escrito antes de 2013. (N.T.)

sanguíneo em várias regiões cerebrais, pode-se ter ideia do quanto cada região é ativa. Por exemplo, no distante ano de 1984, os doutores Hans Lou, Leif Henriksen e Peter Bruhn, trabalhando no Instituto Kennedy, na Dinamarca, publicaram um estudo comparando o fluxo sanguíneo nos cérebros de onze crianças com TDAH (algumas das quais tinham também deficiência de aprendizagem) com o fluxo sanguíneo em nove crianças sem TDAH. Descobriram que crianças com TDAH tinham menor fluxo sanguíneo na área frontal e também no *núcleo caudado* – uma importante estrutura no caminho entre a porção mais frontal do cérebro e as estruturas no meio do órgão conhecidas como *gânglios da base*. O núcleo caudado é formado por vários feixes de fibras nervosas, e uma de suas regiões é conhecida como *estriado*. É uma região importante para inibir o comportamento e sustentar a atenção. Em outro estudo, esses cientistas compararam o fluxo sanguíneo de nove crianças com TDAH com o de quinze crianças sem TDAH, obtendo resultados similares. Num terceiro estudo, os mesmos pesquisadores e seus colegas compararam dezenove pacientes jovens com TDAH com nove crianças sem TDAH. De novo, os resultados mostraram um fluxo sanguíneo diminuído na área frontal do cérebro, especialmente na região do estriado do núcleo caudado. Quando medicação estimulante como a usada para tratar TDAH foi ministrada a esses pacientes, o fluxo sanguíneo para essas áreas de baixa atividade aumentou a níveis quase normais. Esses achados têm sido replicados por outros cientistas desde então, e emprestam apoio adicional à ideia de atividade anormal do cérebro, em particular nas regiões cerebrais associadas ao TDAH.

BIOFEEDBACK DE EEG OU NEUROFEEDBACK AJUDAM A TRATAR O TDAH?

Se crianças com TDAH têm baixa atividade elétrica cerebral, ensiná-las a aumentá-la pode ajudar a aliviar os sintomas do transtorno. Há mais de trinta anos, cientistas começaram a testar essa teoria usando *biofeedback* por EEG, e até hoje defende-se com ênfase esse tipo de tratamento. Você deve ter visto anúncios dizendo que o *biofeedback* por EEG é uma alternativa eficaz à medicação; que produz mudanças permanentes na fisiologia cerebral do TDAH; que melhora o QI, a socialização e até transtornos de aprendizagem; e que as melhoras duram até a fase adulta em até 80% dos casos. São afirmações fantásticas para qualquer tratamento. O quanto disso merece crédito?

Apenas parte disso e somente com muita cautela. O termo *"biofeedback"* significa que uma criança recebe uma informação biológica sobre a atividade de seu cérebro por meio de eletrodos colocados em seu couro cabeludo para detectar ondas cerebrais e ligados a um computador que os classifica. Após bom número de sessões, de quarenta a oitenta durante três a dez meses ou mais – a um custo de milhares de dólares ($ 100 ou mais por sessão) –, a criança aprende, supostamente, a melhorar sua atividade cerebral. Faz isso através de exercícios mentais e de alguma forma de sinalização do equipamento de *biofeedback* que lhe permita aumentar a atividade cerebral relacionada à sustentação da atenção e à diminuição da atividade indesejada associada ao devaneio ou à dispersão. Ela então é recompensada por fazer isso. O resultado seria uma redução também na desatenção, hiperatividade e impulsividade.

Infelizmente, até agora houve apenas alguns estudos bem controlados, e eles são contraditórios em seus resultados. Portanto, a evidência é variada sobre a eficácia do biofeedback *com EEG para crianças com TDAH,* conforme relatado em uma revisão de 2012 do doutor Nicholas Lofthouse e seus colegas.

Muitos estudos publicados pelos defensores do tratamento não usaram métodos científicos confiáveis que nos permitem tirar conclusões definitivas a partir dos resultados, embora afirmem que o tratamento é eficaz. Não se esclarece se o treinamento em *biofeedback* ou a tutoria escolar e o programa de recompensas envolvidos foram responsáveis pela melhora escolar e do comportamento em casa que foi observada. Assim, embora sem excluir a possibilidade de que o treino em *biofeedback* por EEG possa trazer algum benefício, não há como considerá-lo um tratamento bem estabelecido e eficaz.

Além disso, uma criança e sua família podem receber doze anos de medicação estimulante, três anos de treino semanal de pais em grupo, quase três anos de consultas quinzenais em sala de aula por um psicólogo clínico ou quase dois anos de tutoria educacional duas vezes por semana pelo custo de seis meses desse tratamento, com base nos preços médios. Que opção você preferiria para o seu filho? Meu conselho é que tente primeiro os tratamentos mais eficazes e com base científica (medicação, técnicas de gerir comportamento, ajustes em sala de aula, etc.) e só depois, se quiser mais melhora, tente o *neurofeedback*, e apenas se tiver dinheiro extra para bancar o custo do tratamento.

ATIVIDADE CEREBRAL REDUZIDA EM PET SCAN E RMF — Outra abordagem para estudar a atividade cerebral, além da avaliação do fluxo sanguíneo, apoia-se na quantidade de oxigênio usada em várias regiões do cérebro ou em outros marcadores injetados na corrente sanguínea e monitorados conforme percorrem o cérebro. A primeira evidência da existência de algum problema na atividade cerebral em adultos com TDAH veio de um estudo realizado há mais de vinte anos, em 1990, pelo doutor Alan Zametkin e seus colegas no NIMH. Nesse estudo, a atividade cerebral de vinte e cinco adultos com TDAH foi comparada com a de cinquenta adultos sem TDAH, usando um procedimento muito sensível conhecido como PET Scan (de *positron emission tomography*, ou "tomografia por emissão de pósitrons"). Nesse procedimento, glicose radioativa, o açúcar usado como combustível pelas células nervosas no cérebro, é injetada na corrente sanguínea. Um dispositivo de PET Scan registra imagens do cérebro conforme ele vai utilizando essa glicose. O doutor Zametkin e seus colegas notaram que adultos com TDAH tinham menor atividade cerebral, em particular na área frontal. O baixo nível de atividade foi temporariamente corrigido quando os adultos tomaram medicamentos estimulantes como os que costumam ser usados clinicamente para tratar crianças com TDAH. O doutor Zametkin repetiu esse estudo com vinte adolescentes com TDAH e de novo constatou atividade reduzida na região frontal, mais no lado esquerdo do que no direito. Os resultados foram especialmente óbvios para garotas adolescentes com o transtorno em comparação com garotas sem TDAH, e menos acentuados para meninos adolescentes com TDAH em comparação com meninos sem o transtorno. Desde então, muitos outros estudos usando essa e outras tecnologias de neuroimagem chegaram a resultados similares, todos eles sugerindo que deficiências no funcionamento e até no desenvolvimento de certas regiões cerebrais contribuem para o TDAH.

Outra maneira de estudar a atividade cerebral é por meio da imagem por ressonância magnética funcional, ou RMF. Como o PET, os dispositivos e procedimentos envolvidos na RMF podem mostrar em que grau as diferentes regiões cerebrais estão sendo ativadas, em especial em reação a alguma tarefa mental que o indivíduo desempenha enquanto está no scanner. Muitos estudos utilizando essa tecnologia também demonstraram que várias regiões cerebrais naqueles com TDAH não estão funcionando normalmente ou otimamente, em comparação com os cérebros de pessoas sem o transtorno. A maioria desses estudos foi revisada em 2007 pelo doutor Yannis Paloyelis e por seus colegas no Instituto de Psiquiatria de Londres, que comentaram que *todos* os estudos usando RMF haviam encontrado diferenças na atividade cerebral entre indivíduos com TDAH e outros sem o transtorno da mesma idade. De novo, muito dessa atividade reduzida parece ocorrer em uma ou mais das cinco regiões do cérebro aqui discutidas.

COMPARAÇÃO ENTRE A ATIVIDADE CEREBRAL NO TDAH E EM OUTROS TRANSTORNOS PSIQUIÁTRICOS — Num estudo usando técnicas de imagens cerebrais, o doutor Karl Sieg e seus colegas, na Universidade do Kansas, relataram ainda em 1995 ter encontrado atividade metabólica cerebral significativamente reduzida nas regiões frontais de dez pacientes com TDAH, em comparação com seis pacientes com outros transtornos psiquiátricos. Esse estudo é importante porque fornece alguma evidência de que a redução na atividade cerebral frontal é específica de pacientes com TDAH e não algo que simplesmente acompanha qualquer transtorno psiquiátrico.

Muitos outros estudos desde então têm apoiado essas distinções entre a estrutura e o funcionamento cerebral no TDAH em comparação com os de outros transtornos, como as pesquisas na última década do doutor Joseph Biederman e seus colegas (ver anteriormente) que compararam casos de transtorno bipolar com os de TDAH ou casos de transtorno de conduta com os de TDAH e que indicaram diferentes regiões cerebrais associadas a cada um desses transtornos. Por exemplo, um estudo de 2009 da doutora Katya Rubia e seus colegas, então no Instituto de Psiquiatria de Londres, constatou reduções na atividade cerebral naqueles com TDAH e também padrões de subativação que eram distintos dos padrões vistos em pacientes com transtornos de conduta.

Conclusões

Em resumo, os achados científicos obtidos até o momento pelas várias linhas de pesquisa científica indicam claramente que pelo menos cinco áreas interconectadas do cérebro estão envolvidas no TDAH, especialmente aquela área na parte mais frontal conhecida como *região pré-frontal*. Essa região conecta-se a uma área na linha média dos lobos pré-frontais chamada *córtex cingulado anterior*. Por sua vez, essa região está conectada à amígdala e ao sistema límbico, que são estruturas cerebrais muito antigas que governam nossas emoções. Essa trilha ficou conhecida como o circuito executivo "quente", por seu papel no controle executivo "de cima a baixo" de nossas emoções primárias. Os lobos pré-frontais também enviam conexões por meio de uma trilha de fibras nervosas até uma estrutura chamada *núcleo caudado* (que é parte do *estriado*). Essa trilha é conhecida como o circuito executivo do "quê" ou circuito executivo "frio", responsável por fazer com que qualquer que seja a informação que tenhamos na mente ela possa orientar de fato nosso comportamento. Os lobos pré-frontais também enviam conexões mais para trás, até a área na parte posterior do cérebro conhecida como *cerebelo*. Essa trilha tem sido chamada de circuito executivo do "quando", porque parece estar envolvida no *timing* e no senso de oportunidade de nossos pensamentos, e especialmente das ações guiadas por eles. Existe hoje substancial evidência de que esses três circuitos executivos podem ser responsáveis pelo desenvolvimento do TDAH. As variações entre as pessoas com TDAH quanto às deficiências no funcionamento desses circuitos provavelmente ajudam a explicar algumas das diferenças individuais que vemos nos tipos de sintomas que elas manifestam.

Como descrevi anteriormente, essas áreas cerebrais são as que criam nossas funções ou aptidões executivas. Elas nos ajudam a inibir nosso comportamento, a ter consciência de nós mesmos e de nossas ações, a ponderar sobre passado e futuro, a sustentar nossa atenção e nossas ações tendo em vista metas e o futuro, e a inibir reações dispersivas quando estamos focados em tarefas e metas. Também nos permitem inibir e controlar nossas emoções e nossa motivação, e nos ajudam a usar a linguagem (regras ou instruções) para controlar nosso comportamento e planejar o futuro. Esses achados científicos são muito consistentes com a minha visão de que um problema com o funcionamento executivo ou com o autocontrole é a marca do TDAH e que este decorre de níveis anormais de atividade nas regiões do cérebro responsáveis por essas aptidões humanas.

Mesmo assim, muitos pais podem perguntar: como é possível que crianças com TDAH, que são mais ativas e elétricas do que crianças sem TDAH, possam ter cérebros *menos* ativos? Lembre-se de que as áreas do cérebro que não são tão ativas como deveriam ser são aquelas partes que *inibem* o comportamento, retardam a reação a situações e nos permitem pensar sobre nossas ações potenciais e suas consequências antes de reagirmos – o cérebro executivo. Quanto menos ativos forem esses centros inibitórios e executivos, menor controle de "alto a baixo" a criança será capaz de exercer.

■ Algumas causas do desenvolvimento cerebral anormal

Sabemos hoje que certas substâncias químicas do cérebro parecem ser alteradas, e que certas regiões cerebrais são subativas e subdesenvolvidas em pessoas com TDAH. Ainda precisamos descobrir por quê. Entre as explicações possíveis, duas se destacam a partir das evidências disponíveis: agentes e eventos nocivos que afetam o início do desenvolvimento cerebral e a genética do cérebro.

Agentes ambientais

SUBSTÂNCIAS CONSUMIDAS DURANTE A GRAVIDEZ – A nicotina dos cigarros e o álcool da bebida consumidos durante a gravidez têm mostrado causar significativas anormalidades no desenvolvimento de várias dessas regiões cerebrais, como o núcleo caudado e as regiões pré-frontais do cérebro. Há quase quarenta anos, em 1975,[4] um estudo mostrou que as mães de vinte crianças hiperativas haviam consumido por dia, durante a gravidez, mais que o dobro de cigarros em relação a mães de vinte crianças com deficiência de leitura e vinte crianças de um grupo de controle.

Um estudo maior, de 1992, concluiu que a exposição direta à fumaça de cigarro durante a gravidez ou a exposição indireta após a gravidez aumentavam a probabilidade de problemas comportamentais nas crianças oriundas dessas gravidezes. A combinação de exposição tanto durante como após a gravidez criava a maior probabilidade de que as crianças dessas mães tivessem problemas importantes de comportamento. Mais tarde, em 1996, a doutora Sharon Milberger e seus colegas, então no Hospital Geral de Massachusetts e na Escola de Medicina de Harvard, encontraram uma relação significativa entre a quantidade de cigarros fumados durante a gravidez e o risco de TDAH em crianças dessas mães, mesmo após os pesquisadores terem feito o levantamento de possível histórico familiar de TDAH. Muitos outros estudos realizados desde então têm encontrado essa ligação entre o tabagismo das mães durante a gravidez e o risco de TDAH em seus filhos. Assim, há evidência científica substancial de que a exposição à fumaça do cigarro esteja relacionada com um risco mais alto de problemas de comportamento similares aos do TDAH. Mães que fumam pelo menos dez cigarros por dia ou mais durante a gravidez aumentam

---

[4] O presente livro foi escrito antes de 2013. (N.T.)

o risco de TDAH em seus filhos em 2,5 vezes, em comparação com o risco visto na população de não fumantes.

A pesquisa indica que crianças nascidas de mães alcoólatras têm maior probabilidade de enfrentar problemas com hiperatividade e desatenção e mesmo de apresentar TDAH clínico. Há muitos estudos defendendo essa associação. A quantidade de álcool consumida pelas mães na gravidez parece estar relacionada diretamente com o grau de risco para desatenção e hiperatividade em seus filhos nas idades de 4 a 7 anos. O risco de ter um filho com TDAH aumenta 2,5 vezes nas mulheres que bebem durante a gravidez, em relação às mulheres abstêmias.

Tenha em mente, porém, que todos esses estudos apenas fornecem evidência de uma *associação* entre essas substâncias e o TDAH, e as associações podem ser enganosas. De novo, porém, a doutora Milberger e seus colegas controlaram o histórico familiar em sua pesquisa sobre fumo e TDAH; portanto, podemos ter maior confiança na possibilidade de o fumo durante a gravidez estar relacionado com o TDAH.

Similarmente, sabemos que mulheres adultas com TDAH consomem mais bebida alcoólica do que as outras, estejam grávidas ou não. Também sabemos que o TDAH tem alta probabilidade de ser herdado (como veremos a seguir). Portanto, a causa do transtorno nas crianças desses estudos pode muito bem ter sido a genética apenas, em interação com o álcool e o cigarro. Uma pesquisa da doutora Rosalind Neuman e de seus colegas descobriu evidência persuasiva a respeito justamente dessas interações gene × toxina, mostrando que cada um aumentava o risco de TDAH, mas que, combinados, os genes de risco para TDAH e o tabagismo das mães tornavam a chance de as crianças desenvolverem o transtorno acentuadamente maior.

Em apoio a uma conexão causal direta entre as toxinas consumidas pelas mães durante a gravidez e os sintomas de TDAH, estudos com animais *têm* mostrado de modo bastante conclusivo que o cigarro e o álcool causam desenvolvimento anormal de certas regiões do cérebro e que essas anormalidades levam a um aumento no comportamento hiperativo, impulsivo e desatento. Portanto, talvez a conclusão mais significativa seja que uma mãe pode aumentar o risco de TDAH no seu filho ao fumar e beber durante a gravidez, e que esse risco pode ser ainda mais acentuado se a própria mãe também tiver TDAH.

EXPOSIÇÃO AO CHUMBO – Como discutido pelo doutor Joel Nigg, da Universidade de Ciências da Saúde do Oregon, em seu livro de 2006 *What Causes ADHD?* [O que causa o TDAH?], existe alguma evidência científica de que altos níveis de chumbo no corpo de crianças jovens possam estar associados a um risco aumentado de hiperatividade e comportamento desatento. Essa relação parece existir especialmente quando a exposição ao chumbo ocorre entre os 12 e os 36 meses de idade. A relação é bastante fraca, embora seja encontrada consistentemente em vários estudos. Por exemplo, numa escala de 1 a 100, a relação entre o chumbo no corpo e a hiperatividade é de apenas de 6 a 15. Mesmo em altos níveis de exposição, um estudo de 1979 constatou que menos de 36% das crianças com elevados níveis de chumbo foram consideradas pelos professores como desatentas, distraídas, impulsivas e hiperativas. Altos níveis de chumbo no corpo podem muito bem causar alguns casos de TDAH porque estudos em animais e em humanos de fato mostram que a exposição ao chumbo em níveis de moderados a altos provoca danos ao tecido cerebral. Portanto, o chumbo é tóxico para o cérebro, assim como o álcool e o tabaco; pode, dessa forma, ser visto como causa potencial de desatenção, hiperatividade ou mesmo de um TDAH bem definido em alguns casos. Porém, assim como as demais toxinas discutidas, sua presença não garante que a criança automaticamente irá desenvolver TDAH como consequência.

Hereditariedade e TDAH

Apenas uma minoria das crianças (de 25% a 35%) parece ter adquirido seu TDAH como consequência de toxinas ou outros eventos de risco que possam ter comprometido seu desenvolvimento cerebral inicial, segundo o doutor Joel Nigg em seu já citado livro de 2006. O que mais poderia causar alteração na química cerebral, subatividade cerebral ou regiões cerebrais menores? Uma razão altamente provável foi encontrada em substancial pesquisa sobre o papel da genética e da hereditariedade no TDAH – antes de mais nada, cabe destacar que o transtorno claramente percorre famílias. Por muitos anos tivemos evidências de que os parentes biológicos de crianças com TDAH têm mais problemas psicológicos de diversos tipos – particularmente depressão, alcoolismo, transtornos de conduta ou comportamento antissocial, assim como hiperatividade/TDAH – do que os parentes de crianças que não têm o transtorno. Uma contribuição familiar como essa ao TDAH era evidente há quarenta anos, nos estudos iniciais sobre famílias de crianças hiperativas conduzidos pelos doutores James Morrison e Mark Stewart, então na Escola de Medicina da Universidade de Iowa, assim como pelo doutor Dennis Cantwell e seus colegas no Instituto de Neuropsiquiatria da Universidade da Califórnia, em Los Angeles. Essas pesquisas dão forte apoio à ideia de que uma predisposição genética contribui substancialmente para esse transtorno.

ESTUDOS DE FAMÍLIAS – Evidências mais claras e fortes de que o TDAH pode ser herdado vêm de estudos que avaliam diretamente todos os membros de uma família imediata quanto ao TDAH e determinam o risco de outros membros da família quando um deles é diagnosticado com o transtorno. Como exemplo, considere o grande estudo dos doutores Joseph Biederman, Stephen Faraone e seus colegas nos Hospital Geral de Massachusetts. Publicado em 1990, o estudo avaliou os 457 parentes de primeiro grau (mães, pais e irmãos) de 75 crianças com TDAH e comparou os resultados com a sua avaliação dos membros familiares de 26 crianças de um grupo de controle (isto é, crianças sem transtornos psiquiátricos) e 26 crianças com outros transtornos psiquiátricos, diferentes do TDAH. Constataram que mais de 25% dos parentes de primeiro grau nas famílias de crianças com TDAH também tinham o transtorno, enquanto essa taxa era apenas de cerca de 5% nos dois outros grupos. Esses 5% são o que poderíamos esperar encontrar em qualquer amostra de crianças, já que é a prevalência do transtorno na população em geral. Note que se uma criança tem TDAH, então existe um risco cinco vezes maior para outros membros de sua família. Muitos outros estudos posteriores chegaram à mesma conclusão.

ESTUDOS DE GÊMEOS – A pesquisa com base em gêmeos é mais persuasiva ainda. Cientistas constataram que, se um dos gêmeos tem sintomas de TDAH, o risco de que o outro também tenha o transtorno chega a variar entre 75% e 90%. Esse risco é duas a três vezes maior que o risco de um irmão de alguém com o transtorno apresentar sintomas de TDAH (de 25% a 35%), e de nove a quinze vezes maior que o risco vigente entre crianças da população em geral (de 5% a 8%). Por exemplo, considere os resultados de um estudo publicado em 1992 pela doutora Jacquelyn Gillis e seus associados na Universidade do Colorado. Eles concluíram que 79% dos gêmeos idênticos tinham ambos TDAH, depois de um deles ter sido diagnosticado. Para gêmeos fraternos a cifra era de apenas 32%, mas ainda assim de seis a dez vezes maior do que a vista entre crianças sem relação de parentesco entre elas, nas quais a prevalência de TDAH na época era apenas de 3% a 5%.

Além de comparar o risco entre dois gêmeos idênticos quando um deles tem o transtorno, os cientistas podem também estudar grandes amostras de gêmeos idênticos em comparação com gêmeos não idênticos ou fraternos, e computar matematicamente o grau em que as diferenças entre todas as pessoas da amostra resultam de diferenças em sua constituição genética. Mais de quarenta estudos de grande porte sobre gêmeos foram realizados em vários países até o momento. Eles foram capazes de determinar que desigualdades na constituição genética explicam entre 55% e 97% das diferenças entre pessoas em seus níveis de sintomas de TDAH, com uma média de cerca de 78% dessas diferenças individuais atribuídas à genética.

Esses estudos podem também determinar a extensão em que eventos ambientais ou fatores singulares contribuem para a variação nos traços de TDAH dentro da população. Tais eventos são chamados de "singulares" porque acontecem apenas com aquela criança (e não com outras da família) – toxinas na intoxicação por chumbo, infecções na mãe ocorridas apenas naquela gravidez, uso de tabaco e álcool pela mãe apenas naquela gravidez, o fato de a criança ter nascido muito prematura ou ter passado por outras complicações na gestação e no parto. Eventos biológicos como esses, fruto do acaso, parecem explicar apenas de 6% a 15% das diferenças entre pessoas no seu nível de traços de TDAH. Isso claramente dá sustentação ao grande papel da hereditariedade na expressão do transtorno. No entanto, também dá apoio à discussão anterior de que um pequeno grau de TDAH pode decorrer de fontes não genéticas, como lesões cerebrais ou consumo de álcool e tabaco pela mãe na gravidez.

Estudos com gêmeos podem também ser usados para calcular o grau de variação em traços de TDAH entre pessoas pelo compartilhamento de eventos ou fatores ambientais. Essas são coisas que todas as crianças de uma família podem ter experimentado, como uma dieta similar, volume de exposição à TV e a videogames, problemas na criação, dificuldades psicológicas de um ou ambos os pais, o bairro em que foram criadas e assim por diante. O que é muito surpreendente e importante nesses estudos é que eles têm consistentemente mostrado que esses eventos compartilhados ou restritos à família não explicam muito – ou nada – das variações nos traços de TDAH entre as crianças. É por isso que podemos agora concluir com segurança que a má atuação dos pais na criação dos filhos ou outras coisas ocorrendo numa família às quais todos os seus filhos estão expostos não contribuem para causar o TDAH. Além do forte papel da genética para o TDAH, encontrado em todos esses estudos, esse achado relativo à pouca ou nenhuma contribuição do ambiente familiar para o TDAH é um dos mais confiáveis na pesquisa científica sobre o transtorno até o momento.

O QUE EXATAMENTE É HERDADO? – Entre os fatores específicos herdados no TDAH provavelmente estão a tendência a apresentar problemas no desenvolvimento do córtex pré-frontal do cérebro, do núcleo caudado e de outras regiões cerebrais, como acabamos de ver. Cientistas estão agora realizando estudos que avaliam todos os membros de uma família na qual haja uma criança com TDAH e escaneando todo o genoma humano (todos os sítios de genes ativos nos humanos) para determinar quantos genes estão envolvidos no transtorno e quais são suas localizações. Uma pesquisa subsequente poderá então investigar a natureza dos genes localizados nesses sítios e nos ajudar a compreender como esse gene funciona no cérebro humano (constrói neurônios, ajuda na sua migração normal, dá apoio às células, determina sua sensibilidade aos neurotransmissores, cria o próprio neurotransmissor químico, etc.). Até agora, de 22 a 40 ou mais desses sítios foram identificados nesses escaneamentos iniciais do genoma. Os genes em alguns desses sítios já são conhecidos, e ainda restam outros a serem identificados.

Aqui é suficiente dizer que essa é uma das áreas de pesquisa do TDAH mais estimulantes e de desenvolvimento mais rápido no momento. O que tudo isso significa é que o TDAH é causado por múltiplos genes. Cada gene dá uma contribuição relativamente pequena para o risco de alguém apresentar o transtorno. Mas uma criança que tenha um número razoável desses genes de risco para TDAH irá manifestar sintomas graves o suficiente para ser diagnosticada com o transtorno. Membros da família que tenham um número menor desses genes podem manifestar alguns poucos sintomas mais leves de TDAH, mas insuficientes para que sejam diagnosticados ou necessariamente prejudicados pelo transtorno. Eles apresentam o que os pesquisadores chamam de "fenótipo familiar" do TDAH, mesmo que não exibam o espectro todo ou a gravidade do transtorno. Também estamos constatando que os genes que podem estar envolvidos em causar o TDAH na realidade não são anormais ou de "doença". As pessoas que não têm TDAH podem ter esses genes. Mas a versão do gene relacionada com o TDAH pode ser diferente sob certo aspecto – tipicamente tendo uma extensão incomum, maior ou menor, do que aquele visto em pessoas sem o transtorno.

Por exemplo, vários estudos têm confirmado que pelo menos dois genes envolvidos com o neurotransmissor dopamina, mencionado anteriormente, podem estar relacionados com o TDAH. Um deles, chamado DRD4, é associado à dimensão de personalidade conhecida como *busca de novidades*. Crianças e adultos com TDAH tendem a ter uma versão mais longa desse gene. Ele pode tornar suas células cerebrais de dopamina menos sensíveis às quantidades normais desse neurotransmissor. Essas pessoas, então, requerem mais dopamina do que as demais para que suas células sejam ativadas. Esse efeito nas células nervosas pode tornar essas pessoas mais inclinadas a procurar novidades, porque isso estimula seu cérebro e especialmente a liberação de dopamina. Portanto, dizemos que têm esse traço de busca de novidades em sua personalidade. Isto é, elas exibem um comportamento de quem procura sensações, corre riscos, é impulsivo e inquieto em grau maior do que a população em geral.

Um segundo gene, o DAT1, também tem uma forma mais alongada, que é mais comumente associada ao TDAH do que seria esperado na população em geral. Esse gene pode ajudar a regular a atividade da dopamina no cérebro ao intervir na rapidez com que esse neurotransmissor é removido da sinapse, aquele pequeno intervalo entre os neurônios (ver "Química cerebral", anteriormente). Além desses dois genes, pelo menos sete outros foram identificados como prováveis genes de risco para o transtorno. E, como os escaneamentos de genes já descobriram, o TDAH resulta de outros genes além desses nove. Procure continuar encontrando notícias sobre novas descobertas científicas relacionadas à genética do TDAH.

SERÁ QUE O TDAH NÃO É SIMPLESMENTE UMA FORMA EXTREMA DE UM TRAÇO HUMANO NORMAL? — A explicação genética desse transtorno tem uma implicação importante, que facilmente pode passar despercebida: *o TDAH pode ser simplesmente uma forma extrema de um traço humano normal, e não uma condição francamente patológica na maioria dos casos.* Como acabamos de ver, a escolha de quem de nós acabará tendo TDAH parece ser determinada muito mais pela genética do que por fatores ambientais. Nesse sentido, o TDAH pode ser visto da mesma maneira que encaramos altura, peso, inteligência ou capacidade de leitura, para citar apenas alguns traços que são dimensionais (nos quais as pessoas variam em grau) e que em grande medida (mas não totalmente) são determinados pela genética: o traço de funcionamento executivo e de autocontrole relacionado com ele representa uma dimensão ou um *continuum* de uma aptidão humana, e diferimos no quanto herdamos dele, do mesmo modo como diferimos naquilo que herdamos quanto à altura, ao peso, à inteligência ou à capacidade de leitura. Considerar qualquer traço "anormal" indica simplesmente o lugar no qual desenhamos uma linha no *continuum*. Quando as pessoas se situam perto da extremidade de baixo do *continuum* para um traço dimensional como o TDAH e essa deficiência faz com que sofram uma perturbação em suas principais atividades de vida (relações sociais, educação, trabalho, etc.), as rotulamos como tendo um transtorno. Tais rótulos fazem parecer que o transtorno é alguma categoria na qual essas pessoas se encaixam, enquanto isso não se aplica à maioria. Isso pode obscurecer o fato de que aqueles com TDAH na realidade estão na dimensão de aptidões normais, e que diferem das pessoas típicas apenas numa questão de grau, e não por serem uma espécie diferente de pessoas. A diferença aqui é quantitativa, não qualitativa. Dito de outro modo, todos temos algum grau desse traço de TDAH, já que todos temos funcionamento executivo e autorregulação. Aqueles diagnosticados com TDAH simplesmente representam o extremo inferior da dimensão (ou dimensões) no que se refere à autorregulação e ao funcionamento executivo.

Espero que essa compreensão de que o TDAH é apenas uma forma extrema de um traço que todos possuímos, e que é algo que as pessoas "herdam naturalmente", nos ajude a ver o transtorno a partir de um ângulo mais positivo. Seu filho nasceu com esse problema; ele não tem culpa nenhuma de ocupar essa posição no *continuum*. Do mesmo modo, você não deve aceitar que tenha qualquer culpa, nem deixar que os outros lhe atribuam alguma.

OS MITOS: O QUE NÃO CAUSA O TDAH

Certamente você deve ter visto afirmações de que outros fatores além dos que acabamos de discutir são causadores do TDAH. Algumas delas originalmente tinham fundamento em hipóteses plausíveis, mas que não foram confirmadas. Outras são puras falsidades; não têm e nunca tiveram base científica. À medida que continuarmos com achados conclusivos sobre o TDAH, espero que o charlatanismo que envolve o tema diminua muito ou desapareça de vez. Nesse meio-tempo, use o que você sabe a respeito do método científico para separar fatos de ficção.

■ **Provavelmente não tem a ver com o que eles comem**

Na década de 1970 e no início da de 1980, era muito comum ver o TDAH como resultante do excesso de aditivos químicos nos alimentos. Essa teoria assentava-se principalmente numa disseminada atenção que a mídia deu à afirmação do doutor Benjamin Feingold de que mais da metade de todas as crianças hiperativas ficavam assim porque comiam alimentos contendo aditivos e conservantes. A maior parte da substancial pesquisa feita ao longo da década seguinte foi simplesmente incapaz de dar apoio à afirmação de Feingold. Na realidade, apenas um número muito reduzido (5% ou menos) de crianças, em geral da pré-escola, mostraram um leve aumento de atividade ou de desatenção devido ao consumo dessas substâncias. Nunca se produziu evidência de que crianças normais desenvolvam TDAH em razão de consumirem essas substâncias ou que crianças com TDAH apresentem uma piora considerável ao ingeri-las. Em 1983, os doutores Kenneth Kavale e Steven Forness, da Universidade da Califórnia, em Riverside, publicaram uma revisão de 23 estudos dedicados a investigar a dieta de Feingold. Eles concluíram que a alteração da dieta não foi eficaz para tratar a hiperatividade.

Embora essa visão fosse compartilhada por muitos cientistas que estudavam o TDAH, a mídia popular continuou dando apoio a essa crença infundada. Em 1986, Ann Landers[5] publicou e deu aval pessoal a uma carta de um pai que fazia essa afirmação errônea e orientou pais e mães a escreverem para a Feingold Association of the United States (*Worcester Telegram and Gazette,* 19 de setembro de 1986). Infelizmente para os pais que leram essa bobagem e aceitaram o conselho, nada poderia estar mais longe da verdade. Mais recentemente, o interesse científico por essa teoria diminuiu muito, assim como o do público em geral.

---

[5] Ann Landers (1918-2002) foi uma jornalista americana que durante 56 anos manteve uma coluna muito popular em vários jornais ("Ask Ann Landers"), oferecendo conselhos sobre temas gerais. Tornou-se uma espécie de ícone da cultura americana. (N.T.)

> *"É o açúcar que causa TDAH, como tenho ouvido dizer?"*

Mas o público adotou, em seu lugar, a visão popular de que o açúcar causa TDAH. E a ideia foi aceita em tal grau que em janeiro de 1987 foi considerada a resposta correta à pergunta "Qual a principal causa da hiperatividade na América do Norte" num programa muito popular na televisão chamado *Jeopardy*. Os que defendiam essas afirmações não ofereceram um único estudo científico para apoiá-las. Desde 1987, houve vários estudos científicos sobre o açúcar, e, no geral, eles foram contrários a essa afirmação. Como exemplo, um estudo publicado em 1988 pelo doutor Lee Rosen, da Universidade do Estado do Colorado, e seus colegas mostrou que, mesmo quando tomavam uma bebida com açúcar equivalente a duas barras de chocolate, crianças da pré-escola e do ensino fundamental podiam ter seu nível de atividade ligeiramente aumentado, mas não a ponto de isso ser detectado por seus professores ou pelos experimentadores ao longo do seu dia na escola. Nenhum efeito do açúcar foi detectado no trabalho escolar das crianças. Apenas as meninas mostraram uma pequena diminuição em sua atenção e aprendizagem num dos testes psicológicos realizados entre vinte e trinta minutos depois de elas tomarem a bebida, mas essa foi uma mudança muito pequena e não apontada em nenhuma das avaliações ou observações do professor. Nenhuma criança desenvolveu TDAH. A conclusão dos autores foi que o açúcar não causa nenhuma mudança clinicamente significativa ou muito perceptível no comportamento das crianças, e muito menos a perturbação clínica do TDAH.

Os doutores Mark Wolraich, Richard Milich, Phyllis Stumbo e Frederick Schultz, do Hospital-Escola da Universidade de Iowa, realizaram dois estudos com crianças hiperativas, publicados em 1985. Eles avaliaram de modo intensivo dezesseis meninos em cada um desses estudos, que ficaram três dias internados no hospital-escola, durante os quais o conteúdo de açúcar de sua dieta foi diretamente manipulado. Para evitar que as crianças e outros da equipe soubessem em que dias havia açúcar na dieta, os pesquisadores usaram aspartame como placebo. Esses cientistas fizeram 37 diferentes medições do comportamento e da aprendizagem e não constataram quaisquer efeitos significativos do açúcar, seja no comportamento, seja na aprendizagem. Em 1986, os doutores Richard Milich, Mark Wolraich e Scott Lindgren publicaram uma revisão de toda a pesquisa realizada até aquela data sobre os efeitos adversos do açúcar no comportamento das crianças. Concluíram que "a maior parte dos estudos não conseguiu encontrar quaisquer efeitos associados à ingestão de açúcar, e nos poucos estudos em que se constataram efeitos, estes foram no sentido tanto de melhorar o comportamento como de torná-lo pior" (p. 493).

Como explicar isso sendo que quase metade dos pais e professores questionados num desses estudos declarou que seus filhos *ou* alunos pareciam ser muito sensíveis ao açúcar? Uma resposta é do conhecimento da pesquisa psicológica há décadas, e é o poder da sugestão psicológica. Para avaliar essa possibilidade, os doutores Daniel Hoover e Richard Milich, da Universidade de Kentucky, publicaram um estudo em 1994 com 31 meninos entre 5 e 7 anos de idade, cujas mães relataram ver neles um comportamento "sensível ao açúcar". Quando cada mãe, acompanhada de seu filho, veio à clínica, foi informada de que naquele dia da consulta seu filho tomou ou açúcar ou aspartame (de novo como placebo) diluído no suco. Só que, na realidade, não foi colocado nenhum açúcar na bebida dada às crianças. Na manhã seguinte à consulta, metade das mães foi informada de que seus filhos haviam tomado a bebida com açúcar, e a outra metade de que os filhos haviam recebido aspartame. As mães e seus filhos foram então observados interagindo durante um período em que brincaram livremente, e depois por um período em que fizeram tarefas juntos. As mães também avaliaram o comportamento dos filhos ao final desses períodos. Foram feitas também medições diretas do nível de atividade das crianças. Os cientistas constataram que as mães informadas de que os filhos haviam recebido açúcar relataram que suas crianças haviam ficado mais hiperativas do que as mães às quais se havia contado a verdade (que havia sido dado aspartame). As mães que achavam que os filhos haviam ingerido açúcar também foram mais críticas em relação às atividades deles, mantiveram maior proximidade física com eles (zanzando em volta deles) e falaram com eles com maior frequência do que as mães que sabiam que os filhos haviam ingerido aspartame. Esse estudo mostra claramente que aquilo que os pais acreditam saber a respeito da causa de hiperatividade na dieta (neste caso, o açúcar) não só pode distorcer seus relatos, como também mudar a maneira como tratam os filhos. É bom ter esse estudo em mente da próxima vez que alguém lhe disser que algo que seu filho come torna ele hiperativo ou provoca o TDAH. No entanto, apesar das pesquisas em mais de 25 anos não terem mostrado nenhuma ligação significativa entre o açúcar e o TDAH, ele ainda continua até hoje como uma possível causa do transtorno na mente de uma parte do grande público.

> *"Vi um médico num programa de entrevistas dizer que alergias a comida causam o TDAH.*
> *Você poderia testar meu filho em relação a isso?*
> *Se não, onde é que eu poderia testá-lo?"*

Ao longo dos anos, foram feitas outras afirmações sem fundamento a respeito da influência da dieta no TDAH. Há quase quarenta anos, vários profissionais afirmaram que grandes doses de vitaminas, particularmente B3, C e piridoxina, seriam benéficas para pacientes com doenças mentais graves. Quase vinte anos depois, outro profissional publicou declarações dizendo que hiperativos e crianças com transtornos de aprendizagem podiam se beneficiar da chamada *terapia por megavitaminas* ou *psiquiatria ortomolecular*. Nenhuma dessas afirmações foi checada por pesquisas científicas rigorosas. Na realidade, um estudo relativamente bem conduzido constatou que o comportamento de crianças com TDAH tem piora efetiva com um programa de tratamento com megavitaminas. Afirmações similares foram feitas em relação a grandes doses de minerais. Não há evidências de que megadoses de vitaminas ou minerais possam ajudar crianças com TDAH, ou que deficiências de vitaminas ou minerais possam de algum modo causar o transtorno. *Pais e mães devem também estar cientes de que grandes doses de vitaminas (especialmente de vitaminas solúveis em gordura) e minerais podem na verdade ser prejudiciais às crianças.*

Talvez você também tenha lido (ou visto em entrevistas na TV) afirmações de que alergias a substâncias presentes nos alimentos, junto com os aditivos químicos visados pelo doutor Feingold, podem causar sintomas de TDAH (e, incidentalmente, uma série de outros sintomas). Um estudo de grande porte conduzido na Holanda pela doutora Lidy Pelsser e colegas, publicado em 2010, comparou uma grande amostra de crianças da população em geral, que não recebiam uma dieta controlada, com outro grupo que teve várias substâncias controladas ou eliminadas de sua dieta. O estudo relatou que as crianças no grupo de dieta controlada tiveram melhoras na desatenção, no nível de atividade e em outros sintomas de TDAH. Essas melhoras foram observadas principalmente pelos pais, e isso poderia muito bem ter decorrido em parte do fato de os pais saberem quais crianças estavam recebendo a dieta controlada e quais não estavam. Embora esse estudo sugira que algumas crianças podem se beneficiar da retirada de certas substâncias químicas, corantes ou aromatizantes da comida de sua dieta para uma melhora no seu comportamento, os seus resultados contrariam a maioria dos outros estudos recentemente resenhados pelo doutor Joel Nigg e colegas, que constataram um efeito muito menor desse tratamento. Como sempre, serão necessárias outras pesquisas melhores para descartar ou confirmar a possibilidade de que algumas crianças possam ser afetadas adversamente em seu comportamento por certos aditivos nos alimentos. Mas as evidências a meu ver não indicam que se trate de uma causa importante do TDAH, embora alguns pequenos efeitos tenham sido vistos em alguns estudos. A Academia Americana de Alergia e Imunologia tampouco defende investigar alergias quando aparecem sintomas de TDAH. Nos últimos 35 anos, os americanos têm ficado tão fascinados com as maneiras pelas quais os alimentos são capazes de afetar a saúde humana que não deve surpreender que surjam a toda hora sugestões de vínculos entre dieta e TDAH; mas a esta altura a maior parte dessas afirmações não pode ser levada a sério.

■ Os hormônios estão envolvidos no TDAH?

Um estudo publicado no início de 1993 (pelo doutor Peter Hauser e colegas) mostrando um vínculo entre níveis baixos de hormônios da tireoide e o TDAH recebeu muita publicidade da mídia. Alguns chegaram a afirmar que o "gene" do TDAH havia sido descoberto, pois o gene para a deficiência da tireoide é conhecido e a suposição era de que os dois deviam estar relacionados de algum modo. Esses hormônios, substâncias químicas produzidas na tireoide (uma glândula situada na altura do pescoço), são importantes para controlar o crescimento e podem ter outras funções que ainda não são totalmente compreendidas. Algumas poucas pessoas têm uma rara deficiência da tireoide que pode ser geneticamente determinada. O estudo concluiu que 70% das crianças e 50% dos adultos com deficiência no hormônio da tireoide tinham TDAH. Desde então esse vínculo foi estudado em três outros artigos publicados, e nenhum deles encontrou qualquer associação significativa entre os problemas com o funcionamento do hormônio tireoidiano e a hiperatividade ou o TDAH. Portanto, o estudo inicial parece ter sido falho em algum aspecto. Crianças com TDAH não precisam ser testadas rotineiramente quanto a possíveis deficiências de tireoide, e os tratamentos com hormônio da tireoide tampouco devem ser vistos como uma promessa para o tratamento do TDAH no momento.

Nenhum outro hormônio mostrou ter qualquer relação com o TDAH.

■ Enjoo de movimento e TDAH

Durante muitos anos o doutor Harold Levinson, de Great Neck, Nova York, tem alimentado a cobertura da mídia com sua teoria de que o TDAH, alguns transtornos de aprendizagem e outros problemas comportamentais e emocionais podem ocorrer em razão de um distúrbio no sistema vestibular do cérebro, que afeta o equilíbrio, o senso de gravidade e a posição da cabeça. Esse sistema fica localizado no ouvido interno e faz conexões com algumas partes do cérebro, especialmente o cerebelo, localizado na parte posterior inferior do crânio. Ao contrário do que a maioria dos cientistas acredita, o doutor Levinson afirma que esse sistema também regula nossos níveis de energia, de modo que qualquer deficiência nele pode levar à hiperatividade e ao comportamento impulsivo. Ele recomenda que crianças com TDAH ou transtornos de aprendizagem tomem Dramin ou dimenidrinato (uma medicação contra o enjoo de movimento disponível nas farmácias sem receita), pois sabe-se que esses medicamentos têm efeitos no sistema vestibular. Ele também dá outras medicações aos pacientes, e algumas delas são medicamentos estimulantes fortes, e outras são suplementos vitamínicos ou extratos de ervas.

Em sua revisão de 1994 sobre a evidência disponível a respeito da teoria e das recomendações de tratamento do doutor Levinson, dois psicólogos, os doutores Barbara Ingersoll e Samuel Goldstein, concluíram que a teoria é certamente inconsistente com aquilo que se sabe sobre o TDAH e o sistema vestibular e suas funções. O sistema vestibular não parece estar envolvido de modo algum no controle do impulso, na atenção ou na regulação do nível de atividade. O doutor Levinson afirma ter usado essa abordagem para tratar milhares de pacientes com TDAH e transtornos de aprendizagem, com reação positiva de pelos menos 70% a 80% dos pacientes. Mesmo assim, nunca publicou um estudo científico bem documentado sobre o tema. Dessa forma, temos apenas a sua palavra para levar em conta sobre o quanto esse programa de tratamento pode ser útil para aqueles com TDAH. Como nos tratamentos dietéticos discutidos até aqui, os pais devem evitar esse programa de tratamento e vê-lo como totalmente desprovido de sustentação por pesquisa científica legítima.

■ Leveduras podem causar TDAH?

O doutor William Crook, pediatra e especialista em alergias de Jackson, Tennessee, tem sido um ativo defensor de que as leveduras – particularmente aquelas como o *Candida albicans,* capazes de viver no corpo – são causa importante de diferentes tipos de problemas de aprendizagem, comportamentais e emocionais, especialmente o TDAH. Essas leveduras geralmente são neutralizadas por outras bactérias no corpo, assim como pelo sistema imunológico. O doutor Crook acredita que as toxinas liberadas pelas leveduras podem irritar o cérebro e o sistema nervoso, e enfraquecer o sistema imunológico. Ele recomenda que crianças com TDAH recebam dietas com pouco açúcar, pois este pode estimular o desenvolvimento de leveduras. Como o doutor Feingold, ele também acredita que os aditivos e outras substâncias químicas nos alimentos podem contribuir para o problema das leveduras no corpo, e portanto devem ser eliminados da dieta de crianças com TDAH. Ele acha que algumas crianças podem até precisar de tratamento com medicação antifúngica, como a nistatina, e que outras precisam de vitaminas, minerais e outros suplementos dietéticos para controlar seus problemas de comportamento. No momento, não há qualquer evidência científica que apoie a teoria do doutor Crook. Como a Academia Americana de Alergia e Imunologia considera que a teoria da sensibilidade às leveduras não tem comprovação, os pais são incentivados a ignorar qualquer conselho com base nela. Com certeza, as recomendações do doutor Crook para que as crianças tomem grandes doses de vitaminas e minerais, como observado anteriormente, pode ser prejudicial.

■ Má criação e uma vida familiar caótica podem causar TDAH?

Teorias que colocam o ambiente social como causa principal do TDAH não têm tido muito apoio na literatura científica. Alguns autores afirmam que sintomas de TDAH, como o comportamento hiperativo, podem resultar de má criação pelos pais; estes são vistos como permissivos demais ou muito desorganizados em sua atuação com os filhos, ou incapazes de prover suficiente treinamento, estrutura ou disciplina. Não há estudos que apoiem essa visão. Mesmo assim, em 28 de janeiro de 2012, foi publicado no *New York Times* um artigo de L. Alan Sroufe, doutor e psicólogo da Universidade de Minnesota, no qual foi feita uma afirmação em princípio também sem base a respeito da atuação dos pais como causa do TDAH. Simplesmente não há evidência disponível que apoie esse ataque aos pais para explicar o TDAH, e por outro lado há muita evidência contrária a isso, o que nos faz perguntar quais seriam os motivos daqueles que continuam a fazer essas asserções bizarras e fortemente desmentidas pela ciência de que certos comportamentos dos pais em relação aos filhos podem causar o TDAH. Mais cedo na minha carreira, estudei, por mais de 24 anos, a vida familiar e particularmente as interações entre pais e seus filhos com TDAH. Minha pesquisa mostrou que pais de crianças com TDAH têm maior tendência a dar ordens aos filhos, a ser mais controladores e negativos em relação a eles, e em alguns casos, a dar menos atenção e ser menos receptivos com seus filhos do que pais de crianças sem TDAH. Meus colegas e eu também descobrimos que crianças com TDAH eram menos receptivas às ordens e instruções dos pais, mais negativas e teimosas, e menos capazes que crianças sem TDAH de continuar aceitando as ordens dos pais ao longo do tempo. Muitos outros estudos têm observado essas e outras diferenças nas interações pais-filhos em famílias que têm crianças com TDAH. Será que é culpa dos pais que as crianças estejam agindo dessa maneira, ou é culpa das crianças que os pais reajam assim?

"Meus pais acham que eu mimo demais o meu filho, que não o disciplino como deveria, e que por isso ele age desse modo. Como posso convencê-los de que ele de fato tem uma deficiência?"

Para avaliar melhor essa questão, demos uma medicação estimulante (Ritalina), durante algumas semanas, e placebos, nas demais semanas, a crianças com TDAH. Examinamos então o que acontecia com as interações mãe-filho. Nem as mães nem os filhos sabiam em quais semanas estava sendo fornecida a medicação real e em quais estávamos dando o placebo. Descobrimos que nas semanas em que as crianças tomavam medicação real, seu comportamento em relação às mães melhorava muito. Mas também notamos que o comportamento das mães em relação aos filhos melhorava igualmente. Chegava a ficar parecido com o comportamento de mães de crianças sem TDAH. Isso indicou que muito do comportamento negativo das mães parecia ser *uma reação* ao comportamento difícil dessas crianças, e não uma causa dele. Afinal, ao mudarmos diretamente os sintomas de TDAH das crianças por meio de medicação, mostramos que o comportamento de suas mães se tornou muito mais "normal".

Você também deve ter lido afirmações de que uma vida familiar caótica ou uma família "disfuncional" podem causar TDAH, com base no fato de que pais de crianças com TDAH têm de algum modo maior probabilidade de apresentar problemas psicológicos ou mesmo transtornos psiquiátricos. Estudos têm demonstrado que os pais (e parentes próximos) de crianças com TDAH têm maior tendência a apresentar problemas com álcool e abuso de substâncias, comportamento antissocial e depressão, e de terem enfrentado problemas de desempenho escolar e de hiperatividade quando crianças. Pais de crianças com TDAH também relatam maior estresse em seu papel de pais e mais problemas conjugais do que os outros pais. Além disso, as famílias de crianças com TDAH mudam de casa com maior frequência do que famílias que não têm crianças com esse transtorno. Essas coisas podem facilmente influenciar a condução da vida doméstica, o quanto os pais são organizados na gestão da vida pessoal e da família e o quanto são capazes de lidar bem com os filhos. Tais influências perturbadoras também criam muito mais estresse para as crianças do que o experimentado na vida familiar de crianças sem TDAH.

Na mente de algumas pessoas (e inclusive de alguns profissionais), essa linha de raciocínio justifica a afirmação de que o TDAH pode advir de uma vida familiar desorganizada, disfuncional. Mas várias linhas de raciocínio claramente contradizem essa visão. Primeiro, a maioria dos problemas vistos em membros de famílias com crianças com TDAH pode ser facilmente explicada pela evidência de hereditariedade descrita anteriormente. Devemos esperar ver mais TDAH e seus sintomas nos pais biológicos e membros da família de crianças com TDAH, mesmo que essas crianças tenham sido adotadas por outros no nascimento; e é o que se constata. Isso explica por que os membros de famílias de crianças com TDAH podem estar tendo mais problemas eles mesmos, podem mudar de casa com maior frequência e enfrentar mais problemas conjugais e uma taxa de divórcio mais elevada do que ocorre em famílias sem essas crianças. Não são os problemas psiquiátricos dos membros dessas famílias e o "mau" ambiente familiar resultante que causam TDAH nas crianças, mas os genes de risco para TDAH que os pais e os filhos têm em comum.

Em segundo lugar, pesquisas posteriores contradizem essa teoria. Estudos concluíram que esses problemas psiquiátricos dos membros da família de crianças com TDAH ocorrem com maior frequência apenas num subgrupo, composto por crianças que têm também graves problemas com comportamento agressivo, desafiador e antissocial. Os pais e parentes desse subgrupo são os que mostram maior probabilidade de ter problemas com abuso de drogas e álcool, depressão e comportamento antissocial. Crianças com TDAH, mas sem comportamento agressivo significativo, não parecem ter esses problemas graves entre seus parentes, pelo menos não com frequência maior do que as crianças sem TDAH. Isso nos diz que tais problemas dos pais e da família estão ligados ao desenvolvimento de comportamento agressivo e antissocial nas crianças, e não ao TDAH delas. Em outras palavras, vida familiar caótica ou disfuncional em razão de problemas psicológicos nos pais pode contribuir diretamente para o risco de a criança ter comportamento muito agressivo e antissocial. Assim, embora vida familiar caótica e problemas psiquiátricos dos pais estejam associados com e possam muito bem causar graves comportamentos desafiadores e agressivos, não são causadores de TDAH.

Finalmente, há os achados da minha própria pesquisa, que têm sido replicados desde então por outras: meus colegas e eu filmamos interações entre pais e seus filhos com TDAH, e fizemos então a comparação com as interações de crianças sem TDAH e seus pais. Mas também subdividimos as crianças com TDAH nas muito opositivas, desafiadoras e agressivas e naquelas que não eram assim. Descobrimos que as interações no grupo de crianças com TDAH que não eram agressivas não diferiam das interações nas famílias de crianças sem o transtorno, na maioria dos aspectos. Foi apenas no grupo agressivo que encontramos as interações mais negativas entre pais e filhos. Tanto as crianças com TDAH agressivas quanto seus pais usavam mais insultos, respostas ríspidas e comandos entre si. Também eram menos positivos em suas interações do que os outros dois grupos de crianças (crianças não agressivas com TDAH e crianças sem TDAH). Essas famílias de crianças agressivas relataram a maior quantidade e intensidade de conflitos domésticos entre seus membros. Os pais dessas crianças agressivas também relataram mais problemas psicológicos pessoais do que os pais dos outros grupos de crianças. Esse achado está de acordo com os resultados que apontam que problemas psicológicos dos pais são mais comuns nas famílias de crianças agressivas com TDAH. Além disso, reforçam o aspecto visto antes em estudos de gêmeos, que concluíram que o ambiente em casa ou na criação de crianças não contribui significativamente para a expressão do transtorno.

Toda essa evidência torna altamente improvável que qualquer causa puramente social, como "má criação pelos pais" ou uma vida doméstica perturbada, estressante, crie o TDAH nas crianças dessa família. Em vez disso, a pesquisa sugere que crianças com TDAH podem criar estresse para seus pais e causar perturbação na vida familiar. Em casos em que a má atuação dos pais e a vida familiar conturbada têm alguma influência nas crianças, isso se dá, ao que parece, no sentido de contribuir para um comportamento agressivo e desafiador delas, e não para o TDAH.

▎Tem a ver com excesso de televisão?

Alguns anos atrás, o colunista de uma rede de jornais e terapeuta familiar John Rosemond, entre outros, argumentou que o TDAH resultava basicamente do excesso de horas que as crianças passavam diante da TV – muito mais do que era usual nas gerações anteriores. Essa ideia tem um apelo superficial, porque é consistente com a crença popular de que ver muita televisão encurta a capacidade de atenção da pessoa. Que eu saiba, não há estudos científicos que tenham mostrado que essa crença é fundamentada. Embora algumas pesquisas tenham concluído que crianças com TDAH veem mais TV do que as crianças sem o transtorno, tais estudos não provam que assistir à TV causa TDAH. Mesmo esses estudos não foram consistentes em seus achados; houve estudos que não encontraram nenhuma associação entre ver TV e sintomas de TDAH, e outros estudos observaram alguma associação. Eu e outros cientistas acreditamos que é mais provável que pessoas com TDAH assistam mais TV porque isso requer menos esforço e atenção do que outras opções de lazer, como a leitura. Por exemplo, na pesquisa em que acompanhei crianças com TDAH até a idade adulta, perguntamos a elas, quando adultas, o que faziam nas horas de lazer. Vimos que os jovens adultos que tinham TDAH viam mais TV, jogavam mais videogame, falavam mais ao telefone e gostavam mais de sair de carro para dirigir de maneira perigosa do que os jovens adultos do grupo de controle, enquanto estes últimos passavam mais tempo lendo, estudando assuntos do trabalho ou da faculdade e fazendo exercício do que os jovens adultos com TDAH. Esses estudos apenas nos indicam o que aqueles com TDAH gostam de fazer com seu tempo livre, não que as coisas que fazem durante esse tempo sejam diretamente causadas por seu TDAH. Mas a maior evidência contra a ideia de Rosemond vem dos estudos com gêmeos, que concluíram que o ambiente de criação compartilhado por gêmeos e irmãos ao crescer na mesma família *não* dá nenhuma contribuição significativa para as diferenças entre as crianças em seu grau de sintomas de TDAH. Assistir à TV é parte desse ambiente compartilhado, portanto esses estudos indicam que excesso de horas diante da televisão não contribui para o TDAH.

QUEM TEM RISCO DE DESENVOLVER TDAH?

Mesmo antes de uma criança nascer, certas características dos pais ou da família aumentam as chances de que ela venha a ter o TDAH. Esses fatores de risco podem não causar necessariamente o transtorno de maneira direta, mas sua presença sinaliza que uma criança nascida nessa família terá maior probabilidade de apresentar TDAH do que as nascidas em famílias sem esses fatores de risco.

Aspectos dos pais e da família

Como já dissemos, estudos nos informam que pais com TDAH têm cerca de oito vezes maior probabilidade de gerar filhos com TDAH. Obviamente, isso se deve ao forte papel que a hereditariedade tem no transtorno, como já relatamos. De fato, qualquer histórico familiar de TDAH aumenta as chances de uma criança ter o transtorno. Por exemplo, se há um filho com TDAH na família, isso aumenta a probabilidade de outro filho ter TDAH em 25% a 35%. Cientistas estimam que esse risco é de cerca de 13% a 17% para meninas e de 27% a 30% para meninos, não importando o gênero do irmão com TDAH. Não está claro por que os meninos têm um risco maior de ter o transtorno do que as meninas dentro da mesma família. As razões podem estar no âmbito da genética – sabemos, por exemplo, que é possível que uma característica herdada nos genes tanto de meninos quanto de meninas na mesma família se manifeste apenas nos meninos. A masculinidade, poderíamos dizer, tem maiores riscos biológicos associados a ela, e o TDAH pode ser um deles. Tais diferenças por sexo são evidentes não apenas no TDAH, mas também no retardo mental e em transtornos de aprendizagem como a dislexia (transtorno na leitura). Seja qual for a explicação, não é provável que se apoie em fatores puramente sociais, como as diferenças na maneira com que os pais tratam meninos e meninas dentro da mesma família.

Como já vimos, se uma criança tem TDAH, há um aumento no risco de outros membros da família terem também o transtorno. Mas e quando é o pai que tem TDAH? Então o risco para o filho desse pai ficará entre 20% e 54%. Em outras palavras, um pai com TDAH é de oito a dez vezes mais inclinado a ter um filho com TDAH do que um pai que não tenha o transtorno. Isto mostra como é forte a contribuição genética para o TDAH. Outros fatores familiares de risco associados ao desenvolvimento precoce e à persistência do TDAH são (1) grau de instrução menor da mãe, (2) status socioeconômico mais baixo dos pais, (3) monoparentalidade e (4) abandono da família por parte do pai. No entanto, esses fatores produzem apenas uma elevação muito pequena no risco para TDAH, e obviamente não são *a causa* do transtorno nos filhos desses pais. Estão simplesmente associados a um risco maior de TDAH, provavelmente em razão de uma terceira condição que explicaria tanto os fatores de risco quanto o próprio transtorno – de novo, possivelmente devido à genética compartilhada para os traços de TDAH.

■ Aspectos da gravidez

Vários estudos têm mostrado que mães que experimentam complicações em sua gravidez ou no parto têm maior probabilidade de gerar crianças com TDAH do que mães sem tais complicações. Isso vale também para infecções repetidas experimentadas pela mãe na gravidez. O tipo de complicação ou de infecção não parece ser tão importante quanto o número total dessas complicações. Elas podem causar TDAH ao interferir no desenvolvimento normal do feto, ou então pode haver um terceiro fator envolvido: o TDAH da mãe. Nesse caso, o transtorno da mãe poderia levá-la a ter se cuidar menos no pré-natal, e isso produziria complicações maiores; a causa do TDAH do filho seria a herança genética. Esse é um exemplo de associação não causal, que já discutimos neste capítulo.

O fato é que há pouca evidência de que essas complicações sejam realmente causas do TDAH. Mesmo há quarenta anos, já se acumulavam evidências de que a gravidez e as complicações no parto podiam contribuir para o risco de TDAH nos filhos dessas gestações. Por exemplo, num grande estudo do doutor Nichols e de seus colegas, conhecido como Projeto Colaborativo Perinatal e realizado pelo governo federal estadunidense na década de 1970, constatou-se que as seguintes complicações antes e durante o nascimento aumentavam (em pequena medida) o risco de que uma criança apresentasse sintomas de TDAH: o número de cigarros fumados pela mãe por dia, convulsões na mãe, número de vezes em que a mãe foi hospitalizada durante a gravidez, problemas respiratórios na criança durante e após o parto, e o peso e a saúde da placenta quando inspecionada após o parto. Uma alta incidência de problemas nessas áreas aumentava a probabilidade de que a criança tivesse sintomas de TDAH; quanto piores os problemas da mãe, piores os sintomas da criança.

Estudos com bebês prematuros e com baixo peso ao nascer

mostram com frequência que eles têm uma probabilidade bem mais alta de desenvolver TDAH em fase posterior na infância – às vezes, de cinco a sete vezes mais alta do que a população infantil em geral. Um estudo realizado há vinte anos sugeriu que isso talvez se devesse ao fato de esses bebês terem alto risco de sofrer pequenas hemorragias cerebrais. Mais de 40% desses bebês que haviam tido pequenas hemorragias no cérebro foram diagnosticados com TDAH (entre outros problemas de desenvolvimento e aprendizagem) em fase posterior da infância, enquanto aqueles que não haviam tido esses sangramentos mostraram ter probabilidade bem menor de desenvolver esses problemas.

Aspectos da primeira infância e dos 3 a 4 anos de idade

Cientistas também identificaram alguns aspectos no desenvolvimento inicial de crianças que podem fazer prever um risco maior para o aparecimento posterior do TDAH. Atrasos no desenvolvimento motor, tamanho menor da cabeça ao nascer e nos 12 meses de idade, fluido amniótico manchado por mecônio (material do intestino do feto), sinais de danos aos nervos após o nascimento, problemas respiratórios e peso baixo ao nascer foram considerados pelo Projeto Colaborativo Perinatal aspectos relacionados ao risco de uma hiperatividade posterior. O risco, porém, ainda era visto como baixo mesmo quando esses sinais estavam presentes. Crianças que são menos saudáveis em sua infância ou nos anos da pré-escola, e que têm uma lentidão no desenvolvimento da coordenação motora, também foram identificadas como tendo um risco mais elevado de exibirem sintomas precoces e persistentes de TDAH mais tarde na infância.

Crianças que se mostraram excessivamente ativas como bebês têm risco mais elevado de ter TDAH mais tarde. Além disso, aquelas que brincam por curtos períodos com objetos ou brinquedos, que também não conseguem persistir em acompanhar objetos em seu campo visual, ou que mostram uma intensidade de reação exagerada ao serem estimuladas podem ter risco mais elevado de desenvolver TDAH. Crianças até os 3, 4 anos que exigem muito de seus pais têm maior probabilidade de apresentar TDAH mais tarde. Não acreditamos que esses aspectos das crianças ou de seu desenvolvimento precoce façam com que mais tarde apareçam os sintomas de TDAH. Em vez disso, muitos psicólogos acreditam que esses são apenas os primeiros sinais do próprio TDAH, que talvez não tenha ainda adquirido totalmente sua expressão numa idade tão precoce – como a primeira infância e a pré-infância. Crianças muito novas exibem apenas o comportamento que têm condições de exibir nesse estágio inicial do desenvolvimento cerebral. As "sementes" do TDAH talvez estejam dentro dessas crianças, mas só irão aparecer nos estágios de desenvolvimento em que normalmente ganham protagonismo a capacidade de atenção, a inibição e outras funções executivas que ajudam no autocontrole da atividade e do comportamento. Nesses estágios, as crianças com TDAH ficarão para trás em relação às outras.

■ Aspectos dos anos da pré-escola

Durante os anos da pré-escola (dos 2 aos 5 anos de idade), o desenvolvimento de problemas iniciais e persistentes com o excesso de atividade e o relacionamento com outras crianças pode marcar uma criança como tendo risco de TDAH. Além disso, o que não surpreende, crianças pequenas com excessiva desatenção e dificuldades emocionais (como frequentes surtos de raiva ou irritação, ou inclinação a ficar facilmente perturbada por coisas ínfimas) têm maior probabilidade de desenvolver TDAH ao crescerem.

De novo, crianças pequenas cujo temperamento inicial é negativo e exigente têm maior probabilidade de um diagnóstico posterior de TDAH. *Temperamento* refere-se a um padrão inicial e persistente de características de personalidade, como nível de atividade, intensidade ou grau de energia de reação, persistência ou duração da atenção, exigência com os outros, qualidade do humor (irritabilidade ou rapidez em sentir raiva ou expressar emoção), adaptabilidade ou capacidade de se ajustar à mudança, periodicidade ou regularidade dos períodos de sono-vigília, alimentação e eliminação (controle do intestino e da bexiga). Como preditores, esses aspectos parecem ser tão importantes nos anos da pré-escola como o são na infância. Essas características, especialmente o excesso de atividade, alta intensidade, desatenção, humor negativo e baixa adaptabilidade, também fazem prever a continuação do TDAH mais adiante na infância. Com certeza, crianças cujos sintomas de desatenção ou hiperatividade são suficientemente severos para levar a um diagnóstico de TDAH na primeira infância têm muita probabilidade de continuar a receber esse diagnóstico cinco ou dez anos mais tarde. A presença dessas características de personalidade cedo na vida é um preditor muito forte de riscos posteriores de TDAH. Por exemplo, mesmo há trinta anos, em 1990, a doutora Susan Campbell e seus colegas na Universidade de Pittsburgh encontraram evidência disso ao estudar 46 crianças apontadas por seus pais como excessivamente ativas, desatentas e desafiadoras quando tinham 2-3 anos. Eles também estudaram 22 crianças que não tinham problemas significativos de comportamento desse tipo. Então acompanharam as crianças até a idade de 6 anos e fizeram uma reavaliação. Aos 6 anos, cerca de 50% das crianças com problemas precoces de comportamento ainda eram hiperativas ou tinham um diagnóstico formal de TDAH, o que sugere que crianças que são hiperativas e difíceis de lidar aos 2 anos de idade têm pelo menos 50% de chance de serem diagnosticadas com TDAH ou rotuladas como hiperativas quando entram na escola aos 6 anos.

Mesmo assim, 50% das crianças *não* continuaram apresentando seus problemas de comportamento. A doutora Campbell e seus colegas constataram que, em casos em que esse padrão de hiperatividade precoce e comportamento desafiador combinava-se com outros fatores na vida da criança, o TDAH tinha maior probabilidade de se desenvolver. Quais eram esses outros fatores? Entre os mais importantes estavam as características de personalidade dos pais, especialmente a existência de problemas psiquiátricos ou psicológicos que podiam ter interferido nos cuidados e na criação da criança. A doutora Campbell e seus colegas estudaram essa questão e descobriram que um estilo negativo, crítico e autoritário de lidar com os filhos, adotado por mães de crianças pequenas com hiperatividade, poderia fazer prever a persistência desses problemas nos anos seguintes. Pais que são muito hostis ou estão tendo problemas de relacionamento conjugal podem também contribuir para o risco de TDAH nos anos da pré-escola em crianças com temperamento negativo.

Portanto, parece que o temperamento da criança, apesar de ser um fator de risco importante, pode ser melhorado ou agravado pelo tipo de ambiente doméstico que os pais estabelecem e a maneira pela qual reagem a uma criança difícil. Esse ambiente pode se combinar com os problemas iniciais de temperamento da criança para aumentar o risco de um TDAH *posterior*. Esses problemas com os pais não estão necessariamente causando o TDAH da criança. É possível (1) que consigam exacerbá-lo um pouco; ou (2) que o pai ou a mãe estejam simplesmente reagindo a uma criança que tem sintomas mais severos de TDAH, e que é essa severidade que determina a persistência do transtorno da criança ao longo de seu desenvolvimento, não tanto o comportamento dos pais. Mais importante, esses fatores parentais podem aumentar o risco de que a criança desenvolva um transtorno opositivo desafiador (discutido no Capítulo 1).

Eu, junto com a doutora Terri Shelton e outros colegas, conduzi um estudo de cinco anos com crianças da pré-escola com risco de TDAH na Escola de Medicina da Universidade de Massachusetts, na década de 1990. Nós examinamos com minúcia a maior parte das crianças de 4 e meio a 6 anos de idade que faziam parte do programa da pré-escola pública de Worcester, Massachusetts, especialmente as que tinham altos níveis de sintomas de TDAH e de agressividade. Fizemos em seguida uma exaustiva avaliação psicológica dessas crianças e constatamos que mais de 65% delas qualificavam-se para um diagnóstico de TDAH – uma cifra que pouco variou nos três anos em que fizemos o acompanhamento e as reavaliações anuais dessas crianças.

Em seu conjunto, os achados dessa pesquisa sugerem que é possível identificar crianças com risco de desenvolver um padrão precoce e persistente de sintomas de TDAH antes que iniciem a pré-escola, e talvez ainda aos 2 ou 3 anos de idade. Uma combinação de variáveis das crianças e dos pais parece ser o guia mais útil para fazer essas previsões. Os fatores relacionados a seguir, por ordem decrescente de importância, pareceram úteis como potenciais preditores da emergência precoce e persistente de TDAH em crianças:

 A emergência precoce de alto nível de atividade e de exigência nos anos da primeira infância ou da pré-escola de uma criança.

2 Histórico familiar de TDAH.

3 Consumo de cigarros e álcool e saúde precária da mãe durante a gravidez.

4 Um número de complicações maior que o normal durante a gravidez (especialmente o parto prematuro e/ou baixo peso do bebê ao nascer, associado a hemorragias no cérebro).

5 Ser pai ou mãe solteiro/a e ter grau de instrução menor que o normal (que pode ser uma indicação de possíveis sintomas de TDAH nos pais).

6 Saúde precária do bebê e atraso no seu desenvolvimento motor e da linguagem.

RESUMO

Em resumo, fatores biológicos (anormalidade no desenvolvimento do cérebro) estão mais intimamente associados ao TDAH e podem talvez ser causas do transtorno. Estudos feitos até o momento indicam uma contribuição genética muito forte para os sintomas do TDAH – muito maior que a contribuição dos agentes ambientais ou puramente sociais. Tudo o que sabemos aponta para a ideia de que crianças com TDAH têm um desenvolvimento cerebral atrasado e menor atividade cerebral, especialmente nas regiões pré-frontais – precisamente naqueles centros cerebrais que sabemos estar envolvidos no funcionamento executivo e no autocontrole, como inibição, persistência em tarefas e metas, resistência à dispersão e controle do próprio nível de atividade. A causa exata desse amadurecimento retardado e dessa subatividade não é conhecida, mas parece que se deve à genética: pessoas com TDAH têm versões diferentes dos genes que constroem e operam essas regiões do cérebro, e essas variações podem estar contribuindo para a alteração no desenvolvimento e funcionamento cerebral. Fatores puramente sociais parecem ser importantes, como no caso de falta de aptidão dos pais em lidar com crianças, na predição de quais crianças poderão ter comportamento mais agressivo e desafiador. No entanto, mesmo a existência desse tipo de relacionamento não significa que a maneira com que os pais estão lidando com uma criança com TDAH seja a causa do transtorno; ela apenas contribui para o comportamento desafiador e agressivo.

Temos muito mais a aprender sobre o TDAH e suas potenciais causas. Não obstante, houve grandes avanços na última década na compreensão das possíveis causas do transtorno. Toda evidência até agora aponta que os fatores neurológicos de base genética são os mais importantes para explicar a extensão do TDAH na população. Uma porcentagem menor de casos de TDAH parece decorrer de lesões adquiridas pelo cérebro em desenvolvimento, como por meio de toxinas consumidas pela mãe durante a gravidez ou pela criança após o nascimento. Quando tivermos compreensão plena do que causa esse transtorno, talvez possamos também descobrir sua cura. Enquanto isso, a informação disponível, junto com aquilo que sabemos sobre a natureza do TDAH (ver discussão no Capítulo 4), nos tem feito avançar em um longo caminho em direção a uma gestão bem-sucedida do transtorno – que é o assunto das Partes II a IV (Capítulos 6 a 19).

CAPÍTULO 4
O que esperar: a natureza do transtorno

Como os pais de crianças com TDAH sabem muito bem, ele é um transtorno que causa perplexidade e pode transformar a labuta do dia a dia num grande desafio. Por sua natureza, parece criar um relacionamento de adversários entre a criança com TDAH e todos os demais. As rotinas de um dia normal podem parecer uma série de batalhas. É possível tornar a vida mais fácil, e uma boa maneira de começar isso é parar de brigar com o inevitável. É saber tudo o que for possível a respeito da natureza desse transtorno – o que você pode mudar e o que não pode.

O TDAH é encontrado em cerca de 5% a 8% de todas as crianças ao redor do mundo (cerca de 7% a 8% das crianças nos Estados Unidos). Isso significa que mais de 3 milhões daqueles que têm menos de 18 anos nos Estados Unidos podem ter o transtorno. Sob vários aspectos, porém, o rótulo "TDAH" é relativo. No Capítulo 3, expus a ideia de que a maioria dos casos representava apenas um extremo do *continuum* de um traço normal que todos temos. Isso significa que há graus para o transtorno na população; algumas pessoas têm um TDAH leve ou limítrofe, enquanto outras têm TDAH moderado ou severo. Em geral, as pessoas hoje são diagnosticadas com o transtorno quando seus sintomas ocorrem com maior frequência e magnitude do que em 93% a 95% daqueles de sua idade e sexo. Mas mesmo no interior desse grupo, a frequência e severidade dos sintomas variam. O Capítulo 7 explica de que maneira os profissionais determinam a severidade da condição em cada caso.

> *"Ouvi dizer que outros países não têm tantos casos de TDAH quanto os Estados Unidos. É verdade? Por que na Grã-Bretanha ou na França quase nunca se diagnostica TDAH e não se usa nenhuma medicação?"*

Sabemos também que a definição do TDAH está em constante evolução. Outros países podem não reconhecer o transtorno como tal (França, Rússia). Ele costumava ser chamado de *problema de conduta* na Grã-Bretanha. Ou então as crianças eram simplesmente rotuladas de *indisciplinadas* no leste europeu, nos países da antiga União Soviética ou na China. Mesmo nessas regiões, a informação cada vez mais disponível na internet e nas revistas científicas sobre o TDAH está aumentando a consciência dele como um transtorno distinto e legítimo, de crianças e adultos. É uma pena que tais rótulos de "problema de comportamento" ou "indisciplina" perpetuem uma percepção equivocada do TDAH como uma questão do caráter pessoal ou de má criação pelos pais. O que persiste como fato é que o TDAH é um transtorno neurológico, basicamente determinado pela genética e encontrado no mundo todo. Quanto ao diagnóstico, porém, os métodos de quantificação dos sintomas variam conforme o país.

O TDAH É DIFÍCIL DE QUANTIFICAR

Para chegar a uma cifra do total de casos de TDAH, uma abordagem comum é realizar uma pesquisa com pais e professores sobre as crianças sob seus cuidados, usando escalas de classificação de comportamento que meçam os sintomas do TDAH. O número de crianças nessa população que provavelmente têm o transtorno é então definido estabelecendo-se uma determinada linha de corte para o questionário, acima da qual uma criança será considerada como tendo TDAH. Não é a mesma coisa que fazer uma minuciosa avaliação de todas as crianças de uma dada região, o que não seria factível e geraria muitos custos. Mas é uma maneira de obter uma ideia geral de como muitas crianças podem se qualificar para o transtorno. Esses estudos têm revelado uma faixa que vai de 1% a 14%. Obviamente, porém, o que determina quantas crianças serão rotuladas como tendo TDAH é o ponto no qual os pesquisadores colocam a linha de corte nessas escalas de classificação.

É claro que o TDAH nunca deveria ser diagnosticado com base na nota que uma criança obtém numa escala de classificação de comportamento preenchida por um pai ou professor. Como explicado mais adiante neste livro (Capítulo 7), é necessária uma avaliação mais exaustiva para chegar ao diagnóstico, e uma criança precisa atender a todos os critérios recomendados para o transtorno a fim de poder ser diagnosticada devidamente por um profissional. Precisa não só apresentar um comportamento muito atípico em relação ao exibido pelas outras crianças da sua idade e sexo (como indicado por meio do uso de uma escala de classificação), mas tais problemas precisam ter se desenvolvido durante a infância ou início da adolescência (por volta dos 12 anos), ter persistido por no mínimo 6 a 12 meses e estar comprometendo um ou mais domínios das principais atividades da vida, como a rotina doméstica, na escola ou o relacionamento com outras crianças da mesma idade. Quando todos esses critérios são usados para chegar a um diagnóstico, os estudos indicam que a prevalência do TDAH é de cerca de 5% a 8% em crianças em idade escolar. O transtorno é três vezes mais comum em meninos do que em meninas.

Algumas histórias sobre o TDAH que aparecem na mídia sugerem que o transtorno é encontrado apenas entre crianças estadunidenses, que tem pouca presença ou está ausente em outros países. Tais narrativas com frequência afirmam que o diagnóstico não é usado em outros países ou não é usado com a mesma frequência que nos Estados Unidos. Essas declarações podem ser muito enganosas. O fato de um país estrangeiro não utilizar o diagnóstico na mesma medida do que ocorre nos Estados Unidos não significa que suas crianças não tenham o transtorno. Se você não procura por ele ou não o mede, então ele parecerá ausente nessas regiões. Mas isso reflete apenas ignorância, e não o verdadeiro estado de coisas. Com maior frequência, significa que os profissionais desses países não têm conhecimento do transtorno ou não têm informações sobre a literatura científica que dá sustentação à sua existência e legitimidade. Os pais devem levar em conta que os Estados Unidos são líderes mundiais na quantidade de pesquisa realizada e publicada sobre transtornos de saúde mental em crianças; ou seja, faz-se mais pesquisa sobre transtornos psiquiátricos infantis nos Estados Unidos do que no resto do mundo inteiro. Com isso, profissionais estadunidenses têm maior probabilidade de estar em dia com a mais recente pesquisa e procedimentos clínicos relativos a transtornos com crianças do que profissionais de muitos outros países. Avanços recentes no Canadá, Austrália, Grã-Bretanha, Holanda, Espanha, Itália, em países escandinavos e no Japão confirmam esta conclusão: à medida que profissionais e pais nesses países foram conhecendo melhor a natureza e a existência do TDAH em suas crianças, as taxas de diagnóstico e de uso de medicação para tratar o transtorno aumentaram de maneira sensível.

Estudos feitos em muitos outros países entre os últimos 15 a 25 anos constataram que o TDAH existe em cada um deles e em todos os grupos étnicos estudados até o momento. Esses estudos produziram, por exemplo, os seguintes números sobre a prevalência: Nova Zelândia, 2% a 7%; Alemanha, 4% a 6%; Índia, 5% a 29%; China, 6% a 9%; Japão, 7% a 8%; Países Baixos, 1% a 3% dos adolescentes (crianças não foram estudadas); e Brasil, 5% a 6%. Muitos outros estudos vêm sendo publicados constatando a existência do TDAH em outros países, com frequência no mesmo nível visto nos Estados Unidos. É seguro concluir, portanto, que o TDAH é um transtorno universal e que é encontrado em todos os países.

A média das taxas encontradas em muitos estudos realizados ao redor do mundo é de aproximadamente 5% das crianças em idade escolar. Lembre-se, porém, que o número é mais alto entre os meninos do que entre as meninas. A estimativa mostra que, em termos gerais, uma a cada 20-30 crianças é hiperativa ou tem TDAH. Isso torna o TDAH um dos transtornos mais prevalentes em crianças. Dado que de 50% a 65% dessas crianças continuarão a ter o transtorno pleno em sua vida adulta, o TDAH deve estar presente em cerca de 4% a 5% dos adultos, ou em um a cada 33-50 indivíduos. Isso é exatamente o que tem sido encontrado em pesquisas realizadas com adultos, como a que fiz como Kevin Murphy em nosso estudo de uma grande amostra de adultos da região central de Massachusetts em 1996. Constatamos que de 3% a 4% dos adultos atendiam aos critérios de diagnóstico de TDAH. Em um levantamento mais amplo dos adultos dos Estados Unidos, abrangendo o país inteiro e realizado em 2011, constatei que esse número era de cerca de 5%, resultado muito similar ao de um estudo conduzido pelo doutor Ronald Kessler, seus colegas e eu em 2005, na Escola de Medicina de Harvard. O problema de estimar a porcentagem de adultos com TDAH é dificultado adicionalmente pelos recentes achados de que os critérios usados para o diagnóstico – os da quarta edição do *Manual Diagnóstico e Estatístico de Transtornos Mentais* (*DSM-IV*) – talvez não sejam tão sensíveis ao transtorno como o são na detecção de casos em crianças. A razão é que os critérios foram desenvolvidos em grande parte para uso em crianças, portanto os sintomas descritos no *DSM-IV* referem-se principalmente a problemas de autocontrole que crianças podem exibir, e não tanto àqueles que os adultos poderiam demonstrar. O TDAH é encontrado em todas as classes sociais, grupos étnicos e nacionalidades nos Estados Unidos. Como acabamos de mencionar, é visto com maior frequência em homens do que em mulheres durante a infância – três vezes mais frequente. Mas na fase adulta essa diferença de gênero praticamente desaparece, e homens e mulheres têm o transtorno quase que com igual porcentagem. Clínicas de saúde mental que se especializam no transtorno podem ver chegar em sua sede até seis a nove meninos para cada menina, em razão de uma distorção no encaminhamento: as pessoas tendem a encaminhar a essas clínicas crianças mais agressivas e difíceis de lidar, e meninos com TDAH são geralmente mais agressivos do que as meninas. Uma lição óbvia que se pode tirar disso é que há mais meninas com TDAH que ficaram até recentemente sem ser identificadas e tratadas, mas essa situação está mudando rapidamente à medida que os profissionais compreendem esse problema.

O TDAH MUDA COM O DESENVOLVIMENTO

Um dos aspectos mais irritantes do TDAH para os pais é que ele evolui conforme a criança cresce. O que funcionava quando a criança tinha 6 anos pode não funcionar mais quando ela tem 16. Até 80% das crianças em idade escolar que recebem diagnóstico clínico de TDAH continuarão a ter o transtorno na adolescência, e entre 50% e 65% ou mais irão mantê-lo na fase adulta, dependendo de como a recuperação ou normalização será definida em qualquer estudo particular. Os pais geralmente percebem o TDAH quando a criança tem de 3 a 4 anos de idade ou um pouco antes. Algumas crianças com TDAH, no entanto, são difíceis de cuidar, se mostram ativas e irritáveis ou temperamentais desde muito cedo. Outras podem ter criado essas dificuldades apenas ao entrarem no maternal, na pré-escola ou mesmo no ensino fundamental. Nestes últimos casos, a criança provavelmente tinha alguns aspectos do transtorno antes, mas estes ou não criavam problemas para os pais ou não interferiam no domínio de tarefas de execução relativamente simples.

■ Crianças em idade pré-escolar com TDAH

Um bom volume de pesquisas mostra que até 57% das crianças em idade pré-escolar têm probabilidade de serem classificadas como desatentas e hiperativas por seus pais, por volta dos 4 anos de idade. Até 40% dessas crianças podem ter problemas suficientes com desatenção para despertar preocupação nos pais e professores. No entanto, a vasta maioria tem uma melhora no comportamento em 3 a 6 meses. Mesmo entre aquelas crianças cujos problemas podem ser graves o suficiente para levar a um diagnóstico clínico de TDAH, apenas metade delas terá esse mesmo diagnóstico no final da infância ou início da adolescência. Isso nos diz que o aspecto dos sintomas por volta dos 3 a 4 anos de idade não garante por si só que o TDAH irá persistir. No entanto, na maioria das crianças em que esse padrão inicial de TDAH dura por pelo menos um ano, o transtorno provavelmente irá continuar e adentrar os anos da infância e da adolescência. Ou seja, tanto o grau dos sintomas iniciais de TDAH quanto *o tempo* em que eles persistem durante o início da infância irão determinar quais crianças terão maior probabilidade de apresentar um curso crônico do transtorno.

Crianças com esse padrão persistente de TDAH nesse grupo etário são descritas por seus pais como irrequietas, sempre ativas, agindo como se "tivessem um motorzinho" e frequentemente se intrometendo nas coisas. Insistentes em seus pedidos, exigentes de atenção dos pais e com frequência insaciáveis em sua curiosidade pelo ambiente, as crianças pré-escolares com TDAH certamente colocam um desafio para a aptidão dos pais em lidar com crianças, particularmente das mães. Tais crianças exigem um monitoramento muito mais frequente e próximo das suas atitudes do que outras crianças em idade pré-escolar. Algumas delas são tão ativas que precisam até ser imobilizadas para a sua própria segurança, a fim de permitir que os pais possam realizar tarefas domésticas indispensáveis que exijam toda a sua atenção. As crianças com TDAH que exibem excessivo mau-humor, prontidão a ficar com raiva e baixa capacidade de se adaptar são as que talvez se tornem mais penosas para suas mães. Desobedecer às ordens das mães é comum, e pelo menos entre 40% e 80% das crianças podem ser seriamente desafiadoras ou "do contra", especialmente os meninos. Embora as birras possam ser comuns mesmo entre crianças pré-escolares sem o transtorno, são mais frequentes e mais intensas em crianças pequenas com TDAH.

Mães de crianças pré-escolares com TDAH relatam às vezes que se sentem competentes para lidar com seus filhos, mas a confiança declina progressivamente à medida que eles crescem, e os pais então veem que as técnicas típicas usadas para lidar com as demais crianças são menos efetivas com suas crianças com TDAH.

Colocar uma criança pequena com TDAH numa creche ou pré-escola provavelmente trará preocupações adicionais aos pais. Os funcionários muitas vezes começam a se queixar do comportamento inconveniente da criança, e não é incomum que as mais ativas e agressivas acabem sendo "expulsas" da creche ou da pré-escola. E assim começam os problemas de ajuste escolar que afligem muitas dessas crianças ao longo de sua escolaridade obrigatória. Outras crianças com TDAH, especialmente as que não são tão opositivas ou agressivas e constituem casos mais leves do transtorno, e talvez também as que são mais brilhantes intelectualmente, podem não ter problemas na creche, particularmente quando ficam meio período durante alguns dias da semana.

Muitas mães de crianças pequenas com TDAH também têm nos relatado o quanto pode ser difícil arrumar babás, e isso limita muito para os pais a mobilidade e as oportunidades para o tão necessário lazer – um problema particularmente difícil para quem cria o filho sozinho. Não admira que pais de crianças com TDAH relatem que os anos da pré-escola foram muitas vezes os mais estressantes e exigentes de suas vidas como pais.

■ Crianças em idade escolar com TDAH

Depois que crianças com TDAH entram na escola, um grande fardo social é colocado sobre elas, e ele pode durar pelos doze anos seguintes, no mínimo. O aspecto social irá se revelar um dos domínios das atividades da vida mais adversamente afetados pelo transtorno e constituir a maior fonte de aflição para muitas das crianças e seus pais. Aptidões como ficar sentado quieto, prestar atenção, ouvir, obedecer, inibir comportamento impulsivo, cooperar, organizar ações e seguir instruções, assim como compartilhar, brincar segundo as regras e interagir de maneira agradável com outras crianças, são essenciais para negociar uma vida escolar bem-sucedida. Não admira que a grande maioria das crianças com TDAH seja identificada como tendo comportamento inconveniente ao entrar na escola formal ou depois de um ou dois anos ali. Os pais então têm que lidar não só com os problemas de comportamento em casa, mas também com o fardo de ajudar seu filho a se ajustar às demandas escolares e sociais. Infelizmente, esses pais precisam também tolerar as queixas de muitos professores, que ingenuamente imaginam que os problemas da criança na escola decorrem apenas de problemas em casa ou da falta de melhor aptidão dos pais para criar seus filhos.

É comum que os pais nesse estágio se defrontem com decisões a respeito de manter ou não as crianças na pré-escola ou em uma série mais avançada devido ao comportamento "imaturo" e a um possível baixo aproveitamento escolar. O fato de muitas escolas atualmente passarem lição de casa até mesmo para alunos do primeiro ano constitui uma exigência adicional, tanto para os pais quanto para os filhos, pois eles precisam cumprir essa tarefa juntos. A hora de fazer a lição de casa torna-se outra área de conflito. Para 20% a 35% das crianças com TDAH que têm probabilidade de apresentar um transtorno de leitura, isso será visto como a sua tentativa de dominar as primeiras tarefas de leitura na escola. Tais crianças são duplamente atrapalhadas em seu desempenho escolar pela combinação dessas deficiências. Para aqueles que irão desenvolver problemas em matemática e escrita, tais dificuldades costumam passar despercebidas até que cheguem a anos mais avançados no ensino fundamental. Mesmo sem deficiências de aprendizagem, quase todas as crianças com TDAH serão afetadas por seu desempenho educacional altamente irregular.

Em casa, os pais costumam queixar-se de que seus filhos com TDAH não aceitam tarefas e responsabilidades domésticas, ao contrário de outras crianças da mesma idade. Eles precisam de ajuda nessas tarefas diárias, assim como para se vestir e tomar banho. Embora a frequência de ataques de birra tenha probabilidade de declinar, como ocorre com crianças sem TDAH, as crianças com TDAH continuarão a exibir tal comportamento ao serem frustradas, e com maior frequência do que as crianças sem o transtorno. É comum crianças com TDAH serem mal toleradas ou até mesmo excluídas de atividades sociais em clubes, aulas de música, dos esportes e dos escoteiros. O padrão geral de rejeição social de que são vítimas começa a emergir nos anos escolares, ou até antes. Por serem exageradas, intrometidas, emocionalmente impulsivas, impacientes e por até despertarem aversão nos outros, as crianças com TDAH que estão tentando aprender as aptidões básicas de socialização ficam confusas ao serem evitadas pelos colegas, e no final da infância algumas já começam a apresentar uma baixa autoestima. Mas nem todas têm baixa autoestima. Na realidade, muitas podem projetar uma imagem positiva de si mesmas aos outros, mas de uma maneira não realista, já que alguns estudos constataram que elas superestimam suas aptidões e suas chances de sucesso numa tarefa quando perguntadas a respeito previamente. Embora possam estar simplesmente se vangloriando, uma pesquisa dos doutores Mary Beth Diener e Richard Milich, na Universidade do Kentucky, sugere que isso pode ser também uma medida de autoproteção. Ou seja, crianças com TDAH desejam passar aos outros uma visão mais positiva delas mesmas do que seria realista, num esforço para fazer com que os outros gostem mais delas e tenham uma avaliação mais positiva, e também por medo de admitir que não são tão boas quanto acham que deveriam ser naquela determinada tarefa. Não obstante, muitas crianças com TDAH vão colocar a culpa dessas dificuldades em seus colegas, nos pais ou nos professores, por causa da sua própria autoconsciência limitada e pouca disposição em aceitar responsabilidades (imaturidade social).

Por volta do final da infância e início da pré-adolescência, os padrões de conflito social já estarão bem estabelecidos para muitas crianças com TDAH. Entre os 7 e os 12 anos de idade, é provável que pelo menos de 30% a 50% delas já tenham desenvolvido sintomas de transtorno de conduta e comportamento antissocial, como mentir, praticar pequenos furtos e resistir à autoridade. Vinte e cinco por cento ou mais podem ter problemas por brigarem muito com outras crianças. Aqueles que não desenvolveram algum outro transtorno psiquiátrico, escolar ou social a essa altura serão uma minoria, e essas crianças são as que têm maior chance de ter uma performance melhor na adolescência, experimentando problemas basicamente com o desempenho escolar e com o fato de só terem bom desempenho eventualmente. A maioria das crianças com TDAH a essa altura já estará em algum programa de teste de medicação para o transtorno, e mais da metade irá participar de algum tipo de terapia individual e familiar. Cerca de 30% a 45% delas também receberão alguma assistência educacional especial por volta da sexta série.

■ Adolescentes com TDAH

Numerosos estudos de acompanhamento publicados desde o final da década de 1970 têm contribuído muito para refutar a ideia de que o TDAH é superado por volta dos anos da adolescência. É provável que de 70% a 80% das crianças clinicamente diagnosticadas com TDAH continuem a mostrar importantes sintomas e a se qualificarem para o diagnóstico por volta dos 16 anos, e que de 25% a 45% dos adolescentes exibam comportamento antissocial ou transtornos de conduta. Nada menos do que entre 20% a 30% podem estar experimentando substâncias ou abusando delas, como álcool, nicotina ou maconha. Até 58% repetiram pelo menos uma série na escola, e os que têm TDAH repetem de ano e são suspensos ou expulsos da escola com frequência pelo menos três vezes maior do que os adolescentes sem TDAH. Quase 35% das crianças com TDAH largam a escola antes da conclusão do ensino médio. Seus níveis de aproveitamento escolar ficam bem abaixo nas provas-padrão de matemática, leitura e escrita.

Os mesmos problemas que tornam esses anos difíceis para indivíduos sem TDAH – identidade, ser aceito pelos demais do grupo, encarar o desenvolvimento físico *ou* sexual – emergem como uma segunda fonte de exigências e tensões, e como novos domínios nos quais irão se manifestar as deficiências de adolescentes com TDAH. Tristeza ou mesmo depressão podem surgir numa minoria de casos; alguns podem mostrar pouca autoconfiança, redução nas expectativas de sucesso futuro e preocupações com a conclusão do ciclo escolar e com aceitação social. Meu próprio estudo de acompanhamento com a doutora Mariellen Fischer, na Escola de Medicina de Wisconsin, em Milwaukee, já mencionado neste livro, também mostrou que adolescentes com TDAH podem começar a ter relação sexual até um ano antes do que os outros adolescentes, e têm menor probabilidade de usar métodos contraceptivos ao fazer isso. Consequentemente, constatamos que mais de 38% dos adolescentes da nossa amostra haviam se envolvido em gravidez adolescente, e mais de 17% haviam sido tratados por doenças sexualmente transmissíveis por volta dos 19 anos de idade. Aos 20, o grupo com TDAH tinha 37 filhos em comparação com apenas um nascido de uma pessoa de nosso grupo de controle. Também documentamos risco maior de problemas ao dirigir em adolescentes com o transtorno, que tinham probabilidade três a quatro vezes maior de ser multados por excesso de velocidade e duas a três vezes maior de se envolver em acidentes. Quando estes ocorriam, eram também mais graves em termos de danos materiais e de ferimentos. Os pais precisam ser mais vigilantes em seu acompanhamento das atividades dos filhos adolescentes com TDAH nessas duas áreas, e também encontrar maneiras de evitar esses resultados negativos, por exemplo com o uso de medicação para TDAH ao dirigir.

■ Adultos com TDAH

As pesquisas realizadas até o momento sugerem que 50% a 65% das crianças com TDAH continuam a ter sintomas na fase adulta. Embora muitas consigam emprego e se sustentem, seu nível educacional e seu status socioeconômico tendem a ser mais baixos, mesmo em relação aos próprios irmãos. O comportamento antissocial pode ser problemático para pelo menos 20% a 45%, e até 25% se qualificam para um diagnóstico de transtorno de personalidade antissocial adulto – um padrão de comportamento antissocial e irresponsável, repetitivo, que tem início na adolescência.

Apenas de 10% a 20% das crianças com TDAH chega à idade adulta livre de qualquer diagnóstico psiquiátrico, vivendo bem e sem sintomas significativos de seu transtorno. O resto continua tendo muitos dos mesmos problemas de quando eram crianças e adolescentes, mesmo que não se enquadrem em todos os critérios que os profissionais usam para dar um diagnóstico de TDAH. Lidar por tanto tempo com tais problemas pode ter um preço trágico e irreparável. É justo dizer que talvez 25% são persistentemente antissociais na fase adulta: adultos com TDAH têm quatro vezes maior probabilidade do que os outros de terem cometido atos de agressão física nos últimos três anos.

Nos empregos de meio período pouco exigentes que os adolescentes costumam arrumar, os que têm TDAH têm um desempenho tão bom quanto o de seus pares sem TDAH. No entanto, na esfera de trabalho dos adultos, é provável que tenham problemas que se somem ao seu desempenho mais fraco e ao status mais baixo de sua função em relação ao dos demais adultos. Meu próprio estudo de acompanhamento de crianças com TDAH quando chegam à idade adulta tem mostrado que elas costumam mudar de emprego com frequência bem maior do que aquelas sem o transtorno, e que têm maior probabilidade de ser demitidas do emprego em consequência de seu mau comportamento e autocontrole precário. Como ocorre com seu desempenho escolar no ciclo secundário, as funções ocupacionais daqueles com TDAH na fase adulta são marcadas por problemas importantes no que se refere à capacidade de trabalhar independentemente de supervisão, de cumprir prazos e até rotinas de trabalho, de persistir e ser produtivo na conclusão das tarefas designadas e de interagir de maneira cordial com os colegas de trabalho. Como as crianças, os adultos com TDAH têm consideráveis problemas de desatenção, pouca capacidade de inibir ações, dificuldade em resistir a dispersões, escasso controle emocional, e quase sempre pouca autorregulação ou autodisciplina. Embora possam não ser tão explicitamente hiperativos como eram na infância, costumam relatar que se sentem irrequietos e tendo que fazer alguma coisa o tempo inteiro; precisam estar sempre ocupados. Alguns até dizem que se sentem internamente mais agitados, tensos e nervosos do que os demais. O que difere, certamente, é o impacto que esses sintomas têm em sua atuação em ambientes adultos na sua gestão das responsabilidades de adultos. Crianças pequenas com TDAH obviamente não terão problemas em conduzir veículos, ter atividade sexual, lidar com dinheiro, preservar a própria saúde, ou em seus casamentos, em outros relacionamentos, ou nos seus empregos. Portanto, o efeito que o transtorno passa a ter na gestão das responsabilidades diárias e com as exigências da vida é algo que exerce mais impacto do que a natureza subjacente do transtorno em si. As consequências dos sintomas de TDAH na vida adulta são mais difundidas e mais graves, mas isso porque aumentam os tipos, a diversidade e a importância dos grandes domínios de responsabilidade que os adultos precisam enfrentar.

No geral, a abordagem ao tratamento é basicamente a mesma nos adultos com TDAH em relação ao que se faz com crianças. O primeiro passo é sempre receber um diagnóstico de modo adequado e depois ser instruído a respeito desse diagnóstico. Em seguida, é útil recorrer ao mesmo tipo de medicação adotado para as crianças, apesar de as doses poderem ser maiores para alguns adultos. E, sem dúvida, é importante combinar as medicações com os ajustes e os tratamentos psicológicos mais adequados, do mesmo modo que é feito com as crianças. Os ambientes em que esses ajustes ocorrerão serão diferentes (por exemplo, local de trabalho em vez da escola). Mas a sua natureza costuma ser a mesma que recomendo neste livro ao falar de estratégias em casa e na sala de aula.

Por exemplo, evitaremos colocar um adulto com TDAH que tenha dificuldades no local de trabalho dentro de um sistema de pontuação como o das fichas de pôquer, na esperança de que isso irá ajudá-lo a concluir mais tarefas, pois pareceria infantil ou mesmo impossível no local de trabalho. Mas, seguindo o mesmo princípio por trás dessa recomendação, procuraríamos aumentar sua prestação de contas ao supervisor para que se desse em bases mais imediatas, frequentes e enfatizadas. Podemos fazer o adulto dividir seu trabalho em etapas menores, sugerir que relembre previamente com o supervisor suas metas para o período de trabalho da manhã, fazer o supervisor encontrar-se com ele periodicamente ao longo da manhã para checar seu progresso, e até tentar destacar as consequências positivas no trabalho quando se consegue alcançar as metas.

Já sabemos há bastante tempo que crianças diagnosticadas com TDAH têm um bom número de problemas adicionais para resolver à medida que ficam mais velhas. Alguns desses problemas podem ser prevenidos por meio de tratamento prolongado, mas é bom ter em mente que crianças com TDAH não devem ser negligenciadas como se tivessem pouco ou nenhum risco futuro. Ainda não está claro neste momento o que determina se alguém irá desenvolver o transtorno. Com certeza, crianças com um TDAH bem leve, que não tenham outros transtornos, parecem ter melhores chances de superar isso. Sabemos que crianças com TDAH podem se beneficiar dos mesmos incentivos que as crianças sem o transtorno: inteligência, ausência de agressividade ou atitude desafiadora, bons cuidados e boa supervisão por parte de pais que não tenham sérios problemas psicológicos a superar e condição de acesso a diversos recursos econômicos, médicos, psiquiátricos e comunitários.

OS SINTOMAS DO TDAH MUDAM CONFORME A SITUAÇÃO

Para tornar a vida ainda mais desafiadora para pais de crianças com TDAH, todos os sintomas primários do transtorno mudam não apenas com o crescimento da criança, mas também com a situação: onde ela está, o que está sendo solicitada a fazer e quem deve tomar conta dela. A Tabela 1 mostra os resultados de um estudo que fiz no final da década de 1970 para examinar as situações em que crianças com hiperatividade (o TDAH da época) tinham maior probabilidade de enfrentar problemas quando estavam com os pais. A tabela ilustra que quanto menos restritiva a situação e menos exigentes as tarefas a serem feitas, menor a diferença entre as crianças com e sem TDAH. Desde então, outros estudos têm replicado muitas dessas diferenças.

TABELA 1 – Porcentagem de crianças hiperativas e do grupo de controle com problemas em catorze situações domésticas, e média da classificação de severidade em cada situação

Situação	Grupo de Hiperativos %	Severidade média[6]	Grupo de Controle %	Severidade média
Brincando sozinha	40,0	4,3	0,00	0,0
Brincando com outros	90,0	5,4	10,0	1,6
Nas refeições	86,7	4,7	13,3	3,0
Ao se vestir	73,3	6,1	10,0	2,3
No banho	43,3	5,1	16,7	1,2
Com pais ao telefone	93,3	6,6	33,3	1,3
Assistindo TV	80,0	5,0	3,3	2,0
Com visitas em casa	96,7	6,1	30,0	1,6
Ao visitar os outros	96,7	5,4	13,3	1,5
Em locais públicos	96,7	5,4	23,3	2,7
Com o pai em casa	73,3	3,9	6,7	2,5
Quando lhe pedem para fazer tarefas	86,7	5,6	36,7	2,0
Na hora de dormir	83,3	5,0	20,0	1,5
Ao passear de carro	73,3	4,8	20,0	1,7

Fonte: Barkley (1981).

---

[6] A severidade foi avaliada pelos pais numa escala de 1 (leve) a 9 (severa).

Interessante é que a Tabela 2 também indica que crianças com TDAH são mais dóceis e menos inconvenientes com os pais do que com as mães. Há várias razões possíveis para isso, discutidas no Capítulo 5.

Pesquisas que revisei no meu manual de 2006 para diagnóstico e tratamento de TDAH também mostraram que crianças com o transtorno se saem melhor nas condições expostas a seguir.

TABELA 2 – Porcentagem de crianças hiperativas e do grupo de controle com problemas médicos

Problemas Médicos	Grupo de Hiperativos	Grupo de Controle	Diferença significativa?
PROBLEMAS NA GRAVIDEZ/PARTO			
1. Mãe com saúde precária	26,4	16,2	Sim
2. Mãe jovem (menos de 20 anos)	16,3	6,7	Sim
3. Pelo menos um aborto prévio	21,1	24,4	Não
4. Primeira gravidez	42,7	32,8	Sim
5. Fator Rh (sangue) incompatível	14,9	12,4	Não
6. Parto prematuro (menos de 8 meses)	7,9	5,4	Não
7. Pós-maturo (mais de 10 meses)	7,9	1,5	Sim
8. Parto demorado (13 ou mais horas)	24,8	15,7	Sim
9. Toxemia ou eclâmpsia na gravidez	7,8	2,5	Sim
10. Risco ao feto no parto ou nascimento	16,9	8,0	Sim
11. Parto anormal	26,6	20,2	Não
12. Pouco peso do bebê (abaixo de 2,7 kg)	12,2	7,8	Não
13. Problemas congênitos	22,1	13,2	Sim
14. Problemas para definir rotinas na infância (comer, dormir, etc.)	54,6	31,7	Sim
15. Problemas de saúde na infância	50,9	29,2	Sim

Problemas Médicos	Grupo de Hiperativos	Grupo de Controle	Diferença significativa?
MARCOS NO DESENVOLVIMENTO			
16. Atraso em sentar	0,4	0,0	Não
17. Atraso em engatinhar	6,5	1,6	Sim
18. Atraso em andar	1,5	0,5	Não
19. Atraso em falar	9,6	3,7	Sim
20. Atraso em controlar a bexiga	7,4	4,5	Não
21. Atraso em controlar o intestino	10,1	4,5	Sim
DOENÇAS E ACIDENTES NA INFÂNCIA			
22. Problemas crônicos de saúde	39,1	24,8	Sim
23. Uma ou mais doenças agudas na infância	78,0	79,0	Não
24. Quatro ou mais acidentes graves	15,6	4,8	Sim
25. Mais de uma cirurgia	27,3	19,5	Não
CONDIÇÃO DE SAÚDE NA INFÂNCIA			
26. Saúde geral fraca	8,9	2,4	Sim
27. Audição fraca	11,1	7,6	Não
28. Visão fraca	21,6	13,4	Sim
29. Coordenação fraca	52,3	34,9	Sim
30. Problemas de fala	26,6	14,8	Sim

Fonte: Hartsough e Lambert (1985). Adaptado.

■ **Ambiente não familiar ou novidades**

Crianças com TDAH se saem melhor no início do ano escolar, quando professores, colegas, salas de aula e até as instalações escolares são novidade. O seu controle do comportamento se deteriora ao longo das primeiras semanas na escola, à medida que sua familiaridade aumenta e o tédio começa a se instalar. De modo similar, elas podem ser menos problemáticas quando visitam os avós, que não veem com muita frequência. Estes provavelmente dispensam-lhes maior atenção do que os pais, e é pouco provável que façam tantas exigências de autocontrole quanto eles. Nessas horas, é provável que crianças com TDAH se mostrem melhores que o usual. Pesquisas sugerem também que material escolar mais colorido, estimulante, vívido, alegre e divertido, que seja diferente dos livros-padrão, mais monótonos e sem graça, podem ser importantes para ajudar as crianças com TDAH a ter melhor desempenho escolar.

■ Recompensas imediatas por aceitar seguir instruções

Crianças com TDAH costumam ser mais capazes de prestar atenção e de persistir quando as situações lhes dão um retorno imediato e frequente a respeito de como estão se saindo, como ocorre nos videogames, do que em tarefas como lição de casa ou trabalhos escolares, nas quais esse *feedback* é infrequente ou muito protelado. Mas mesmo durante o desempenho em videogames seu comportamento difere em relação ao das crianças sem o transtorno, como já vimos. Elas ainda são mais dispersivas e desatentas, menos capazes de inibir ações impulsivas, e menos coordenadas em manobras de um jogo de videogame do que as outras crianças. Têm melhor desempenho quando recompensas especiais como dinheiro são prometidas imediatamente após a conclusão de uma tarefa, talvez até tão bom quanto o de crianças sem TDAH. No entanto, quando o *timing* e a quantidade de recompensa são menos atraentes, o comportamento das crianças com TDAH piora significativamente. Essas mudanças acentuadas têm levado cientistas a questionar se o TDAH chega a ser de fato um déficit de atenção, como vimos no Capítulo 2. Elas se ajustam melhor à visão de que o TDAH envolve déficits na autorregulação (funcionamento executivo) e, portanto, gera suas piores consequências em situações que coloquem exigências mais pesadas nessas aptidões.

■ Atenção individual

Em encontros individualizados, crianças com TDAH podem parecer menos ativas, dispersivas e impulsivas. Em situações de grupo, elas quase sempre mostram seu pior aspecto. De novo, podem se sair melhor com os avós, que provavelmente lhes darão essa atenção mais individualizada. Elas trabalham com mais eficácia quando supervisionadas de perto e quando as instruções são repetidas com frequência.

■ Programação mais exigente de manhã

A fadiga ou o período do dia podem determinar o quanto os sintomas de uma criança com TDAH poderão ser problemáticos. Elas parecem render melhor nos trabalhos escolares feitos na parte da manhã do que em períodos posteriores do dia. Isso significa não só que os educadores farão bem em programar para as manhãs as tarefas repetitivas, tediosas ou mais difíceis, que exijam maior atenção e autocontrole, como também que tentar fazer a lição de casa com uma criança com TDAH no final da tarde, após a volta da escola, é certeza de que haverá problemas, a não ser quando a criança está sob medicação de TDAH do tipo que promove uma liberação prolongada de seu princípio ativo.

HÁ OUTROS PROBLEMAS ASSOCIADOS AO TDAH

É raro na prática clínica encontrar crianças que tenham apenas um transtorno; provavelmente menos de 20% das crianças que vêm a uma clínica de TDAH têm apenas esse problema. Ser diagnosticado com TDAH levanta a probabilidade de ter também vários outros transtornos – um fenômeno chamado *comorbidade*. Em particular, pessoas com TDAH têm maior chance de apresentar dificuldades adicionais, médicas, de desenvolvimento, comportamentais, emocionais e de desempenho escolar.

Inteligência

Crianças com TDAH costumam exibir o espectro inteiro de desenvolvimento intelectual, variando de bem dotadas, passando pela faixa normal e podendo também ser intelectualmente atrasadas. Alguns estudos, mas não todos, constataram que crianças com TDAH têm maior tendência a ficar um pouco atrás em termos do desenvolvimento mental ou intelectual do que crianças sem o transtorno, em um grau não muito acentuado, mas cientificamente significativo. Crianças com TDAH podem ter uma média de sete a dez pontos abaixo das outras em testes de inteligência. Parte da diferença aqui pode ser mais um reflexo dos problemas que o TDAH impõe nas aptidões para realizar testes do que propriamente da inteligência. Mas ficou demonstrado que parte disso também se relaciona a um grau de déficits que a criança apresenta no funcionamento executivo, porque esta última aptidão também é requerida em algumas das questões dos testes de QI.

Desempenho escolar

Uma área de tremenda dificuldade para crianças com TDAH é o *desempenho* escolar – a quantidade de trabalho escolar que elas são capazes de fazer e seu comportamento geral na sala de aula (o *aproveitamento*, em contraste, significa o nível de dificuldade de trabalho que elas são capazes de superar, e que costuma se refletir nas notas em provas, como os testes de leitura). Quase todas as crianças com TDAH que são encaminhadas para clínicas estão indo mal na escola; é uma das principais razões para seu encaminhamento. Elas parecem ter pelo menos dois problemas principais com o trabalho escolar: (1) não conseguem ter a mesma produção quantitativa que as outras crianças durante o mesmo período de tempo (subprodutividade) ou a que seria esperada considerando as aptidões que possuem, e isso faz com que tirem notas mais baixas e repitam de ano com maior frequência; (2) suas aptidões para conseguir bom aproveitamento estão também em certa medida abaixo das mostradas por crianças sem TDAH e podem até declinar um pouco ao longo dos anos na escola. Consequentemente, não surpreende ver que 40% ou mais das crianças com TDAH acabem sendo colocadas em programas educacionais especiais para crianças com deficiências de aprendizagem ou transtornos de comportamento. Tampouco surpreende que 40% repitam de ano pelo menos uma vez antes de chegar ao ensino médio. Ser desatento e impulsivo numa situação em que a autorregulação e o esforço sustentado são cruciais para o sucesso, como é o caso da escola, pode ser devastador para essas crianças.

Crianças com TDAH têm também maior probabilidade do que as sem TDAH de apresentar deficiências de aprendizagem (DAs). Uma DA é um atraso significativo no aproveitamento escolar da criança, como na leitura, soletração, matemática, escrita e linguagem. Entre 20% e 30% das crianças com TDAH têm pelo menos um tipo de DA, em matemática, leitura ou soletração; em alguns estudos, a prevalência de DAs é ainda maior.

Por que crianças com TDAH têm de três a cinco vezes mais DAs do que as crianças sem o transtorno? Os cientistas não têm certeza, mas algumas explicações possíveis estão emergindo de estudos sobre a genética do TDAH e das DAs. Ambos os transtornos têm forte predisposição genética. Estudos recentes sugerem que, pelo menos para os transtornos de leitura, os dois não tendem a ser herdados juntos; isto é, a maioria dos genes para TDAH não são os mesmos que os genes para transtornos de leitura, mas alguns poucos genes podem ser compartilhados pelos dois transtornos, e talvez isso possa explicar a desatenção e a lenta velocidade de reação em ambos. Um estudo realizado há mais de uma década pelo doutor J. Gillis e seus colegas da Universidade do Colorado sugere que alguns dos genes para TDAH podem também estar presentes em algumas DAs, como as de escrita e soletração. Mas é necessário haver mais pesquisa nessa questão antes que a relação possa ser considerada provada. Ninguém até agora examinou a hereditariedade dos transtornos em matemática, portanto não temos pistas sobre como eles vieram a coexistir com o TDAH. Embora a maioria das crianças com TDAH não tenha nenhum grave atraso no desenvolvimento da linguagem, elas tendem a ter mais problemas específicos no desenvolvimento da fala do que as crianças sem o transtorno. Crianças com TDAH também têm maior probabilidade de apresentar problemas com a linguagem expressiva e fluente.

Embora os cientistas ainda não tenham certeza de por que as DAs ocorrem com maior frequência junto com o TDAH, uma hipótese intrigante foi defendida por um estudo conduzido pelo doutor Joseph Biederman e seus colegas do Hospital Geral de Massachusetts e da Escola de Medicina de Harvard. Eles descobriram que adultos com TDAH tinham maior probabilidade de ter filhos com parceiros afetados por DAs, como transtornos de leitura, e vice-versa. Isso é conhecido como *acasalamento não aleatório,* no qual as pessoas com certas características têm probabilidade mais alta de se acasalar com pessoas que possuam outros traços particulares. Os humanos geralmente não se acasalam aleatoriamente, são seletivos em suas escolhas de parceiros para propósitos de reprodução. Isso é particularmente verdadeiro nas mulheres. Entre as características que as pessoas parecem levar em conta na escolha do parceiro está a instrução, provavelmente porque é um indicador geral, embora imperfeito, de inteligência. Tanto o TDAH quanto as DAs são em grande medida hereditários. E ambos podem comprometer o quanto a pessoa provavelmente irá progredir na escolarização. Como consequência, é mais provável que pessoas com esses transtornos se conheçam no mesmo círculo social, pois podem ter níveis de instrução compatíveis. Isso aumenta a probabilidade de que uma pessoa que tenha um transtorno escolha como parceiro alguém com o outro transtorno, o que eleva a chance de que o filho de ambos herde os genes dos dois transtornos. Com certeza, mais pesquisa sobre essa explicação fascinante será realizada antes que ela possa ser aceita como precisa, mas ela fornece uma elucidação razoável além daquela que coloca a existência de alguns genes compartilhados como razão pela qual as DAs e o TDAH costumam ocorrer em conjunto nas crianças.

■ Outras aptidões mentais

Crianças com TDAH também tendem a mostrar menor aptidão no uso de estratégias complexas de solução de problemas e nas habilidades organizacionais necessárias para resolver dificuldades intelectuais ou sociais. Sua impulsividade e a escassa atenção sustentada são uma desvantagem para elas na maior parte das situações que envolvem solução de problemas, como discutido no Capítulo 2. Elas também usam estratégias menos eficientes ao acessar sua memória quando precisam pensar em como reagir a uma situação. Costumamos nos referir a isso como *visão retrospectiva*, e de novo o Capítulo 2 discute como eu acredito que o TDAH impede o uso de uma visão retrospectiva adequada. Crianças com TDAH não têm dificuldades com a memória, no sentido de que podem prontamente armazenar e recuperar informações tão bem quanto as outras. No entanto, como já observado, elas têm problemas com um tipo especial de memória conhecido como *memória de trabalho*. A memória de trabalho é a aptidão de reter conscientemente a informação exigida para fazer algo. Pense nisso como a memória que usamos para lembrar de fazer alguma coisa, especialmente algo que tenhamos deixado para fazer mais tarde. Os que têm TDAH mostram problemas substanciais com esse tipo de memória. Os problemas para fazer esse trabalho mental surgem quando eles precisam aplicar estratégias ponderadas nesse trabalho – quando têm que inibir o impulso de reagir rápido demais para poder refletir sobre o problema. Não admira, portanto, que muitos estudos também mostrem que as crianças com TDAH são menos organizadas ou planejam menos sua abordagem para aprender e realizar trabalhos escolares em geral.

Desenvolvimento físico

Vários estudos de grande porte indicaram que crianças com TDAH apresentam mais problemas com o desenvolvimento físico do que as sem TDAH. A Tabela 2 resume um estudo feito há mais de 25 anos pelas doutoras Carolyn Hartsough e Nadine Lambert, da Universidade da Califórnia, em Berkeley, relevante ainda hoje. Em 1985, elas publicaram suas conclusões a partir de históricos médicos de 492 crianças com hiperatividade (o TDAH da época) residentes na área de East Bay de São Francisco. As porcentagens de crianças hiperativas e de crianças do grupo de controle ou sem o transtorno que tinham cada um dos problemas de desenvolvimento estão nessa tabela. Quando aparece um "Sim" junto ao item ou problema, isso quer dizer que essa diferença é considerada estatisticamente relevante – o que significa apenas que os grupos podem ser considerados diferentes em relação a esse item. Quando aparece um "Não", mesmo que os números não sejam exatamente iguais, os grupos devem ser considerados como o mesmo. Esse estudo constatou que, em dezenove dos trinta pontos listados na tabela, as crianças hiperativas tinham maior probabilidade de apresentar problemas do que as outras, mas devemos ter em mente que outros estudos discordam disso. Vamos examinar alguns problemas individualmente.

Problemas congênitos

A Tabela 2 mostra que mães de crianças hiperativas apresentavam probabilidade bem maior de ter experimentado complicações na gravidez, em relação às mães de crianças do grupo de controle. As crianças hiperativas também haviam tido mais problemas médicos logo após o nascimento (problemas congênitos) e mais problemas gerais de saúde durante a infância.

Audição e fala

Embora não haja evidência de que crianças com TDAH tenham maior probabilidade do que as sem o transtorno de enfrentar dificuldades no desenvolvimento de sua audição, alguns estudos mostram que um número maior delas terá otite média, ou infecções da orelha média, do que outras crianças; essas infecções podem episodicamente reduzir a audição e criar problemas no desenvolvimento da fala. Os achados, porém, não são muito consistentes ao longo dos vários estudos. Mas, como já observado, crianças com TDAH são mais propensas a ter atraso no desenvolvimento da fala e da linguagem. Isso é constatado especialmente no que chamamos de uso executivo da linguagem – como elas organizam e usam a linguagem para cumprir tarefas e alcançar metas de modo eficiente.

Visão

Crianças com TDAH parecem ter maior propensão a problemas de visão do que crianças sem o transtorno, mas, aqui também, os achados das pesquisas são inconsistentes.

Habilidades motoras

As doutoras Hartsough e Lambert concluíram que as crianças hiperativas de sua amostra tinham propensão levemente maior a apresentar atraso em engatinhar, em relação às crianças do grupo de controle (6,5% *versus* 1,6%), mas mais de 93% das crianças hiperativas não mostraram esse atraso. Não obstante, nada menos do que 52% das crianças com TDAH, em comparação com até 35% das sem o transtorno, tendiam a ter uma coordenação motora pobre – especialmente o controle motor fino, do tipo necessário para abotoar, amarrar os sapatos, desenhar e escrever. Esses achados já foram hoje replicados muitas vezes por estudos nos Estados Unidos e em outros países, como a Suécia.

Aparência física

Um achado fascinante é que crianças com TDAH parecem mais propensas a ter pequenas ou leves deformidades em sua aparência física do que crianças sem o transtorno. Pode ser um dedo indicador mais comprido que o médio, um mindinho curvado, um terceiro artelho tão comprido ou mais comprido que o segundo, orelhas implantadas um pouco mais baixo do que o normal, ausência de lobos da orelha ou uma língua fissurada. No entanto, uma pesquisa recente mostra que todas as crianças com transtornos psiquiátricos tendem a ter mais anomalias desse tipo, portanto elas não são um sinal apenas de TDAH.

Saúde ou problemas médicos

Crianças com TDAH parecem ter mais problemas com sua saúde geral do que crianças sem o transtorno. Até 50% foram descritas por suas mães como tendo saúde precária na infância, em comparação com menos da metade desse número de crianças sem TDAH. Ainda não compreendemos por que crianças com TDAH têm maior propensão a problemas médicos, mas crianças com outros transtornos psiquiátricos também têm maior tendência a apresentar problemas gerais de saúde.

Similarmente, fazer xixi na cama à noite (enurese noturna) e apresentar problemas com o treinamento para ir ao banheiro são questões que afetam crianças com TDAH mais do que as outras, mas o mesmo pode ser dito das crianças com problemas psiquiátricos em geral.

Pais costumam se queixar de que os filhos com TDAH não dormem bem, e vários estudos confirmam que essas crianças demoram mais para se aprontar para dormir ou para cair no sono, acordam mais vezes à noite, são mais inquietas durante o sono e podem acordar muito cansadas. Essas dificuldades do sono podem ser encontradas em 40% ou mais das crianças com TDAH. Embora um pouco disso tecnicamente faça parte de problemas comportamentais na hora de dormir (não permanecer no quarto nesse momento do dia conforme se pede), outras questões podem indicar transtornos do sono propriamente ditos, como acordar com frequência no meio da noite, ter dificuldade respiratória ou outros sinais de apneia no sono e um cansaço excepcional ao acordar. Nesses casos, talvez seja indicado fazer uma avaliação num laboratório do sono. Embora muitas crianças com problemas do sono tenham desatenção, e boa parte possa evoluir para o nível de TDAH, esses problemas não justificam um diagnóstico clínico do transtorno.

Muitos estudos apontaram que crianças com TDAH são mais propensas a acidentes do que as sem o transtorno. Pesquisas mostram que crianças com TDAH têm maior probabilidade de experimentar todas as formas de lesões por acidente, como queimaduras, envenenamento acidental, lacerações, lesões cerebrais traumáticas, atropelamentos (em geral ao andar de bicicleta) e outros traumas. Não admira que os custos médicos associados à criação de uma criança com TDAH tenham sido avaliados em mais que o dobro dos de uma criança sem o transtorno, com boa parte desse custo associada a visitas mais frequentes ao pronto-socorro. Estudos recentes com grupos maiores de crianças indicam que isso é mais problemático ainda para aquelas que são também desafiadoras e teimosas do que para aquelas que apenas têm TDAH.

■ Funcionamento adaptativo

O doutor Mark Stein, agora no Hospital Infantil de Seattle, e seus colegas demonstraram há mais de duas décadas, em 1995, que crianças com TDAH têm significativo atraso no desenvolvimento de seu funcionamento adaptativo: cumprir as responsabilidades diárias de cuidar de si mesmas, interagir e se comunicar bem com os outros e se tornar independentes dos pais. O funcionamento adaptativo exige aptidões de autoajuda (como vestir-se, tomar banho, alimentar-se e estar treinado para ir ao banheiro), de linguagem, aptidões interpessoais (como compartilhar, cooperar, manter promessas, seguir orientações e cuidar da segurança pessoal) e aptidões voltadas a se tornar um membro independente da comunidade (como dominar os intercâmbios de dinheiro e econômicos, seguir regras sociais e conhecer os recursos da comunidade e como utilizá-los). O doutor Stein e seus colegas constataram que crianças com TDAH estavam bem abaixo dos níveis esperados de progresso nessas áreas, apesar de terem um desenvolvimento intelectual normal. A doutora Terri Shelton e eu, junto com outros pesquisadores, examinamos esse achado em nosso projeto de avaliação da pré-escola já mencionado, quando ambos trabalhávamos na Escola de Medicina da Universidade de Massachusetts. Como o doutor Stein, também constatamos que crianças com TDAH estavam geralmente bem atrás de crianças sem o transtorno no desenvolvimento de aptidões para o funcionamento adaptativo. Quando examinamos aquelas crianças com TDAH que estavam naqueles 10% mais baixos de desenvolvimento normal nessa área, descobrimos que elas tinham o risco mais elevado de desenvolver transtornos de conduta e outras formas de comportamento agressivo e antissocial, que eram também mais atrasadas em suas aptidões escolares e que os pais relatavam muito mais estresse em casa e mais conflitos em suas interações com essas crianças do que com crianças com TDAH que viessem se desenvolvendo normalmente nessas áreas. Depois de acompanhar essas crianças por um período de três anos, constatamos que o fato de estarem atrasadas no funcionamento adaptativo no início do estudo fazia prever os mesmos tipos de problemas com comportamento antissocial, desempenho escolar fraco e mais problemas com os pais e conflitos familiares. Isso nos revela que crianças de pré-escola com TDAH que não estão se desenvolvendo bem em seu funcionamento adaptativo podem ter probabilidade bem maior que as outras crianças com TDAH de experimentar significativos problemas em seu funcionamento posterior na escola, em casa e na comunidade.

Problemas comportamentais e emocionais

O TDAH costuma ser associado a outros transtornos comportamentais e emocionais. Desde a primeira infância, crianças com TDAH são identificadas com frequência como mais exigentes e difíceis de cuidar devido ao seu temperamento geral e mais estressantes do que crianças sem o transtorno (ver Tabela 2). Até 80% das crianças com TDAH têm pelo menos outro transtorno psiquiátrico associado ao TDAH, e muitas têm dois ou mais transtornos adicionais. Elas também mostram mais sintomas de ansiedade e depressão que nem sempre as qualificam para um diagnóstico psiquiátrico formal dessas condições, como ocorre com outras crianças.

É amplamente aceito por cientistas que crianças com TDAH têm maiores dificuldades no que se refere a comportamentos opositivos ou desafiadores. Dois terços (ou mais) podem ser muito teimosas e discutir com os pais mais do que as outras crianças. Muitas dessas crianças desafiadoras são também agressivas. Ficam com raiva com muita facilidade, e atacam os outros verbalmente ou mesmo fisicamente com maior frequência do que outras crianças da mesma idade. Esses problemas de conduta podem progredir para formas mais severas de comportamento antissocial, como mentir, roubar, brigar, fugir de casa, destruir propriedade e outros comportamentos delinquentes ou criminosos. Meus próprios estudos de acompanhamento citados anteriormente mostram que até 65% terão um diagnóstico de transtorno opositivo desafiador (ver Capítulo 1), e 45% podem progredir para o diagnóstico mais severo de transtorno de conduta.

COMO CRIANÇAS COM TDAH SE DÃO COM OUTRAS CRIANÇAS?

Crianças com TDAH não costumam se dar bem com seus colegas. Há mais de trinta anos, os doutores William Pelham e Mary Bender, então no Instituto Psiquiátrico Western da Universidade de Pittsburgh, resenharam pesquisas sobre relacionamentos sociais de crianças com TDAH. Eles estimaram que mais de 50% delas tinham importantes problemas no relacionamento com seus colegas. A pesquisa mostra que condutas desatentas, bagunceiras, fora da tarefa, imaturas e provocadoras de crianças com TDAH rapidamente criavam um padrão de comportamento controlador e direcionador em seus colegas quando faziam trabalhos em conjunto. E, apesar de falarem mais, crianças com TDAH têm menor propensão a reagir às perguntas ou interações verbais com os colegas. Minha teoria sobre o TDAH discutida no Capítulo 2, assim como algumas pesquisas recentes sobre relacionamentos com os colegas, sugerem que crianças com TDAH são menos capazes de cooperar e compartilhar e de fazer e manter promessas relativas a trocas mútuas de favores. Isso é o que se conhece como *reciprocidade* ou *intercâmbio social*, e está na essência do desenvolvimento de amizades e de saber lidar efetivamente com os outros. Dados seus déficits nas aptidões executivas necessárias para apoiar essas atividades sociais recíprocas e cooperativas, é fácil ver por que muitas crianças com TDAH têm poucos amigos para brincar, ou nenhum.

Isso pode ser muito duro para os pais testemunharem. Todos queremos que os outros gostem de nossos filhos, que eles tenham amigos, sejam convidados a sair com outras crianças e que desenvolvam bons relacionamentos com as da sua idade. Sabemos que tais relacionamentos podem nos sustentar em outras dificuldades que possam surgir conforme crescemos. Quando os pais percebem que seus filhos com

TDAH têm grandes dificuldades em formar e manter amizades, eles sem dúvida têm razões para se preocupar.

NOTA FINAL

Este capítulo deve ter mostrado a você que crianças com TDAH não são todas iguais. Elas variam na severidade de seu TDAH e até mesmo nos transtornos associados e nas atividades em que mostram maior deficiência. Algumas irão exibir padrões diferentes de comportamento, desenvolvimento e riscos futuros do que outras. Umas têm apenas TDAH; outras terão esse transtorno e também problemas de aprendizagem, agressividade, conduta antissocial e relacionamento escasso com os colegas. Todas compartilham o problema da pouca aptidão para a autorregulação, isto é, de inibir seu comportamento e sustentar seus esforços em atividades, metas e em relação ao futuro de maneira mais geral. E, é claro, todas são crianças que precisam de nossos cuidados, apoio, orientação, atenção e amor, mesmo que seja um desafio educá-las e nem sempre elas se mostrem gratas por nossos esforços de guiá-las e criá-las até que virem adultos.

CAPÍTULO 5
O contexto familiar de uma criança com TDAH

Crianças com TDAH não existem no vácuo. Ocupam lugares específicos em várias redes ou sistemas sociais, e o mais significativo desses sistemas é o mais imediato, a família. Perdoem-me por dizer o óbvio, mas tradicionalmente nossas teorias, avaliações e tratamentos dessas crianças têm um foco tão pesado nelas como indivíduos e em seu comportamento isolado do comportamento dos outros que acabamos esquecendo esse ponto importante. Ninguém é capaz de avaliar plenamente o transtorno – suas causas, as deficiências que acarreta, seu curso e seu resultado – sem recorrer a esse ambiente social e às interações de uma criança dentro dele com as demais pessoas. O próprio diagnóstico de TDAH articula-se a partir da nossa compreensão desse ponto. Os relatos dos outros que fazem parte dessa rede social são o que determina quais crianças serão identificadas, diagnosticadas e tratadas. O prognóstico do TDAH para qualquer criança também gira em torno desse fator. Para entender quem irá desenvolver TDAH, quem continuará a ter TDAH ao longo do tempo, quais crianças com TDAH desenvolverão problemas adicionais, quais irão se sair bem apesar desses problemas e que indivíduos irão sofrer com isso na fase adulta, é preciso fazer referência a essa rede social. Portanto, saber que algumas crianças têm TDAH é de importância limitada para predizer seu futuro ou para projetar um tratamento para elas. Devemos também considerar os diversos contextos nos quais crianças específicas vivem e interagem, com quem interagem e quem, por sua vez, age sobre elas.

Saber qual o impacto que crianças com TDAH têm em suas famílias, de que maneira as famílias agem com elas e como os pais lidam com o comportamento do filho irá te ajudar a compreender não apenas seu filho, mas também a si mesmo e a sua família como um todo. A viagem de descoberta que levou você a ler este livro deve também ser uma viagem de autoexploração que você realiza enquanto pai. À medida que for lendo este capítulo, reflita sobre como você costuma reagir ao comportamento adequado de seu filho, e especialmente aos comportamentos inapropriados, inconvenientes ou exigentes. Reflita também a respeito de como seu filho o trata, que reações ele desperta em você e qual a qualidade geral do relacionamento. Depois examine de que modo seu filho afeta cada um dos outros membros de sua família e como eles tratam seu filho. Você é casado – ou vive com um parceiro? Nesse caso, vocês têm problemas conjugais ou de coabitação que se refletem no relacionamento com seus filhos, particularmente o que tem TDAH? Ou seu casamento ou qualquer outro relacionamento íntimo é uma fonte de apoio para você encarar as exigências cotidianas de criar filhos e lidar com a vida doméstica? Você trabalha fora? Será que isso é fator de estresse em casa e afeta seu relacionamento com seu filho? Ou seu trabalho é também uma fonte de crescimento e sucesso pessoal que lhe dá força como pai ou mãe? Embora eu faça aqui uma descrição dos resultados das pesquisas sobre as interações familiares de crianças com TDAH, o propósito principal deste capítulo é estimular você a examinar a sua própria família em relação a esses achados científicos. Veja se há coisas na *sua* família que você gostaria de mudar. Depois assuma o compromisso de mudá-las. Os capítulos finais deste livro têm o intuito de ajudar você com essa meta. De qualquer modo, deve ser óbvio que você pelo menos está querendo mudar a qualidade de seu relacionamento com seu filho, se não talvez nem tivesse começado a ler este livro.

O contexto familiar de uma criança com TDAH tem importância crucial para compreendê-la, por várias razões. Primeiro, as interações do pai ou mãe com o filho e dele com os irmãos numa família onde haja uma criança com TDAH têm se revelado inerentemente mais negativas e estressantes para todos os membros da família do que as interações típicas de outras famílias. Embora este livro assuma a visão de que o desenvolvimento do TDAH tem forte predisposição biológica (em grande parte hereditária), nem mesmo o maior defensor dessa visão poderia negar os poderosos efeitos que essa diferença na interação social pode produzir nos problemas adicionais que uma criança com TDAH provavelmente experimentará.

Segundo, há muita evidência de que os pais e irmãos de uma criança com TDAH têm maior probabilidade de experimentar tormentos psicológicos e transtornos psiquiátricos próprios, incluindo seus sintomas de TDAH, do que pais e irmãos de uma criança sem o transtorno. Na realidade, há cerca de 25% a 40% de chance de que pelo menos um dos pais de uma criança com TDAH também tenha o transtorno. Essas dificuldades que outros membros da família experimentam certamente têm influência na maneira pela qual a criança com TDAH é percebida, em como se lida com ela, a forma como é criada, amada e depois encaminhada para a vida adulta. Essa influência age de maneiras particulares, que parecem ter efeitos duradouros para os resultados dessa criança na adolescência e na vida adulta. Talvez ela inicie um ciclo vicioso muito parecido com o seguinte:

1. Pais que estão tendo problemas pessoais costumam perceber seu filho com TDAH como alguém que tem um comportamento mais inconveniente, e esse comportamento é visto como algo que exige mais de seu tempo e é mais difícil de gerenciar do que ocorre com pais que não têm esses problemas.

2. Essas percepções afetam o modo pelo qual os pais reagem ao comportamento da criança, e às vezes resultam em níveis desnecessariamente altos de expressão de emoções negativas, punições duras ou numa irritação geral em relação à criança, não importa o que ela faça.

3. A criança também pode receber muito menos incentivos, elogios, aprovação e afeto geral do que seria dado em outro contexto.

4. Essa maneira de tratar a criança por sua vez influencia como ela se comporta em relação aos pais, talvez aumentando o nível de desafio, teimosia, discussões e conflito geral.

5 Esse comportamento pode reforçar a visão dos pais de que a criança é um problema ou é difícil de lidar.

6 O ciclo então recomeça.

Isso não quer dizer que um ou ambos os pais sejam a causa principal do comportamento inconveniente ou desafiador da criança; sugere apenas que o relacionamento pais-filho pode afetar a severidade dos problemas de comportamento de uma criança e as percepções que os pais têm do quanto é estressante criá-la.

A partir de 1980, mais ou menos, foram publicados muitos estudos científicos sobre a maneira pela qual crianças com TDAH se comportam em relação aos pais e sobre as reações de seus pais em relação a elas. Dediquei boa parte da minha própria carreira científica inicial a compreender esses padrões de interação e como são alterados pelos vários tratamentos. O que as pesquisas nos dizem?

INTERAÇÕES DE CRIANÇAS COM TDAH COM SUAS MÃES

Os primeiros estudos para observar diretamente as interações de mães com seus filhos com TDAH foram feitos há mais de quarenta anos. Por exemplo, em 1975, a doutora Susan Campbell e seus colegas na Universidade de Pittsburgh observaram que meninos com hiperatividade (o TDAH da época) iniciavam mais interações do que outros meninos quando trabalhavam com suas mães para completar uma tarefa. Essas crianças também conversavam mais com suas mães e pediam mais ajuda. Em resumo, pareciam exigir mais atenção das mães, falavam mais com elas e pediam mais ajuda em suas interações. As mães de crianças com TDAH davam mais sugestões, mais aprovação, desaprovação e orientações sobre o controle de impulsos do que as mães das outras crianças. Em outras palavras, mães de crianças com TDAH tinham que lidar mais com o comportamento de seus filhos e se envolviam mais com o autocontrole deles do que mães de crianças sem TDAH. Ao longo do tempo, esse grau de interação e supervisão pode ser muito estressante e fatigante para as mães.

Nos meus primeiros estudos, descobri que crianças com TDAH eram muito menos obedientes, mais negativas, tinham maior tendência a se dispersar da tarefa e eram menos capazes de persistir em seguir as orientações das mães. Essas davam mais ordens, eram também mais negativas, e às vezes reagiam menos às interações com seus filhos do que o observado nas relações de outras crianças com suas mães. Constatei também, como a doutora Campbell, que crianças com TDAH falavam mais durante esses intercâmbios.

Mais tarde, constatei que essas interações conflituosas mudavam com a idade (mas os problemas eram os mesmos para meninos e meninas com TDAH). Crianças mais novas, com ou sem TDAH, tinham muito mais conflitos com as mães do que as mais velhas em ambos os grupos. No entanto, em nenhuma das idades estudadas as crianças com TDAH se comportavam como seus pares sem TDAH – e, é claro, os dois grupos de mães tampouco se comportavam do mesmo modo. Portanto, há esperança de que esses relacionamentos familiares melhorem de alguma forma, mas há alguma evidência de que não se tornam totalmente normais ou característicos.

INTERAÇÕES DE CRIANÇAS COM TDAH COM SEUS PAIS

"Tenho muitos problemas ao lidar com meu filho, mas meu marido tem bem menos dificuldade. Por quê?"

Uma das coisas que tenho ouvido muitas vezes de mães de filhos com TDAH é que as crianças parecem se comportar melhor com os pais delas. Quando o doutor James Tallmadge e eu trabalhávamos juntos na Escola de Medicina de Wisconsin, há mais de trinta anos, comparamos interações filmadas de mães e filhos com TDAH com as interações entre essas crianças e seus pais. No geral, não vimos muitas diferenças. O que notamos, porém, é que as crianças eram menos negativas com os pais e tendiam a permanecer mais na tarefa do que quando estavam com as mães.

Não tenho certeza de por que é assim. Pode ter a ver com o fato de que as mães geralmente assumem mais responsabilidade do que os pais pelas interações com as crianças com TDAH em casa – especialmente em conseguir que elas façam seu trabalho e suas tarefas, mesmo quando trabalham fora. Um pai ou mãe que convive mais com os déficits de autocontrole de uma criança com TDAH terá claramente mais conflitos com esta (um exemplo esclarecedor desse problema é relatado no Capítulo 17). As mães também parecem confiar um pouco mais em explicações verbais, argumentos e em expressar afeto para conquistar a concordância do filho com as instruções. Como as crianças com TDAH não conseguem usar sua linguagem tão bem quanto as outras para seguir as instruções e não são tão sensíveis a elogios, essa abordagem tem menor probabilidade de ser eficaz para lidar com elas e motivá-las a se comportar bem. Os pais talvez argumentem menos e repitam ordens com menor frequência, e podem impor punições mais rapidamente quando não há concordância. Então talvez um pai que fala menos e age mais rápido para produzir alguma consequência pelo bom ou mau comportamento do filho consiga maior obediência. Tampouco podemos descartar que o fato de o pai ter os maiores porte e força possa ser um fator intimidante para uma criança com TDAH.

Independentemente de qual seja a razão dessa discrepância, o fato de ela realmente existir pode causar problemas no casamento ou no relacionamento dos pais. Talvez o pai atribua os relatos que a mãe faz dos graves problemas com o filho a um exagero dela ou ache que a criança se comporta pior com a mãe por ela ser permissiva demais. Ele pode então concluir que é a mãe, e não a criança, que precisa de auxílio profissional. Também soube de ocorrências similares em consultórios de pediatras: quando um médico do sexo masculino não tem dificuldades em lidar com uma criança com TDAH, ele muitas vezes rotula a mãe de histérica e incompetente. Já é hora de pais e profissionais do sexo masculino perceberem que crianças, especialmente as com TDAH, diferem em suas reações às mães e aos pais. Quem duvidar dessa afirmação deve deixar que o pai assuma por um tempo mais responsabilidades pelos cuidados do dia a dia da criança com TDAH e avalie então se sua visão dos problemas de comportamento da criança começa a se parecer mais com a da mãe.

INTERAÇÕES DE CRIANÇAS COM TDAH COM SEUS IRMÃOS

O relacionamento de crianças com TDAH com seus irmãos e irmãs também parece diferir do visto em outras famílias. Crianças com TDAH discutem mais, brincam de maneiras mais perturbadoras, gritam mais com os irmãos e tendem a encorajar mais comportamentos inadequados ou maldosos, portanto não admira que o conflito seja maior que o normal. De novo, essa diferença é mais acentuada quando as crianças com TDAH são mais novas.

Como podemos fazer com que nossos outros filhos entendam as razões pelas quais a irmã deles age assim, que ela é diferente? Eles acham que ela tem mais sorte, pois obtém muito mais ajuda dos pais.

Como se sentem os irmãos que não têm TDAH? Irmãos e irmãs tendem a ficar cansados e exasperados por conviver com essa energia inconveniente – e desconcertante –, e alguns acabam ressentidos pelo maior fardo de trabalho que muitas vezes são obrigados a carregar, em comparação com o de uma criança com TDAH. Com certeza, o maior tempo e atenção que uma criança com o transtorno recebe dos pais costuma ser fonte de inveja, especialmente quando os irmãos sem TDAH são mais novos. Existe pouca pesquisa adicional que nos mostre como essas interações entre irmãos podem contribuir para os problemas tanto da criança com TDAH quanto de seus irmãos. Mas não podemos esquecer que os irmãos de uma criança com TDAH contam com uma chance em três ou quatro de também terem o transtorno. Nesse o caso, a situação da família inteira fica exacerbada.

COMO O TDAH AFETA AS INTERAÇÕES PAIS-FILHO?

Que efeitos o TDAH tem nas interações dos pais com o filho? Um ponto de partida óbvio são os próprios sintomas do transtorno. Os padrões de comportamento que envolvem desatenção, impulsividade e excesso de atividade das crianças com TDAH e seus déficits gerais na autorregulação costumam entrar em conflito com as exigências que todos os pais têm que fazer a seus filhos. Muitas tarefas cotidianas constituem uma pesada exigência para a capacidade de uma criança de demonstrar autocontenção, atenção sustentada, persistência no esforço, gestão positiva do seu tempo, organização de seus materiais e recusa de coisas que poderiam ser divertidas de fazer naquele momento. Quando uma criança com TDAH tem dificuldades em obedecer a instruções ou concluir seus trabalhos de rotina, os pais não ajudam em nada ao reagirem com mais instruções, controle, sugestões, incentivos e, por fim, raiva. Mas mesmo quando não se está exigindo nenhuma tarefa da criança, o excesso de comportamento, atividade, fala, emoção e vocalização dela provavelmente será visto como uma intrusão e como algo a ser rejeitado pelos outros, ainda mais porque isso se estende no tempo.

Então, quem está causando esse ciclo conflitante de interações? Tanto a criança quanto os pais contribuem para essa espiral ascendente de conflito, mas a criança contribui mais do que os pais são capazes de perceber. Tenha em mente, é claro, que ela não faz isso de propósito. Pesquisas sobre as interações de crianças com TDAH com outros adultos e com crianças fora da família, como professores e colegas, mostram que quando as crianças com TDAH são colocadas numa sala de aula, os professores, como as mães, tendem a aumentar suas ordens, suas repreensões e seu controle da disciplina das crianças. Do mesmo modo, quando crianças com TDAH entram pela primeira vez num grupo para brincar, as outras crianças começam a agir como "pequenas mães" – dando mais ordens, instruções e ajuda às crianças com TDAH. Quando isso não neutraliza o comportamento hiperativo e inconveniente, as outras crianças podem ficar com raiva, provocando ou insultando a criança com TDAH. Se isso não funcionar, irão embora para ter algum alívio dessa criança com TDAH, indisciplinada, invasiva e dominadora.

Estudos têm mostrado que quando crianças com TDAH começam a receber medicação para o transtorno, o uso que mães, professores e colegas fazem de comandos, desaprovação e controle geral diminui para o nível visto com crianças sem TDAH, e as interações costumam se tornar mais positivas. Se os pais de crianças com TDAH fossem a principal causa de conflito, medicar seus filhos deveria produzir pouca mudança no comportamento dos pais ou pouca diminuição dos conflitos. Raramente foi esse o caso nos vários estudos, que sugeriram que a principal origem dos problemas de interação era o TDAH das crianças.

COMO OS PAIS PARECEM REAGIR À MÁ CONDUTA DO FILHO AO LONGO DO TEMPO

Embora exista pouca pesquisa sobre essa questão, fico impressionado na prática clínica ao ver pais de crianças com TDAH tendo que percorrer várias etapas em seus esforços para controlar o comportamento inconveniente de seu filho. Quando uma estratégia não funciona, passam para a próxima etapa da sequência. Minha experiência sugere que de início os pais tentam ignorar ou não dar muita atenção às crianças quando elas mostram um comportamento inconveniente. Talvez achem que parte desse comportamento visa apenas conseguir mais atenção e que, portanto, ignorar a criança talvez diminua o problema. Mas o comportamento da criança não é o mero resultado da busca por atenção, portanto essas técnicas não têm muitas chances de dar certo. À medida que o comportamento inconveniente continua ou se intensifica, os pais emitem mais ordens e instruções, especialmente as voltadas para controlar os impulsos da criança. Essas ordens costumam ser restritivas, exigindo que as crianças parem de fazer o que estão fazendo, e os pais veem-se repetindo-as com frequência. É como se eles tivessem que assumir a autorregulação em lugar do filho e suprissem as aptidões executivas da criança, tornando-se uma espécie de substitutos do imaturo cérebro "executivo" pré-frontal dela.

Em algum momento, a frustração e a exasperação podem levar os pais a acrescentar ameaças a essas instruções repetidas. Quando essa abordagem falha (o que é comum) e as crianças com TDAH continuam a não ouvir nem obedecer, os pais podem passar a usar disciplina física ou outras formas de punição (perda de privilégios ou de momentos de lazer) para recuperar o controle sobre o comportamento indisciplinado do filho. Alguns pais simplesmente desistem, rendendo-se à criança e às vezes até fazendo eles mesmos a tarefa ou apenas indo embora, deixando a tarefa por fazer. Se a criança começa a obedecer, mas a qualidade dessa obediência é precária, os pais intervêm e a ajudam a fazer a tarefa. Em geral, o pai se frustra com o comportamento desobediente do filho e este aprende que a demora em obedecer faz alguém intervir e ajudar a concluir a tarefa, realizando-a ou indo embora, deixando-a por fazer.

Ao longo do tempo, os pais não refazem essa sequência do início toda vez que precisam intervir para controlar seu filho com TDAH. Em vez disso, podem ir direto para a última estratégia que tenha produzido algum efeito. Isso pode despertar reações negativas imediatas ou uma dura disciplina física quando a criança começa a mostrar comportamento perturbador, mesmo que em mínima dose. Alguns pais parecem ter alcançado um nível de fracasso tão severo em sua lida com o filho que podem ser mais bem descritos como vivendo um estado de "impotência aprendida". Não se esforçam mais para dar ordens ao seu filho ou fazer com que ele as cumpra, e deixam que ele faça o que quiser. Começam a se afastar do filho, mantendo pouca supervisão, ou nenhuma. A essa altura muitos desses pais relatam depressão, baixa autoestima em relação a seu papel de pai ou mãe e pouca satisfação ou envolvimento com suas responsabilidades paternas *ou* maternas. Em alguns casos, esses pais podem oscilar entre um desligamento completo e reações francamente rudes ao mau comportamento do filho, dependendo do humor ou da irritabilidade da hora. Os pais podem até começar a passar cada vez menos tempo em atividades de lazer com a criança pelo fato de as interações serem tão estressantes e desagradáveis. Em suma, viver com uma criança que tem TDAH pode afetar seriamente a saúde mental de um pai ou de uma mãe e seu comprometimento com a tarefa de criar o filho. Se esse pai já estiver experimentando problemas emocionais pessoais, isso pode piorá-los muito.

PROBLEMAS PSIQUIÁTRICOS DOS PAIS

Pais e parentes de crianças com TDAH na realidade têm maior probabilidade de serem afetados por problemas psicológicos do que os de crianças sem o transtorno. Alguns desses problemas decorrem da dificuldade de conviver com alguém que tem TDAH; outros decorrem do próprio perfil psicológico ou até biológico dos pais e parentes.

■ O estresse de ser pai ou mãe

Sem dúvida, pais de crianças com TDAH, especialmente as mães, e em particular quando as crianças são pequenas, experimentam maior estresse do que quem cuida de crianças sem o transtorno. Mães de crianças com TDAH relatam que têm um nível mais baixo de autoestima parental e experimentam mais depressão, culpa e isolamento social do que mães de crianças sem TDAH. Quanto mais severos os problemas de comportamento de uma criança, mais severo o estresse da mãe. Obviamente, outros fatores que estejam afetando o bem-estar psicológico da mãe podem distorcer a maneira com a qual ela encara seu filho e, portanto, o quanto de estresse ela sente, mas nossos estudos mostram que a principal fonte de estresse parental vem do TDAH de uma criança, especialmente quando há um comportamento desafiador e inconveniente associado, mais do que de outras fontes na família.

"Eu já estou no limite com ele. Tenho medo de acabar machucando-o. Ele está me deixando doida e não me ouve. Não consigo mais lidar com ele. Vou ter que mandá-lo embora."

Também constatamos que tanto o estresse de criar uma criança com TDAH quanto o maior risco de problemas emocionais pessoais nos pais podem pressionar demais um casamento ou relacionamento, ainda mais quando a criança tem um comportamento muito opositivo, desafiador ou agressivo. Meus colegas e eu descobrimos que, num período de mais de oito anos, no qual acompanhamos um grande número de famílias de crianças com TDAH, os pais tinham três vezes maior probabilidade de se separar ou se divorciar do que os das famílias de crianças sem TDAH.

Pais de crianças com TDAH também podem estar carentes de incentivo, carinho e assistência de uma família apoiadora. Eles relatam que têm menos contato com a família estendida, em comparação com o que se vê em famílias sem crianças com TDAH, e que esses contatos são pouco proveitosos para eles como pais e geram mais aversão ou situações desagradáveis. Portanto, pais de crianças com TDAH podem vivenciar uma forma de isolamento social que é prejudicial tanto para suas aptidões de cuidadores dos filhos como para seu próprio bem-estar emocional.

▪ Transtornos psiquiátricos

Como tenho dito, os pais biológicos de crianças com TDAH apresentam eles mesmos maior probabilidade de também ter o transtorno ou no mínimo algumas das características residuais deste. Cerca de 15% a 20% das mães e 20% a 30% dos pais de crianças com TDAH podem ter também TDAH, como os filhos. Os irmãos biológicos dessas crianças também compartilham esse risco: cerca de 26% dos irmãos e irmãs podem ter o transtorno. Em geral, o risco de TDAH entre parentes biológicos de primeiro grau de crianças com o transtorno fica entre 25% e 33%.

Pais de crianças com TDAH têm maior probabilidade de experimentar também uma variedade de outros transtornos psiquiátricos; os mais comuns são os problemas de conduta e de comportamento antissocial (25% a 28%), alcoolismo (14% a 25%), transtornos do humor como depressão ou reação emocional excessiva a sofrimentos (10% a 27%) e deficiências de aprendizagem. Mesmo que não abusem de álcool, os pais de crianças com TDAH consomem mais bebida alcoólica do que os de crianças sem TDAH. Vale lembrar, porém, que esses problemas psiquiátricos estão associados principalmente ao comportamento agressivo e antissocial dos filhos, e não tanto ao TDAH deles em si. Quanto mais a criança é agressiva e antissocial, mais numerosos e severos são os problemas psiquiátricos constatados entre os parentes. Nos membros da família de crianças com TDAH que não são seriamente agressivas ou antissociais, é mais comum constatar apenas esse transtorno e um histórico de problemas escolares. Isso certamente sugere que problemas psiquiátricos dos pais e da família podem estar fazendo surgir comportamentos agressivos e antissociais nos casos em que a criança com TDAH os exibe. Isso ocorre devido à influência que os problemas dos pais têm nas suas aptidões para criar os filhos e no clima emocional da vida familiar em casa.

O QUE TUDO ISSO SIGNIFICA PARA VOCÊ ENQUANTO PAI OU MÃE?

Todas as informações precedentes podem ser resumidas ao simples fato de que ter uma criança com TDAH gera muito estresse nos pais, particularmente nas mães. Esse estresse é tão grande quanto ou maior do que o experimentado por pais que têm filhos com autismo, um transtorno do desenvolvimento bem mais grave do que o TDAH. O comportamento excessivo, exigente, invasivo, com pouca autorregulação e geralmente de alta intensidade das crianças com TDAH, assim como sua clara deficiência de autocontrole, naturalmente exige dos pais grandes esforços para direcionar, ajudar, supervisionar e monitorar – esforços que superam muito aqueles que pais de crianças sem TDAH precisam fazer. Nos pais com mais de uma criança com TDAH, certamente seus níveis de estresse irão mais do que duplicar em relação aos de qualquer outra família com apenas um filho nessa condição. Portanto, é fácil ver o quanto você pode ficar sobrecarregado com as exigências que o filho ou os filhos colocam em você enquanto pai ou mãe. Estou seguro de que você tem consciência de que as pessoas expostas a altos níveis de estresse crônico têm maior probabilidade de padecer de problemas médicos, especialmente os relacionados a transtornos da imunidade, como resfriados, gripes e outras infecções. É mais provável também que surjam problemas de saúde mental, como depressão. Portanto, você pode ser similarmente afetado e ver seu nível geral de energia diminuído ao ter uma criança com TDAH.

Antes de colocar seu filho com TDAH para adoção, algo que ninguém iria sugerir, há vários modos de tornar a vida em casa mais fácil, e vamos abordá-los nas Partes II, III e IV deste livro (Capítulos 6 a19). Acima de tudo, não desista de ser pai ou mãe. Crianças com TDAH realmente têm um lado positivo, e levar um filho com esse transtorno até a fase adulta pode dar-lhe tremenda satisfação, desde que você aprenda a lidar com o estresse adicional que isso coloca na função de pai ou mãe. Leve em conta os sete princípios da criação eficiente discutidos na Introdução, e, particularmente, não abra mão das oportunidades para sua renovação pessoal (ver Capítulo 10). Esforce-se para ser um pai ou mãe centrado em princípios, executivo e com visão científica, e você verá como o estresse de criar um filho com TDAH se reduz significativamente.

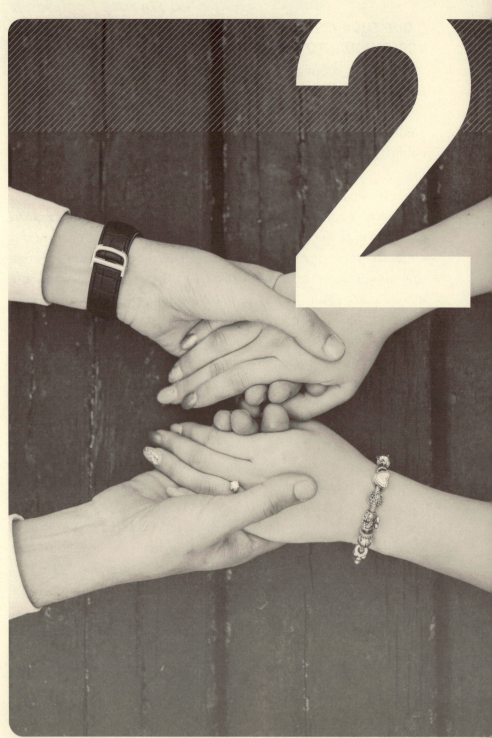
Alvin-Mahmudov/Unsplash

PARTE II
ASSUMINDO O CONTROLE: COMO SER UMA MÃE OU UM PAI EXECUTIVO BEM-SUCEDIDO

235 Capítulo 6 – A decisão de levar seu filho para uma avaliação de TDAH

245 Capítulo 7 – O preparo para a avaliação

265 Capítulo 8 – Como lidar com o diagnóstico de TDAH

273 Capítulo 9 – Catorze princípios para criar um filho com TDAH

289 Capítulo 10 – Apenas para os pais: como cuidar de si mesmo

CAPÍTULO 6
A decisão de levar seu filho para uma avaliação de TDAH

Procurar uma avaliação profissional para um filho é uma decisão importante para qualquer pai. A maior parte dos pais chega a esse ponto de virada quando vê que os problemas do filho superam a capacidade da família e da escola de resolvê-los, e quando sua frustração em tentar ajudar e conseguir ajuda chega ao limite. Consequentemente, muitos pais que estão dando esse primeiro passo tímido em busca de ajuda já se sentem muito exigidos. A meta deste capítulo é fazer com que a transição da autoajuda para a ajuda profissional seja suave.

QUANDO VOCÊ DEVE CONSIDERAR RECORRER A UMA AVALIAÇÃO PROFISSIONAL?

Muitos pais percebem por sua conta, durante os anos da pré-escola, que seu filho parece se comportar de modo diferente em comparação com as outras crianças. Excesso de atividade, falta de atenção e de controle sobre as emoções, agressividade, excitabilidade e os outros sintomas descritos no Capítulo 1 tornam-se difíceis de ignorar. Às vezes fica óbvio também que os métodos de praxe usados para lidar com os níveis mais típicos de comportamento inconveniente e temperamental em outras crianças não produzem muito efeito nessa criança mais severamente incontrolável. Em geral, quando esses dois fatores convergem, e os pais percebem a contínua necessidade de ajudar o filho, em maior medida do que fazem os outros pais, é que concluem que algo está errado.

Em muitos casos, os problemas da criança são apontados por algum funcionário da escola. Os pais costumam ser informados de que seu filho está se comportando de modo diferente e inconveniente antes de ele chegar à pré-escola, vindo da creche ou maternal. Às vezes, porém, os funcionários não dizem nada, e então os pais, que podem estar apenas suspeitando da existência de um problema, não procuram imediatamente assistência. Na realidade, é no contexto da escola formal, geralmente no primeiro ou segundo ano, que a grande maioria dos pais é informada de que o filho tem um problema de comportamento que requer atenção. No contexto mais exigente dos primeiros anos, uma criança que não consiga sentar quieta ou ficar em silêncio quando isso é solicitado, que não segue regras e não demonstra uma autorregulação apropriada à idade, certamente chama a atenção. Numa pequena, mas significativa minoria dos casos, os pais ainda não procuraram ajuda profissional para o seu filho com TDAH ou não foram aconselhados a fazer isso, e o filho já está há vários anos na escola. Em algum momento, esses pais deparam com histórias na mídia sobre crianças com TDAH, e isso traz o reconhecimento de que o próprio filho pode ter esse transtorno. É frequente que os pais liguem para uma clínica de TDAH depois de terem visto ou ouvido um especialista em algum programa de TV ou rádio ou ao lerem algum artigo, e então ficam ansiosos para conseguir ajuda, agora que finalmente têm alguma ideia do que pode estar errado com o filho.

Seja qual for o momento na vida do filho em que os pais começam a suspeitar de algum problema em seu desenvolvimento, em geral eles comentam isso primeiro com amigos ou parentes. Podem também dar um pulo à biblioteca ou a uma livraria atrás do mais recente livro sobre desenvolvimento infantil, ou procurar na internet, em algum site de busca como o Google, para ver o que é possível aprender por conta própria. Invariavelmente, entram em contato com um monte de noções equivocadas sobre o TDAH. Isso vale especialmente para as informações retiradas da internet, onde você encontra milhões de resultados ao colocar no Google "transtorno do déficit de atenção", a maior parte com informações datadas ou distorcidas, como sugestões de cortar o consumo de açúcar da criança, levá-la para fazer testes de alergia, aplicar disciplina mais firme – nada que produza bom efeito.

Se tiverem sorte, os pais irão deparar com algum artigo informativo, factual, sobre TDAH, em algum site como www.chadd.org, www.help4adhd.org, www.WebMD.com ou www.ADHDlectures.com, ou simplesmente encontrar algum professor inteligente de escola primária que saiba reconhecer os sinais do transtorno. A partir daí, estes pais vão procurar orientação junto ao médico da família, que poderá identificar as características mais destacadas do transtorno e fazer um diagnóstico de TDAH. O mais provável é que o médico suspeite que a criança talvez tenha TDAH e a encaminhe a outros profissionais da comunidade – psicólogos infantis, pediatras especialistas em desenvolvimento ou neurologistas infantis – que tenham maior especialização para avaliar e diagnosticar o transtorno. O médico pode também sugerir, no caso de crianças em idade escolar que venham tendo problemas importantes de comportamento na escola e em casa, que os pais solicitem uma avaliação pela escola, para determinar se a criança deve receber assistência educacional especial.

Se você começar a suspeitar que seu filho tem um problema que possa ser TDAH, não ignore achando que vai passar. Você deve procurar uma avaliação profissional se verificar algumas das seguintes condições:

1 Durante pelo menos seis meses a criança mostrou atividade, desatenção e impulsividade bem maiores do que as demais crianças da mesma idade.

2 Durante pelo menos alguns meses outros pais comentaram com você que seu filho carece um pouco de autocontrole ou que é mais ativo, impulsivo, e que tem uma autorregulação precária quando está com outras crianças, num nível acima do normal.

3 Você está precisando dispor de bem mais tempo e energia para lidar com seu filho e preservar sua segurança, em comparação com o que é feito pelos outros pais.

4 As outras crianças não gostam de brincar com seu filho e o evitam, por ele ter um comportamento excessivamente ativo, impulsivo, emocional ou agressivo.

5 Um funcionário da creche ou uma professora da escola informaram que seu filho vem tendo vários problemas de comportamento e que isso já dura alguns meses.

6 É frequente você perder a paciência com seu filho; você sente como se estivesse à beira de se exceder ao recorrer à disciplina física ou mesmo a ponto de bater nele; ou então sente muita fadiga, exaustão, ou mesmo depressão, por ter que lidar com seu filho e cuidar de sua educação.

QUE TIPO DE PROFISSIONAL VOCÊ DEVE PROCURAR?

Geralmente, o profissional a ser chamado é aquele da sua região que parece ter o maior conhecimento sobre o TDAH. Em princípio, a escolha de consultar um pediatra, psicólogo ou psiquiatra infantil, neurologista infantil, assistente social, psicólogo escolar, o médico da família ou outro profissional de saúde mental parece importar menos do que achar alguém que tenha familiaridade com a literatura científica e profissional básica sobre o TDAH. Grupos de apoio a pais podem fazer recomendações a partir da experiência deles. Se não houver nenhum órgão desse tipo perto de você, peça ao professor ou médico de seu filho alguma referência de alguém que tenha sólida reputação na área por lidar com TDAH. Ou, se houver uma universidade próxima, contate o departamento de psicologia para ver quem eles podem indicar; se houver escola de medicina, procure o seu departamento de psiquiatria para obter essa informação. Em circunstâncias específicas, no entanto, talvez você precise dos serviços de um tipo particular de profissional.

Médicos

Qualquer criança a ser avaliada para TDAH deve primeiro fazer um *checkup* pediátrico padrão para excluir causas médicas raras dos sintomas. A epilepsia é relativamente rara, mesmo em crianças com TDAH, portanto geralmente não é o caso de procurar uma avaliação de neurologista somente porque a criança tem o transtorno. Mas se houver outras indicações de que seu filho possa estar tendo problemas médicos como convulsões, será o caso de procurar um pediatra ou neurologista infantil para uma consulta. Se já estiver claro que estão ocorrendo convulsões, você deve levar seu filho a um pronto-socorro local para uma avaliação.

Às vezes é preciso consultar um médico depois que seu filho já foi diagnosticado com TDAH. Se você tem contatado apenas psicólogos, assistentes sociais e educadores, precisará encontrar um médico que conheça o TDAH e saiba como usar medicação para o transtorno, nos casos em que você considere fazer um teste de medicação com seu filho (ver Capítulos 18 e 19). Nem todos os pediatras, neurologistas infantis e psiquiatras infantis têm bom conhecimento dessa área, portanto sua melhor aposta pode ser entrar em contato com um psiquiatra infantil especializado em medicação para crianças, um pediatra especialista em desenvolvimento e comportamento ou um neurologista comportamental que conheça o TDAH e seja especializado em problemas de desenvolvimento e comportamento. Então, quando ligar para conversar a respeito da consulta, pergunte se o médico costuma atender crianças com TDAH ou se ele tem bom conhecimento das medicações empregadas para o tratamento do transtorno.

Psicólogos e outros terapeutas ou orientadores

Psicólogos são treinados não só para avaliar problemas psicológicos em crianças, mas também para aplicar testes psicológicos, de aprendizagem ou neuropsicológicos, que ajudam a identificar o tipo de problema de aprendizagem ou de comportamento que uma criança possa ter. Por essa razão, a maioria dos pais que procura uma avaliação de seu filho consulta um psicólogo licenciado.

Se você já teve seu filho adequadamente avaliado e diagnosticado, mas está à procura de um tipo específico de tratamento, então é claro que vai querer achar um profissional especializado nesse tipo de terapia. Para citar apenas alguns, há terapeutas comportamentais cognitivos, especialistas em aconselhamento familiar, psicoterapeutas para tratamento individual ou em grupo e especialistas em orientação escolar.

■ Antes de escolher

De novo, simplesmente procure certificar-se de que a pessoa que você tem em vista conhece algo a respeito do TDAH e de seu tratamento. Faça as seguintes perguntas à recepcionista do consultório, enfermeira ou ao próprio profissional:

- "O profissional é licenciado?" (Se necessário, verifique isso com o conselho ou órgão responsável pelo licenciamento da profissão, para ter certeza.)
- "Ele ou ela trata de crianças com TDAH frequentemente?"
- "Ele ou ela está bem informado(a) sobre o transtorno e bem treinado(a) na forma de lidar com ele?"
- "Que tipos de tratamento para o TDAH ele ou ela costuma empregar?" (Se a resposta não incluir os que você procura, tente outro profissional.)
- "É de seu conhecimento se já foi apresentada formalmente alguma reclamação sobre qualquer prática inadequada realizada pelo profissional?"

Não se sinta constrangido por fazer essas perguntas. E se o profissional que você procurou se ofender com o questionamento, procure outro.

■ E o custo?

Você vai querer arrumar a melhor ajuda profissional que se mostre adequada à sua situação particular, mas em termos puramente práticos terá também que levar em conta os custos. Os seguintes passos são úteis para evitar surpresas desagradáveis:

1 Ao ligar para o consultório de algum profissional para marcar hora, pergunte qual o valor da consulta. A maior parte dos profissionais aceita ser pago pelo convênio médico, mas nem todos, por isso é sempre bom perguntar.

2 Contate seu plano de saúde para ter certeza de que irá cobrir esse tipo de avaliação. A maior parte dos convênios considera uma avaliação de TDAH como um serviço de saúde mental e impõe limites ao valor que irá cobrir por tais serviços. São poucos os convênios médicos que não estipulam limites, e vários deles simplesmente não cobrem esse tipo de avaliação.

Se o seu plano for do tipo que não cobre os custos para que seu filho tenha uma avaliação como essa ou receba tratamento para o TDAH, pergunte se cobre o tratamento de outros transtornos mentais.

Os funcionários da escola do seu filho

Se o seu filho já entrou na escola, a escola pública do seu bairro pode ser uma das melhores fontes de ajuda. Antes de marcar uma consulta com outro profissional ou enquanto espera o dia da consulta, peça que ela faça uma avaliação educacional.

Se você não ficou satisfeito com a avaliação feita pela escola ou com a recomendação gerada com base nela, não deixe de pedir à pessoa que comandou a equipe de avaliação para que examine se os problemas podem ser corrigidos.

Alguns pais que conheci relataram uma tremenda gama e variedade de experiências ao levarem os filhos com TDAH para uma avaliação com vistas a obter assistência educacional. Alguns disseram que lidaram com pessoas da escola de extrema sensibilidade, as quais iniciaram a avaliação num prazo de apenas um mês ou dois, trataram os pais como membros iguais e valorizados da equipe de avaliação, procuraram certificar-se de que os pais haviam compreendido corretamente suas conclusões e implementaram rapidamente recomendações sensatas.

Dicas úteis para uma avaliação escolar efetiva

O que você pode fazer para tornar o processo de avaliação escolar uma experiência mais positiva e construtiva?

1 Converse com os professores de seu filho sobre as preocupações que eles têm a respeito do desempenho escolar dele e faça algumas anotações. Com isso você estará preparado para fornecer informações específicas a qualquer administrador escolar que questione o propósito e o foco da avaliação.

2 Compareça à reunião da equipe como combinado para rever os resultados de todas as diferentes avaliações dos profissionais e leve um gravador. Declare de antemão que você acha mais fácil absorver tudo se puder se concentrar apenas em ouvir, sem precisar fazer anotações. Não obstante, faça também algumas breves anotações durante a reunião – muitos pais acham que isso os ajuda a relaxar e lhes dá algum tempo para pensar. Sempre peça maiores esclarecimentos sobre os termos usados; os profissionais têm que saber comunicar os resultados de uma maneira eficiente e clara para você.

3 Preste particular atenção às recomendações da equipe: elas batem com as suas impressões sobre o tipo de assistência que seu filho pode precisar? Não deixe de perguntar a respeito dos prazos para a implementação dessas recomendações. Qual é a recomendação da escola? Quando isso começará a ser feito? Quem é responsável por implementar as recomendações? Como será monitorado o progresso durante a intervenção? Antes que a reunião termine, defina uma data para um reencontro depois que as recomendações tiverem sido implantadas há alguns meses, para discutir como seu filho reage aos programas de tratamento.

4 Procure começar sempre esse processo de avaliação com o máximo possível de cortesia, cooperação e diplomacia. Mesmo que sinta ter motivos para ser um pouco hostil, começar o processo de avaliação fazendo exigências, confrontando ou desafiando os funcionários da escola e insultando o pessoal pode muito bem atrasar o processo e fazer você ser rotulado como criador de casos –

uma reputação que pode prejudicar sua eficácia junto ao sistema escolar e até afetar o tratamento que a escola dispensa ao seu filho. Comunique quaisquer preocupações à administração da escola com uma conversa franca, sendo diplomático, aberto à discussão e ao mesmo tempo firme em suas convicções de que seu filho talvez precise de ajuda.

5 Se você não está satisfeito com o processo de avaliação, procure uma segunda opinião. Convide um profissional clínico de fora do sistema da escola, que seja experiente em avaliar crianças com TDAH e transtornos de aprendizagem, para vir à reunião da equipe escolar com você quando forem discutidos os resultados da avaliação. Permita que esse profissional defenda as necessidades de seu filho por você. Em muitos casos, o pessoal da escola parece mais inclinado a respeitar as opiniões de outro profissional do que as de um pai ou mãe.

SEGUINDO ADIANTE

Quando estiver armado com o máximo de informações que conseguir reunir a respeito dos recursos de que dispõe localmente, você poderá decidir o que sente ser o melhor curso de ação para a avaliação de seu filho. O capítulo a seguir trata do que você pode esperar de uma avaliação feita por um psicólogo ou um médico, e de que maneira se chega a um diagnóstico.

CAPÍTULO 7
O preparo para a avaliação

Uma avaliação exaustiva e um diagnóstico preciso são as bases de uma gestão bem-sucedida do TDAH de seu filho. Quer você esteja procurando uma avaliação profissional em lugar da avaliação da escola ou tenha discordado dessa avaliação, evite adiar tomar alguma medida. Muitos profissionais têm longas listas de espera, e o melhor é você ver a pessoa adequada o quanto antes. Enquanto aguarda a data da consulta, há muita coisa que você pode fazer para assegurar que a avaliação por um psicólogo – assim como o *checkup* médico – responda a todas as dúvidas que o preocupam e atenda às necessidades particulares de seu filho.

PREPARAÇÃO PARA UMA AVALIAÇÃO PSICOLÓGICA OU PSIQUIÁTRICA

Sente-se e faça uma lista das respostas às seguintes questões para esclarecer seus pensamentos a respeito das dificuldades de seu filho. Se você fizer essa tarefa com antecedência, isso tornará o procedimento de avaliação mais eficiente e rápido.

1 O que mais preocupa você em relação ao seu filho? No alto de uma folha de papel, escreva cabeçalhos como "Casa", "Escola", "Vizinhos", "Colegas" e outras áreas nas quais você vê problemas. Depois, debaixo de cada um, relacione com precisão o que preocupa você, atendo-se aos principais problemas que sente ocorrer com maior frequência ou em maior grau do que deveriam para crianças da idade de seu filho. Anote também aqueles que você não tem certeza se são anormais para uma criança da idade de seu filho, mas faça uma observação ao lado de cada item desse tipo. Guarde essa lista para poder fazer nela outras anotações.

2 No verso dessa folha de papel ou em outra, escreva os cabeçalhos "Problemas de saúde", "Inteligência ou desenvolvimento mental", "Desenvolvimento e coordenação motora", "Problemas com os sentidos", "Aptidões de aprendizagem na escola", "Ansiedade e medos", "Depressão", "Agressão em relação aos outros", "Hiperatividade", "Pouca atenção" e "Comportamento antissocial". Depois, relacione qualquer coisa que vier à sua mente que possa indicar que seu filho tem um problema em alguma dessas áreas: problemas médicos crônicos ou recorrentes; problemas de visão, audição, etc.; problemas com leitura, matemática, etc.; atitudes como mentir, furtar, atear fogo ou fugir de casa. Você talvez já tenha listado alguns desses pontos na frente da sua folha, mas pode ser útil reorganizar tudo nessas novas categorias para efeitos da avaliação profissional de seu filho.

3 Preencha o "Questionário sobre situações domésticas", mostrado no Quadro 1 (p. 248). Depois, em outra folha de papel, anote cada situação na qual marcou "Sim" e descreva de modo resumido o problema que surge nela. Por exemplo, se você disse "Sim" a "Enquanto você está ao telefone", o que o seu filho faz nessa hora? Interrompe? Vai aprontar alguma coisa enquanto você não está vendo? Arruma briga com os irmãos? Anote também o que você tenta fazer para lidar com a situação. Tire uma cópia do seu questionário completo e leve com você quando for à consulta, junto com suas descrições das situações problemáticas.

4 É compreensível que os pais às vezes soneguem informações por acharem embaraçoso divulgar problemas familiares que o pai ou a mãe, ou ambos, acreditem estar contribuindo para agravar os problemas do filho – alcoolismo ou abuso de outras substâncias na família, conflitos conjugais que estejam passando do limite e afetando a relação com o filho, disciplina excessiva ou punições físicas, ou suspeitas de abuso sexual, por exemplo. Não importa o quão difícil seja falar sobre esses problemas, você precisa compreender que sonegar tais informações aumenta a possibilidade de erros no diagnóstico, na formulação das questões que são mais importantes no caso e no planejamento de um tratamento. Essas questões têm influência direta na compreensão precisa do caso.

5 Se possível, converse com o(os) professor(es) de seu filho ou troque e-mails, e anote as principais preocupações dele(s) a respeito da adaptação de seu filho na escola. De novo, guarde essas anotações para levar à sua consulta.

6 Agora, pegue outra folha de papel e faça uma lista de quaisquer problemas que você acha que estão acontecendo em sua família, além daqueles que dizem respeito ao seu filho. Use os seguintes cabeçalhos se achar que isso pode ajudar: "Pessoal" (coisas que preocupam você a respeito de si mesmo), "Conjugal" ou "Casal", "Dinheiro", "Parentes", "Emprego" (o seu ou o do[a] seu[sua] parceiro[a]), "Outros filhos" e "Saúde" (a sua ou do[a] seu[sua] parceiro[a]). Leve essa lista na sua consulta.
Essas listas registram os itens que provavelmente serão tratados na sua entrevista com o profissional. Deixe-as à mão em sua consulta e acrescente itens conforme for lembrando. Isso ajudará a concentrar a avaliação nas áreas que despertam maior preocupação em você.

7 *Lembre-se de levar a Caderneta de Saúde de seu filho (se você tiver uma).* Ela pode fornecer informações valiosas a respeito da gravidez e do parto de seu filho, assim como sobre as idades em que ele alcançou marcos importantes de seu desenvolvimento. Se você não tiver esse tipo de registro, anote quaisquer das informações a seguir das quais conseguir se lembrar: (a) qualquer problema durante a gravidez desse filho; (b) problemas com o parto; (c) o peso do seu filho ao nascer; (d) problemas que seu filho teve logo após o parto; (e) quaisquer problemas médicos graves de saúde, ou lesões que seu filho tenha tido desde o nascimento; e (f) quaisquer atrasos que seu filho tenha tido em habilidades como sentar, engatinhar, andar, aprender a falar ou a ir ao banheiro.

QUESTIONÁRIO SOBRE SITUAÇÕES DOMÉSTICAS

Nome da criança:
Data:
Nome da pessoa que preencheu este formulário:

Instruções: Seu filho tem problemas em aceitar instruções, ordens ou regras em qualquer uma destas situações? Se tiver, faça um círculo na palavra "Sim" e depois circule um dos números junto à situação, indicando a gravidade do problema. Se seu filho não tem problemas na situação, circule "Não" e passe para a situação seguinte.

QUADRO 1 – Questionário para identificar onde os problemas de obediência acontecem em casa

Situações	SIM/NÃO (circule um)		SE SIM, EM QUE GRAU?							
			Leve		(circule um)			Grave		
Brincando sozinho	Sim	Não	1	2	3	4	5	6	7	8	9
Brincando com outras crianças	Sim	Não	1	2	3	4	5	6	7	8	9
Nas refeições	Sim	Não	1	2	3	4	5	6	7	8	9
Ao trocar de roupa	Sim	Não	1	2	3	4	5	6	7	8	9
Ao se lavar ou tomar banho	Sim	Não	1	2	3	4	5	6	7	8	9

Situações	SIM/NÃO (circule um)		SE SIM, EM QUE GRAU?								
			Leve			(circule um)			Grave		
Enquanto você está ao telefone	Sim	Não	1	2	3	4	5	6	7	8	9
Assistindo TV	Sim	Não	1	2	3	4	5	6	7	8	9
Quando há visitas em casa	Sim	Não	1	2	3	4	5	6	7	8	9
Quando você está com ele visitando alguém	Sim	Não	1	2	3	4	5	6	7	8	9
Em locais públicos (lojas, restaurantes, igreja, etc.)	Sim	Não	1	2	3	4	5	6	7	8	9
Quando o pai está em casa	Sim	Não	1	2	3	4	5	6	7	8	9
Ao mandá-lo fazer tarefas	Sim	Não	1	2	3	4	5	6	7	8	9
Ao mandá-lo fazer lição	Sim	Não	1	2	3	4	5	6	7	8	9
Na hora de deitar	Sim	Não	1	2	3	4	5	6	7	8	9
No carro	Sim	Não	1	2	3	4	5	6	7	8	9
Quando está com a babá	Sim	Não	1	2	3	4	5	6	7	8	9

Fonte: Barkley; Murphy (2006).

O QUE ESPERAR

Provavelmente os componentes mais importantes de uma avaliação profissional abrangente de uma criança com TDAH serão os seguintes:

1. A entrevista clínica com os pais e a criança.

2. O exame médico (quando necessário).

3 Os valores da escala de classificação do comportamento preenchida pelos pais.

4 Uma entrevista com o(s) professor(es) da criança.

5 Preenchimento pelo(s) professor(es) de escalas similares de classificação de comportamento da criança.

6 Um possível teste de QI ou teste das aptidões de aproveitamento escolar da criança, se ainda não tiverem sido feitos pelo sistema da escola.

Antes que qualquer criança possa receber um diagnóstico de TDAH, um profissional deve coletar um bom volume de informação a respeito dela e da família, examinar essa informação à procura de sintomas do TDAH, determinar o quão sério o problema pode ser e descartar a existência de outros transtornos ou problemas. Geralmente uma avaliação leva cerca de duas a três horas – ou mais tempo ainda se o seu filho também precisar de testes educacionais ou psicológicos para detectar possíveis problemas de aprendizagem ou desenvolvimento.

AO MARCAR UMA CONSULTA

Quando você ligar para marcar consulta, vão pedir informações básicas – nome e endereço, o sexo e a data de nascimento da criança, a escola onde estuda e o ano, e assim por diante – e talvez as suas razões para procurar a avaliação. Talvez peçam também que você:

1 Dê permissão para liberar informações sobre avaliações anteriores.

2 Permita que o profissional entre em contato com o médico do seu filho para colher mais informações.

3 Forneça os resultados da mais recente avaliação feita de seu filho pela escola (se houver).

4 Inicie uma avaliação pela escola, se já não tiver sido feita.

5 Preencha e devolva antes da consulta uma série de formulários de classificação de comportamento sobre seu filho.

6 Autorize o(s) professor(es) de seu filho a preencher formulários semelhantes.

Você deve aceitar todas essas solicitações, exceto talvez quando estiver procurando uma segunda opinião que não seja influenciada por tais informações, por ter discordado muito da primeira que obteve. Nesse caso, talvez convenha pedir ao profissional que não solicite os registros da primeira avaliação – e explicar a razão –, mas nunca negue acesso aos professores de seu filho, mesmo que discorde deles. Informações dos professores são importantes demais para serem omitidas; simplesmente mencione de antemão a sua discordância.

Nesse contato inicial por telefone, tenha cuidado com profissionais que se mostrem dispostos a aconselhar um tratamento específico antes mesmo da consulta, que digam que só eles têm expertise para avaliar seu filho, e promover o tratamento que ridicularizem outros profissionais da comunidade, prometam uma cura, digam que tudo o que precisam para dar um diagnóstico é um fio de cabelo ou uma amostra de urina e ou marquem uma consulta de avaliação dizendo que irá levar apenas meia hora ou menos. Em qualquer desses casos, procure outro profissional.

O DIA DA CONSULTA

Na consulta, vão acontecer várias coisas: um psicólogo ou psicóloga irá entrevistar você e seu filho e realizar testes se for necessário obter informação a respeito da inteligência, linguagem, aptidões escolares e outras de seu filho. Quando é um médico que conduz a avaliação, talvez seu filho não seja submetido a nenhum teste psicológico extensivo, e a entrevista com você pode ser bem mais curta (de trinta minutos a uma hora). Em compensação, seu filho pode ter um exame físico mais minucioso e talvez seja encaminhado a um exame de vista ou audição, caso nunca tenham sido feitos antes ou nos anos recentes.

■ A entrevista com você

A entrevista com você é indispensável. O ideal é que ambos os pais estejam presentes, já que cada um tem seu ponto de vista. Se não for possível, o pai ou a mãe que não puder comparecer pode escrever suas preocupações e opiniões para serem levadas em conta na avaliação.

A entrevista com você atende a vários propósitos: (1) estabelece uma relação necessária entre você, o avaliador e seu filho; (2) permite que o profissional conheça a sua visão dos aparentes problemas de seu filho e aprofunde o foco dos estágios posteriores da avaliação. Quanto mais informações você fornecer, melhor a visão que o profissional terá dos problemas do seu filho, mais rapidamente ele ou ela irá avançar e mais preciso será seu diagnóstico. Use as listas que você elaborou para não esquecer nenhum ponto que queira discutir; (3) a entrevista mostra como os problemas de seu filho estão afetando a família e dá ao profissional alguma ideia da sua própria integridade psicológica; (4) pode revelar informações sobre sua relação com o filho que sejam importantes para definir potenciais contribuições aos problemas dele; (5) determina um diagnóstico do(s) problema(s) de seu filho e pode fazer as recomendações cabíveis sobre o tratamento – sendo esse o propósito mais importante.

O avaliador fará anotações ao longo da entrevista, incluindo observações a seu respeito e sobre como você lidou com seu filho durante a consulta. Um profissional perspicaz sabe, porém, que o comportamento no consultório, particularmente o do seu filho, provavelmente não é o mesmo que ele costuma ter no cotidiano. Pesquisas têm mostrado que muitas crianças com TDAH se comportam muito bem durante a avaliação. Se for esse o caso, não aceite nenhuma declaração de que isso significa que seu filho não apresenta nenhum problema.

"O pediatra disse que minha filha não tem TDAH. No dia da consulta, o médico passou vinte minutos examinando-a, e ela se comportou muito bem. Por que você diz que ela tem TDAH se o médico disse que não? Por que você discorda?"

Alguns profissionais gostam que a criança esteja presente na entrevista com os pais. Não há problema, desde que o assunto discutido não seja perturbador para o seu filho ou deixe você desconfortável. Faça questão de expor seus sentimentos sobre esse ponto. Eu geralmente prefiro que crianças em idade escolar fiquem aguardando na sala de espera enquanto entrevisto os pais.

A entrevista deve começar com uma explicação dos procedimentos a serem feitos, do tempo que irão durar, do custo estimado e da forma de pagamento, caso isso já não tenha sido tratado. Também é ressaltado que a maior parte do que você disser será confidencial.

Informações sobre seu filho

A entrevista provavelmente se encaminhará para uma discussão das suas preocupações em relação ao seu filho. É nesse ponto que as suas anotações serão úteis. O profissional irá pedir que você dê exemplos específicos dos comportamentos dele que deixam você preocupado(a), como comportamentos impulsivos ou desatentos. Talvez pergunte como você vem lidando com os problemas de comportamento de seu filho e se o(a) seu(sua) esposo(a) *ou* parceiro(a) está usando a mesma abordagem ou uma diferente. Certamente irá perguntar quando foi que você percebeu os problemas de seu filho. Isso naturalmente leva a perguntas sobre qualquer ajuda profissional que já tenha sido obtida. Alguns avaliadores gostam de perguntar aos pais o que eles acham que levou o filho a desenvolver esses problemas. Sinta-se à vontade para opinar, mas tampouco hesite em dizer que não sabe.

Se você preencheu formulários sobre comportamento antes da consulta e os entregou, o profissional pode querer revisar algumas de suas respostas agora, especialmente alguma que não tenha ficado clara. Similarmente, *você* pode também querer saber se o profissional tem algumas perguntas ou dúvidas sobre suas respostas. Talvez lhe façam também perguntas sobre os formulários enviados aos professores de seu filho. Se tiver curiosidade, peça para ver as respostas que algum professor deu nesses questionários; você tem o direito de saber. Peça que o profissional explique algo desses formulários que não tenha ficado claro para você.

O avaliador também irá conversar com você sobre quaisquer problemas de desenvolvimento que o seu filho tenha. Eu costumo perguntar aos pais sobre o desenvolvimento do filho até o momento, a saúde física, aptidões sensoriais e motoras, linguagem, pensamento, intelecto, aproveitamento escolar, aptidões de autoajuda como vestir-se e tomar banho, comportamento social, problemas emocionais e relações familiares. Muitos profissionais também irão rever com você uma série de problemas ou sintomas comportamentais referentes a outros problemas psiquiátricos, para ver se seu filho tem essas dificuldades. Apenas seja sincero e indique se tais sintomas estão presentes ou não e, se sim, em que grau.

O avaliador pode perguntar sobre os sintomas de TDAH que discutimos no Capítulo 1. Acho que um profissional também deverá perguntar sobre quaisquer pontos fortes e interesses que o seu filho tenha. Se o seu não fizer isso, então mencione alguns por sua conta. Essa informação serve não só para dar um quadro mais completo e equilibrado do seu filho, como também para fornecer dados úteis para serem usados mais tarde no tratamento.

Em algum ponto da entrevista, o profissional deverá fazer uma cuidadosa revisão do histórico médico, escolar e de desenvolvimento. Eu sempre pergunto aos pais como é sua relação com a equipe da escola. O fato de saber se é amistosa, de apoio ou então marcada por conflitos, e se a comunicação tem sido aberta e razoavelmente clara ou limitada e hostil, me ajuda muito a preparar contatos posteriores com a equipe de escola caso isso se mostre necessário.

■ Informações sobre você e sua família

Profissionais sabem que muitas famílias de crianças com TDAH vivem sob maior estresse do que as outras e que os pais podem estar tendo mais problemas pessoais do que a maioria. Não se ofenda se lhe fizerem perguntas pessoais desse tipo. Essa informação pode ser de grande valia para a compreensão dos problemas de seu filho e para o desenvolvimento de recomendações de tratamento mais úteis a você. Provavelmente perguntarão também a respeito de seu histórico, instrução e ocupação, assim como sobre os de seu(sua) esposo(a) *ou* parceiro(a). O examinador pode perguntar se você, seu(sua) esposo(a) *ou* parceiro(a) ou seus outros filhos têm tido problemas psiquiátricos, de aprendizagem, de desenvolvimento ou questões médicas crônicas.

Antes que a entrevista termine, dê uma olhada nas suas anotações. Compartilhe alguma coisa que não tenha sido coberta ou qualquer outra informação que você sentir que possa ser útil. A grande maioria dos profissionais irá respeitar e apreciar sua franqueza.

■ A entrevista com o seu filho

O profissional irá entrevistar seu filho durante a consulta, em geral sem a sua presença se o seu filho já tiver idade escolar, e fazer algumas observações informais sobre a aparência dele, seu comportamento e suas aptidões de desenvolvimento. O tempo que ele ou ela irá dedicar a essa entrevista vai depender da idade e do grau de inteligência de seu filho. De novo, nem você nem o profissional devem dar muita importância às informações obtidas nessa entrevista, pois muitas crianças se comportam de maneira atípica num consultório, e a maioria das que têm TDAH mostra uma consciência muito limitada dos próprios problemas.

Os profissionais de saúde mental costumam fazer às crianças uma série de perguntas gerais referentes às seguintes áreas:

- Que grau de conhecimento elas têm a respeito de estarem visitando um profissional naquele dia – quais os sentimentos delas e o que os pais lhes disseram a respeito.

- Seus *hobbies*, programas de TV, esportes ou animais de estimação favoritos, para criar empatia com elas.

- Qual a escola delas, quem são os professores, que matérias aprendem e mais gostam, e as razões para quaisquer dificuldades específicas.

- Se veem a si mesmas como tendo algum tipo de problema de comportamento na sala de aula e que tipos de medidas de disciplina elas recebem quando não se comportam de acordo com o estabelecido.

- Como se sentem quanto à aceitação ou não delas por outras crianças da escola.

- Quais são as percepções que têm sobre quaisquer problemas que os pais tenham relatado.

- O que gostariam que mudasse ou fosse melhorado em casa ou na escola.

- Se veem a si mesmas como portadoras de sintomas de TDAH.

Particularmente com crianças mais novas, alguns avaliadores acham útil deixá-las brincar, desenhar ou simplesmente andar pelo consultório durante a entrevista. Outros podem pedir que as crianças preencham os espaços em branco numa série de sentenças incompletas.

■ A entrevista com o(s) professor(es)

Poucos adultos passam tanto tempo com seu filho quanto um professor ou professora, por isso a opinião deles é parte crucial da avaliação. Se a criança tem mais de um professor, pelo menos aqueles que passam mais tempo com ela devem ser entrevistados.

Pessoalmente, por telefone ou até mesmo por e-mail, o profissional irá questionar o(s) professor(es) a respeito dos atuais problemas escolares e de comportamento da criança, de seu relacionamento com os colegas e de seu comportamento nas várias situações escolares (especialmente as que envolvem trabalho, assim como aquelas com limitada ou nenhuma supervisão, como a hora do intervalo, o lanche, a atividade nos corredores ou no transporte escolar). O profissional deve também descobrir o que o professor ou os professores estão fazendo no presente momento para lidar com os problemas de seu filho e consultar qualquer avaliação que a escola já tiver feito.

O EXAME MÉDICO

É essencial que a criança que está sendo avaliada para TDAH passe por um exame pediátrico físico completo, mais focado em problemas médicos que possam estar contribuindo para as dificuldades atuais de seu filho em comportamento e desempenho escolar.

A entrevista

A entrevista médica com seu filho será similar à entrevista do psicólogo com você. No entanto, o médico irá dedicar mais tempo a revisar o histórico genético da criança, eventos da gravidez e do parto, histórico médico e de desenvolvimento e a saúde atual, a condição nutricional e o desenvolvimento geral sensório-motor.

O principal foco, porém, é tentar distinguir o TDAH de outras possíveis condições médicas, em particular aquelas que podem ser tratadas. Em casos raros, o TDAH se desenvolve como resultado de um problema médico evidente, como uma severa síndrome de Reye, um quase afogamento ou grave inalação de fumaça, um forte trauma na cabeça ou a recuperação de uma infecção cerebral ou doença. Em outros casos incomuns, o TDAH pode estar associado a um alto nível de chumbo no corpo de seu filho ou a outras intoxicações por metal ou outro tipo qualquer de substância tóxica. Qualquer uma dessas condições requer tratamento próprio separado do TDAH. Se o seu médico tem fortes suspeitas de que seu filho tem epilepsia, testes adicionais como um EEG ou tomografia cerebral podem ser solicitados.

Ao lado da investigação de possíveis causas, o médico irá avaliar a fundo quaisquer condições existentes que possam requerer atenção médica, especialmente problemas como coordenação motora deficiente, perda involuntária da urina durante o sono, incontinência fecal e otites, para os quais as crianças com TDAH têm risco maior. O médico também determinará se seu filho tem alguma condição física que possa contraindicar o uso de medicações para tratar o TDAH.

Normalmente exigem-se recomendações por escrito do médico para documentar qualquer necessidade de fisioterapia ou terapia ocupacional na escola. Por essa e outras razões, o papel do médico do seu filho na avaliação de TDAH não deve ser subestimado. Mesmo assim, isso por si só costuma ser insuficiente para se chegar a um diagnóstico de TDAH.

O exame físico

No decorrer do exame físico da criança, o médico vai se basear em quaisquer achados da entrevista para checar se há problemas da tireoide, intoxicação por chumbo, anemia ou outras doenças. Ele pode também fazer um breve exame neurológico para ver se há problemas mais evidentes nessa área. Irá medir altura, peso e circunferência da cabeça do seu filho, e comparar com as tabelas-padrão para crianças normais. Audição, visão e pressão sanguínea também serão medidas.

Não se surpreenda se o exame físico de rotina de seu filho, sobre altura e peso, e o exame neurológico de praxe derem todos normais. E lembre-se também, por outro lado, que eventuais anormalidades nessas áreas não são necessariamente sinais de TDAH; a meta é excluir o caso raro de déficits visuais, de audição ou outros como origem de alguns sintomas que poderiam sugerir o TDAH.

■ Testes de laboratório

Influenciados por relatos de pesquisas que atestam que medições de laboratório detectaram diferenças entre crianças com TDAH e crianças sem o transtorno, e pelo fato de o TDAH ser um transtorno com base biológica, muitos pais pedem exames médicos para confirmar o diagnóstico. Até o momento, não há testes de laboratório ou medições que tenham valor para fazer esse diagnóstico, portanto exames de sangue, análises de urina, estudos de cromossomos, eletroencefalogramas (EEGs), potenciais evocados, ressonâncias magnéticas (RMs), tomografias computadorizadas (TCs), imagens de estudos de fluxo sanguíneo por tomografias computadorizadas por emissão de fóton (SPECT) ou tomografia por emissão de pósitrons (PET Scan) não devem ser usados na avaliação para TDAH.

Alguns testes podem ser solicitados se seu filho tiver indicação de alguma medicação particular (ver Capítulo 19), mas não para as medicações comuns, como Ritalina, Focalin ou Concerta (metilfenidato), Dexedrine (*d*-anfetamina), Adderall ou Venvanse (combinação de anfetaminas), Strattera (atomoxetina) ou Intuniv (guanfacina de liberação prolongada).

O ÚLTIMO PASSO: FAZENDO O DIAGNÓSTICO

No decorrer da avaliação, o profissional que você tiver escolhido terá em mãos um volume de informações sobre seu filho e sua família. Ele provavelmente já terá feito um *diagnóstico diferencial*, que constitui uma das etapas preliminares na aplicação das orientações do DSM-5 (Manual Diagnóstico e Estatístico de Transtornos Mentais) para diferenciar quais transtornos o seu filho pode ter daqueles que ele parece não apresentar. Agora, usando as escalas de comportamento preenchidas antes e durante a consulta, assim como tudo que fora coletado nas entrevistas e observações anteriores, o profissional fará a melhor previsão possível sobre qual transtorno(s) seu filho tem. Um diagnóstico de TDAH provavelmente será baseado, pelo menos em parte, nos critérios do DSM-5, mas diagnosticar transtornos psiquiátricos em crianças está longe de ser uma ciência exata. A falta de métodos de avaliação totalmente objetivos, e a confiança nas observações e opiniões dos pais e de outras pessoas, podem gerar alguma incerteza no processo de diagnóstico.

No final de 2011, a American Academy of Pediatrics estabeleceu diretrizes que os pediatras deveriam adotar, urgentemente, para fazer a avaliação de TDAH em crianças (*Pediatrics*, 2011, v. 128, n. 5, p. 1007-1022). Essas diretrizes são totalmente consistentes com os passos já recomendados neste capítulo para uma avaliação adequada de TDAH em uma criança. As diretrizes enfatizam a importância dos pediatras usarem os critérios de diagnóstico mais recentes do DSM-5 e também a obter informações diretamente dos pais e professores sobre o comportamento e ajustamento da criança em casa e na escola. Elas ainda recomendam que o médico considere o uso de escalas de desenvolvimento comportamental a serem preenchidas pelos pais e professores. É importante ressaltar que essas diretrizes não encorajam o uso de qualquer teste médico, neurológico ou de laboratório como parte da avaliação diagnóstica, até que sejam realmente necessários e validados para seu uso específico. Se o diagnóstico do seu filho terá início com o pediatra, tenha ciência de que essas diretrizes existem e, se necessário, faça com que ele também fique sabendo delas.

Durante a avaliação, o profissional deve ter formulado algumas recomendações de possíveis tratamentos, que ele irá apresentar junto com o diagnóstico. Então você e ele discutirão quais delas irão implementar de comum acordo. Como pai executivo, você encara o profissional como seu consultor. Como pai científico, pondera a informação recebida e compara com a noção que você tem de seu filho e com outras informações que tiver recolhido sobre o TDAH, define se as conclusões e recomendações fazem sentido e então pergunta a respeito de qualquer coisa que queira esclarecer melhor ou que o preocupe. Não deixe de pedir que o profissional defina bem o diagnóstico que tiver feito, porque o que ele chama de TDAH ou TDA pode não corresponder à forma com que uso esses termos neste livro (veja o box a seguir). Se ficar com muitas dúvidas sobre o diagnóstico, agradeça ao profissional e procure uma segunda opinião.

Como pai ou mãe centrado em princípios, você deve atravessar todo o processo de avaliação com dignidade e diplomacia, guiado pelos sete princípios do doutor Covey (resumidos na Introdução), não só em relação ao seu filho, mas também em sua interação com os outros.

 DOIS TIPOS DE TRANSTORNOS DE ATENÇÃO HOJE RECONHECIDOS POR CIENTISTAS CLÍNICOS

Algumas crianças podem ter apenas problemas de desatenção, sem impulsividade ou hiperatividade. Podem já ter sido diagnosticadas com TDAH – do tipo com predomínio da desatenção, segundo a versão anterior do *DSM*, o *DSM-IV*. Mas muitas delas na realidade parecem ter outro tipo de transtorno de atenção. São descritas como mais devaneadoras ou "viajantes", como se estivessem numa espécie de "nevoeiro" mental, com o olhar perdido, parecendo com sono e não muito atentas ao que ocorre em volta. Pais dessas crianças contam que elas não só não se mostram hiperativas, como também são letárgicas e mais lentas que as outras. Parecem vagar pela vida quase sem perceber direito o que ocorre em volta. Com isso, perdem muitas informações em situações em que as outras crianças estão atentas, e por isso parecem "desligadas". Cometem mais erros ao acompanhar instruções orais ou escritas – mas não por precipitação ou atabalhoamento, cometendo erros impulsivos, como as crianças com TDAH. Crianças com esse tipo de desatenção parecem ter problema em filtrar a informação que é dada nas instruções e em identificar depressa as partes importantes; seu filtro mental parece menos capaz de separar o relevante do irrelevante. Ao contrário das crianças com TDAH, geralmente são mais quietas ao trabalhar, embora mentalmente não estejam "dentro da coisa" – não processam totalmente a tarefa e suas instruções. Cientistas clínicos têm chamado essa condição de *tempo cognitivo lento* (TCL).

Pesquisas mostram que crianças com essa forma de desatenção diferem das que têm TDAH por terem bem menos problemas com desafiar e agredir, ou com impulsividade e hiperatividade, em casa e na escola. Elas têm também menos problemas de relacionamento com as demais; quando muito, mostram-se mais isoladas, reticentes, ou mesmo tímidas e socialmente ansiosas. Em testes psicológicos, têm desempenho muito pior naqueles que envolvem rapidez perceptual-motora ou coordenação olho-mão e velocidade.

Também cometem mais erros em testes de resgate de memória. Em particular, têm mais dificuldade em relembrar informações que aprenderam há mais tempo. Tais problemas não foram vistos em crianças com TDAH. Outros estudos, como o meu, feito em larga escala e publicado em 2012 sobre TDAH e TCL em crianças dos Estados Unidos, mostram que elas também têm maior probabilidade de serem diagnosticadas com depressão, e têm mais sintomas de ansiedade do que as demais ou mesmo que as crianças com o mais comum tipo combinado de TDAH. Esse grande estudo também constatou que os meninos e as meninas não diferem na prevalência desse transtorno, como ocorre com o TDAH (meninos são três vezes mais propensos a apresentar TDAH). Também soubemos que sintomas de TCL desenvolvem-se mais tarde na infância do que os sintomas de TDAH, e que não declinam com a idade. Ambos os grupos foram mal na escola, e as crianças com TCL parecem ter maior dificuldade com a precisão, enquanto as com TDAH sofrem mais com o volume de trabalho a ser realizado (produtividade). Os dois grupos têm maior tendência a deficiências de aprendizagem, mas o padrão difere, com as crianças com TCL mais propensas a problemas na matemática. Também observei que TCL e TDAH podem coexistir em 35% a 49% dos casos do outro transtorno. Então, as crianças mostram-se bem mais comprometidas e têm risco maior de apresentar outros transtornos psiquiátricos e de aprendizagem do que as que têm um transtorno apenas. Uma pesquisa do doutor José J. Bauermeister e seus colegas na Universidade de Porto Rico indica que crianças com TDAH são bem mais exigentes e geram mais estresse para serem criadas do que as com TCL, e, portanto, geram mais conflito familiar que as que têm esse outro transtorno de atenção.

Infelizmente, sabe-se muito menos agora sobre tratar TCL do que sobre tratar TDAH. A pouca pesquisa feita estudou a medicação estimulante metilfenidato (Ritalina) e mostrou que a maioria das crianças com TCL não reage tão bem quanto aquelas com TDAH. Elas reagem melhor a doses menores, enquanto doses moderadas a altas parecem ser mais eficientes com TDAH. Mais revelador foi o achado de que 30% ou mais das que têm esse tipo de desatenção não reagem a estimulantes, em comparação com menos de 10% das que têm TDAH. Crianças com TDAH também tiveram reação terapêutica bem maior à medicação do que as que têm essa outra forma de desatenção. Em contraste, as com TCL podem ser mais reativas a programas de modificação de comportamento e de treinamento de aptidões sociais do que as com TDAH.

Ainda há muita pesquisa a fazer sobre os tratamentos psicológicos, educacionais e médicos que podem ser mais úteis para TCL. Poucos profissionais conhecem esse segundo transtorno de atenção – em geral, os mais atualizados com publicações sobre TDAH. Alguns o chamam de TDAH com apresentação desatenta, mas isso não o define, e ele tampouco é um tipo de TDAH. Muito do que consta deste livro não se aplica a crianças com TCL, em especial a teoria do funcionamento executivo (Capítulo 2). É bem menos provável que o TCL se associe à maioria dos problemas com autorregulação e funcionamento executivo do TDAH. Pode estar mais associado a problemas de auto-organização e resolução de problemas, mas não à gestão de tempo, à autocontenção e ao autocontrole emocional.

CAPÍTULO 8
Como lidar com o diagnóstico de TDAH

COMO VOCÊ PROVAVELMENTE IRÁ REAGIR

Ter o seu filho avaliado foi um grande passo, e você investiu sua energia mental, física e emocional para fazer isso corretamente. Agora recebeu o diagnóstico: seu filho tem TDAH. O que vem depois?

Primeiro, pare e tente perceber como você se sente. Com a experiência dos milhares de pais que aconselhei pessoalmente a respeito do TDAH, assim como de milhares de outros dos quais recebi retorno em minhas muitas falas em público, concluí que as reações emocionais dos pais diante da informação sobre o TDAH são uma parte importante de seu ajuste ao transtorno do filho. E que essas reações também influenciam a qualidade do investimento que eles são capazes de fazer para ajudar e defender a criança.

■ Negação ou alívio?

Alguns pais podem tentar num primeiro momento *negar* o rótulo ou diagnóstico ou sua base amplamente neurológica. Eles se agarram desesperadamente à sua visão original de que não há nada de tão errado assim que não possa ser corrigido com alguma dieta, alguma forma de aconselhamento, ou com simples métodos de lidar com o comportamento. Essa reação é mais provável de ocorrer quando os pais não suspeitavam que houvesse algo mais substancialmente errado com seu filho. Em geral, a pessoa que sugeriu que poderia existir um problema é alguém que trabalha cuidando da criança, uma professora de pré-escola ou mesmo o pai ou mãe de algum amiguinho do filho. Quando os pais são os últimos a saber que seu filho tem TDAH, é natural que reajam tentando negar ou minimizar a extensão do problema, até que possam reavaliar a informação que estão recebendo e consigam ver por si mesmos os problemas do filho. Se você constatar que está resistindo a um diagnóstico, a melhor maneira de resolver suas dúvidas é procurando uma segunda opinião de alguém em quem você confia e que tenha conhecimentos sobre o TDAH.

Outros pais aceitam de bom grado a informação que recebem sobre o TDAH, acolhendo sua mensagem como a resposta que vinham desesperadamente procurando há muito tempo. Dispõem finalmente de um nome para suas preocupações em relação ao filho e de caminhos a seguir para ajudá-lo. Essas famílias celebram o *alívio* do fardo da incerteza – e muitas vezes também o alívio da culpa. Saber que o TDAH tem uma base biológica permite que se livrem da sensação anterior de que eram eles pessoalmente que criavam o problema.

■ Raiva

Em alguns pais, um diagnóstico de TDAH desperta *raiva* – raiva daqueles que previamente garantiram que não havia nada de errado; raiva de quem coloca a culpa do problema nos métodos que os pais adotam para criar o filho ou em problemas familiares. Algumas pessoas que trabalham na minha área, ou então parentes ou a mídia, muitas vezes repreendem, desmerecem ou de algum outro modo "atacam" os pais, tentando achar culpados para o transtorno. Quando os pais compreendem que não é culpa deles, a raiva e o ressentimento não são reações descabidas.

■ Pesar

É ao mesmo tempo natural e saudável ter uma reação branda de *pesar* à informação de que seu filho tem TDAH. Quase todos os pais, quando confrontados com a notícia de que o filho tem algum tipo de deficiência, sofrem com essa perda de normalidade. Alguns lamentam pelos riscos futuros do filho; outros reagem às alterações que a família tem que fazer para acomodar o TDAH.

Para a maioria das pessoas, esse pesar passa à medida que elas refazem sua visão do filho e dos problemas que ele enfrenta. Outras pessoas, porém, têm relatado que nunca conseguiram resolver totalmente esse pesar. Adaptam-se a ele e por um tempo parecem deixá-lo para trás, enquanto enfrentam as responsabilidades do dia a dia com a criação do filho e o trabalho. Mas quando o filho vinha se saindo particularmente bem por um bom período e depois tem uma regressão ou uma crise significativa, esse sentimento de uma angústia branda volta. Isso pode acontecer com você também. Nesse caso, conversar com outros pais que tenham filhos com TDAH pode ajudar, talvez por meio de um grupo local de apoio a pais ou de salas de bate-papo ou blogs na internet. Se a reação de pesar persistir, considere fazer umas sessões de aconselhamento com um profissional que tenha conhecimento do TDAH ou procure terapias oferecidas a pais de crianças com deficiências.

Aceitação

O resultado natural e desejado quando se lida com a informação de que seu filho tem TDAH é a *aceitação* – aceitar o que o seu filho é e o que pode se tornar e, igualmente importante, o que o seu filho não é e o que pode nunca vir a ser. Há paz mental nesse estágio, como se uma névoa fosse removida, permitindo que os pais vejam os problemas de seu filho e as próprias reações a esses problemas de modo mais realista. A partir dessa perspectiva, você verá com maior clareza que seu filho tem um problema que ele ou ela não pediu para ter, não pode evitar, e precisa de sua ajuda para lidar com ele, incluindo protegê-lo daqueles que não irão compreender. A criança necessita do seu apoio para obter aquilo a que tem direito na comunidade e nos serviços escolares. Essa mudança de perspectiva pode ser profunda e intensa emocionalmente, tanto para os pais que a experimentam quanto para quem tenha o privilégio de testemunhá-la, como eu tive. Se você alcançou esse estágio, talvez sinta agora uma sede de conhecimento sobre a melhor maneira de ajudar seu filho. Talvez esteja agora motivado a entrar num grupo de apoio, aconselhamento ou num programa formal de treinamento para lidar com crianças, que lhe dê aptidões e técnicas que possam ajudar seu filho a ter sucesso. Também irá ver a si mesmo procurando maneiras de modificar o ambiente, e não o seu filho. Para ele, um "recurso protético" adequado pode ser uma tabela para se organizar ou um sistema de pontuação em casa em vez de uma cadeira de rodas; prover acesso talvez seja um arranjo especial de assentos mais do que uma rampa ou uma porta de entrada. Em ambos os casos, a meta é permitir que a criança seja bem-sucedida, dentro das circunstâncias.

Aceitação, no entanto, também significa reconhecer que algumas coisas simplesmente não podem ser modificadas para que crianças com TDAH tenham sucesso em grau máximo ou se adaptem bem, como o fazem crianças sem esse transtorno. Deixar de aceitar algumas limitações de seu filho irá incutir intolerância, raiva e frustração em você, além de colocar pressão indevida no seu filho. O ponto principal é que sua aceitação do TDAH de seu filho e de tudo o que isso pode implicar libera você para cumprir esse papel tão crucial para o progresso dele. Mais do que outros pais, você precisa apoiar ativamente a autoestima do seu filho, talvez por caminhos menos tradicionais, enquanto as crianças sem TDAH vão construindo o próprio caminho por meio do sucesso escolar e social. Você terá que exercitar a criatividade para encontrar saídas bem-sucedidas para o seu filho, tanto nos esportes, nas artes, nos *hobbies*, na ciência, em projetos mecânicos ou mesmo em atividades não tradicionais. A partir do momento em que você aceitar de verdade o TDAH de seu filho, poderá olhar além das limitações dele e ver – como ninguém mais é capaz de fazer – seus pontos fortes e seus talentos únicos.

COMPREENDER AS OPÇÕES DE TRATAMENTO

Como deverá ficar claro a partir da leitura das Partes II–IV deste livro, a maioria das crianças com TDAH exigirá uma combinação de tratamentos – comportamental (psicológico), educacional e de medicação –

para alcançar os melhores resultados. Sem dúvida, existem alguns poucos casos em que a medicação sozinha é suficiente, mas minha experiência, e a de muitos outros cientistas clínicos de carreira que estudam o TDAH, é a de que isso não se aplica à maioria. Algumas crianças simplesmente não reagem a medicações. E mesmo entre as que reagem, pouco menos da metade não se normaliza inteiramente no comportamento ou desempenho escolar ou nas relações com os colegas ao tomar medicação. E mesmo em alguns casos em que pode haver normalização, a medicação estimulante muitas vezes não pode ser usada à noite em muitas das crianças. Portanto, nessas e em outras situações, serão exigidas outras formas de tratamento para ajudá--las. Além disso, como explicado no Capítulo 4, muitas crianças com TDAH podem ter transtornos psicológicos e de aprendizagem além do TDAH. Esses transtornos adicionais não serão controlados adequadamente pelas medicações usadas para o TDAH. Deficiências de aprendizagem não desaparecem com tratamentos medicamentosos, nem alguns dos problemas com aptidões sociais no grupo de colegas, ou certos tipos de comportamento desafiador e antissocial quando presentes, ou ainda conflitos familiares devidos a outros fatores e não apenas ao TDAH da criança. Assim, para a maioria dos casos de TDAH, um pacote de tratamento com múltiplas intervenções provavelmente será o mais útil.

Fato interessante, porém, é que o maior estudo de tratamento de TDAH realizado até hoje, chamado de Multimodal Treatment Study of ADHD [Estudo de Tratamento Multimodal de TDAH] (patrocinado pelo NIMH), indicou que a medicação pode ser a opção de tratamento mais eficaz para crianças com esse transtorno. O estudo abrangeu mais de 570 crianças de cinco diferentes localidades dos Estados Unidos e algumas do Canadá. Essas crianças passaram por avaliações cuidadosas e exaustivas e então foram encaminhadas aleatoriamente a quatro diferentes grupos de tratamento: um grupo recebeu tratamento na própria comunidade, onde foi feito também o acompanhamento; outro recebeu apenas medicação, mas muito bem administrada; um terceiro recebeu um pacote substancial de vários tratamentos psicológicos, mas sem medicação; e o último recebeu medicação e tratamentos psicossociais. O que esse grande estudo constatou de início, após catorze meses de tratamento, foi que a medicação, em dosagens adequadas e com bom monitoramento, produz efeitos poderosos nos sintomas e problemas associados ao TDAH. Mais da metade dos tratamentos feitos apenas com medicação foram considerados bem-sucedidos ou normalizadores, enquanto isso se mostrou verdadeiro em apenas cerca de um terço dos casos com tratamento psicossocial. A combinação de medicação com um pacote abrangente de tratamento psicossocial produziu um pouco mais de casos com reação bem-sucedida (cerca de 10% a 15% mais), além de alguns benefícios adicionais para diferentes subgrupos de crianças. A combinação pode também resultar em menor necessidade de medicação ou na necessidade de doses menores de medicamentos. Tratamentos psicossociais sozinhos podem ser eficazes, mas talvez não produzam resultados equivalentes aos alcançados pela medicação. O estudo sugere que o tratamento combinado é o melhor.

FICAR BEM INFORMADO SOBRE O TDAH

É positivo que a aceitação leve a uma sede de conhecimento, porque ficar informado é a tarefa mais fundamental da mãe ou pai executivo, científico. Em milhares de casos de TDAH examinados nas clínicas especializadas nesse transtorno, nas quais venho trabalhando há mais de 35 anos em minha prática clínica, aprendemos que na realidade a intervenção isolada mais importante que podemos oferecer é a informação atualizada sobre o transtorno. Veja a seguir o que você pode fazer para ficar e se manter informado sobre o TDAH e os últimos avanços em seu tratamento:

1. Leia o maior número possível de livros sobre o TDAH. Lembre-se de que a verdade é um conjunto de coisas. Quanto mais você ler e aprender sobre o TDAH, mais perto irá chegar da verdade a respeito de sua natureza, causas e tratamento adequado.

2. Se tiver acesso à internet, veja as informações nos seguintes sites,

em inglês: www.help4adhd.org ou www.chadd.org (Children and Adults with Attention-Deficit/Hyperactivity Disorder), nos Estados Unidos, e www.caddac.ca (Centre for ADHD Awareness, Canada), no Canadá. Há também algumas informações úteis em sites de associações profissionais, como o www.aacap.org (American Academy of Child and Adolescent Psychiatry) e www.aap.org (American Academy of Pediatrics). Tenha cautela ao simplesmente entrar no Google e digitar "transtorno do déficit de atenção" ou "transtornos de atenção", pois obterá milhões de resultados e não saberá por onde começar. A internet tem muita informação equivocada sobre o TDAH, além de propaganda francamente contrária ao transtorno, portanto faça a sua abordagem como se estivesse passeando por um bazar da Turquia, com muitos sites simplesmente tentando conquistar sua atenção (e seu dinheiro); procure agir como um consumidor atento.

3 Marque uma consulta com um profissional especializado da sua cidade sobre o tema, para obter opiniões e pegar emprestado materiais educativos disponíveis. Provavelmente você terá que pagar pelo tempo que ele ou ela irá gastar com você, ou terá isso cobrado em sua conta no plano de saúde, como uma sessão de terapia.

4 Procure também entrar num grupo de apoio a pais do seu país ou cidade.

Ao longo desse processo de autoeducação, lembre-se de que seu filho está lutando com um transtorno do desenvolvimento e que você está empreendendo essa tarefa, de certo modo monumental, de ajudá-lo a superar o maior número possível dos problemas que essa deficiência cria. Incentivado pela empatia que flui naturalmente da aceitação, e armado de todo o conhecimento que você é capaz de reunir, você está preparado para ajudar seu filho como ninguém mais poderia estar. O próximo capítulo irá expor alguns princípios fundamentais para prosseguir nesse seu empenho.

CAPÍTULO 9
Catorze princípios para criar um filho com TDAH

A Parte I (Capítulos 1-5) explicou que o TDAH é um transtorno do desenvolvimento do autocontrole – ou o que alguns profissionais chamam de *funções executivas,* que são cruciais para planejar, organizar e levar a cabo comportamentos humanos complexos por longos períodos de tempo. Ou seja, numa criança com TDAH, o "executivo" no seu cérebro, que deveria organizar e controlar comportamentos, ajudando a planejar o futuro e a seguir esses planos, está fazendo um mau trabalho. Em muitos casos, não é que a criança tenha falta de aptidão ou conhecimento; logo, mostrar a ela como fazer algo para corrigir seus problemas não ajuda muito. Em vez disso, você verá que é mais efetivo combinar ensinamentos, aptidões ou conhecimentos com os seguintes aspectos: dar instruções claras, arrumar outra configuração para um trabalho de modo a torná-lo mais interessante e motivador, dividi-lo em períodos mais curtos, com paradas mais frequentes, rearranjar o ambiente de modo a torná-lo menos dispersivo e mais favorável a focar a atenção da criança no que é importante fazer naquela situação, redirecionar o comportamento dela para metas futuras e não para gratificações imediatas e oferecer recompensas imediatas para a conclusão de uma tarefa ou por ela ter seguido as regras. Em resumo, queremos ajudar as crianças com TDAH a "mostrar o que elas já sabem" nas situações que antes eram um problema para elas.

Soa simples? De fato, *é* relativamente simples – em tese. Na prática, isso nem sempre é fácil de implementar. Nos meus 35 anos de experiência clínica e de ensino, constatei que os pais se beneficiam muito de catorze princípios gerais extraídos de nossa atual compreensão do TDAH. Como critérios para lidar no dia a dia com o comportamento de crianças com TDAH, esses princípios têm funcionado bem para os pais quando se trata de formular programas para lidar com essas crianças, tanto em casa quanto na sala de aula. Daremos aqui breves exemplos de alguns desses princípios; as técnicas específicas são detalhadas no Capítulo 11.

Lembre-se de que, para pais de uma criança com TDAH, agir centrado em princípios significa (1) fazer uma pausa antes de reagir a alguma conduta inadequada da criança, (2) usar essa pausa para refletir sobre os princípios expostos neste livro, e (3) escolher um modo de reagir à criança consistente com esses princípios. Para manter você firme nessa abordagem ao criar seu filho, sugiro que faça uma cópia da lista de princípios que está no final deste capítulo e cole no espelho do banheiro e na porta da geladeira. Você pode também grudar uma cópia na parede do seu espaço de trabalho, se trabalha fora de casa. Dar uma olhada nesses catorze princípios ao acordar e vê-los ao longo do dia irá fazer você lembrar que tipo de pai está se esforçando para ser com seu filho com TDAH.

1 Dê *feedback* ao seu filho e faça-o experimentar as consequências mais prontamente.

Como observado há muito tempo pela doutora Virginia Douglas, uma renomada psicóloga canadense e especialista em TDAH, e também por outros profissionais, crianças com TDAH parecem estar muito mais sob o controle do momento do que as crianças sem o transtorno. Então, ou você se torna parte desse momento, ou terá pouca influência sobre seu filho com TDAH.

Como já explicado, quando são confrontadas com uma tarefa que acham chata, tediosa ou pouco gratificante, crianças com TDAH sentem urgência de encontrar outra coisa para fazer. Se você quer que continuem fazendo uma tarefa, terá que arrumar um jeito de prover um *feedback* positivo enquanto é realizada e fazê-las experimentar consequências, para torná-la mais gratificante, assim como prover eventuais consequências negativas brandas quando ela se desviar da tarefa. Similarmente, quando você tentar mudar comportamentos negativos, deve oferecer recompensas e *feedbacks* rápidos para um bom comportamento e fazer a criança experimentar consequências negativas imediatas quando agir de modo inadequado.

Você pode dar *feedback* positivo parabenizando ou elogiando a criança, mas deve declarar de modo explícito e específico o que é que ela fez que foi considerado positivo. Não espere, porém, que isso seja sempre suficiente. Você pode também usar formas físicas de afeto, mas não exagere, pois as crianças às vezes sentem que isso não é sincero. Em muitas situações você terá que usar recompensas como conceder privilégios adicionais, ou recorrer a algum sistema pelo qual a criança ganhe fichas ou pontos para alcançar privilégios, pois apenas seu elogio não será suficiente para motivá-la a continuar fazendo a tarefa designada. Mas, seja qual for o tipo de *feedback* que você der, quanto mais imediatamente ele for oferecido, mas efetivo será para mudar o comportamento futuro.

Por exemplo, se uma criança com TDAH normalmente tem problemas para brincar de maneira gentil com um irmão ou irmã menor, o reforço mais efetivo que você pode dar quando ela brincar de maneira cooperativa será ficar alerta para qualquer exemplo de cooperação, compartilhamento e bondade demonstrado por ela e então fazer imediatamente um elogio (e dar fichas) ao detectá-lo. Do mesmo modo, a criança deve receber prontamente um *feedback* negativo brando e experimentar consequências quando provocar o irmão ou a irmã menor. Você deve dizer à criança exatamente o que foi que ela acabou de fazer de errado (em vez de gritar) e explicar por que isso não é aceitável; e então retirar algum privilégio ao qual ela teria acesso naquele dia, ou fazê-la devolver algumas fichas que ela tiver ganhado, caso você tenha implantado algum programa desse tipo (ver Capítulo 11).

2 Dê *feedback* ao seu filho com maior frequência.

Crianças com TDAH precisam receber *feedbacks* e experimentar consequências por seus atos, e isso deve ser feito não só prontamente, mas também com frequência. Receber *feedback* ou experimentar consequências por seus atos podem ser medidas úteis mesmo quando ocasionais, mas são mais benéficas quando sua frequência é maior. É claro que levar isso longe demais pode ser irritante e invasivo para o seu filho e cansativo para você, mas é preciso fazê-lo, dentro do que permite sua disponibilidade de tempo, sua agenda e sua energia – especialmente quando você tenta mudar algum tipo de mau comportamento significativo. Por exemplo, se sua filha tem considerável dificuldade para concluir a lição de casa, em vez de elogiá-la só quando ela finalmente conclui a tarefa, ou de puni-la por não terminá-la depois de passar várias horas para fazer algo que normalmente levaria vinte minutos, diga à criança que agora ela irá ganhar pontos a cada problema de matemática que resolver, e que os pontos irão se acumulando e poderão ser trocados por algum privilégio. Estipule também um limite razoável de tempo – digamos, vinte minutos – para a tarefa toda, e, se o tempo expirar, diga que a criança será multada em um ponto (isto é, perderá um ponto) para cada problema que não tiver terminado. Durante o tempo em que a criança realizar a tarefa, faça constantes elogios por ela continuar concentrada no trabalho, ofereça palavras de incentivo para que prossiga se esforçando e, ao mesmo tempo, conte os pontos.

É comum os pais ficarem ocupados com as próprias responsabilidades domésticas e se esquecerem de checar a criança com frequência. Uma maneira de você lembrar isso a si mesmo é colocando, por exemplo, pequenos adesivos com um rosto sorrindo espalhados pela casa, em locais por onde você passa com frequência – no canto do espelho do banheiro, no mostrador do relógio da cozinha, e assim por diante. Toda vez que vir um adesivo, comente com sua filha alguma coisa que você aprova naquilo que ela estiver fazendo naquele exato momento – mesmo que ela esteja apenas sentada quieta, assistindo TV. Você pode também colocar um *timer* de cozinha ou um despertador que toque em breves intervalos de tempo.

3 Utilize consequências maiores e mais poderosas.

Seu filho com TDAH irá exigir que você crie consequências mais enfáticas ou atraentes do que as usadas com outras crianças para que ele se sinta incentivado a realizar um trabalho, a seguir regras ou a se comportar bem. Entre elas, o afeto físico, privilégios, lanches ou petiscos especiais, fichas ou pontos, recompensas materiais como brinquedinhos ou itens colecionáveis, e, ocasionalmente, até dinheiro.

Isso pode parecer violar a sabedoria comum de que as crianças não devem ser recompensadas materialmente com excessiva frequência, porque tais recompensas poderiam substituir as recompensas intrínsecas, como o prazer da leitura, o desejo de agradar aos pais e amigos, o orgulho por dominar uma tarefa ou uma nova atividade ou a estima dos colegas por jogar bem algum jogo. Ocorre que tais formas de reforço ou recompensa têm uma probabilidade bem menor de influenciar crianças com TDAH a se comportarem bem. E tampouco funcionam de modo consistente para motivar a criança a começar a trabalhar, inibir seu desejo de fazer coisas inoportunas e persistir fazendo sua tarefa. O transtorno pode estar também associado a um déficit de base biológica na capacidade de se automotivar, que é uma das funções executivas, e isso requer que os pais aumentem sua cota de elogios ou usem recompensas sociais ou simbólicas que tenham consequências mais atraentes do que as exigidas por outras crianças para que continuem persistindo numa tarefa. A natureza da deficiência de seu filho fará você provavelmente usar consequências maiores, mais significativas e às vezes mais materiais para desenvolver e manter comportamentos positivos.

4 Use incentivos antes de punições.

É comum os pais recorrerem a punições quando a criança se comporta mal ou desobedece. Isso talvez funcione com uma criança sem TDAH, que se comporta mal apenas ocasionalmente e, portanto, recebe uma pequena cota de punição. Mas não funciona bem com uma criança com TDAH, que provavelmente irá se comportar mal com frequência bem maior e já estará enfrentando muitas consequências negativas. Pesquisas mostram que crianças com TDAH são punidas com frequência bem maior do que as demais, portanto, começar seu plano de mudança de comportamento reforçando a punição dificilmente dará certo. A punição, quando usada sozinha ou na relativa ausência de recompensas e *feedbacks* positivos, não é muito efetiva para mudar comportamentos. Costuma criar ressentimento e hostilidade no seu filho, e pode acabar fazendo com que ele evite você. Às vezes, leva a criança a fazer esforços em favor daquilo que os psicólogos chamam de *contracontrole:* isto é, ela passa a procurar maneiras de revidar, retaliar ou mesmo retribuir com a mesma moeda o seu excesso de punição.

É crucial, portanto, que você evite cair nessa atitude muito comum de usar a punição como primeiro recurso. Procure lembrar a si mesmo, com frequência, da seguinte regra: *coisas positivas antes das negativas*. Lembre-se de que seu filho já recebe mais do que suficientes repreensões, punições e rejeição dos outros, que não compreendem a deficiência dele. Será que ele precisa mais do mesmo da sua parte para melhorar seu comportamento? É provável que não. É mais provável que começar seu plano com recompensas e incentivos ensine ao seu filho o que você espera que ele faça, em vez de você ficar ressaltando o que ele não deve fazer.

A regra de usar coisas positivas antes das negativas é simples: quando você quer mudar um comportamento indesejável, precisa definir primeiro qual é o comportamento positivo que quer colocar no lugar. Isso fará com que você instintivamente comece a procurar esse comportamento positivo ou ensiná-lo, se achar que seu filho não tem clareza a respeito do que você espera. Quando esse comportamento ocorrer, você estará mais propenso a elogiá-lo e recompensá-lo.

Só depois que esse novo comportamento tiver sido recompensado de modo consistente por um prazo de pelo menos alguns dias ou uma semana é que você deve começar a punir o comportamento oposto indesejado. Mesmo assim, tente usar apenas punições leves, como a perda de um privilégio ou atividade especial ou um menor intervalo de descanso, e mantenha as punições equilibradas com as recompensas: apenas uma punição para cada dois ou três elogios e recompensas. Use as punições de modo consistente, mas seletivo, apenas para a ocorrência desse comportamento negativo em particular. *Não puna seu filho por tudo o mais que ele estiver fazendo de errado.*

Vamos pegar o exemplo de uma criança que costuma interromper, intrometer-se e soltar comentários indevidos na hora das refeições. Você fala com a criança logo antes da próxima refeição em família sobre como gostaria de vê-la comportar-se à mesa – tentando não falar demais, aguardando o outro terminar de falar antes de comentar algo e falando apenas depois de mastigar e engolir a comida. Você pode explicar que a criança irá ganhar pontos se seguir essas regras. Durante a refeição, vá marcando pontos num pequeno cartão e procure certificar-se de que a criança está vendo isso, ao mesmo tempo em que vai dando alguma dica não verbal, como uma piscada de olho, para que ela saiba que você está gostando muito de como ela se esforça para seguir aquelas regras. Ignore as violações por uma semana mais ou menos e depois informe a criança, pouco antes da próxima refeição, que a partir de agora quebrar uma regra significa perder um ponto. Lembre-se de que uma multa ou uma penalidade deve ser imposta não mais do que uma vez a cada duas ou três recompensas que você oferecer.

5. Dê indicações de tempo e divida-o quando necessário.

Como a minha teoria do TDAH deixa claro, crianças com esse transtorno têm atraso em seu desenvolvimento da capacidade de usar seu sentido interno de tempo e de futuro para guiar seu comportamento presente. Pelo fato de não terem a mesma aptidão para sentir e usar o tempo como as crianças sem TDAH, não conseguem reagir tão bem às demandas que envolvem prazos e preparação para o futuro. Precisam de alguma referência externa sobre o período de tempo estipulado para uma determinada tarefa. Como parecem viver apenas no momento presente ou "no agora", são menos sensíveis às informações mentais sobre o tempo, e mais sensíveis às coisas que estão ocorrendo ao redor delas no seu "agora". Podem adquirir maior propensão a ser guiadas pelo tempo se você oferecer lembretes externos sobre o tempo e o intervalo de tempo designado para uma tarefa. Por exemplo, se você deu à sua filha vinte minutos para ela arrumar seu quarto, terá que programar um relógio de cozinha para soar o alarme em vinte minutos, colocá-lo onde seja visível no quarto dela e chamar atenção para o relógio. Use quaisquer meios ao seu alcance para indicar o intervalo de tempo e dar à criança uma maneira mais precisa de controlá-lo durante o período em que realiza a tarefa.

Para tarefas que envolvam intervalos de tempo maiores, como resumos de livros ou trabalhos de ciência que seu filho tenha que fazer como lição de casa, você vai precisar *fragmentar* o tempo – isto é, dividir a tarefa em pequenas etapas diárias, de modo que ele faça uma pequena parte do trabalho cada dia. Ao fragmentar o tempo, é como se você construísse pequenas seções de uma ponte correspondente ao intervalo de tempo entre o início da tarefa e a hora em que deve ser concluída (algumas semanas ou mesmo meses a partir de agora). Sem o apoio desses métodos, a criança vai deixar para fazer a tarefa na última hora, o que geralmente torna impossível realizar um bom trabalho.

6. Ressalte a informação importante no ponto de desempenho.

Em crianças com TDAH, a memória de trabalho, ou a capacidade de ter em mente a informação necessária para concluir uma tarefa, está bastante comprometida, por isso considero muito útil fornecer informações importantes de maneira física, na hora e o local em que a tarefa precisa ser feita. Chamo esse momento em que o trabalho está sendo feito de *ponto de desempenho* – uma expressão que o doutor Sam Goldstein inventou para se referir ao lugar e hora críticos para o desempenho de um comportamento ou tarefa no ambiente próprio, como a casa ou a escola. Quando sua filha estiver fazendo lição na mesa da copa (onde você pode supervisioná-la enquanto prepara o jantar, por exemplo), coloque diante dela sobre a mesa uma ficha com a lista das regras e dos lembretes importantes, do tipo "Concentre-se na tarefa, não 'viaje' e peça ajuda se precisar" ou "Leia as instruções com atenção, faça a lição inteira e, quando terminar, revise todas as suas respostas para ver se estão completas e corretas". Esses lembretes devem ser adaptados a cada criança, de modo a resolver os problemas que ela tem nesse ponto de desempenho. Se sua filha tem problemas quando vem uma amiguinha em casa brincar com ela, chame-a de lado pouco antes de a amiguinha chegar e revise as regras sociais que ela precisa seguir, tais como "Compartilhe seus brinquedos com ela, controle seu gênio, espere sua vez de jogar e pergunte à sua amiga coisas sobre ela, quais são seus interesses". Você pode até anotar isso numa ficha e rever esses pontos com sua filha algumas vezes, reservadamente, enquanto a amiguinha dela ainda está na casa. De novo, quanto mais você conseguir tornar disponíveis informações importantes em pontos de desempenho, maior a probabilidade de que a criança se lembre dessas informações e consiga usá-las para guiar seu comportamento.

7 Ressalte a fonte de motivação no ponto de desempenho.

Como minha teoria sugere, crianças com TDAH têm dificuldades não só em usar seu *timer* interno e suas regras mentais, mas também com a automotivação. Não são capazes de reunir a motivação interna que muitas vezes é necessária para continuar fazendo uma tarefa – e quando não há essa motivação, a tarefa parece chata, entediante, penosa ou demorada demais. Esse déficit de motivação intrínseco pode ser superado em larga medida dando à criança o impulso de uma motivação externa, como um incentivo, uma recompensa ou reforço para ela se comportar, restringir sua atividade e seguir regras – qualquer que seja a dificuldade da criança nesse ponto de desempenho. Como discuti antes ao falar em ser um pai ou mãe centrado em princípios, o doutor Stephen R. Covey, ao tratar de seus sete hábitos das pessoas altamente eficazes (ver Introdução), chama isso de criar uma situação do tipo ganha-ganha. Esse incentivo pode ser, por exemplo, prometer dar à criança algo que ela quer, depois que concluir seu trabalho (um lanche especial ou um petisco), ou conceder algum privilégio que ela aprecie (mais tempo de TV ou no videogame ou em redes sociais), ou algumas fichas ou pontos que ela possa juntar para obter um privilégio posterior.

8 Torne o pensamento e a solução de problemas mais manuais ou físicos.

Crianças com TDAH não parecem ser capazes de lidar ou de experimentar a informação mental tão bem quanto as outras crianças quando se trata de parar e pensar sobre uma situação ou problema. Elas reagem impulsivamente, sem a devida consideração às opções. Penso que pode ser útil, portanto, encontrar maneiras de representar um problema e suas alternativas de solução de uma forma mais física. Por exemplo, se seu filho precisa escrever uma redação para a escola e parece não estar reagindo bem a esse trabalho, faça-o usar um processador de texto e peça que ele simplesmente escreva tudo o que vier à mente durante um curto intervalo de tempo. Dessa maneira, cada pensamento fica capturado, em vez de se perder no esquecimento, e a criança pode então expandi-lo e brincar com as ideias de uma maneira mais física do que apenas mental. A mesma coisa pode ser feita usando fichas de índice ou mesmo fazendo pequenos desenhos ou símbolos numa folha de papel em branco, onde cada um represente alguma ideia que precise ser mantida na mente para resolver o problema.

Esse talvez seja o tipo de informação mais difícil de exteriorizar, mas parece ser particularmente efetivo em trabalhos escolares. Assim, toda vez que surgir a necessidade de lidar com qualquer tipo de solução de problemas, veja se consegue pensar em alguma maneira de dar um caráter mais físico ao problema e às suas possíveis soluções, de modo que seu filho possa "tocá-las", manipular as peças, experimentar possibilidades movendo-as e chegar a novos arranjos dos segmentos de informação para ajudá-lo a resolver o problema. É como se faz naqueles tabuleiros com recortes de papelão simulando móveis, que os designers costumam usar em lojas de decoração para ajudar o cliente a visualizar os diversos arranjos de mobília e escolher qual deles irá comprar. Ao tornar o problema manual e visível, você define com maior clareza as opções e o que funciona melhor como solução. Os dois cientistas que descobriram o DNA, doutores Francis Watson e James Crick, ao que parece fizeram exatamente isso quando quebravam a cabeça tentando descobrir a estrutura dessa molécula. Recortaram tiras de papel com as várias partes conhecidas que sabiam estar envolvidas no DNA e simplesmente ficaram movendo-as e brincando com as possibilidades em diferentes arranjos, até que, quase por acidente, o arranjo correto ficou claro.

9 Procure consistência.

Você deve usar sempre as mesmas estratégias para lidar com o comportamento de seu filho. Procurar consistência significa quatro coisas importantes: (a) ser consistente ao longo do tempo, (b) persistir e não desistir fácil ao iniciar um programa de mudança de comportamento, (c) reagir do mesmo modo inclusive quando o ambiente mudar, e (d) certificar-se de que ambos os pais estão usando os mesmos métodos. Ser imprevisível ou arbitrário ao aplicar as leis costuma ser um convite ao fracasso. O mesmo vale ao se perder a esperança quando um método de lidar não produz imediatamente resultados expressivos. Um programa para mudar comportamento deve ser tentado pelo menos durante uma a duas semanas antes que se possa concluir que não funciona. Não caia na mesma armadilha de muitos pais, que quando estão em casa reagem a comportamentos de uma maneira, e em lugares públicos têm uma reação totalmente diferente. Por fim, tente à medida do possível criar um *esforço conjunto* de pai e mãe, mesmo com as inevitáveis diferenças de estilo de cada um em lidar com o filho.

10 Mais ação, menos falação!

O doutor Sam Goldstein, psicólogo e especialista em trabalho clínico com TDAH (veja o sexto princípio, anteriormente), expressou-se muito bem quando aconselhou os pais a pararem de falar e passarem a usar consequências: *mais ação, menos falação!* Como dissemos no início deste capítulo, o problema de seu filho não é de falta de inteligência, habilidades, raciocínio ou informação, portanto falar com a criança não irá mudar o problema neurológico subjacente que a torna tão desinibida. Seu filho é muito mais sensível às consequências e ao *feedback* que você usa, e muito menos sensível às suas razões do que uma criança sem TDAH. Portanto, aja prontamente e com frequência, e seu filho irá se comportar melhor. Se você só ficar falando, tudo o que conseguirá é um agravamento, e não a obediência dele.

11. Planeje com antecedência ao prever situações problemáticas.

Tenho certeza de que este cenário lhe é familiar: você está numa loja e seu filho com TDAH começa a rasgar e abrir embalagens, tirar coisas das prateleiras e fazer a maior bagunça, apesar das suas repetidas ameaças e ordens. Você fica atrapalhado e frustrado, não consegue pensar direito, por isso não sabe mais o que fazer. Seu desalento aumenta com os olhares de desdém dos atendentes da loja e de outros compradores, e então você dá um jeito de sair logo dali, arrastando atrás de você a criança aos berros.

Eu costumo me impressionar com a capacidade que os pais têm, quando sob pressão, de prever onde seus filhos provavelmente irão se comportar mal. Por isso fico surpreso ao ver que são poucos os que aproveitam bem esse tipo informação. Por que não usá-la como preparação para o caso de tais problemas surgirem de novo? Você pode poupar muitas aflições se aprender a prever as situações problemáticas, se pensar com antecedência na melhor maneira de lidar com elas, desenvolver um plano de ação antes de mergulhar nela, compartilhar seu plano com o filho de antemão e seguir então o plano traçado caso o problema surja. As pessoas têm dificuldade em acreditar que o simples fato de compartilhar o plano com a criança antes de entrar em alguma situação potencialmente problemática seja capaz de reduzir muito a probabilidade de que surjam problemas de comportamento. Mas é algo que de fato funciona!

Tente estes cinco passos simples antes de entrar em qualquer situação problemática:

- **1º PASSO:** *Pare* um pouco antes de entrar no lugar de uma situação potencialmente problemática – uma loja, restaurante, igreja ou casa de amigos.

- **2º PASSO:** *Repasse com seu filho duas ou três regras* que ele costuma ter dificuldade em seguir nessa situação. Numa loja, as regras podem ser "Fique do meu lado, não peça nada e faça o que eu disser". Nada de longas explicações, apenas uma declaração curta das regras. Então peça à criança para enunciar de novo essas regras simples.

- **3º PASSO:** *Defina a recompensa ou o incentivo* – escolher um doce no balcão do caixa ao sair ou parar para tomar um sorvete na volta para casa, por exemplo – que o seu filho irá ganhar se obedecer às regras.

- **4º PASSO:** *Explique a punição* que talvez precise ser usada, como perder pontos ou abrir mão de algum privilégio.

- **5º PASSO:** *Siga o seu plano* ao entrar na situação e lembre-se de dar ao seu filho um *feedback* imediato e frequente dentro dela. Se preciso, aplique alguma punição ao seu filho prontamente por quaisquer atos que violem as regras.

12 Mantenha o foco na deficiência.

Às vezes, quando se trata de crianças com TDAH que são mais difíceis de lidar, os pais perdem toda a visão do problema imediato. Ficam irados, indignados, constrangidos ou no mínimo frustrados quando suas tentativas iniciais de lidar não dão certo. Podem até se agachar para ficar no nível da criança e começar a discutir a questão, como se fossem outra criança. Você deve lembrar o tempo todo que *você é o adulto;* é o professor da criança com deficiência, seu treinador e seu guia. Se algum dos dois precisa manter a serenidade, claramente é você.

Uma maneira de manter a calma em circunstâncias desafiadoras é procurar criar alguma distância psicológica em relação aos problemas de seu filho. Desvie o olhar da criança, conte até dez, pense em algum outro lugar onde preferiria estar (uma praia, por exemplo) e tente reavaliar a situação de maneira mais racional. Você pode até se imaginar como um estranho, tentando ver a situação pelo que ela realmente representa – uma tentativa de rotina de um pai que precisa lidar com as deficiências de comportamento do filho. Se conseguir isso, é provável que reaja à situação de modo mais razoável, justo e racional do que ficando alterado ao se defrontar com os problemas dele e reagindo impulsivamente.

Não é nada fácil, portanto talvez você tenha que ficar lembrando a si mesmo da deficiência de seu filho todos os dias – talvez até várias vezes por dia, e ainda mais quando estiver tentando lidar com algum comportamento inconveniente.

13 Não leve os problemas ou o transtorno de seu filho para o lado pessoal.

Não permita que o seu senso de valor pessoal e de dignidade interfira nas discussões ou disputas com seu filho, a ponto de se ver fazendo força para "ganhar" dele. Não se trata de sair vencedor. Fique o mais calmo possível, mantenha o senso de humor em relação ao problema e tente de todas as formas seguir os demais princípios listados aqui ao reagir ao seu filho. Às vezes, isso pode até exigir que você saia de cena por um momento, vá até a sala ao lado para se recompor e recuperar o controle de seus sentimentos. Não conclua que você é um mau pai ou mãe quando uma situação dá errado ou não tem o desfecho pretendido. Todos os pais falham uma vez ou outra ao lidar com os filhos, e isso não os torna maus pais. O mais importante é o seu desejo de se esforçar para acertar e fazer melhor da próxima vez, e isso leva ao meu último princípio.

14 Pratique o perdão.

Praticar o perdão é o princípio mais importante, mas muitas vezes o mais difícil de implementar de modo consistente no dia a dia. Envolve três coisas. Primeiro, todo dia, depois que os problemas tiverem surgido e sido resolvidos, pratique liberar a sua raiva, frustração ou desapontamento. Experimente apenas três minutos de meditação de atenção plena (*mindfulness*): sente por um momento, feche os olhos, ponha foco na respiração ou no ritmo cardíaco, limpe a mente e desapegue-se de quaisquer maus pensamentos. Conclua esse breve momento de alívio dizendo mentalmente ao seu filho "Eu amo você, eu perdoo você". Também funciona praticar o perdão ao final do dia, depois que seu filho vai dormir ou quando você se retira para seus afazeres no restante da noite. Reserve um momento para rever como foi o dia e perdoe seu filho por quaisquer transgressões que tenha cometido. Deixe ir embora a raiva, o ressentimento, as decepções ou outras emoções pessoalmente destrutivas que tenham surgido naquele dia em razão do mau comportamento ou das perturbações que seu filho tenha causado. A criança nem sempre consegue controlar o que faz e merece ser perdoada.

Não interprete mal esse ponto essencial. Não significa que o seu filho não deva ser considerado responsável pelo que fez de errado. Significa que você deve deixar ir embora qualquer amargura em relação a isso.

Segundo, concentre-se em perdoar aquelas pessoas que possam ter tido uma compreensão equivocada do comportamento inadequado de seu filho naquele dia e agido de maneira ofensiva em relação a você e a ele, ou que tenham simplesmente desmerecido seu filho julgando-o preguiçoso ou portador de algum defeito moral. Você conhece tudo isso melhor do que ninguém; não se deixe afetar pelo que os outros pensam a respeito de seu filho. Tome as medidas corretivas que achar necessárias e continue a defendê-lo, mas livre-se das mágoas, raivas, humilhações e ressentimentos que essas situações possam ter produzido em você.

Por fim, aprenda a praticar o perdão em relação a si mesmo, pelos próprios erros na gestão de seu filho naquele dia. Crianças com TDAH têm a capacidade de despertar o pior nos pais, o que muitas vezes faz com que estes se sintam terrivelmente culpados em relação aos próprios erros. Sem chegar a ser tão condescendente consigo mesmo a ponto de se permitir continuar repetindo os mesmos erros, livre-se de sentimentos de autodepreciação, vergonha, tristeza, humilhação, mágoa ou raiva que acompanham tais atos de autoavaliação. Substitua-os por uma franca apreciação de seu desempenho como pai ou mãe naquele dia, identificando áreas a melhorar e assumindo um compromisso pessoal de se esforçar para corrigir o que for preciso no dia seguinte.

Você verá que esse princípio é o mais difícil de seguir, mas também o mais essencial para a arte de lidar com seu filho com TDAH de maneira efetiva e pacífica.

**CATORZE MELHORES PRINCÍPIOS
PARA LIDAR COM O TDAH**

1 Dê *feedback* ao seu filho e faça-o experimentar as consequências mais prontamente.
2 Dê *feedback* ao seu filho com maior frequência.
3 Utilize consequências maiores e mais poderosas.
4 Use incentivos antes de punições.
5 Dê indicações de tempo e divida-o quando necessário.
6 Ressalte a informação importante no ponto de desempenho.
7 Ressalte a fonte de motivação no ponto de desempenho.
8 Torne o pensamento e a solução de problemas mais manuais ou físicos.
9 Procure ter consistência.
10 Mais ação, menos falação!
11 Planeje com antecedência ao prever situações problemáticas.
12 Mantenha o foco na deficiência.
13 Não leve os problemas ou o transtorno de seu filho para o lado pessoal.
14 Pratique o perdão.

CAPÍTULO 10
Apenas para os pais: como cuidar de si mesmo

Você sem dúvida já sabe o quanto é estressante ser pai ou mãe de uma criança com TDAH. São crianças que exigem bem mais monitoração e supervisão que as outras, pois se atiram de cabeça na vida com todos os seus riscos. Podem ser exigentes, desafiadoras, barulhentas, egoístas e agressivas; até mesmo aspectos mais benignos, como a sua fala incessante, cobram seu preço. Um recente estudo mostrou que pais de crianças com TDAH, especialmente as que estão na pré-escola, sofrem com níveis mais altos de estresse, depressão e culpa em relação a pais de crianças sem TDAH. Outro estudo mostrou que pais de crianças com TDAH suportam de fato os mesmos níveis de estresse que pais de crianças com deficiências de desenvolvimento severas, como deficiência intelectual e autismo. Para piorar, muitos pais também acabam isolados socialmente, à medida que parentes, amigos e vizinhos passam a evitar o contato com a família.

Como tenho visto com muita frequência, esse padrão pode levar os pais a uma espiral descendente, deixando-os exauridos, fatigados, desmoralizados e desesperados. Cuidar do filho faz com que não sobre nada para eles, e em última instância ficam sem recursos sequer para cuidar da criança. Obviamente, é uma situação que não faz bem a ninguém.

Não é minha pretensão dar a vocês uma panaceia para todos os problemas que podem afetar uma família que enfrenta o TDAH. Certa cota de estresse é inevitável. No entanto, ela não tem que destruir você ou qualquer outro membro de sua família. Portanto, este capítulo é apenas para você: traz algumas dicas específicas e sugestões gerais para evitar eventos estressantes, minimizar o impacto dos que forem inevitáveis, e dar-lhe um respiro mais do que merecido.

EVITAR EVENTOS ESTRESSANTES

A primeira coisa que você precisa fazer para reduzir o número de eventos estressantes com os quais precisa lidar é identificar as fontes exatas de seu estresse. Muitos pais com os quais tenho trabalhado parecem se concentrar mais em suas reações emocionais ao estresse do que nas fontes desse estresse. Eles na realidade confundem as duas coisas e acreditam que precisam eliminar os sentimentos de tensão, irritabilidade, depressão e tristeza, a fadiga e as dores de cabeça, em vez de eliminar os eventos que estão causando isso. Alguns eventos estressantes certamente não podem ser evitados – e isso se aplica mais a você do que a pais de crianças sem TDAH. É por causa desses eventos que você terá que recorrer a técnicas de redução do estresse, como métodos formais de relaxamento, meditação, exercícios e talvez até medicação, em casos extremos. Mas em outros casos – e você talvez fique surpreso ao ver o quanto são numerosos – é possível identificar e evitar ou pelo menos reduzir a fonte do estresse. Tente o seguinte método simples:

1. Quando tiver uma hora mais tranquila, sente com papel e lápis e tente lembrar as vezes nas últimas semanas em que sentiu reações de estresse: irritabilidade, raiva, hostilidade, ansiedade ou depressão. Em seguida, faça a lista dos estressores – não anote como você se sentiu, e sim os eventos que precederam cada reação de estresse. O que havia naquela situação que no seu entender causou sua reação de estresse? O que foi que seu filho ou outra pessoa fez que despertou sua reação negativa? O que os outros fizeram ao seu filho? O que seu(sua) esposo(a) fez? Qual foi o evento que fez você se sentir assim? Deixe algumas linhas em branco depois de cada estressor que você identificar.

2 Agora examine bem o primeiro evento. O que você poderia ter feito para eliminar esse evento ou problema? As suas reações chegaram a piorar a situação? Será que algum dos sete princípios do doutor Covey (ver Introdução) teria ajudado a eliminar o estressor? Ou então um dos catorze princípios para criar uma criança com TDAH (ver Capítulo 9) poderia ter contribuído para evitar a situação? Você acha que algum desses princípios pode ajudar você a eliminar esse estressor da próxima vez que ele se apresentar? Consegue conceber algum plano para evitar totalmente o evento ou a pessoa estressora? Anote pelo menos um método para lidar com cada um dos eventos estressores listados.

3 Agora concentre-se em um (ou no máximo dois) desses estressores e tome a decisão ou de evitá-lo no futuro ou, se ele for inevitável, de usar seu método de lidar com ele da próxima vez que surgir. Feche os olhos e visualize-se reagindo de modo diferente e mais eficaz a essa situação.

4 Espalhe bilhetinhos sobre esse plano pela casa e no seu espaço de trabalho para lembrá-lo disso.

5 Reserve alguns minutos do seu dia e pratique visualizar a si mesmo usando esse novo plano de ação. Essa prática fortalece sua confiança de ser de fato capaz de evitar a fonte de estresse quando ela ameaçar surgir de novo.

6 Depois de fortalecer sua confiança ou de já ter experimentado o novo plano, passe para outro estressor ou para outros dois. Trabalhe apenas com um ou dois estressores por vez, até conseguir dominá-los e eliminá-los; então, passe para o(s) seguinte(s). O sucesso aqui se dá por pequenas etapas, à medida que você lida com apenas um ou dois estressores por vez, em vez de tentar lidar com todos ao mesmo tempo.

LIDAR COM O INEVITÁVEL

O estresse parece fazer parte da vida de todo mundo hoje em dia, por isso foram concebidas muitas técnicas efetivas para reduzir seu impacto negativo. Qualquer profissional com o qual você estiver trabalhando poderá sugerir fontes para obter mais informações sobre o assunto, que você também pode encontrar na internet, com seu bibliotecário local ou numa livraria. Pode ainda recorrer a gravações de áudio e vídeos que ensinam alguns dos métodos mais conhecidos. Limitações de espaço impedem-nos de ir mais fundo aqui, portanto damos apenas algumas breves sugestões.

■ Retarde sua reação

A maior parte de nós reage prontamente e de modo impulsivo a um evento estressante. Sob a excitação de emoções – como raiva ou ansiedade –, ficamos também fisicamente excitados: o pulso acelera, podemos ficar vermelhos, a adrenalina nos deixa de prontidão para "lutar ou fugir". Infelizmente, nada disso contribui para a lucidez mental. Na realidade, é dessas reações impulsivas que acabamos nos arrependendo. Por isso, a melhor coisa às vezes é não fazer nada. Se a única maneira de retardar sua reação é sair de cena, simplesmente se ausente da sala por um breve tempo ou dispense seu filho dizendo com toda a calma "Vou discutir isso com você daqui a alguns minutos".

Quando você tiver um confronto estressante com seu filho, experimente apenas dar um tempo até que a sua mente consiga examinar a situação e as suas possibilidades. Tente não encher a cabeça de pensamentos do tipo "Ah, meu Deus, o que será que eu faço agora?" ou "Sei que não vou dar conta disso" ou "Isso não vai funcionar, eu não tenho escolha, não sei o que fazer". Em vez disso, mantenha a calma e deixe que a sua mente se envolva no problema. Isso é o que a mente humana tem de maravilhoso: a única coisa que você precisa fazer para ajudá-la a produzir ideias é não interferir na sua capacidade natural de resolver problemas. É só dar a ela um pouquinho de tempo.

■ Pratique relaxamento ou meditação

Muitas pessoas usam técnicas de relaxamento regularmente para baixar seu nível geral de estresse. São técnicas que podem ter um considerável efeito preventivo, por isso são muito úteis quando você tem pela frente algum evento estressante que não pode ser evitado. Digamos, por exemplo, que a escola ligou dizendo que seu filho está sendo mandado para casa porque arrumou briga com outra criança e que você vai ter que ir conversar com a diretora no dia seguinte. É provável que o estresse aumente antes do encontro, à medida que você ficar ponderando as possíveis repercussões dele. Praticar técnicas como o relaxamento muscular progressivo ajuda a evitar que você aumente demais a importância dessa situação. Há vários livros que resumem esse e outros métodos. O relaxamento muscular progressivo envolve respiração profunda e relaxamento de cada grupo muscular em sequência, e depois imaginação de que você está num lugar bonito e repousante. É fácil de aprender, mas ganha eficiência quando você já pratica há algum tempo, por isso antecipe-se ao estresse e comece a praticá-lo desde já.

■ Amplie seu foco

Outra maneira de impedir que as coisas ganhem proporções muito exageradas é ampliar seu foco quando estiver envolvido numa situação de estresse. Procure evitar concentrar-se demais nos pequenos detalhes e em vez disso foque na situação inteira, do ponto de vista da sua vida ou da vida da criança como um todo. Isso muitas vezes ajuda a compreender que o evento estressante não é tão importante como você está fazendo parecer, que é administrável e que, mesmo que as coisas não corram bem, isso não é tão catastrófico quanto você talvez imagine. Na conversa na escola do exemplo anterior, você pode ouvir os detalhes daquilo que a diretora disser e ao mesmo tempo concentrar-se no fato de que se trata apenas de uma reunião escolar, que as opiniões emitidas não são definitivas e não produzirão danos à sua vida ou à do seu filho, que como pai ou mãe executivo você, em última análise, está no controle dessa reunião e do que acontece com o seu filho.

■ Comece com o final em mente

Antes de uma situação estressante e durante ela, visualize como você quer que a situação termine para o seu filho. O fato de manter suas metas positivas em mente pode diminuir o impacto de observações negativas, atenuar a intensidade de suas reações e, com isso, evitar acentuar o conflito e piorar o que possa resultar dele.

PRATIQUE A RENOVAÇÃO PESSOAL

Criar uma criança com TDAH coloca imensas exigências na mente, no corpo, no coração e no ânimo geral. Para se reabastecer emocionalmente, sentir-se mais no controle da própria vida e mais bem equipado para lidar com eventos estressantes inesperados, leve em conta as sugestões a seguir. Você já deve ter ouvido algumas delas antes, mas pode ser que encontre também algo novo aqui. Você merece cuidar tão bem de você quanto cuida do seu filho, e isso significa reservar um pouco de tempo para si mesmo. Se tiver a tentação de contra-argumentar que não tem tempo para isso, veja as sugestões no box a seguir.

1 Tire um fim de semana prolongado.

Às vezes, o único jeito de renovar as energias é sair de cena. Não hesite em fazer isso. Vá sozinho e deixe seu(sua) esposo(a) *ou* parceiro(a) cuidando do seu filho. Visite algum amigo, vá a um spa, fique na praia espreguiçando-se com um bom livro ou faça algo que tenha apelo exclusivamente para você. Recarregar suas baterias emocionais e colocar o sono em dia compensam o esforço de arranjar essa escapada. Se tiver alguém em quem você confia para cuidar de seu filho, experimente de vez em quando fazer essa escapada também com seu(sua) esposo(a) *ou* parceiro(a) – relacionamentos adultos também precisam renovar-se.

UMA CHAVE PARA A SOBREVIVÊNCIA: GERIR O TEMPO

A gestão do tempo não se dá de modo natural para a maioria, pois na realidade não há como propriamente gerir o tempo. Ele não é manipulável, ele apenas é, parece fluir. Gerir o tempo é se autogerir enquanto o tempo transcorre, uma aptidão adquirida. Requer prática e esforço, mas traz grandes recompensas – ainda mais em famílias afetadas pelo TDAH, nas quais os pais são tão exigidos.

Há livros excelentes que detalham como gerir o tempo com eficácia. A maioria afirma que o primeiro passo é definir metas específicas, claras e razoáveis, a longo e curto prazo. Com isso, você tem um plano para cada dia, semana e mês – que você pode seguir de modo realista, e lhe dá a satisfação de alcançar o que se propôs a fazer. Uma criança com TDAH, desorganizada e tumultuada, pode fazer você achar que sua vida não tem qualquer ordem, portanto essa sensação de realização é algo positivo.

Especialistas em gestão do tempo costumam dividir seu uso em cinco categorias: importante e urgente, importante mas não urgente, urgente mas não importante, nem urgente nem importante (ocupações gerais) e tempo desperdiçado. Saber diferenciá-las pode ajudá-lo a identificar onde suas ocupações costumam se encaixar, e talvez lhe mostre como alterar a natureza de suas atividades atuais em casa ou no trabalho para alcançar suas metas.

1 *Importante e urgente.* São tarefas que devem ser feitas imediatamente ou no futuro bem próximo. Sendo urgentes e importantes, costumam ser realizadas. Em geral, não é com elas que desperdiçamos nosso tempo.

2 *Importante, mas não urgente.* É aqui que os pais eficientes podem ser prontamente distinguidos dos ineficientes. São tarefas que você ou os outros consideram importantes, mas não são urgentes. Na maioria das vezes, você acaba não arrumando tempo para fazê-las. A gestão do tempo pode ajudar a elevar essas prioridades pessoais a um status mais urgente, de modo que você acabe fazendo-as. Reservar tempo para a renovação pessoal, para se exercitar, ver amigos ou para o relacionamento íntimo com seu(sua) parceiro(a) costuma cair nessa categoria e ser negligenciado e deixado para mais tarde.

3 *Urgente, mas não importante.* Costumam ser coisas menores ou triviais que os outros tornam urgentes com seus prazos, mas que, pensando bem, têm pouca importância. Mesmo assim, por serem urgentes (imediatas), você pode dar maior atenção a elas do que às suas metas mais importantes, mas menos urgentes. Responder e-mails, passar mensagens de texto, postar coisas no Facebook e cuidar da correspondência são tarefas que podem cair nessa categoria, porque sentimos que devemos responder o mais rápido possível ou da maneira que for solicitada pelos outros. A grande maioria, porém, não é importante.

4 Ocupações gerais. Envolve tarefas de importância secundária, como as domésticas, retornar ligações que você não solicitou, realizar pequenas incumbências, selecionar o que é lixo eletrônico, cuidar do quintal e coisas do tipo. Talvez você se ocupe delas antes das importantes porque são breves e fogem um pouco da rotina ou dão a você uma sensação de produtividade, mas raramente contribuem para as suas reais metas focadas em você ou em seu filho com TDAH.

5 Tempo desperdiçado. Assistir a um programa besta de TV, um canal a cabo com notícias 24 horas, um filme ruim, ou ir a uma reunião desnecessária: atividades desse tipo em geral fazem você sentir que poderia ter usado melhor seu tempo com outra coisa. A maioria pensa que é aí que está a causa da sua má gestão do tempo, mas, em geral, dizem os especialistas, a causa real é alocar tempo demais às categorias 3 e 4 e tempo insuficiente à categoria 2. Examine de que modo você gasta seu tempo. São coisas que realmente vale a pena fazer?

Examine também os reais desperdiçadores de tempo: indecisão, culpar os outros por sua falta de tempo, buscar perfeição em vez de excelência, dispersar-se em redes sociais (e-mail, mensagens de texto, Facebook, etc.), e não aproveitar melhor os intervalos de tempo ociosos entre as ocupações.

2 Arrume um *hobby* ou uma atividade social.

A última coisa que uma criança com TDAH precisa é de um mártir no lugar de um pai ou mãe – alguém que sacrifica todos os prazeres pessoais e o seu lazer para se dedicar ao filho. Tal pai ou mãe será alguém cansado, exausto, estressado e, com frequência, mal humorado ou irritável. Você deve a si mesmo e ao seu filho arrumar alguma coisa que lhe dê uma sensação de gratificação pessoal e satisfação.

Conheço um pai que é vinicultor amador e formou um pequeno clube de aficionados que se reúnem periodicamente para produzir novos vinhos, estudar novas técnicas de vinicultura e viajar para degustações de vinhos. Outros entram em campeonatos de boliche, corais, grupos de artesanato, clubes de corrida de rua, grupos de música instrumental, clubes do livro ou equipes esportivas. Alguns promovem reuniões informais para tomar um café ou organizar almoços e jantares em grupo. Também há os que se dedicam a *hobbies* privados, como trabalhar com marcenaria, fabricar iscas para pesca, construir maquetes, colecionar antiguidades, pesquisar a genealogia da família, pintar, costurar, fazer colchas de retalhos, crochê, ler... A lista é infinita. O ponto é que, desde que você goste da atividade, a dedicação a algum interesse pessoal pode lhe dar a mesma sensação de renovação que uma viagem curta de lazer.

3 Participar ativamente de um grupo de apoio.

Talvez a última coisa que você quer fazer quando precisa se revigorar é reunir-se com pessoas que têm os mesmos problemas que você, mas participar regularmente de reuniões de grupos de apoio traz muitos benefícios. Além de ser uma ótima fonte de informações e conselhos, os grupos de pais também permitem compartilhar os percalços comuns, e muitos deles acabam fazendo verdadeiros amigos nessas reuniões. Alguns desses grupos têm até cooperativas de *babysitting*; veja se o seu grupo local se dispõe a apoiar uma iniciativa desse tipo.

4 Procure o conforto de amigos próximos.

Não se esqueça de continuar cultivando a amizade com as pessoas que há anos fazem parte de seu círculo mais íntimo. A maioria de nós acaba deixando que esses relacionamentos se tornem menos frequentes quando estamos muitos ocupados, mas todos precisamos desse "refúgio seguro", como Aristóteles se referia aos verdadeiros amigos. Poder se abrir com um amigo tem um tremendo efeito terapêutico; alguém que conheça você bem e que se preocupe com você pode oferecer não só um ombro amigo, mas também uma nova maneira de encarar seus problemas.

5 Compartilhe as responsabilidades.

Se para você o fato de aceitar qualquer dessas sugestões soa como se estivesse se permitindo mimos demais, ou se você acha que não lhe sobra tempo para isso, talvez seja bom falar com seu(sua) esposo(a) *ou* parceiro(a) a respeito de redistribuir a carga de responsabilidades para cuidar do filho com TDAH. É comum que a mãe fique com uma parte desproporcionalmente maior desse encargo, e mesmo que não seja esse o seu caso, será benéfico vocês acertarem que cada um assuma total responsabilidade em dias alternados (ou, se um de vocês trabalhar fora de casa, em noites alternadas). Assim cada um poderá prever melhor o tempo que dedicará a interesses pessoais, além de poder respirar fundo e ter um pouco de folga.

6 Pratique ficar mais consciente de cada momento.

Muitos dos grandes mestres religiosos e filósofos ao redor do mundo nos aconselham a focar a mente na beleza natural, na alegria, na paz, e a admirar o mundo à nossa volta a qualquer hora. Mesmo assim, ficamos tão envolvidos em preparativos para os eventos que estão próximos de acontecer que muitas vezes perdemos a oportunidade de sentir a maravilha do momento presente. Meu antigo colega, o doutor Jon Kabat-Zinn, escreveu um livro que eu recomendo enfaticamente: *Wherever You Go, There You Are* [Onde quer que você vá, é lá que você está].

Um dos temas centrais desse livro é concentrar-se no momento presente – em sua riqueza e nuances sensoriais e em sua abrangência, tanto em sua amplitude quanto em seus detalhes –, pois isso recompensa cem vezes mais nosso investimento de tempo em termos de renovação de nossa energia pessoal, panorama mental e equilíbrio e controle emocional. É algo que diminui substancialmente nossa sensação de estresse, a ansiedade em relação à passagem do tempo e à urgência, coisas que pais de crianças com TDAH sentem todos os dias.

Esse método é muitas vezes chamado de *mindfulness* ou "meditação de atenção plena". Como mencionamos anteriormente, envolve parar o que você estiver fazendo, fechar os olhos, escolher um ponto focal para a sua atenção, como a sua respiração, e então deixar que todos os outros pensamentos se diluam enquanto você se concentra apenas nesse ponto focal. Se quaisquer pensamentos entrarem em sua mente, apenas constate sua ocorrência e deixe que vão embora, sem prolongá-los ou envolvê-los em qualquer diálogo mental. Em seguida, abra os olhos e tente focar apenas nas informações sensoriais que está recebendo no momento ou então em sua respiração; alguns chamam isso de sentir a textura do momento, sem ligar para quaisquer pensamentos ou para o que acabou de acontecer ou virá em seguida.

7 Identifique e altere padrões de pensamento estressantes.

Pelo menos no aspecto emocional, você é em grande parte os seus pensamentos. É provável que já tenha notado que enquanto se sente humilhado, por exemplo quando seu filho com TDAH faz uma cena de birra numa loja, há outros pais que parecem lidar com comportamentos similares do filho de maneira natural, sem alarme ou tensão. Você pode supor que talvez eles consigam manter a calma porque o filho deles não age desse modo toda vez que entra numa loja, enquanto o seu sim.

Mas não necessariamente. Há muitos anos, um psicólogo famoso, o doutor Albert Ellis, desenvolveu a tese de que somos nós que determinamos como vamos nos sentir numa dada situação, a partir *daquilo que pensamos* sobre os eventos ou as pessoas envolvidas. Se abrigarmos pensamentos negativos, tensos e críticos em relação a nós mesmos, daremos força às nossas emoções negativas. Mas se conseguirmos identificar esses padrões de pensamento negativos e colocarmos em seu lugar pensamentos construtivos, positivos e de autoempoderamento, iremos de fato diminuir ou mesmo eliminar as reações emocionais negativas.

Por exemplo, se seu filho tem um surto de birra numa loja, você talvez pense:

> "Como é que meu filho me põe numa situação embaraçosa como essa? Está tudo mundo olhando. O que vão pensar de mim? Devem achar que sou uma mãe [ou um pai] terrível, que não sei lidar com meu filho. Bem que eu queria ter ficado em casa. Como é que esse pirralho me apronta uma humilhação dessas? Agora não posso mais voltar a esta loja. Por que será que não consigo ser uma mãe [ou um pai] mais competente?"

Os outros pais que você tem visto lidando calmamente com a mesma situação talvez tenham pensamentos diferentes nessa hora:

> "Não vou ceder a essa tentativa de extorsão do meu filho. Ele já sabe quais são as regras, e eu disse a ele antes de entrar na loja que não ia comprar nenhum brinquedo e nem doces hoje. Eu sou o(a) professor(a) desta criança, e ela precisa aprender de um jeito enfático que eu não vou me intimidar com esses chiliques. Em alguns minutos ela vai se acalmar. É uma pena que precise criar esse embaraço para si mesma e perturbe os outros clientes na loja. Tenho visto muitos pais precisando disciplinar o filho quando ele entra nesse tipo de surto. Na realidade, é frequente crianças agirem desse modo em lojas. Mas se eu for condescendente com meu filho agora, irei ensinar-lhe a lição errada"

Você pode aprender a identificar padrões de pensamento negativos mantendo um caderninho com você e anotando o que tiver dito ou pensado na hora em que um evento tiver disparado em você uma reação estressante ou emocionalmente perturbadora. Quando começar a identificar seus padrões de pensamento negativos ou aflitivos, tente substituí-los por outros mais positivos, otimistas, construtivos e tolerantes da próxima vez que sentir o mesmo estressor ocorrendo.

8 Exercite-se regularmente.

Tudo bem, todos já ouvimos esse conselho antes, mas quando se trata de vidas estressantes é *muito* importante dar atenção a ele, por isso vale a pena repetir: o exercício regular alivia o estresse, dá maior energia, deixa você mais apto a se autocontrolar e geralmente mais capaz de fazer frente às exigências do dia. Se você acha que não consegue arrumar tempo, tente combinar o exercício com outra atividade regeneradora: peça a um amigo para acompanhar você em passeios de bicicleta, monte um grupo de quatro pessoas para praticar golfe regularmente (e ande pelo campo de golfe, esqueça o carrinho), ou planeje caminhadas frequentes com velhos amigos aos fins de semana (leia o box sobre gestão do tempo). Mas leve em conta que isso é muito benéfico, mesmo com apenas vinte ou trinta minutos de exercício leve, três vezes por semana, que é o recomendado por especialistas em condicionamento físico.

9 Evite substâncias químicas.

De novo, você também já deve ter ouvido estes conselhos antes: álcool, cafeína e nicotina tiram muito mais de você do que dão em troca. A essa altura todos já sabemos dos males do fumo, mas o consumo de bebida alcoólica e cafeína parece ser mais uma questão de quantidade. Em termos bem simples, a moderação é essencial se você pretende preservar suas energias. O álcool é um sedativo; quando usado em excesso, cronicamente, gera fadiga, irritabilidade, baixa tolerância à frustração e isenção das responsabilidades. Tanto a nicotina quanto a cafeína são estimulantes; podem aumentar o batimento cardíaco, a pressão sanguínea, a atividade cerebral, a tensão muscular, a agitação e o estresse ou nervosismo gerados em certas situações. A última coisa que você precisa é ter reações excessivas, e estou certo de que concorda com isso. Portanto, pare um minuto para avaliar seus hábitos e ver se estão sendo favoráveis a você.

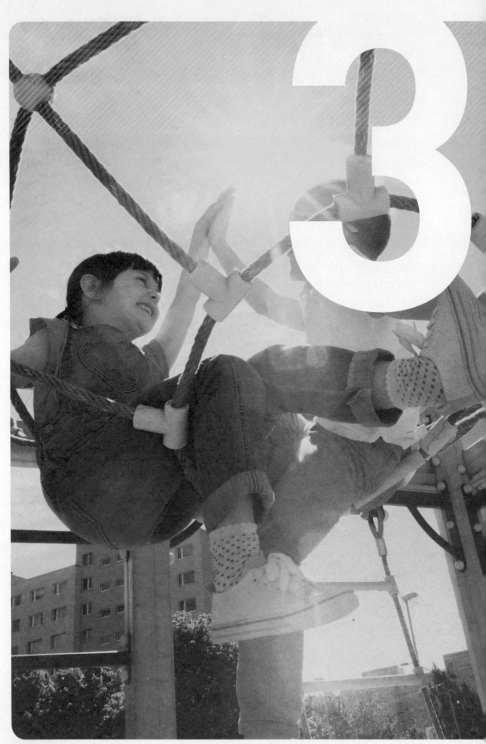
Syda Productions/Shutterstock

PARTE III
ADMINISTRANDO A VIDA COM TDAH: O QUE FAZER EM CASA E NA ESCOLA

- 305 Capítulo 11 – Oito passos para melhorar comportamentos
- 347 Capítulo 12 – Assumindo o controle em casa: a arte de resolver problemas
- 355 Capítulo 13 – Como ajudar seu filho nos problemas com os colegas
- 371 Capítulo 14 – Passando pela adolescência
  por Arthur L. Robin, PhD
- 399 Capítulo 15 – Entrando na escola com o pé direito: como lidar com a educação do seu filho
  por Linda J. Pfiffner, PhD
- 421 Capítulo 16 – Melhorando a educação na escola e em casa
  por Linda J. Pfiffner, PhD
- 453 Capítulo 17 – De olho no desempenho escolar

CAPÍTULO 11
Oito passos para melhorar comportamentos

Quando uma criança tem TDAH, a família muitas vezes vê seu lar mais como um campo de batalha do que como um refúgio ou santuário. A criança viola as regras da casa, negligencia tarefas, enrola para fazer a lição de casa e quase sempre perturba a tranquilidade. Não há cura para o TDAH, mas existem alguns princípios saudáveis com os quais você pode trabalhar com seu filho para melhorar seu comportamento, as relações sociais e o ajustamento geral em casa. Este capítulo apresenta os princípios de gestão que tenho ensinado nas minhas clínicas de TDAH, às quais me afiliei ao longo da minha carreira. Mais de 75% das famílias que vêm à nossa clínica acharam que esses princípios foram úteis para melhorar significativamente o comportamento dos filhos e seu relacionamento com eles.

As táticas descritas aqui foram concebidas expressamente para reduzir os comportamentos teimosos, desafiadores ou opositivos e ao mesmo tempo aumentar na criança a disposição de cooperar. O resultado na grande maioria dos casos é que ela se torna mais bem-sucedida em cumprir as exigências diárias de trabalhar e viver dentro da unidade familiar e adquire uma gama mais ampla de comportamentos positivos, que contribuem para maior sucesso na escola, na comunidade e na sociedade em geral.

Com a aplicação diligente desses princípios, você pode esperar alcançar os seguintes benefícios:

1. Fortalecer a relação pais-filho por meio de respeito, cooperação e compreensão mútuos; tornando a relação mais amorosa e amistosa.

2. Reduzir os conflitos, aborrecimentos, discussões e mesmo os destemperos emocionais – seus e da criança – que talvez agora sejam comuns em suas interações diárias.

3. Melhorar a gama de comportamentos adequados e socialmente aceitáveis de seu filho, ao mesmo tempo que você o faz recorrer menos a comportamentos antissociais e inaceitáveis.

4. Preparar seu filho para ser socializado. A variedade de comportamentos infantis aos quais este programa de tratamento pode ser aplicado estende-se bem além do ambiente doméstico – abrange todas as situações em que os pais esperam que o filho se comporte de maneiras socialmente adequadas (que sejam efetivas e aprovadas no convívio social), incentivando-o a cumprir responsabilidades familiares e sociais e promovendo interações sociais positivas e cooperativas entre o filho e outras crianças e adultos.

Quando crianças pequenas aprendem a atender às solicitações e regras dos pais, estão adquirindo uma atitude básica de cooperação social e se tornam receptivas a aprender com os adultos, o que é absolutamente crucial para o desenvolvimento social continuado e, mais tarde, para o ajuste social como pessoas adultas. E você terá cumprido um dos papéis mais fundamentais como pai ou mãe dentro da sociedade: a preparação de uma criança para ser socializada na comunidade mais ampla daquela família. Não desconsidere a importância dessa responsabilidade enquanto pai ou mãe. A pesquisa psicológica é muito clara a respeito disso: a criança pequena que aprende que a desobediência, a resistência às solicitações dos pais, a teimosia, as birras e o comportamento agressivo são meios bem-sucedidos de se esquivar das solicitações dos adultos e da imposição de responsabilidades sociais corre alto risco de desenvolver mais tarde atividades antissociais e criminosas, de fracassar na escola, de ser rejeitada pelos colegas e pela comunidade e de abusar cedo de substâncias. Este programa é concebido para lidar diretamente com esse risco e para melhorar a abertura de seu filho para que possa ser socializado, por você e outros adultos importantes, e coopere com você, com os colegas e com o ambiente social mais amplo da comunidade. Esse espírito de cooperação social e de abertura às regras e à sabedoria da sociedade é fundamental para o posterior ajuste adulto de qualquer criança.

ESTE PROGRAMA É PARA VOCÊ?

Este programa pode ajudá-lo a lidar com o comportamento de uma criança com TDAH que:

- Tenha entre 2 e 10 anos de idade.
- Tenha um desenvolvimento relativamente normal da linguagem.
- Não seja excessivamente opositiva ou desafiadora (veja box a seguir).
- Não tenha propensão a agredir você ou a se tornar seriamente destrutiva quando você tenta colocar limites ao seu comportamento.

Não tente aplicar este programa se:

- O desenvolvimento da linguagem de seu filho estiver abaixo da média do de uma criança de 2 anos de idade.
- Seu filho tiver 13 anos de idade ou mais (nesse caso, o programa descrito no Capítulo 14 pode ser mais adequado).

O QUANTO SEU FILHO É DESAFIADOR

Circule o número de qualquer destes itens se acreditar que seu filho exibe o comportamento descrito *num grau que seja excessivo ou inadequado para a faixa etária dele* e de maneira continuada por pelo menos seis meses.

1 Costuma perder o controle do seu humor.
2 Costuma contrariar ou discutir com adultos.
3 Costuma rebelar-se ou recusar seguir regras ou pedidos de adultos.
4 Costuma fazer de propósito coisas que incomodem os outros.
5 Costuma culpar os outros pelas próprias atitudes inadequadas.
6 Costuma ficar facilmente irritado ou incomodado com os demais.
7 Costuma se mostrar ressentido e com raiva.
8 Costuma ficar rancoroso e vingativo.

Se você circulou pelo menos quatro desses itens, seu filho tem um grau significativo de comportamento desafiador ou opositivo e pode ter o transtorno opositivo desafiador. Talvez seja bom que um profissional de saúde mental o auxilie com este programa. Se você circulou seis ou mais itens, com certeza enfrenta um nível bem maior de resistência de seu filho e não deve tentar aplicar este programa sem ajuda profissional. Quer seu filho tenha mais do que quatro dos problemas listados anteriormente ou menos, circule quaisquer dos itens seguintes que ele tiver exibido durante os últimos doze meses (a lista a seguir, é claro, aplica-se a crianças e adolescentes com até 18 anos de idade).

1 Intimidar, perturbar ou ameaçar os outros com frequência.
2 Partir várias vezes para a briga física com os outros (sem incluir as brigas com irmãos).
3 Utilizar uma arma capaz de causar sérias lesões físicas aos outros (por exemplo, um taco de beisebol, um tijolo, cacos de garrafa, faca, arma de fogo).
4 Mostrar crueldade física com as pessoas (amarrar e abandonar uma vítima, sistematicamente cortar ou queimar uma vítima).
5 Roubar, em confronto com a vítima (por exemplo, furtar algo, levar embora a bolsa, extorquir ou assaltar à mão armada).
6 Forçar alguém à atividade sexual.
7 Mentir ou quebrar promessas para obter itens ou favores, ou esquivar-se de dívidas e obrigações (isto é, trapacear com as outras pessoas).
8 Roubar itens de valor significativo, sem confrontação com a vítima (por exemplo, roubar em lojas, arrombar ou falsificar).
9 Ficar fora depois que anoitece sem permissão, e começar a fazer isso antes dos 13 anos de idade.
10 Praticar crueldades físicas com animais.
11 Destruir de propósito propriedade alheia (mas sem atear fogo).
12 Criar incêndios de propósito, com intuito de causar sérios danos.
13 Fugir à noite pelo menos duas vezes enquanto vive na casa dos pais ou substitutos deles (ou fugir uma vez sem voltar durante um período prolongado de tempo).
14 Matar aula com frequência, começando antes dos 13 anos de idade.
15 Invadir a casa dos outros, ou alguma construção ou automóveis.

Se seu filho teve três ou mais desses problemas no último ano, procure assistência profissional para aplicar este programa.

Talvez ele tenha um transtorno de conduta, um padrão grave de comportamento antissocial e violação dos direitos alheios. Famílias de crianças que têm esses problemas de comportamento precisam de mais ajuda profissional do que a oferecida neste livro.

Para obter ajuda profissional, pergunte ao médico ou profissional de saúde mental com quem você trabalha se ele está familiarizado com *programas de treinamento comportamental para pais ou de gestão de filhos*. Se não, peça indicação de um profissional que ensine esses programas, ou veja se sua associação local de apoio a pais de crianças com TDAH ou o psicólogo da escola conhecem alguém com esse perfil. Um programa como os conduzidos por profissionais é detalhado no meu livro *Defiant Children: A Clinician's Manual for Parent Training* [Crianças desafiadoras: um manual médico para treinamento dos pais]. O ideal é encontrar alguém que já tenha usado este programa em particular.

■ Tente aplicar este programa apenas com assistência de um profissional se o seu filho:

- Foi diagnosticado como tendo um transtorno global do desenvolvimento (como autismo), um transtorno psicótico (como esquizofrenia) ou depressão severa.

- For muito desafiador (ver o box anterior). Uma última advertência: se você não está pronto para mudar seu comportamento a fim de ajudar seu filho, este programa não é para você. Para alguns pais, os princípios exigem significativas mudanças na interação pais-filho, e se você não está preparado para seguir plenamente o programa, ele estará condenado ao fracasso.

COMO USAR ESTE PROGRAMA

Este programa é explicado em detalhes no meu livro *Your Defiant Child: 8 Steps to Better Behavior* [Sua criança desafiadora:

8 passos para um melhor comportamento]. Talvez você queira ler esse livro antes de tentar usar esses métodos com seu filho, já que este capítulo fornece apenas uma visão geral do programa. Um pai ou mãe normalmente leva oito semanas para concluí-lo (os oito passos do programa estão no box no final deste parágrafo). Você deve planejar-se para ocupar pelo menos uma semana em cada etapa antes de seguir adiante. Não passe para a etapa seguinte antes de se sentir confortável com a etapa que estiver praticando. Seu filho levou meses – ou mesmo anos – para desenvolver o atual padrão de comportamento com você, por isso não espere que mude tão rapidamente. Cada etapa deste programa se assenta na anterior, por isso você deve aplicá-las na ordem dada. E *nunca* pule as três primeiras etapas para ir direto aos métodos que envolvem disciplina ou punição. Para serem efetivas, essas etapas posteriores sobre disciplina *devem* ser precedidas pelas primeiras etapas. Lembre-se da regra que aprendeu no Capítulo 9: *use incentivos antes de punições.*

OITO PASSOS PARA MELHORAR COMPORTAMENTOS

1º PASSO: Aprenda a dar atenção positiva ao seu filho.

2º PASSO: Use o poder da sua atenção para obter obediência.

3º PASSO: Dê comandos mais efetivos.

4º PASSO: Ensine seu filho a não interromper suas atividades.

5º PASSO: Monte um sistema caseiro de fichas.

6º PASSO: Aprenda a punir maus comportamentos construtivamente.

7º PASSO: Expanda seu uso do castigo.

8º PASSO: Aprenda a lidar com seu filho em lugares públicos.

1º PASSO: APRENDA A DAR ATENÇÃO POSITIVA AO SEU FILHO

■ Propósito e metas

A atenção que você dá a uma criança é uma recompensa ou consequência muito poderosa. É por isso que seu filho procura você, faz força para chamar sua atenção e curte muito qualquer atenção positiva que você lhe dê. Para a criança, no entanto, essa atenção não precisa ser positiva para se mostrar desejável. Na ausência de atenção positiva, a atenção negativa – repreensões, críticas ou gritos – pode dar a ela a impressão de valer a pena, porque qualquer atenção é melhor do que nenhuma.

Uma criança que leva bronca por interromper uma conversa ao telefone pode desta vez obedecer ao comando de parar, mas com certeza estará mais propensa a interromper na próxima oportunidade.

Mesmo a atenção positiva muitas vezes é falha. Quando os pais combinam elogios e críticas fazendo observações indiretas como "Muito bem, você limpou seu quarto, fez ótimo trabalho, mas por que não pode fazer isso todo dia sem a gente ter que mandar?", isso reduz muito o poder de sua atenção em reforçar o comportamento positivo da criança.

Aprender *quando* dar atenção ao seu filho e quando retirá-la são metas importantes deste programa. Também é importante *como* você presta atenção ao seu filho ao fazer isso, que é o assunto desta primeira etapa do programa. Voltaremos ao tema também na segunda etapa.

Se você não acredita que esses *como* e *quando* ao dar atenção têm uma influência poderosa na obediência de seu filho e em outros aspectos do seu comportamento, faça o exercício no box ao final deste passo. A meta deste passo do programa é ajudar você a se tornar um pai com as características do melhor supervisor de tarefas que você já teve na vida. O propósito é mudar o *seu* comportamento. Mudanças em seu filho devem acontecer de maneira lenta, natural, e até mesmo em razão das mudanças que você promove em si mesmo.

VOCÊ É O MELHOR OU O PIOR SUPERVISOR QUE CONSEGUE IMAGINAR?

1 Divida uma folha de papel em duas colunas e escreva "Pior supervisor" no alto da coluna esquerda e "Melhor supervisor" no da direita.

2 Agora relembre qual foi a pior pessoa para a qual você trabalhou e pense em como ela o tratava. O que ela dizia ou fazia que tornava detestável o estilo de chefia ou interação dela? É uma pessoa para qual você não gostaria de trabalhar de novo. Por quê? Anote na coluna da esquerda pelo menos cinco características negativas. Os pais com quem trabalhei faziam afirmações como "Não valorizava o que eu fazia", "Parecia não ouvir direito meu ponto de vista", "Era desonesto", "Muito mandão ou controlador demais", "Interrompia meu trabalho sem pedir desculpas", "Agia como se eu fosse seu(sua) escravo(a)", "Um verdadeiro ditador", "Esquentado", "Muito crítico em relação aos outros".

3 Agora pense na melhor pessoa para a qual você trabalhou – alguém com quem gostaria de trabalhar de novo. Se essa pessoa tivesse pedido para você fazer um trabalho extra, além das suas obrigações, você teria se disposto a ajudá-la com a maior boa vontade. Por quê? Anote na coluna da direita cinco características positivas. Os pais costumavam me dar respostas como "Honesta", "Valorizava meu trabalho, mesmo as pequenas coisas", "Interessava-se por mim e por minhas opiniões", "Incentivava meus esforços para melhorar meu trabalho", "Respeitava meu ritmo e meu desempenho", "Muito positiva e animada a respeito de si mesma e de nosso trabalho conjunto".

4 Agora olhe para as informações nas duas colunas e diga honestamente em qual delas seu filho colocaria você.

Mais de 90% dos pais com os quais trabalhei em clínicas ficaram chocados ao ver que tendiam mais a agir como o "Pior supervisor" com seus filhos do que como o "Melhor supervisor". *O modo de você dar atenção aos filhos ao supervisioná-los pode criar neles os mesmos sentimentos que você experimentou.*

▎Instruções

Este primeiro passo do programa envolve aprender a dar atenção ao comportamento desejável de seu filho nas horas em que ele brinca. Se ele tem menos de 9 anos de idade, escolha um período de vinte minutos em cada dia e eleja-o como o seu "tempo especial" com seu filho – pode ser depois que as outras crianças tiverem saído para ir à escola de manhã se você tiver um filho na pré-escola à tarde, ou depois da escola ou do jantar para crianças em idade escolar. Nenhuma outra criança tem que estar presente! Se seu filho tem 9 anos ou mais, você não precisa definir uma hora padrão. Em vez disso, escolha uma hora a cada dia em que seu filho estiver curtindo uma atividade lúdica sozinho. Então pare o que está fazendo e comece a participar da brincadeira dele, seguindo as instruções dadas aqui.

Se você tiver definido uma hora padrão, simplesmente diga "Chegou nossa hora especial de brincar juntos. O que você gostaria de fazer?". A criança escolhe uma atividade para brincar, que seja razoável (assistir TV está excluído, já que é uma não atividade). Se você não definiu uma hora, simplesmente pergunte à criança se você pode brincar junto.

Em qualquer dos casos, não assuma o controle da brincadeira nem tente dirigi-la. Relaxe e observe casualmente por alguns minutos o que seu filho estiver fazendo, antes de entrar na brincadeira. Obviamente, você não deve tentar se dedicar a essa hora especial de brincar se estiver preocupado, muito atarefado ou programado para sair de casa logo em seguida, para algum compromisso ou viagem. Nesse caso sua mente estará nessas questões, e a qualidade da sua atenção será precária.

Depois de observar seu filho brincando, comece a descrever em voz alta o que ele está fazendo para mostrar seu interesse. Em outras palavras, vá narrando de vez em quando a brincadeira de seu filho. Tente dar àquilo que você diz um tom estimulante e orientado para a ação (e não um tom chocho e monótono). Crianças pequenas gostam muito disso. Com crianças maiores, comente também, mas menos.

Não faça perguntas e não dê ordens! Isso é fundamental. Perguntar é algo perturbador e deve limitar-se a tentar esclarecer algo quando você não tem certeza daquilo que a criança está fazendo. Lembre-se de que essa é a hora especial com seu filho para relaxar e curtir sua companhia, não para ensinar nada ou assumir o controle da brincadeira da criança.

De vez em quando, faça algumas afirmações elogiosas, de aprovação ou dê um *feedback* positivo. Seja preciso e honesto, não fique elogiando além da conta. Por exemplo, "Eu gosto quando a gente brinca desse jeito tranquilo", "Eu adoro essa horinha especial que a gente passa juntos" e "Nossa, que beleza que ficou isso aqui que você fez" são todos comentários positivos, adequados. Se de repente você não encontrar palavras, tente algumas destas reações:

Sinais não verbais de aprovação

- Abraço.
- Tapinha de leve na cabeça ou no ombro.
- Passar a mão no cabelo carinhosamente.
- Colocar o braço em volta da criança.
- Sorrir.
- Dar um beijinho suave.
- Fazer sinal de positivo com o polegar.
- Piscar o olho.

Sinais verbais de aprovação

- "Eu gosto quando você..."
- "É lindo quando você..."

- "Você com certeza é muito bom fazendo..."
- "Foi incrível o seu jeito de..."
- "Muito bom!"
- "Boa jogada!"
- "Maravilha!"
- "Boa!"
- "Fantástico!"
- "Nossa, você parece um adulto quando..."
- "Está vendo, há seis meses você não conseguia fazer isso tão bem quanto agora – você realmente está crescendo depressa!"
- "Que lindo!"
- "Uau!"
- "Não vejo a hora de contar à sua mãe [ao seu pai] como você está se saindo bem..."
- "Gostei muito dessa sua atitude!"
- "Você fez tudo isso sozinho – que maravilha!"
- "Você se comportou tão bem que estou pensando que nós dois poderíamos... "
- "Fico muito orgulhoso quando você..."
- "Eu adoro quando nós dois... que nem hoje."

Se o seu filho começar a se comportar mal, simplesmente vire as costas e olhe para outro lugar por alguns momentos. Se ele persistir nisso, diga que a hora especial de brincar terminou e saia da sala. Diga que mais tarde você irá brincar de novo, quando ele conseguir se comportar bem. Se a criança aprontar demais ou for abusiva durante a brincadeira, procure discipliná-la como você faria normalmente.

Cada um dos pais deve dedicar uns vinte minutos à criança nessa hora especial de brincar. Na primeira semana, procure fazer isso todos os dias ou pelo menos cinco vezes. Depois da primeira semana, prossiga com essa hora especial de brincar indefinidamente, pelo menos três ou quatro vezes por semana.

Não se preocupe se no início você der ordens demais, fizer muitas perguntas ou bem menos comentários positivos do que poderia. Apenas esforce-se para melhorar suas aptidões da próxima vez. Talvez você queira dedicar esse tempo especial de brincar também aos seus outros filhos, depois de ter aprimorado suas aptidões com o filho que tem TDAH.

Se a sua prática com seu filho correr razoavelmente bem, é provável que você constate que ele está gostando da sua companhia. Ele pode até pedir para você ficar e brincar mais tempo depois que termina a sua "hora especial". Em raras ocasiões, talvez você até veja seu filho começando a elogiá-lo pelas coisas que você faz bem ou faz para ele.

Se você ainda não se sente confortável agindo assim com seu filho, passe mais uma semana praticando essas suas novas aptidões de se fazer presente, antes de avançar para o passo 2. Você estará pronto para o passo seguinte quando conseguir observar e brincar com seu filho e comentar as atividades dele sem assumir o controle da brincadeira, sem querer comandá-la ou ficar fazendo um monte de perguntas desnecessárias. Talvez também comece a achar mais fácil elogiá-lo e dar-lhe *feedback* positivo pelas coisas boas que for notando na brincadeira dele e nas suas interações. Se você ainda não consegue dizer nada ao seu filho a maior parte do tempo, então precisará praticar os exercícios por mais uma semana mais ou menos. Para os passos 1 a 4, você saberá quando está pronto ao ver seu comportamento começar a mudar, e não pelo quanto seu filho mostrar melhora. Não espere muita mudança dele nos primeiros quatro passos do programa.

Dicas

1 Sempre demonstre sua aprovação imediatamente. *Não demore!*
2 Seja sempre específico a respeito daquilo que gosta.
3 Nunca faça um elogio de maneira indireta ou ambígua.

2º PASSO: USE O PODER DA SUA ATENÇÃO PARA OBTER OBEDIÊNCIA

■ Propósito e metas

Agora você deve aproveitar o estilo de prestar atenção que praticou durante a brincadeira e estendê-lo às situações em que seu filho precisa obedecer ou concordar com suas instruções. O estilo é o mesmo, o que muda é o foco da sua atenção e também os seus comentários. Sua meta é melhorar a maneira de supervisionar o trabalho, na esperança de que isso aumente a disposição de seu filho de trabalhar para você (obedecer) e que melhore o empenho dele em suas tarefas.

■ Instruções

Quando você der uma ordem, dê imediatamente *feedback* ao seu filho sobre o quanto ele está indo bem. Não vire as costas e vá embora; fique e preste atenção e faça um comentário positivo sobre a obediência de seu filho (veja a lista anterior de sinais verbais de aprovação).

Não dê mais nenhum comando nem faça mais perguntas enquanto seu filho trabalha ou obedece. Os pais exageram e ficam dando ordens ou fazendo perguntas desnecessárias, e isso dispersa a criança da tarefa que lhe foi designada.

Depois que tiver notado que seu filho está mais obediente, você pode sair por alguns momentos, se achar que deve, mas procure voltar com frequência para continuar dando atenção e elogiando a obediência dele.

Se descobrir que ele cumpriu uma obrigação ou fez uma tarefa sem você ter instruído, faça um elogio especialmente positivo, talvez até concedendo algum pequeno privilégio, para ajudá-lo a lembrar e seguir as regras e para que faça as tarefas da casa sem que ninguém precise dizer. Mesmo crianças com TDAH, apesar de sua deficiência, podem melhorar sua aptidão de lembrar e seguir regras e instruções, e uma maneira de ajudá-las nesse ponto é oferecer recompensas quando fazem isso de modo espontâneo.

Nessa semana, comece a usar atenção positiva com seu filho em praticamente todo comando que você der. Além disso, selecione dois ou três comandos que seu filho não costuma seguir bem e faça um esforço especial para elogiar e estar presente quando ele começar a atender a esse comando em particular. Em resumo, "Pegue-o em flagrante indo bem!".

■ Defina períodos para treinar a obediência

É muito importante que nas próximas uma ou duas semanas você reserve alguns minutos de vez em quando para treinar a obediência em seu filho. Escolha uma hora em que ele não esteja muito ocupado e peça para ele fazer alguns pequenos favores para você, do tipo "Me arrume um lápis" ou "Pegue essa toalha pra mim, por favor?". É o que chamamos de comandos do tipo *pegue*, que exigem apenas um esforço breve e simples do seu filho. Dê uns cinco ou seis deles, mas só um por vez durante esses minutos do treino. Conforme ele for atendendo, não deixe de fazer elogios específicos, como "Eu adoro quando você me ouve", "É uma maravilha quando você faz o que eu peço" ou "Obrigado, querido, por fazer o que eu pedi". Depois deixe seu filho continuar fazendo as coisas dele.

Tente isso várias vezes por dia. Como os pedidos são muito simples e curtos, a maioria das crianças (mesmo as que têm problemas de comportamento) irá atendê-los. Isso cria uma oportunidade excelente de "flagrar seu filho indo bem" e de elogiar sua obediência. Se seu filho não obedecer a algum dos comandos, pule-o e faça outro pedido simples. Sua meta a essa altura não é confrontar ou tentar disciplinar a não obediência, mas constatar quando ela ocorrer, estar presente nesses momentos e recompensá-la. Com isso, você aumenta a probabilidade de que seu filho concorde com suas outras instruções, aquelas que são de fato necessárias.

Você saberá que está pronto a avançar para o passo seguinte quando se sentir confortável destacando as pequenas coisas que seu filho está fazendo por você e quando ele estiver aceitando a maior parte ou todos os seus pedidos durante esses períodos de treino da obediência, e você, por sua vez, se sentir à vontade para elogiá-lo toda vez que ele obedecer.

Depois de uma semana praticando isso, muitos pais contam que começam a ver uma diferença perceptível, embora não excepcional, no comportamento de seu filho em relação a eles.

3º PASSO: DÊ COMANDOS MAIS EFETIVOS

■ Propósito e metas

O propósito deste terceiro passo é melhorar a maneira pela qual você pede que seu filho faça coisas ou obedeça às suas instruções. No meu trabalho com crianças que têm problemas de comportamento, tenho notado que o simples fato de os pais mudarem a maneira de dar ordens aos filhos muitas vezes promove melhoras significativas na obediência da criança.

■ Instruções

Quando estiver prestes a dar alguma ordem ou instrução ao seu filho, certifique-se de levar em conta os seguintes aspectos.

Certifique-se de estar falando sério

Nunca dê uma ordem se não tiver a intenção de checar se será cumprida de fato. Você deve se planejar para apoiar qualquer solicitação que fizer com as consequências apropriadas, a fim de dar a entender que aquilo é sério mesmo. É melhor ter foco em alguns poucos comandos que você queira muito ver cumpridos do que dar centenas de ordens e depois só acompanhar menos da metade delas para ver se foram aceitas.

Não formule uma ordem como uma pergunta ou um favor

Expresse a ordem de maneira simples, direta e num tom de voz prático e objetivo. Não diga "Por que a gente não recolhe os brinquedos agora?" ou "Hora de jantar. Você vai lavar as mãos, não é?". Isso são ordens-perguntas ou ordens-favores. A inflexão do final da frase indica que você está pedindo o assentimento de seu filho, e isso é muito menos efetivo do que uma declaração mais direta, como "Agora recolha os brinquedos" ou "Hora de jantar; vá lavar as mãos". Você não precisa berrar ou gritar; basta ser firme e direto – com convicção, e de maneira clara e objetiva.

Evite dar várias ordens de uma vez só

A maioria das crianças só consegue atender a uma ou duas instruções por vez. Por enquanto, procure dar apenas uma instrução específica em cada ocasião. Se a tarefa que você quer que seu filho faça for complicada, divida-a em etapas menores e ordene apenas uma parte por vez.

Certifique-se de que seu filho está prestando atenção em você

Faça sempre contato visual com seu filho. Se preciso, gire o rosto dele com delicadeza em direção ao seu e certifique-se de que ele está te ouvindo e olhando para você.

Reduza todas as dispersões antes de dar alguma ordem

Um erro muito comum que os pais cometem é tentar dar instruções enquanto a criança está envolvida assistindo TV, ouvindo música, jogando videogame ou nas redes sociais, pelo celular ou computador. Não dá para esperar que as crianças deem atenção aos pais enquanto há algo mais interessante acontecendo. Você pode, antes de dar o comando, desligar esses dispersores ou dizer à criança que faça isso.

Peça que a criança repita a ordem

Pedir que a criança repita a ordem que você acabou de dar é útil quando você não tem certeza se ela ouviu ou entendeu direito. Além disso, repetir um comando parece aumentar a probabilidade de que a criança com um intervalo curto de atenção se disponha a cumpri-lo.

Use fichas com tarefas

Se seu filho tem idade suficiente para ter tarefas definidas e ser capaz de ler, talvez você ache útil fazer uma ficha para cada tarefa. Basta pegar uma dessas fichas de índice, de papelão, e anotar os passos que compõem a tarefa na ordem correta. Então, quando quiser que a criança faça a tarefa, você passa a ela a ficha e diz que é o que você quer que ela faça. Essas fichas podem reduzir muito discussões sobre se a criança fez a tarefa direito ou não.

Estipule prazos

Você pode também usar essas fichas para indicar quanto tempo cada tarefa deverá levar para ser feita, e então ajustar seu relógio de cozinha para que a criança possa controlar exatamente quando deve concluí-la. Quer você use ou não essas fichas de tarefa, o que importa é dar à criança um prazo específico no futuro imediato. Não diga "Hoje, em alguma hora, você tem que colocar o lixo para fora" ou "Você precisa arrumar seu quarto antes do meio-dia". É melhor esperar até a hora em que o trabalho tiver que ser feito e então dizer: "É hora de pôr o lixo para fora. Você tem dez minutos pra fazer isso. Vou ajustar o alarme do forno para dez minutos. Veja se consegue ganhar do relógio". Para ser mais do que justo, cinco a dez minutos antes que a tarefa tenha início você pode ir até seu filho e avisá-lo que daqui a cinco (ou dez) minutos voltará para mandá-lo fazer a tarefa.

Pratique dar ordens efetivas durante a semana seguinte, e continue também com os exercícios dos dois passos anteriores. Você terá uma noção de que está pronto para seguir adiante quando expressar a maior parte de suas solicitações e ordens num tom neutro, imperativo, não mais como um favor ou uma pergunta. Também irá notar que seus comandos ficaram mais simples na forma. Antes de passar para o próximo passo, repasse na memória as tarefas de rotina de seu filho para ver se você precisou recorrer a alguma ficha de tarefa com limite de tempo estipulado para ajudá-lo. Pergunte-se também se precisou estabelecer um limite de tempo na maior parte das tarefas atribuídas. Dar comandos explícitos, mantê-los relativamente simples e definir limites de tempo para a conclusão são três indicações principais de que você está pronto a avançar para o próximo passo.

4º PASSO: ENSINE SEU FILHO A NÃO INTERROMPER SUAS ATIVIDADES

■ Propósito e metas

Muitos pais de crianças com problemas comportamentais queixam-se de que não conseguem sequer falar com alguém ao telefone, cozinhar ou visitar um vizinho sem que o filho interrompa. O quarto passo ajudará a ensinar seu filho a brincar sem depender de você quando você estiver ocupado. Muitos pais dão um bocado de atenção à criança que vem interromper, e quase nenhuma quando ela está sozinha, brincando de modo independente e sem interromper. Não admira que as crianças interrompam tanto os pais!

■ Instruções

Quando você estiver a ponto de ficar ocupado com alguma atividade, como falar com alguém ao telefone, dê ao seu filho um comando direto dividido em duas partes – uma que diga a ele o que fazer enquanto você está ocupado e outra que diga claramente para não interromper nem perturbar você. Pode dizer, por exemplo, "Preciso falar com alguém ao telefone, então quero que você fique nesta salinha vendo TV. Não interrompa". A atribuição que você der à criança *não* deve ser uma tarefa, e sim alguma atividade interessante, como pintar, brincar, ver o programa infantil de TV preferido dela ou recortar figuras. Em seguida, pare um pouco o que estiver fazendo, vá até a criança e elogie-a por ter ficado ali sem interromper.

Relembre à criança que é para ela ficar na tarefa e não interromper, e aí volte ao que estava fazendo. Espere um pouco mais e volte outra vez até o seu filho e elogie-o de novo por não incomodá-lo. Retome sua atividade, espere um pouco mais, e volte a elogiar seu filho. Com o tempo você aos poucos será capaz de reduzir a frequência com que vai até ele para elogiá-lo e também aumentará a extensão de tempo em que consegue ficar fazendo suas coisas. No início, terá que interromper o que está fazendo com frequência para elogiar seu filho, digamos a cada um ou dois minutos. Depois de algumas vezes assim, espere uns três minutos para ir elogiá-lo, aumente para cinco minutos, e assim por diante. A cada vez, retome o que estava fazendo por um tempo um pouco maior antes de elogiar de novo. A mesma abordagem se aplica a ensinar qualquer coisa nova ao seu filho: comece com atenções e elogios muitos frequentes, e depois vá reduzindo aos poucos a frequência dos elogios ao novo comportamento. Se você sentir que seu filho está prestes a largar a atividade para vir interrompê-lo, pare imediatamente o que estiver fazendo, vá até ele, elogie-o por não interromper e redirecione-o para que continue na tarefa.

Assim que você terminar o que está fazendo, faça um elogio especial ao seu filho por deixá-lo concluir sua tarefa. Você pode até de vez em quando conceder-lhe um pequeno privilégio ou recompensa por ter deixado você em paz, trabalhando nas suas coisas.

Nessa semana, escolha uma ou duas atividades suas – preparar uma refeição, conversar com algum adulto, escrever uma carta, realizar algum projeto especial, fazer uma ligação, ler, assistir TV, mexer com papelada, ficar conversando após o jantar, visitar alguém, fazer faxina na casa – com as quais possa praticar. Se escolher falar ao telefone, peça para alguém ligar para você uma ou duas vezes, simplesmente para praticar. Assim, quando receber ligações de fato importantes, você já terá treinado seu filho e poderá lidar com essas chamadas sem interrupções.

Depois de uma semana de prática, pergunte-se o quanto parece fácil agora parar o que está fazendo para ir elogiar seu filho por deixá-lo à vontade, e com que frequência você se lembra de ter dado a ele alguma coisa para fazer quando não quis ser interrompido. Se essas práticas estão se tornando parte de suas interações habituais com seu filho, você está pronto para avançar.

5º PASSO: MONTE UM SISTEMA CASEIRO DE FICHAS

■ Propósito e metas

Crianças com problemas comportamentais costumam exigir atitudes mais poderosas do que elogios para motivá-las a fazer tarefas, seguir regras ou obedecer a comandos. Uma maneira de combinar obediência com recompensas mais atraentes é montar um programa de fichas de pôquer (para crianças de 4 a 8 anos de idade) ou um sistema caseiro de pontos (para crianças de 9 anos de idade em diante). Embora você possa obter resultados em pouco tempo, as mudanças positivas no comportamento de seu filho não irão perdurar se você parar de usar o programa cedo demais, portanto planeje mantê-lo por cerca de dois meses.

■ Instruções para um programa de fichas

Arrume um conjunto de fichas de pôquer de plástico, e então sente com seu filho para dar início a um programa de recompensas. Faça isso com um ânimo bem positivo. Diga ao seu filho que você acha que ele não tem sido devidamente recompensado pelas coisas boas que vem fazendo em casa e que você quer montar um programa para que ele possa ganhar privilégios por se comportar bem. Se a criança tiver 4 ou 5 anos, explique que cada ficha, não importa a cor, vale uma ficha mesmo. Para crianças com 6 a 8 anos de idade, atribua valores diferentes a cada cor: branco = 1 ficha, azul = 5 fichas, e vermelho = 10 fichas. Então cole com fita adesiva uma ficha de cada cor num pedaço de cartolina, indique quantos pontos vale cada uma e grude a cartolina em lugar fácil de a criança consultar.

Então você e seu filho poderão fazer um banco – com uma caixa de sapatos por exemplo, uma lata de biscoitos, um jarro de plástico, ou qualquer outro recipiente – para ir guardando as fichas que forem ganhas. Divirta-se um pouco decorando o recipiente escolhido junto com seu filho.

Agora faça uma lista dos privilégios que ele ganhará com as fichas de pôquer. Não devem ser só privilégios especiais ocasionais (ir ao cinema, ir patinar, comprar um brinquedo), mas privilégios cotidianos, que seu filho já dê como certos (TV, videogames, internet, usar celular, usar brinquedos especiais que ele já tem em casa, andar de bicicleta, ir à casa de algum coleguinha, etc.). Coloque pelo menos dez coisas na lista, de preferência quinze. Não precisam ser coisas que custem dinheiro; você pode incluir qualquer atividade que seu filho goste de fazer pela casa.

Agora prepare outra lista, das tarefas e obrigações que você costuma pedir que seu filho faça: arrumar a mesa para o jantar, tirar os pratos da mesa, arrumar o quarto, arrumar a cama de manhã, esvaziar os cestos de lixo, fazer lição de casa e outras tarefas domésticas comuns. Liste também as tarefas de autoajuda de seu filho que causem conflito, como vestir-se para ir à escola, aprontar-se na hora de dormir, tomar banho, escovar os dentes.

Em seguida, defina quanto cada tarefa ou obrigação irá valer em fichas. Para uma criança de 4 a 6 anos de idade, atribua de uma a três fichas para a maior parte das tarefas e talvez cinco para uma tarefa realmente mais pesada. Para crianças de 6 a 8 anos de idade, use uma gama de uma a dez fichas e defina uma quantia maior para grandes tarefas. Lembre-se: quanto mais difícil a tarefa, mais fichas você irá pagar.

Agora calcule quantas fichas você acha que seu filho vai ganhar num dia típico se fizer a maioria das tarefas que você costuma passar; anote esse número num bloquinho. Costumo sugerir que dois terços das fichas diárias de uma criança sejam gastos em privilégios comuns e um terço seja poupado para comprar recompensas especiais a longo prazo. Se seu filho ganhar, por exemplo, umas trinta fichas para fazer o trabalho diário, então vinte devem ser gastas em privilégios cotidianos. O modo mais fácil de fazer isso é atribuir um preço a cada privilégio diário e depois somar todos eles para ver se totalizam dois terços dos ganhos diários da criança. Se o total for maior, volte atrás e reduza o preço dos privilégios até que a soma deles dê cerca de dois terços. Não se preocupe em obter números exatos; basta usar o bom senso e ser justo.

Agora volte e atribua um valor aos privilégios especiais. Pergunte a si mesmo com que frequência você acha que seu filho deverá ter acesso a eles, e então multiplique o número de dias que você acha que ele deve esperar para ganhar cada privilégio de longo prazo pelo número de fichas poupadas (um terço do ganho diário). Se seu filho ganha trinta fichas por dia, e você quer que ele seja capaz de alugar um videogame a cada duas semanas, o preço desse privilégio deverá corresponder a catorze dias × dez fichas, ou seja, cento e quarenta fichas. Faça isso para cada privilégio de longo prazo, de novo sem se preocupar em chegar a quantias exatas. O Quadro 2 traz um exemplo de um programa caseiro de fichas.

Diga a seu filho que ele tem a chance de ganhar fichas bônus quando as tarefas forem feitas com uma atitude positiva. Ou seja, se a tarefa for feita prontamente e com boa vontade, você dará fichas extra a ele. Não esqueça também de dizer que você gostou da atitude positiva dele no trabalho. Você não deve dar essas fichas o tempo todo.

Diga também ao seu filho que as fichas serão dadas apenas quando você só precisar pedir uma vez para ele fazer a tarefa. Se tiver que repetir o comando, ele não receberá nenhuma ficha.

Por fim, saia do combinado essa semana e dê fichas por qualquer pequeno comportamento adequado dele, mesmo que não faça parte da sua lista de tarefas. Ou seja, lembre-se de que você pode recompensar a criança também por bons comportamentos que não estejam nessa lista. Fique alerta para as oportunidades de recompensá-la.

Nessa semana, não faça seu filho devolver fichas por mau comportamento!

Depois que seu filho ganhar as fichas, ele tem o direito de gastá-las. É claro que em certas situações, como a hora de dormir, simplesmente não fará sentido nem será viável que seu filho ganhe algum privilégio àquela hora da noite, mas ele poderá perguntar a você quando irá receber a recompensa, e você então marcará uma hora que seja conveniente.

QUADRO 2 – Exemplo de um programa caseiro de fichas e de lista de privilégios para uma criança de 6 a 8 anos de idade[7]

Tarefa	Recebe (em fichas)	Recompensa	Paga (em fichas)
Vestir-se	5	Assistir TV (trinta minutos)	4
Lavar as mãos ou o rosto	2	Jogar videogame (trinta minutos)	5
Escovar os dentes	2	Brincar lá fora no quintal	2
Arrumar a cama	5	Andar de bicicleta	2
Colocar a roupa suja no cesto	2	Usar um brinquedo especial	4
Recolher os brinquedos	3	Sair para comer fora	200
Levar o prato sujo para a pia depois de comer	1	Alugar vídeo ou videogame	300
Lição de casa (quinze minutos)	5	Ir ao boliche ou mini-golfe ou patinar	400
Trocar a água do cachorro	1	Ficar acordado depois da hora de dormir (trinta minutos)	50
Tomar banho	5	Chamar amigo para brincar	40

---

[7] Calculei que essa criança iria ganhar cerca de cinquenta fichas por dia para fazer apenas as tarefas rotineiras cotidianas num dia comum de aula. Então defini que seriam necessárias vinte e cinco a trinta dessas fichas para comprar os privilégios cotidianos de televisão (uma hora), videogames (uma hora), brincar fora, andar de bicicleta e usar um brinquedo especial cujo acesso é controlado pela mãe e pelo pai (como um carrinho com controle remoto, um carrinho com pista de autorama, um trenzinho elétrico, um brinquedo de campo de batalha com exércitos, uma boneca com roupas e acessórios, um iPad, patins *in-line*, skate). Os demais privilégios tiveram seu preço definido determinando-se a frequência com que a criança deveria ter acesso a essa recompensa – ou seja, quantos dias de espera e de recolhimento de fichas.

Tarefa	Recebe (em fichas)	Recompensa	Paga (em fichas)
Dependurar o casaco	1	Chamar amigo para dormir em casa	150
Não brigar com irmãos		Ir a uma loja de jogos arcade	300
Do café da manhã ao almoço	3		
Do almoço ao jantar	3		
Do jantar à hora de dormir	3		
Falar com voz doce com mãe ou pai quando pedir alguma coisa	1	Ganhar mesada (R$ 8/semana)	100
Vestir o pijama	3	Ganhar sobremesa especial	20
Vir na hora quando for chamado	2	Ir brincar na casa de amigo	50
Contar a verdade quando perguntado a respeito de um problema	3		
Atitude positiva	Bônus		

■ Instruções para um sistema de pontos caseiro

Arrume um caderninho e divida cada página em cinco colunas — com data, item, depósitos, retiradas e saldo atual. Quando seu filho for recompensado com pontos, anote a tarefa na coluna "item" e registre a quantia como um "depósito". Acrescente-a ao saldo da criança. Quando ela comprar um privilégio, anote o privilégio na coluna "item", registre esse valor na coluna "retiradas" e deduza essa quantia da coluna "saldo". Só os pais devem fazer anotações nesse caderninho. A criança pode consultá-lo à hora que quiser, mas não deve anotar nada nele.

O programa funciona igual ao sistema de fichas, só que você registra os pontos no caderninho em vez de dar fichas de pôquer e usa números maiores para o valor de cada tarefa. Em geral, adotamos uma faixa de cinco a vinte e cinco pontos para a maioria das tarefas cotidianas e de até duzentos pontos para tarefas muito valiosas. Uma boa regra é dar cerca de vinte e cinco pontos para cada quinze minutos de esforço que uma tarefa possa exigir da criança para completá-la.

Dicas

1. Revise a lista de recompensas e tarefas depois de algumas semanas e acrescente novas conforme achar necessário. Verifique com seu filho se há outras recompensas que ele queira acrescentar à lista.

2. Você pode recompensar seu filho com fichas ou pontos por praticamente qualquer tipo de bom comportamento. E pode usar esses recursos junto com o passo 4 para recompensá-lo por não interromper seu trabalho.

3. Não dê pontos ou fichas antes que a criança tenha feito o que você disse para ela fazer, mas recompense-a o mais prontamente possível por sua obediência. Não demore a recompensá-la!

4. Ambos os pais devem usar o sistema de fichas ou pontos para torná-lo tão efetivo quanto possível.

5. Quando você der pontos ou fichas por bom comportamento, sorria e diga ao seu filho o que foi que ele fez que você gostou.

Experimente este programa pelo menos por uma semana antes de ir para o próximo passo. Você saberá que está pronto a avançar para o passo seguinte quando seu filho estiver fazendo a maior parte das tarefas ou obrigações designadas, quando parecer estar curtindo o programa e você achar relativamente fácil se lembrar de dar as fichas *ou* pontos. Não avance para o passo seguinte antes de sentir que esta etapa se tornou uma rotina. Alguns pais acham que o tempo ideal é de duas semanas.

6º PASSO: APRENDA A PUNIR MAUS COMPORTAMENTOS CONSTRUTIVAMENTE

▪ Propósito e metas

O sexto passo é o mais crucial do programa. Usar este método de disciplina com crianças quando se comportam mal ou não atendem a um comando requer muita habilidade. A meta é diminuir o comportamento desafiador do seu filho, as recusas a obedecer ou outros maus comportamentos. Você pode perguntar: "Se é o TDAH que faz meu filho desobedecer, como qualquer método de disciplina poderia ajudar?". O TDAH *não* é a causa direta da criança se recusar a obedecer ou desafiar suas solicitações. Mas ele causa problemas de obediência quando a tarefa atribuída é demorada, tediosa, repetitiva ou desagradável de algum outro modo. Também faz as crianças se dispersarem mais durante a tarefa. Recusar-se de início a obedecer a uma solicitação não é um comportamento de TDAH. É comportamento desafiador e pode ser bastante reduzido usando este programa.

Antes de mais nada, por que crianças com TDAH se tornam desafiadoras? Em parte porque muitas tarefas são mesmo chatas, apesar de necessárias, e o tédio gerado costuma ser desagradável para essas crianças, que anseiam por estímulo, diversão e novidade. Ou então elas podem ser desafiadoras pelas críticas que receberam no passado por sua falta de persistência; isso as faz hesitar em circunstâncias nas quais temem falhar ou serem criticadas mais uma vez. Alguns adultos acabam involuntariamente treinando tais crianças a serem opositivas, pois exageram nas críticas e consequências negativas. Essa é uma das razões pelas quais este programa enfatiza o incentivo antes da punição. Os pais também treinam as crianças com TDAH a se tornarem desafiadoras quando sua atitude diante da cena emocional inicial da criança ensina a elas que a resistência, o desafio e a negatividade são meios efetivos de evitar trabalho. Tenha em mente também que a pesquisa sobre cooperar socialmente, compartilhar, ser altruísta e preocupar-se com os outros mostra que tais comportamentos se desenvolvem quando a pessoa espera interagir com os outros de novo no futuro. Uma criança que tenha uma noção restrita do futuro, como no TDAH, terá menor preocupação e motivação para cooperar com os outros porque o transtorno a faz viver no "agora", ao passo que a cooperação é sobre um "mais tarde" social na vida, isto é, sobre levar em conta que podemos voltar a interagir com aquela pessoa no futuro.

É a maneira de você reagir a esses seus embates iniciais com a resistência da criança que determina o quanto ela se tornará excessiva e severa nela. Portanto, reagir ao desafio da maneira prescrita aqui pode reduzir muito tais comportamentos numa criança com TDAH.

■ Instruções para multar seu filho

Depois de usar o sistema de fichas ou pontos durante uma a duas semanas, você pode começar a usá-lo de modo ocasional e seletivo como uma forma de disciplina. Diga apenas ao seu filho que toda vez que você pedir a ele que faça alguma tarefa ou atenda a alguma instrução, ele poderá ser multado por não dar-lhe ouvidos ou não seguir a instrução. A partir de agora, se você der um comando e seu filho não atender ou não obedecer, emende com "Se você não fizer como eu digo até eu contar até três, vai perder ___ fichas [ou pontos]". Conte até três. Se a criança ainda não começou a obedecer, deduza do banco ou do caderno de pontos a quantia que você teria pago pela obediência. Se a questão em pauta não fazia parte da lista de tarefas, escolha uma multa que pareça razoável pela gravidade do mau comportamento.

A partir dessa semana, você pode usar multas para qualquer forma de mau comportamento. Tenha muito cuidado, porém, para não aplicar multas muito pesadas ou com muita frequência, se não vai limpar rapidamente a conta bancária de seu filho, e o programa não vai mais funcionar para motivá-lo a se comportar. Pense no seguinte: você gostaria de voltar a trabalhar para o seu chefe se ele tivesse lhe tirado seu salário depois da primeira semana por causa da quebra de alguma regra no trabalho? Utilize de maneira geral a regra de três para um: a cada três vezes que você elogiar, pode multar a criança uma vez. Se constatar que está multando a criança com frequência excessiva e que o programa perdeu seu apelo ou sua capacidade de motivá-la, interrompa por um mês mais ou menos. Ao retomá-lo, procure não multar tanto.

▪ Instruções para usar o castigo

O castigo é uma forma de punição usada com frequência para casos mais graves de mau comportamento. Ele consiste em levar a criança para um local tranquilo, isolado, e fazê-la cumprir um período de penalização. Aplique o castigo apenas com uma ou duas formas de mau comportamento durante a semana seguinte. Escolha um tipo de mau comportamento que não esteja reagindo bem ao sistema de fichas que você montou no passo anterior.

Nunca dê um comando que você não tenha a intenção de apoiar com consequências caso o trabalho não for feito. Dê *sempre* seu primeiro comando a uma criança com um tom de voz firme, mas neutro ou mesmo agradável. *Não* grite com a criança, e tampouco torne o comando "vacilante", como se você estivesse pedindo um favor. Você pode até acrescentar um "por favor" à sua solicitação ou instrução, mas não como se fosse um pedido ou uma pergunta.

Depois que tiver dado a ordem, conte até cinco. Pode contar em voz alta, mas se perceber que seu filho se acostuma a isso e que espera até chegar ao cinco para obedecer, conte internamente.

Se a criança não fez um movimento sequer para obedecer dentro desses cinco segundos, faça contato visual direto, aumente o volume da sua voz (mas não grite), adote uma postura ou atitude firme, e diga: "Se você não fizer [o que estou pedindo], vai ter que ficar sentado naquela cadeira!" (aponte para uma cadeira no canto). Depois de fazer essa advertência, conte de novo até cinco. Se a criança não fizer menção de obedecer em cinco segundos, pegue-a com firmeza pelo pulso e diga: "Você não fez como eu pedi, então vai ter que ficar de castigo!".

Você deve dizer isso num tom de voz um pouco mais forte e mais firme ainda, mas não com raiva. Você está elevando a voz para chamar a atenção da criança, e não porque está perdendo seu controle emocional. Então leve-a até a cadeira do castigo. A criança tem que ir para a cadeira na mesma hora, independentemente de quaisquer promessas que possa fazer. Se ela resistir, use uma leve condução física se preciso. Por exemplo, agarre a criança firme pelo braço ou pelo ombro e escolte-a até a cadeira. Se necessário, agarre a calça da criança pela parte de trás, na altura da cintura, ou a pegue pela parte de trás do colarinho da camisa para guiá-la até a cadeira, mas *sem nenhum dano físico*. A criança não vai poder ir ao banheiro antes, nem tomar água, nem ficar em pé, nem discutir. Deve ser levada imediatamente para a cadeira de castigo.

Coloque-a na cadeira e diga, em tom sério: "Fique aqui até eu dizer que pode levantar!". Diga à criança que você só vai voltar para a cadeira quando ela ficar quieta, mas não diga isso mais de uma vez. Não discuta com a criança nem deixe ninguém conversar com ela durante esse tempo. Volte para a sua ocupação, mas não deixe de ficar de olho no que ela estiver fazendo na cadeira. Sua criança deve ficar no castigo até que três condições sejam atendidas:

1. A criança deve sempre cumprir uma "sentença mínima" de um a dois minutos para cada ano de idade que tiver – um minuto para mau comportamento leve a moderado e dois minutos para mau comportamento grave.

2. Depois que sentença mínima for cumprida, espere a criança se aquietar. Isso leva de minutos até uma hora ou mais da primeira vez que seu filho é colocado de castigo. Só vá até ele depois que tiver se aquietado por uns trinta segundos mais ou menos, mesmo que sua recusa em se acalmar o leve a ficar de castigo por até uma ou duas horas, nas quais ele pode continuar discutindo, fazendo birra, gritando ou chorando alto.

3. Depois que a criança se aquietar por alguns momentos, ela deve concordar em fazer o que havia sido ordenado. Se era uma tarefa, deve concordar em fazê-la. Se era algo que ela agora não pode mais consertar, como dizer palavrões ou mentir, deve prometer que não fará isso de novo. Se a criança não concordar em fazer

como foi pedido (insistir em dizer "Não!"), informe que ela ficará na cadeira até que você dê permissão para sair. Ela então irá cumprir mais uma sentença mínima, ficará quieta e concordará em fazer o que foi pedido. Ela não deve deixar a cadeira até que concorde em obedecer ao comando original. Quando a criança tiver obedecido, diga em tom de voz neutro, "Eu gosto quando você faz como eu digo".

Observe o próximo comportamento adequado da criança e elogie-a por isso. Essa atitude garante que ela receba sempre recompensas, e não só punições, e mostra que você não está com raiva dela, e sim do seu comportamento inadequado.

E se a criança se levantar da cadeira sem permissão?

Muitas crianças irão testar a autoridade dos pais quando o castigo for usado pela primeira vez, tentando fugir da cadeira antes que o tempo se esgote. Em geral, considera-se que a criança deixou a cadeira quando levanta as duas nádegas do assento. Ela não precisa ficar voltada para a parede. Se ela ficar balançando a cadeira e derrubá-la, considere que isso é sair do castigo. A criança deve ser advertida a respeito disso. Se a própria cadeira acabar se tornando um brinquedo, então passe a usar, em vez dela, um tapetinho ou esteira no chão. Ou, se você mora numa casa de dois andares, defina como lugar de castigo o primeiro degrau da escada que leva para o andar de cima.

Da primeira vez que a criança sair da cadeira (da esteira ou do degrau da escada), coloque-a de volta e diga em voz alta e séria: "Se você sair daqui de novo, vou multá-la!". Quando a criança sair outra vez do castigo, pegue um grande número de fichas ou pontos – digamos, um quinto dos ganhos habituais de um dia – e remova-os da conta bancária dela. Coloque a criança de volta na cadeira e diga: "Agora você fique aqui até eu dizer que pode levantar!".

A partir dessa hora, multe a criança cada vez que ela deixar a cadeira, mesmo que ela fique de novo de castigo por algum outro mau comportamento. Se ela deixar a cadeira sem permissão, *não* faça de novo a advertência, vá direto para a multa. Mas não multe a criança mais de duas vezes durante esse episódio por ela ter saído da cadeira. Em vez disso, é melhor usar outra penalidade quando ela escapa: mandá-la para o quarto pelo tempo do castigo. Não se esqueça de tirar de lá todos os brinquedos, videogames, TVs, aparelho de som e outras fontes de entretenimento ou brincadeira. Se não for possível tirar do quarto tudo o que há de atraente para brincar, indique à criança que ela terá que ficar lá apenas sentada na cama.

Alguns pais e profissionais acreditam que usar a cama da criança como lugar de castigo pode criar mais tarde problemas de sono, mas não tenho conhecimento de nenhuma evidência científica disso.

■ Onde deve ficar a cadeira?

A cadeira deve ter encosto vertical e ser colocada num canto, distante o suficiente da parede para que a criança não possa ficar dando chutes. Não deve haver objetos para brincar por perto, e a criança não deve poder assistir TV. A maioria dos pais usa um canto da cozinha, ou da lavanderia, quando esta fica no andar térreo, ou um hall, o meio ou o final de um corredor, ou um canto da sala (não ocupado por outras pessoas). Você deve ter condições de observar a criança enquanto continua fazendo suas coisas. Não use banheiros, closets ou o quarto da criança (em princípio). Como observado, às vezes é possível instruir a criança a sentar numa esteira num canto, em vez de usar uma cadeira, ou então o primeiro degrau da escada que leva ao andar de cima. Não use os degraus que levam ao porão, pois muitas crianças pequenas têm medo de porões (e de escuro).

■ O que você pode esperar para essa semana?

Em geral, as crianças ficam muito surpresas e confusas da primeira vez que são colocadas de castigo, em parte porque você está se comportando agora de uma maneira inesperada e com firmeza. Elas podem ficar com muita raiva e reclamar ou chorar por terem seus sentimentos feridos. No caso da maioria das crianças, essa birra prolonga-se apenas no primeiro castigo; algo entre quinze a vinte minutos é o mais comum, mas pode estender-se por até uma ou duas horas até que se acalmem e concordem em fazer o que havia sido pedido antes do primeiro castigo. Aos poucos seu filho vai começar a obedecer seus comandos logo de cara, ou pelo menos atender às suas advertências em relação ao castigo, de modo que a frequência acabe diminuindo. Mas isso pode levar uma semana ou duas. Tente lembrar durante essa primeira semana que você não está causando dano ao seu filho, mas ajudando-o a ter maior autocontrole, respeito pela autoridade dos pais e consciência da necessidade de seguir regras.

■ E se você começar a perder a calma?

A maior parte da raiva dos pais vem de ter que repetir, várias vezes e por um período extenso, ordens que não são atendidas. Poucos pais que eu conheço perderam a calma usando este programa, porque transcorre pouco tempo entre a primeira falha da criança em obedecer e o próximo movimento que se espera que ela faça. Mas se você percebe que está perdendo o equilíbrio emocional, pense nas possíveis causas a seguir:

- Por acaso você não está repetindo suas solicitações com excessiva frequência antes de impor uma consequência para o fato de não ser obedecido? Será que não está prolongando demais essa interação a ponto de ter tempo de sobra para ficar com raiva?
- Será que não está deixando que algum problema em outra área da sua vida esteja vazando para as suas interações com seu filho? Nesse caso, pare um pouco e tente achar maneiras de lidar diretamente com esse problema. Deixar que ele afete o relacionamento com seu filho é injusto com ele e com você.
- Será que você não está se tornando persistentemente deprimido ou ansioso? Esses estados emocionais podem tornar suas reações mais agressivas, hostis ou irritadas. Experimente algumas das sugestões para lidar com estresse vistas no capítulo anterior. Procure ajuda de um psicólogo, psiquiatra ou outro especialista

em saúde mental qualificado para uma avaliação e possível tratamento, caso necessário.

Dicas

1 A criança não deve sair do lugar do castigo para ir ao banheiro, tomar água ou fazer uma refeição (ela pode comer depois). Não faça nenhum esforço para preparar um lanche especial para a criança a fim de compensar a refeição que ela perdeu, porque o que torna o castigo efetivo é o que ela perde quando está na cadeira.

2 Se você usar o método do castigo para problemas de comportamento na hora de dormir, precisará dobrar o período de penalização que seu filho cumpre, porque ele não está perdendo muita coisa importante na hora de dormir por ficar sentado na cadeira.

3 Não use esses procedimentos de punição fora de casa nas próximas duas semanas.

4 Não deixe de prosseguir na semana seguinte com os exercícios dos passos anteriores, especialmente o sistema de fichas.

7º PASSO: EXPANDA SEU USO DO CASTIGO

■ Propósito

Trata-se apenas de continuar usando o programa de castigo e multas. Se o comportamento específico que você tinha como alvo para usar o castigo estiver agora declinando, eleja como alvo para essa semana um ou dois novos tipos de mau comportamento. Lembre-se de que a meta não é usar a punição excessivamente. Não estenda o uso do castigo a qualquer outro mau comportamento novo se ainda o estiver usando com relativa frequência (mais de duas ou três vezes por semana) para o último mau comportamento.

Você pode ir para o próximo passo quando já estiver usando o castigo há pelo menos duas ou três semanas em casa e notar que os maus comportamentos visados diminuem de frequência. Você não precisa eliminar ou reduzir todos os problemas de comportamento em casa para avançar para o passo seguinte. Se a criança não estiver reagindo e os conflitos estiverem tão ruins ou piores do que quando você começou, volte ao seu profissional de saúde mental para orientação ou descubra algum especialista em métodos de gestão de comportamento infantil como os usados aqui.

8º PASSO: APRENDA A LIDAR COM SEU FILHO EM LUGARES PÚBLICOS

■ Propósito e metas

Quando sentir que o comportamento de seu filho está sob razoável controle em casa, você pode usar esses métodos em lojas, restaurantes, igrejas, na casa dos outros, e assim por diante. Sua meta essa semana é começar a reduzir o mau comportamento de seu filho quando estiverem fora de casa. Pode fazer isso com relativa facilidade usando os métodos aprendidos até aqui: (1) atenção positiva e elogios por bom comportamento; (2) elogios por atender às instruções; (3) dar comandos de modo efetivo; (4) usar fichas ou pontos por bom comportamento; e (5) usar multas e castigos por mau comportamento.

■ Instruções

A chave para lidar com crianças e lugares públicos é estabelecer um plano e assegurar que seu filho tenha ciência desse plano *antes* que você entre no lugar público. Este método foi apresentado no Capítulo 9. Siga estas regras simples:

Regra 1: Defina as regras antes de entrar no lugar

Pouco antes de entrar num lugar público, *pare* e revise as regras de conduta importantes com seu filho. Exponha à criança três regras que ela costuma violar nesse lugar em particular e faça-a repeti-las. Se seu filho se recusar a repeti-las, advirta-o de que ele será colocado de castigo no carro. Se ainda assim ele se recusar a repeti-las, volte para o carro e coloque-o de castigo.

Regra 2: Defina um incentivo para a obediência da criança

Enquanto ainda estiverem na entrada do lugar, diga à criança o que ela irá ganhar se seguir as regras. Fichas ou pontos podem também ser usados como recompensas efetivas pelo bom comportamento quando vocês estão fora de casa. Ou, para uma criança de menos de 4 anos, leve na bolsa petiscos relativamente saudáveis (amendoins, uva-passa, salgadinhos de milho, etc.) ou algum suco para ir dando aos poucos por bom comportamento ao longo de todo o passeio. De vez em quando, você pode também prometer à criança que irá comprar alguma coisa para ela ao final do passeio, mas isso só deve ser feito em raras ocasiões e por um comportamento excepcionalmente bom, para que ela não passe a ter sempre essa expectativa.

Um comentário a respeito de recompensas de comida para crianças: a sabedoria corrente e a psicologia popular dizem que algumas crianças ficam obesas porque os pais usaram comida como recompensa pelos sucessos ou realizações delas. Não sei de nenhuma pesquisa científica que apoie tais afirmações. De qualquer modo, use lanches ou petiscos apenas se outras recompensas mais sociais ou simbólicas (como elogios, fichas ou pontos) não forem efetivas, e faça escolhas saudáveis sempre que possível, desde que sejam o que a criança curte; afinal, a ideia é que se trate de uma recompensa.

Regra 3: Defina sua punição por não obediência

Enquanto ainda estiver fora do lugar, diga à criança qual será a punição por não seguir as regras ou por mau comportamento. Na maioria das vezes, é perder pontos ou fichas por pequenas violações de regras, e castigo para mau comportamento de moderado a severo ou por desobediência. Não tenha receio de usar o método do castigo em locais públicos – ele é o mais efetivo fora de casa. Assim que você estiver no lugar público, escolha um ponto adequado como local de castigo (veja o box da página seguinte) e dirija-se à criança elogiando-a por seguir as regras.

Dê fichas ou pontos a ela regularmente ao longo de todo o passeio, em vez de esperar para fazer isso só no final. Além do mais, faça frequentes elogios e dê bastante atenção à criança por ela estar obedecendo às regras. Se ela começar a se comportar mal, *imediatamente* retire fichas ou pontos ou a coloque de castigo. Não fique repetindo comandos ou advertências.

A sentença mínima para um castigo em lugar público deve ser só a metade daquela aplicada em casa. Isso porque há muito a perder num castigo em público, sem falar do embaraço adicional à criança ao ser vista assim por todos. Se ela sair do castigo sem permissão, recorra ao método de multas que usa em casa.

Sempre que estiver fora com seu filho, aja com rapidez (em dez segundos), para que o mau comportamento não vire um confronto aberto ou um surto de birra. Elogios e recompensas frequentes durante todo o passeio reforçam o bom comportamento.

ONDE COLOCAR DE CASTIGO EM LUGARES PÚBLICOS

Em lojas de departamentos: (1) ponha a criança atrás de alguma vitrine com pouco movimento de gente ou num canto. (2) Na seção de casacos, ponha-a virada para um dos cabideiros. (3) Em algum canto da seção de empacotamento ou do departamento financeiro. (4) Num canto do toalete. (5) Num provador. (6) Na seção de roupas para bebê (não fica lotada e há muitas mães amistosas).

No supermercado: (1) junto ao balcão de congelados. (2) No canto mais afastado da loja. (3) Encontre a vitrine de cartões de felicitações e coloque a criança atrás dela, enquanto você olha os cartões (é difícil achar um lugar mais reservado na maioria dos supermercados, então talvez você tenha que usar um local alternativo).

Em locais de culto religioso: (1) Leve a criança até uma sala que muitas igrejas e sinagogas reservam para cuidados com crianças pequenas. (2) Use o *foyer* ou *hall* de entrada. (3) Use um toalete próximo ao *lobby*.

Num restaurante: Use o toalete ou uma das alternativas já listadas.

Na casa de outra pessoa: explique que está aplicando um novo método de lidar com crianças e que precisa colocar seu filho numa cadeira (ou degrau de escada) ou num canto vago caso ele se comporte mal. Se isso não for viável, use uma das alternativas listadas a seguir.

Numa viagem longa de carro: revise as regras com a criança e defina seus incentivos antes de entrarem no carro. Não se esqueça de levar jogos ou atividades para ela. Explique que ela pode ganhar ou perder fichas. Se precisar punir a criança, subtraia fichas ou pontos. Se isso não funcionar, saia da estrada, até uma área de parada segura, e faça a criança cumprir o tempo de castigo sentada no chão numa esteira junto ao carro, com você por perto. Nunca deixe a criança junto ao carro ou dentro dele sem supervisão.

Regra 4: Defina uma atividade

É importante que você dê atividades ao seu filho fora de casa, ainda mais se tiver que parar várias vezes, como nas compras ou ao fazer várias tarefas. As crianças costumam se entediar nessas saídas, e as que têm TDAH mais ainda. Jogos computacionais portáteis, netbooks, tablets ou smartphones com acesso à Netflix ou outras bibliotecas on-line de programas infantis são ótimos para isso. O mesmo vale para pequenos brinquedos mecânicos de desenhar, como a velha Tela Mágica. Muitos restaurantes oferecem lápis de cor e papel, ou até figuras para colorir, mas não dependa disso. Leve com você materiais para alguma diversão que você sabe que seu filho aprecia. O mais importante é que seja algo agradável e físico para ocupar a mente e as mãos da criança enquanto você faz suas tarefas. Se estiver fora de casa e tiver se esquecido de levar algo para o seu filho fazer, invente alguma coisa para ele se ocupar relacionado com o propósito da sua saída. Por exemplo, deixe-o empurrar o carrinho do supermercado ou ir até o final do corredor e pegar algum produto da prateleira que você sabe que ele é capaz de reconhecer. Da próxima vez, você poderá planejar com antecedência e levar algo para ocupar as mãos, a mente e o tempo do seu filho.

■ Quando o castigo não é viável em termos práticos

Sempre há lugares onde não é viável colocar seu filho de castigo num canto por mau comportamento. A seguir, trago algumas alternativas, mas recorra a elas *somente se não conseguir encontrar um local mais adequado:*

1. Leve a criança para fora do prédio e faça-a ficar com o rosto virado para a parede.

2. Leve a criança de volta para o carro e coloque-a sentada no banco de trás. Fique no assento da frente ou ao lado do carro.

3. Leve com você um caderninho espiral. Antes de entrar no lugar público, diga à criança que você vai anotar qualquer episódio de mau comportamento e que ela terá que ir para o castigo assim que vocês chegarem em casa. Talvez você ache útil tirar uma foto dela de castigo em casa e deixá-la no seu caderninho ou no celular. Mostre a foto para ela antes de entrar no lugar público e explique que o mau comportamento irá fazer com que vá para o castigo assim que chegarem em casa.

4 Leve com você uma canetinha. Diga à criança antes de entrar no lugar público que, toda vez que ela se comportar mal, você fará uma marquinha a tinta no dorso da mão dela. E que ela então cumprirá uma sentença mínima de castigo em casa para cada marca feita em sua mão.

PROBLEMAS DE COMPORTAMENTO FUTUROS

A essa altura talvez você note que as interações com seu filho estão mais positivas, particularmente em situações relacionadas ao trabalho, e que ele anda mais cooperativo com as suas exigências. Se não notar nenhuma mudança em seu filho e se o nível de conflito ainda for alto e perturbador, volte para o seu profissional de saúde mental ou procure alguém especializado em auxiliar pais com problemas em gerir o comportamento dos filhos.

Mas mesmo que você tenha sido bem-sucedido nesses oito passos, lembre-se de que todas as crianças apresentam ocasionalmente problemas de comportamento. Ainda bem que você agora está apto a lidar com esses problemas. A seguir, algumas medidas que você pode adotar se surgirem novos problemas ou se um problema antigo reaparecer.

1 Pegue um notebook e registre o problema de comportamento. Tente ser bem específico sobre o que seu filho está fazendo de errado. Anote que regra está sendo quebrada, o que a criança está fazendo exatamente de errado e que medida você está adotando agora para lidar com isso.

2 Mantenha esse registro mais ou menos por uma semana. Então examine-o para ver que dicas ele pode lhe fornecer sobre a maneira de lidar com o problema. Muitos pais descobrem que pelo menos parte do problema se deve ao retorno a maneiras antigas e ineficazes de lidar com a criança. Revise sempre seu comportamento, assim como o do seu filho. Será que você:

- Está usando comandos com frequência excessiva?
- Está adotando métodos ineficazes para dar ordens?
- Está dando insuficiente atenção, elogios ou recompensas à criança quando ela segue as regras? (Ou parou de usar o sistema de fichas ou de pontos cedo demais?)
- Não está usando medidas de disciplina imediatamente após as violações de regras?
- Parou de reservar uma hora especial para brincar com seu filho?

Se constatar que voltou para esses velhos hábitos, corrija isso. Volte e revise os passos deste programa para assegurar-se de estar usando os métodos de maneira adequada.

 Se preciso, monte um programa especial para lidar com o problema. Explique ao seu filho exatamente o que você espera que seja feito para resolver a situação. Monte um sistema de fichas de pôquer ou de pontos para recompensar a criança se ela seguir as regras. Imponha imediatamente multas leves a cada vez que o problema de comportamento ocorrer.

Se as multas não produzirem resultado, tente usar um castigo logo após a ocorrência da falha de conduta ou da atitude de desafio. Se suas anotações indicam que o problema parece estar ocorrendo em algum lugar ou situação particular, siga as orientações dadas para lidar com seu filho em lugares públicos: (a) tente prever a ocorrência do problema e revise as regras logo antes de ele se instalar; (b) revise os incentivos por bom comportamento; (c) reveja a punição por mau comportamento; e (d) defina alguma atividade.

NOTA FINAL

Os métodos descritos neste capítulo devem ser aplicados imediatamente e com frequência, sem muita conversa ou discussão. Devem ser aplicados de maneira consistente e justa – e, acima de tudo, tendo os catorze princípios do Capítulo 9 em mente. Nunca fique tão envolvido emocional ou pessoalmente no programa a ponto de perder a noção da deficiência de seu filho e o senso de humor a respeito de seu papel como pai de uma criança com TDAH. O mais importante de tudo é não levar para o pessoal os problemas de comportamento de seu filho. Pratique todo dia o perdão pelas transgressões dele e por seus próprios erros.

Você está pronto para colher recompensas substanciais. Pais que seguem este programa de oito passos constatam que o comportamento do filho se torna mais adequado socialmente, mais cooperativo e amistoso. Eles conseguem incutir no filho um sentido de responsabilidade e uma abertura para aprender com os adultos, aceitando seus conselhos, regras e instruções. As interações da criança com os irmãos também se tornam mais positivas e cooperativas. Alguns pais também veem que estão substancialmente mais aptos a lidar com outras crianças da família, e também em suas relações conjugais, agora que diminuíram os problemas de comportamento da criança com TDAH. Sem dúvida, a maioria dos pais que empreende esse programa relata uma renovada autoconfiança e competência em seu papel de pais, professores e amigos de crianças com TDAH. Espero que você conclua que esse programa faz o mesmo por você.

CAPÍTULO 12
Assumindo o controle em casa: a arte de resolver problemas

Os oito passos do Capítulo 11 – e os conselhos dados no restante deste livro – devem deixá-lo preparado para várias situações diferentes, mas não são capazes de cobrir todas as eventualidades. Certamente haverá épocas em que você ficará em dúvida sobre como lidar com um novo problema. Quando isso acontecer, tente algum dos métodos apresentados a seguir.

UM SISTEMA PARA RESOLVER NOVOS PROBLEMAS

Muitos de nós dominamos bem a solução de problemas, mas usamos essa aptidão de modo quase automático, e em geral não é fácil invocá-la quando precisamos dela. Os sete passos a seguir sistematizam o processo de modo que você possa acessar esse recurso natural mesmo quando o estresse da situação deixa sua mente confusa. Na maior parte do tempo, estes passos revelam um plano de ação no qual você talvez não teria pensado. Este processo funciona ainda melhor se você o examina com seu(sua) esposo(a) *ou* parceiro(a) ou com um amigo íntimo da família. Duas cabeças, como se diz, pensam melhor do que uma.

■ 1º Passo: Defina o problema

Antes de ser capaz de resolver um problema, você precisa defini-lo com clareza. Digamos que o problema é que seu filho não recolhe os brinquedos ou não faz a lição de casa quando você manda.

Qualquer uma dessas descrições enuncia o problema melhor do que "Meu filho não ouve o que eu falo" ou "Por que meu filho não faz o que eu peço?". A primeira abordagem usa termos claros e específicos para definir o problema; a segunda é vaga e não transmite com precisão o que a criança está fazendo ou deixando de fazer, ou o que você exatamente espera dela.

Anote numa folha de papel qual é o problema de comportamento específico que você pretende resolver.

2º Passo: Redefina o problema como um comportamento positivo

Agora redefina o problema nos moldes do comportamento que você quer ver a criança adotar. "Meu filho não recolhe os brinquedos", por exemplo, pode virar "Meu filho vai aprender a recolher seus brinquedos toda vez que eu pedir". Isso torna bem mais claro o objetivo de seu plano de gestão do comportamento.

Vamos pegar um exemplo um pouco mais complicado. Suponha que você originalmente formulou o problema como "Meu filho mente". Como primeira tentativa não é ruim, mas poderia ser mais específico: "Meu filho mente para mim quando eu o confronto por algo errado que ele tenha feito". Isso deixa claro que seu filho não mente o tempo inteiro, mas apenas quando confrontado sobre uma possível má ação. Mas você pode redefinir o problema dizendo "Meu filho vai aprender a ser honesto e a dizer a verdade quando eu lhe perguntar sobre algo de errado que possa ter feito". É assim que são redigidos os planos educacionais nos programas de educação infantil especial. Ao redefinir os problemas em termos de objetivos, orientamos os membros da equipe escolar a ajudar a criança, pois enunciamos de modo mais claro e prático o que se deseja alcançar. É uma maneira de tornar mais óbvios os meios de alcançar sua meta. Quando você sabe qual é o comportamento que quer incentivar, fica mais fácil lembrar que a sua meta é reforçar esse comportamento. Portanto, o enunciado poderia ser "Vou recompensar meu filho quando ele me disser honestamente o que fez" ou "Vou testar a honestidade de meu filho periodicamente ao longo do dia perguntando o que ele andou fazendo. Se ele der uma resposta exata, vou recompensá-lo por isso".

Escreva a palavra "Meta" na sua folha de papel e sublinhe-a. Junto a essa palavra, escreva o comportamento positivo que você quer que substitua o problema de comportamento que acabou de registrar. Agora você tem duas afirmações na sua folha: o problema, definido de maneira específica; e a meta, isto é, a alternativa desejada para o problema.

3º Passo: Liste suas opções

Aqui é onde você pode soltar a criatividade. O que você precisa fazer agora é um *brainstorming,* isto é, deixar seu cérebro livre e encontrar o maior número possível de opções para lidar com o problema de comportamento e alcançar sua meta. Isso soa mais fácil do que é na realidade, porque muitas pessoas, ao começarem a listar uma possível solução, na mesma hora já criticam as próprias ideias. Quando você se critica tão prontamente, impede que seu fluxo criativo se manifeste. Faça a crítica mais tarde. De momento, sua tarefa é ser criativo. Deixe a mente vagar livremente por qualquer coisa relacionada com seu objetivo, e vá além do assunto. Pense em como outros pais parecem lidar com esse problema. Pense no que você pode ter visto na TV ou no cinema ou lido em livros a respeito desse problema. Como seus pais teriam lidado com isso? Como seus melhores amigos lidam? O que acha que um médico ou um psicólogo diria a respeito?

Escreva na sua folha de papel a palavra "Opções" e sublinhe-a. Abaixo dela, comece a anotar todas as opções possíveis, não importa o quão bobas possam parecer. Anote qualquer solução que você imagina que os outros poderiam propor, mesmo achando que você não agiria dessa forma. Sua tarefa nesse momento é conseguir colocar no papel o maior número possível de opções ou soluções.

4º Passo: Avalie suas opções de modo construtivo

Agora volte à primeira opção de sua lista e pense em como ela poderia funcionar. O que é provável que aconteça se você tentar aplicá-la?

Você prevê alguns problemas? Esses problemas poderiam ser solucionados com facilidade? Seja razoável e justo em sua avaliação. Não descarte uma opção só porque ela pode exigir um pouco de esforço para ser implementada. Talvez ela seja a opção mais efetiva da sua lista.

Depois de avaliar todas as opções dessa maneira, coloque um número de 1 a 10 ao lado de cada uma, com 1 correspondendo à avaliação mais baixa e negativa e 10 à sua avaliação mais positiva.

5º Passo: Selecione a melhor opção

Na maioria das vezes, selecionar a melhor opção é muito fácil. Os números ao lado de cada opção naturalmente guiam a atenção para as de pontuação mais alta. Concentre-se nelas por um momento. Talvez você classificou várias como igualmente úteis. Reconsidere-as. Qual você sente que tem maior chance de funcionar na sua situação ou de despertar uma reação mais positiva do seu filho? Se não conseguir decidir, simplesmente escolha uma ao acaso para testar primeiro. A ideia é apenas avaliar essa ideia, como se você testasse uma hipótese num experimento científico. Se não funcionar, você poderá voltar à sua lista e tentar as outras opções positivas. Se der certo, continuará com o teste. O ponto é que ninguém espera que você escolha a resposta "certa". Não é possível saber de antemão o que irá se revelar correto para uma criança em particular. Se você tiver a expectativa de prever sempre com precisão, terá muitas decepções. Testar com a mente aberta as ideias que você acredita que têm boas perspectivas é o que eu chamo de "atuação científica dos pais" – é com certeza uma abordagem mais realista, prática e voltada para o perdão do que pretender estar certo o tempo todo.

Circule a opção que você escolheu. Se necessário, redija-a com maiores detalhes para saber exatamente o que você espera de si mesmo. Ponha em prática essa solução durante uma semana, e se ela parecer funcionar, mantenha-a pelo tempo que achar necessário. Se não funcionar muito bem, examine outras possibilidades de sua lista e coloque outra em prática durante uma semana. Continue fazendo isso até sentir que resolveu o problema.

6º Passo: Tolere as divergências

Se você trabalhou essa solução de problemas em conjunto com outro adulto, como seu(sua) esposo(a) *ou* parceiro(a) ou um amigo, talvez tenham discordado quanto à escolha das opções. Tente não se apegar demais à sua escolha nesse caso. Pergunte mais detalhes sobre as razões do outro adulto e ouça-o com atenção. Então explique em poucas palavras sua escolha. Um de vocês acabará se convencendo.

Se mesmo assim houver um impasse, concorde com a outra pessoa – sim, abra mão da sua opção! Lembre-se de que você está experimentando durante uma semana, não está mudando a sua rotina familiar para o resto da vida. Permita-se concordar com a preferência do outro adulto por uma semana. Mas isso implica também ser justo; ou seja, evite qualquer tentação de sabotar a escolha do outro. Se a opção dele não der certo por seus próprios méritos, então volte à sua lista e teste a opção que havia escolhido.

7º Passo: Implemente seu plano e avalie seu sucesso

Agora que você tem um plano, persista nele. Problemas de comportamento na infância não se resolvem em poucos dias. Não desista ou desanime com a falta de resultados no início ou por eventuais objeções que os outros façam – especialmente as do seu filho. Tenho trabalhado com pais que criaram um acordo de comportamento com o filho para fazer lição de casa e o retiraram logo em seguida porque a criança expressou um desprazer inicial. Se isso acontecer com você, mantenha seu plano. Talvez os protestos de seu filho indiquem que você está acertando no alvo – isto é, que a criança reconheceu que precisa mudar seu comportamento para que o novo plano tenha êxito, que é exatamente o que você quer. Você certamente não concordaria que seu filho deixasse de ser vacinado contra alguma doença só porque ele não gosta de tomar injeção; e também não deve abrir mão de esforços que possam melhorar o comportamento dele a longo prazo só porque ele reclama do procedimento.

Depois de seguir seu plano de modo consistente por uma semana mais ou menos, você pode avaliar o seu sucesso. Se parecer não funcionar, volte à sua lista e escolha outra opção. Mas não se critique porque seu primeiro plano não deu certo. Lembre-se de que você está experimentando e que isso significa que não há garantias.

PREPARE SEU FILHO PARA AS TRANSIÇÕES

Você já sabe que crianças com TDAH vivem no momento e têm dificuldades para prever e se preparar para o futuro, portanto é provável que não fique muito surpreso se seu filho tiver dificuldades para se adaptar rapidamente a uma nova atividade. Toda criança se sente frustrada quando um adulto controla seu uso do tempo, mas para crianças com TDAH as transições impostas mesmo que por um cronograma regular podem ser muito difíceis. É típico dessas crianças que elas tenham dificuldades em passar de uma atividade divertida e gratificante para outra que percebam como chata, como parar de brincar para fazer lição de casa ou realizar alguma tarefa, ou parar de assistir TV para jantar ou ir para a cama. Mas elas têm também dificuldade em mudar de ritmo – passar de uma brincadeira ao ar livre, por exemplo, para algo inativo como um longo trajeto de carro. Seu filho também pode achar problemático mudar de repente para um novo conjunto de regras: por exemplo, ter que ficar quieto quando uma ligação telefônica interrompe alguma atividade que esteja fazendo com um dos pais, ou ser gentil e ficar no quarto quando uma visita chega numa hora em que ela brincava à vontade pela casa. Uma criança sem TDAH pode aprender a prever a transição envolvida, digamos, em parar de assistir TV para ir fazer lição, porque essa transição de atividade ocorre mais ou menos na mesma hora nos dias de aula. Para uma criança com TDAH, porém, essa mudança pode parecer muito mais invasiva, porque ela não aprende tão bem a prever as coisas.

Como sugerimos no Capítulo 11, para lidar com o filho num lugar público, a melhor abordagem é ajudá-lo a se preparar com antecedência para as transições. A seguir temos algumas recomendações:

 Alguns minutos *antes* da transição para uma nova atividade, avise seu filho disso, dizendo algo como "O jantar vai ficar pronto em alguns minutos. Então eu vou pedir para você desligar a TV, lavar as mãos e vir para a mesa". Essas afirmações ajudam a preparar seu filho para a transição que vai ocorrer, e também preparam o momento em que você vai voltar minutos depois e dar uma ordem firme para ele vir jantar.

2 Com delicadeza, peça que seu filho repita esse aviso para você confirmar que ele ouviu sua fala. Isso é especialmente importante quando ele está mentalmente absorvido em outra atividade, como assistir TV ou jogar videogame. O simples fato de você perguntar "Você ouviu o que eu disse, querido?" pode produzir um "Sim", de modo a eximir seu filho de ser repreendido por não ter ouvido.

3 Quando a hora da transição chegar, dê a ordem a ser obedecida com um comando direto, mas neutro e prático: "Tommy, como eu disse há alguns minutos, agora é hora de jantar. Desligue a TV e vá lavar as mãos". Ignore quaisquer protestos e não discuta. Simplesmente repita o comando se necessário, e então se assegure de que seja atendido, mesmo que isso implique que você mesmo tenha que desligar a TV. Recompense seu filho por seguir a instrução. Se ele não der atenção, siga os passos dados no Capítulo 11 sobre multas, perda de privilégios ou castigo.

Usar estratégias do tipo se/então

Do mesmo modo que crianças com TDAH não preveem transições, também é improvável que sejam capazes de prever as consequências futuras de suas ações presentes ou que associem essas consequências futuras com o que estão a ponto de fazer. Portanto, enunciar as consequências é algo muito útil para elas. Você pode também levar isso um passo adiante: rearranjar os eventos de modo que o comportamento da criança agora leve a algo mais gratificante que ocorrerá mais tarde.

Arranjar vínculos artificiais entre o comportamento atual da criança e recompensas futuras tem sido chamado de *princípio Premack,* alusão ao doutor David Premack. Segundo esse princípio, qualquer atividade ou comportamento que ocorra com frequência pode ser usado como recompensa por outro menos frequente (algumas pessoas têm também chamado isso de *regra da vovó*). O doutor Charles Cunningham, da Escola de Medicina da Universidade McMaster, a chama de *estratégia se/então*, que envolve negar à criança acesso a uma atividade divertida até que uma tarefa não divertida, mas necessária, seja cumprida: "*Se* você fizer sua lição de casa, *então* você poderá assistir TV". É uma maneira muito econômica de recompensar uma criança, porque transforma atividades que já são normalmente realizadas por ela em privilégios a serem obtidos. No entanto, como a criança já está acostumada a ter livre acesso a esses privilégios, é provável que de início reclame por ter que fazer alguma tarefa para obtê-los. Isso significa que para preservar suas armas talvez você precise fazer um trabalho adicional.

Todas as estratégias apresentadas neste capítulo requerem que você planeje antes, para reduzir atritos quando o problema se apresentar. Na realidade, podem ser divertidas de usar e virar parte natural de seu comportamento de pai ou mãe, ajudando seu filho a ser mais feliz e mais cooperativo socialmente dentro da família e com os demais.

CAPÍTULO 13
Como ajudar seu filho nos problemas com os colegas

"Andrea me ligou outro dia e disse que não queria que a gente levasse o Bobby à casa dela nas férias este ano. Na realidade, ele nunca é bem-vindo nos jantares da família – porque 'não se comporta direito'. Fiquei arrasada – ela é minha irmã!"

"A gente esperava que Samantha tivesse uma experiência positiva como escoteira, e tentamos explicar à líder do grupo o que ela poderia esperar da nossa filha. Então, quando ela disse que Samantha perturbava demais para poder permanecer no grupo, nosso pensamento foi 'Por que não propôs que trabalhássemos juntos para resolver isso?'."

"Na semana passada, nosso vizinho de porta veio à nossa casa com o filho a reboque e desfiou uma ladainha sobre todas as infrações do Tommy. Cada uma era claramente outra maneira de dizer 'Por que vocês não dão um jeito de controlar esse menino?'. Então vi que o Tommy nunca mais seria convidado a ir lá. O que eu faço com ele agora, depois que voltar da escola todo dia? Ele conseguiu se indispor com todo mundo do nosso quarteirão."

"Tentamos evitar que ela descobrisse essas coisas, mas as colegas conseguem ser cruéis. O que você diz à sua filha quando ela chega com lágrimas nos olhos querendo saber por que é a única da escola que não foi convidada para uma festa de aniversário – de novo?"

Meus colegas e eu com frequência ouvimos histórias como essas nas nossas clínicas de TDAH. Você provavelmente também está familiarizado com esse tipo de situação. Portanto, deve saber que os problemas nas relações com os colegas talvez sejam os mais perturbadores de todos os enfrentados por crianças com TDAH. Adultos sabem muito bem o valor da amizade na vida, e também que não podemos obrigar outras crianças a gostarem ou serem amigas de nosso filho com TDAH. Ver o filho sempre rejeitado pelos colegas pode ser devastador emocionalmente. Você constata o impacto disso na autoestima do seu filho e a solidão que cria. E embora você consiga trabalhar com a criança para resolver problemas em casa e fazer com que a equipe da escola também atue nesse sentido, na arena social muitas vezes você fica excluído, sem ter como ajudar.

Lembro-me de uma tira de quadrinhos de *Dennis, o Pimentinha*, na qual a mãe dele está ajoelhada e segurando-o nos braços, enquanto ele chora e diz que voltou cedo da escola porque precisava de alguém que estivesse do seu lado. Nenhuma imagem capta tão bem o sentimento que costuma ser expresso por pais de crianças com TDAH – de que às vezes são os únicos que estão do lado do filho.

Uma criança com TDAH costuma ter sérios problemas de relacionamento com as demais crianças. Seu excesso de atividade e de impulsividade costuma ser irritante e desperta aversão nas demais crianças, especialmente quando se trata de fazer alguma tarefa ou brincar juntos. Outras crianças podem também não gostar da rudeza ou da franqueza de uma criança com TDAH, especialmente quando ela faz comentários cruéis a respeito delas. E com certeza há outras crianças que se sentem ameaçadas ao verem a facilidade com que crianças com TDAH ficam de repente alteradas, frustradas ou agressivas. Os problemas com as outras crianças ficam particularmente graves quando aquela com TDAH se mostra verbal ou fisicamente agressiva, desafiadora, opositiva ou hostil. O resultado é que ela ganha má reputação entre as crianças da vizinhança e os colegas de classe.

Na essência de todos esses problemas de socialização está a noção de tempo e de futuro, que não é bem desenvolvida numa criança com TDAH. Ela tende a viver no momento – para ela, o importante é o que pode conseguir na hora. Isso significa que aptidões sociais que geralmente não têm um retorno imediato, como compartilhar, cooperar, revezar-se, manter promessas e expressar interesse pela outra pessoa, não parecem ter muito valor para ela. E como ela não leva em conta consequências futuras, em geral não vê que seu egoísmo e o fato de estar centrada no momento fazem com que perca amigos a longo prazo. Crianças com TDAH simplesmente não compreendem a ideia de construir relacionamentos íntimos baseados no intercâmbio mútuo de favores e de interesses ao longo do tempo.

Tentar ajudar uma criança com TDAH que tem problemas de socialização pode ser um grande desafio para um pai ou mãe, e nem sempre rende frutos. Os pais normalmente não estão presentes durante as interações do filho com os colegas, então não têm como intervir para inibir ações impulsivas do filho ou fazê-lo parar para pensar em como se comportar. Por essas e outras razões, os pais não costumam ter muita influência nas aptidões sociais do filho ou na relação dele com seus pares. Mesmo assim, podem exercer alguma influência.

"Nosso filho não tem amigos. O que posso fazer para que as outras crianças gostem dele?"

Especialistas em problemas de interação social em crianças com TDAH recomendam que os pais tentem (1) trabalhar com os filhos aptidões favoráveis à socialização, (2) ajudar a criança a lidar com provocações, (3) promover contatos positivos com os colegas da criança em casa, (4) arranjar contatos positivos com crianças da comunidade, e (5) buscar ajuda da escola para solucionar problemas de relacionamento com colegas.

TRABALHAR APTIDÕES FAVORÁVEIS À SOCIALIZAÇÃO

Mesmo que trabalhar aptidões sociais em casa ou na família não se expanda para interações sociais com crianças fora da esfera doméstica, certamente será benéfico para o relacionamento social de seu filho. Procure ver a si mesmo como um "treinador de amizades" e tente fazer o seguinte:

1 Crie um programa de recompensas em casa, nos moldes do programa de fichas descrito no Capítulo 11, com foco em uma ou duas atitudes sociais que você gostaria de ver aprimoradas no comportamento diário de seu filho em relação às outras crianças. Pode ser compartilhar, revezar-se, não mexer com os outros ou com as coisas deles, falar sem gritar, permanecer sentado, não ser mandão, ou mesmo perguntar às outras crianças do que é que elas querem brincar ou como querem brincar. Não escolha comportamentos demais para trabalhar ao mesmo tempo, se não vai ficar difícil para você e talvez não funcione.

2 Anote um ou dois comportamentos numa folha de papel e cole num lugar onde você e seu filho possam ver, como na porta da geladeira ou na lateral de um armário. Não deixe exposto demais, especialmente se seu filho vai ter companhia aquele dia, pois isso poderia deixá-lo embaraçado e criar outro problema de socialização com as demais crianças. Essa folha serve apenas para lembrar você e seu filho do que vocês estão tentando trabalhar ao longo da próxima semana e talvez da outra também.

3 Toda vez que tiver a chance de observar seu filho brincando com outras crianças, aproveite: pare o que estiver fazendo e chame-o, fazendo-o vir até você. Coloque o braço gentilmente em volta do ombro dele e então revise baixinho os dois comportamentos sociais que você e ele estão tentando trabalhar naquela semana. Lembre seu filho de que ele pode ganhar pontos ou fichas ao tentar essas novas aptidões e pode perdê-los se demonstrar um comportamento inaceitável. Esse procedimento é similar às estratégias discutidas no Capítulo 12 ao preparar transições, com a diferença de que as regras que você está revendo agora com a criança dizem respeito a como interagir com seus colegas.

4 Agora comece a monitorar com maior frequência o comportamento da criança durante as brincadeiras com as outras. Toda vez que notar que seu filho está usando as novas aptidões (ou comportando-se bem com outra criança, seja qual for a aptidão envolvida), elogie-o por isso e até recompense-o com um ponto ou uma ficha. Em outras palavras, "flagre-o indo bem". Mas procure fazer isso quando houver algum intervalo nas atividades, pois tenho visto que as crianças ficam menos constrangidas se você fala com elas longe do grupo da brincadeira e oferece a recompensa sem que as demais fiquem sabendo.

5 Em várias ocasiões na semana, reserve alguns minutos para rever com seu filho as novas aptidões sociais que você deseja trabalhar nesses dias. Em poucos minutos, (a) explique a aptidão que gostaria que a criança tentasse usar; (b) crie uma situação de faz de conta em que você faça o papel da criança, para exemplificar a nova aptidão; (c) agora faça seu filho tentar o mesmo, com você no papel de outra criança; e (d) incentive seu filho a tentar essa nova aptidão da próxima vez que brincar com alguém. Aja como se você fosse um "treinador" de aptidões sociais, do mesmo jeito que um técnico de esportes ensaia uma nova jogada. Depois dessa sessão de treinamento, use os passos 1 a 4 para observar seu filho, e lembre-o, pouco antes de ele ir brincar, de usar a aptidão, observe-o enquanto ele faz uso dela e depois recompense-o.

6 Tente gravar ou filmar uma amostra das interações de seu filho em alguma brincadeira com os irmãos ou com outras crianças da vizinhança, mas sendo discreto. Celulares e notebooks têm essa opção, portanto é bem possível fazer isso com discrição. Talvez convenha não dizer de início por que você está gravando ou filmando, ou pelo menos não chamar muita atenção para o fato, já que sua intenção é captar algum comportamento característico. Você pode rever mais tarde essas gravações com seu filho, para ajudar a mostrar-lhe como ele está agindo, para melhorar o conhecimento que ele tem de seu comportamento social e também para apontar as coisas boas que está fazendo. Claro que então poderá usar a gravação também para mostrar a ele o que precisa ser melhorado na sua conduta com as outras crianças. Gravações oferecem uma mostra visual concreta do comportamento, útil para crianças com TDAH, que não têm muita consciência de como agem em relação aos outros.

Mas, para que essas gravações se tornem uma ferramenta efetiva para ensinar, você deve usá-las para fazer uma revisão positiva e construtiva, até mesmo divertida, e não para um sermão ou punição. Primeiro, destaque o que você achou positivo no jeito de seu filho brincar com as outras crianças. Faça um esforço para encontrar várias coisas positivas e demore-se nelas, dando bastante reforço positivo ao seu filho. Depois escolha apenas uma ou duas coisas inadequadas que ele tenha feito. Siga o passo 5 para ensinar ao seu filho o que ele deve fazer. Após a revisão, recompense-o com pontos ou um pequeno privilégio por ter acompanhado a revisão com você. De novo, siga os passos de 1 a 4 para monitorar seu filho e "flagrá-lo sendo uma criança boa".

7 Outro passo que você pode dar para aumentar as aptidões sociais positivas de seu filho é identificar outra criança que você dois conheçam e que pareça ter naturalmente boas aptidões sociais. Destaque o lado positivo daquilo que essa criança está fazendo e que seu filho poderia tentar fazer ao brincar com os outros. Mas seja cauteloso; você pode criar ressentimentos, especialmente se seu filho teve algum problema com a criança que você elegeu como modelo. E tampouco use um irmão dele para isso. A última coisa que a maioria das crianças quer é ser comparado desfavoravelmente com um irmão ou irmã. Você pode até usar como modelo uma criança da TV ou do cinema para ensinar essas lições.

Qualquer que seja a abordagem, preste atenção às seguintes áreas de aptidão social que talvez sejam um problema para o seu filho: (1) começar alguma interação com outra criança ou grupo; (2) iniciar e manter uma conversa com outra criança (isso envolve ouvir a outra criança, perguntar quais as ideias e os sentimentos que ela tem, revezar-se na conversa e demonstrar interesse no geral); (3) resolver conflitos; e (4) compartilhar coisas com os outros.

LIDAR COM PROVOCAÇÕES

As provocações são um dos problemas mais comuns enfrentados pelas crianças em suas relações como membros de um grupo. A maneira como lidam com isso muitas vezes determina seu futuro num grupo de pares. Se a criança lida mal, a provocação pode aumentar substancialmente ou mesmo culminar em brigas ou rejeição. Às vezes, a provocação é apenas uma maneira que os membros do grupo têm de testar a criança em relação à força do vínculo social que eles têm com ela ou ao seu controle emocional, à sua lealdade ao grupo ou à sua aptidão em lidar com confrontações sociais. Isso funciona assim particularmente em grupos de meninos: eles parecem querer descobrir em que grau uma criança aguentaria ser provocada numa futura situação de crise, na qual poderiam precisar dela para lidar com as outras. Podem também querer saber o quanto um menino pode ser leal, caso seu grupo seja desafiado por outro de alguma maneira. Será que podem confiar que ele será leal ao grupo, continuará com eles e os ajudará no conflito com outro grupo, que será capaz de ter controle emocional e calma sob fogo e de assimilar insultos e críticas sem se acovardar ou explodir, e ao mesmo tempo de negociar com os outros se necessário? Provocar para ver como a criança reage pode ser uma maneira de testar a força do relacionamento, portanto, se seu filho reage mal, isso pode indicar aos outros que o relacionamento é fraco ou tênue e que ele não tem compromisso com o grupo ou com o relacionamento. Outras vezes, a provocação é francamente uma forma de agressividade, com a intenção de extrair algum custo social de outra criança por via da humilhação e da perda de status e reputação no grupo. Crianças de ambos os sexos podem empregar esse tipo de agressão.

A forma como seu filho lida com provocações é importante. Fato interessante é que quando os pais aconselham os filhos a lidar com provocações, com frequência sugerem apenas que sejam ignoradas.

No entanto, quando os doutores Richard Milich, Monica Kern e Douglas Scrambler, na Universidade de Kentucky, entrevistaram crianças sobre como lidar com provocações, muitas delas afirmaram que ignorá-las não funcionava. Na realidade, na opinião delas isso até aumentava o nível de provocação. Esses psicólogos descobriram em sua pesquisa que o melhor método que as crianças entrevistadas encontraram para lidar com as outras era uma forma de reação chamada *adaptativa*, oposta a ignorar ou retaliar com raiva e hostilidade. Na reação adaptativa, as crianças provocadas sorriam ou mesmo riam, recebendo a mensagem da provocação de uma maneira bem-humorada, transformando-a em piada ou replicando de maneira positiva, aceitando a provocação, mas tentando ao mesmo tempo destacar seu lado engraçado.

Em outras palavras, ensine seu filho a tratar a provocação como uma espécie de teste social de seu senso de humor e de qualquer possível amizade com as outras crianças, e não como uma forma de agressão. E acima de tudo ajude seu filho a evitar demonstrar que os comentários feriram seus sentimentos. Em vez disso, ajude-o a aprender a rir junto com os outros e até a admitir alguma de suas falhas, mesmo quando tenham sido exageradas na provocação. Por exemplo, se for chamada de "burra", uma criança com TDAH pode ser ensinada a reagir fazendo piada disso: "Eu não sou burra; na realidade, simplesmente me dão duas chances de aprender uma coisa enquanto você tem uma só". O doutor Milich e seus colegas descobriram que essa maneira de reagir à provocação tendia a ser muito mais efetiva do que simplesmente ignorá-la ou reagir com raiva.

PROMOVER, EM CASA, CONTATOS POSITIVOS COM OS COLEGAS DA CRIANÇA

Seu filho não precisa ser a criança mais popular do grupo para que tenha contatos sociais satisfatórios ou amizades. Na realidade, *popularidade* é uma questão de status social e não é tão importante quanto ter amizades. Muitas crianças com TDAH não são muito populares nesse sentido, e você encontrará dificuldades se tentar mudar o status social do seu filho. Uma meta melhor para um pai ou mãe é incentivar amizades. As amizades se desenvolvem quando duas pessoas interagem com frequência, mostram bondade uma em relação à outra, têm interesse no que a outra faz ou gosta de fazer, compartilham interesses comuns (ou experiências) e renovam os esforços para se encontrar de novo (não ficam simplesmente esperando que a outra pessoa entre em contato). Encarando as amizades por meio desse processo mais detalhado, você poderá ver melhor em que pontos será capaz de aconselhar seu filho para que construa uma ou mais amizades. De que modo você pode fazer isso?

1 Incentive seu filho a convidar os colegas de classe para virem à sua casa depois da escola ou aos fins de semana. Coloque o foco em crianças que compartilhem um interesse com seu filho, como um esporte, *hobby*, música, etc. Se seu filho tem graves problemas de aptidão social, não deixe que esses momentos de brincar fiquem ao sabor do acaso. Planeje coisas para as crianças fazerem – ir ao cinema, jogar videogames juntos, com sua supervisão e com alguns petiscos que seu filho e os colegas dele gostem, fazer artesanato ou construir modelos juntos com sua assistência, ou qualquer outra coisa que você imagine que as outras crianças possam gostar de fazer, mas que tenha uma estrutura e um propósito claro e, acima de tudo, que conte com a sua supervisão de perto. Esses contatos estruturados com os colegas são um primeiro passo para contatos mais positivos, que podem estimular amizades.

2 Quando seu filho trouxer outras crianças para brincar, monitore as atividades de perto e observe se há sinais de que as interações estejam fugindo ao controle: aumento da estupidez ou de brincadeiras bobas, maior bagunça ou jogos mais violentos, ou simplesmente conversas em tom mais alto que o normal. Claro que você deve também observar se há sinais de aumento da frustração ou da hostilidade. Em qualquer caso, interrompa a brincadeira e sugira um pequeno intervalo para um lanche ou para uma atividade mais estruturada e tranquila. Você pode pedir que as crianças contem coisas, de modo que a atenção delas fique mais focada em você do que uma na outra, ou pode até mudar o lugar em que estão brincando.

3. Faça todo esforço possível para evitar expressar emoções negativas ou comportamentos agressivos em casa, especialmente se seu filho já tiver problemas com isso. Observe seu próprio comportamento e o dos membros da família para verificar se vocês não estão sendo, sem querer, modelos dessas atitudes, seja ao gritar, dizer palavrões, discutir em tom alto, usar linguagem grosseira ou atirar coisas. Também é bom monitorar de perto o que seu filho vê na TV e seus hábitos em relação a filmes. Embora a exposição à violência que parece endêmica em tantos programas infantis (nos desenhos inclusive) não costume aumentar a agressividade em crianças em geral, pode fazer isso em crianças já propensas a um comportamento mais agressivo e impulsivo, como é o caso de seu filho com TDAH. Se você não tiver como limitar o tempo de exposição à TV, pense em ocasionalmente assistir com seu filho e apontar as agressividades inadequadas, das quais outras crianças certamente não iriam gostar de ser alvo.

4. Desestimule contatos de seu filho com colegas agressivos ou que já estejam sendo socialmente rejeitados ou isolados por outras razões. A última coisa de que uma criança com TDAH precisa é que outra criança reforce suas tendências agressivas ou que ela adote como modelo de agressão um colega agressivo que já esteja experimentando rejeição social. Incentive seu filho a se associar e a convidar para sua casa crianças que sejam modelos positivos para relações entre colegas. Não se preocupe se seu filho brinca com crianças mais novas ou mais velhas, porque é comum crianças com TDAH fazerem isso. Talvez as imaturidades sociais de seu filho sejam mais bem toleradas por essas crianças. Apenas certifique-se de elas sejam influências positivas e que, em geral, se comportem bem.

5. Se seu filho já começou a andar com um grupo de meninos extravagantes, agressivos ou antissociais, faça o melhor possível para

cortar esses relacionamentos. Se não for possível, pense seriamente em mudar para outro bairro onde ele encontre um grupo com melhor perspectiva de socialização. Pesquisas mostram que mudar para uma nova comunidade e expor seu filho a colegas mais adequados pode ajudar muito a diminuir o risco de delinquência e de atividades antissociais.

CRIAR CONTATOS POSITIVOS NA COMUNIDADE

Estabelecer contatos positivos na comunidade talvez não seja tão fácil como sugerem as recomendações precedentes, mas você pode fazer alguns esforços que ajudem seu filho nisso. Tente as seguintes ideias:

1. Inscreva seu filho em atividades da comunidade organizadas para a faixa etária dele – escoteiros, clubes, academias de esportes, *hobbies* –, ou então forme grupos na sua casa ou na sua igreja. Acampamentos de verão ou atividades de um dia promovidas por parques ou associações recreativas também podem ser úteis. A vantagem é que oferecem atividades estruturadas com supervisão de adultos, e isso limita a probabilidade de ocorrerem comportamentos fora do controle. Essas atividades parecem funcionar melhor em grupos relativamente pequenos de crianças, como os de escoteiros. Crianças com TDAH costumam ter mais problemas em grupos maiores, que podem não funcionar bem para elas e levar a um fracasso social, portanto certifique-se de que o grupo não é grande demais e que opera com supervisão.

2. Procure evitar atividades em grupo que envolvam muitos esforços coordenados com outras crianças ou regras complexas para se alcançar sucesso, pois podem exigir demais de seu filho com TDAH. Evite também atividades que envolvam muito tempo de passividade ou sentado, porque seu filho terá dificuldades em cumprir esse tipo de exigência.

3 Atividades que envolvem mais estrutura (organização) e supervisão de adultos são preferíveis às mais livres ou que envolvam pouca ou nenhuma supervisão.

4 Especialistas acreditam que crianças com TDAH têm experiências mais favoráveis quando seus contatos com os pares não envolvem muita competição, especialmente em áreas em que elas não são tão competentes quanto as outras. Eventos competitivos podem disparar uma superexcitação emocional, aumentar o comportamento desorganizado e a frustração. A exceção é quando seu filho tem um talento claro na área de atividade e puder ser bem-sucedido apesar da natureza competitiva do evento.

5 Tente promover tarefas de aprendizagem que envolvam cooperação, mesmo que você tenha que se apresentar voluntariamente para organizá-las. Pode ser montar um pequeno grupo de crianças para concluir uma tarefa em equipe voltada para uma meta comum: por exemplo, construir kits de modelismo, montar uma barraca ou uma casa na árvore no quintal dos fundos, fazer passeios guiados pela natureza (o guia é você), resolver problemas práticos, fazer experimentos de ciência simples ou envolver-se com os demais em alguma atividade manual artesanal ou *hobby*. Cada criança recebe uma atribuição particular dentro do grupo, necessária para cumprir a meta. Todos os membros compartilham as consequências positivas de concluir a tarefa. Em geral, crianças que compartilham atividades desse tipo mostram sentimentos positivos e passam a gostar mais umas das outras.

OBTER AJUDA DA ESCOLA DE SEU FILHO

Os problemas que as crianças têm com os colegas são muito diferentes em casa e na escola. O ambiente escolar envolve grupos muito maiores de crianças. O tempo estruturado de uma aula é entremeado por períodos de brincadeiras, livres ou não estruturadas (intervalo), e as escolas têm diferentes expectativas em relação ao comportamento social. Por essas e outras razões, os problemas de seu filho com TDAH nas relações com os colegas podem ser maiores na escola do que em casa. Experimente tentar as seguintes recomendações:

1 Tente desenvolver um melhor comportamento do seu filho em sala de aula por meio de encontros com o professor dele ou usando os outros métodos recomendados no Capítulo 16. Comportamentos inconvenientes ou inadequados em sala de aula estão fortemente associados à rejeição que as crianças com TDAH sofrem dos colegas, especialmente se seu filho tende a mostrar raiva, hostilidade ou agressão direta. As suas outras tentativas de ajudar seu filho socialmente podem dar em nada se forem anuladas pelo comportamento inconveniente na escola.

2 Se necessário, veja se seu filho precisa receber alguma das medicações apresentadas no Capítulo 18. Vem sendo constatado que medicações estimulantes aumentam o relacionamento positivo com os colegas e melhoram o status da criança com TDAH, provavelmente porque diminuem o comportamento excessivo e inconveniente.

3 Não se preocupe demais se o seu filho estiver recebendo algum tipo de assistência especial em educação. As crianças não rejeitam alguém pelo simples fato de estar recebendo algum tipo de ajuda especial na escola. Ao contrário, o que pode criar problemas com as outras crianças são os comentários ou a atenção negativa de professores, o maior recurso a medidas de disciplina e, em termos mais gerais, o fato de uma criança com TDAH ser escolhida como alvo de críticas na escola. As demais crianças com frequência se baseiam nas dicas dadas pelos adultos de autoridade de seu entorno para escolher como irão tratar outra criança, portanto, trabalhe para reduzir quaisquer comentários desse tipo, críticos ou mesmo humilhantes, dirigidos ao seu filho. Incentive o professor dele a tentar algum dos métodos de mudança de comportamento do Capítulo 16 para desenvolver comportamentos positivos.

4 Peça ao professor que atribua ao seu filho responsabilidades na presença de outras crianças. Especialistas acreditam que isso permite que as demais crianças o vejam sob uma luz positiva e promove em seu filho o sentimento de ser aceito dentro da classe.

5 Junto com o professor de seu filho, crie um boletim de avaliação de comportamento que contenha duas ou três aptidões sociais que vocês dois gostariam que seu filho usasse com maior frequência na escola, no trato com os colegas. Liste esses dois ou três comportamentos do lado esquerdo do boletim ou folha de papel. No alto, crie cinco a sete colunas representando o número de vezes por dia que o professor pode avaliar o desempenho da criança nessas aptidões sociais. As colunas podem representar o final de períodos em que o professor trata de matérias específicas, como português, matemática ou ciências, que ofereçam uma pausa natural para que ele possa anotar sua avaliação. Ou podem representar as diferentes situações de brincadeiras livres ou atividades em grupo que ocorrem todos os dias e que podem ser problemáticas para o seu filho, como a chegada à escola, os intervalos, a hora do recreio, momentos de brincar durante a aula, atividades dentro de grupos grandes ou tarefas cooperativas em pequenos grupos. Na Figura 3 do Capítulo 16 há uma amostra de boletim que você pode usar para monitorar o comportamento social de seu filho na escola ou em outras situações de grupo (escoteiros, clubes, etc.). Você pode tirar uma cópia se achar adequado para o seu filho.

Depois de criar essa forma de classificação, tire várias cópias, para poder usar a cada dia uma cópia nova. Peça que o professor avalie o comportamento de seu filho nas duas ou três áreas listadas no formulário no final de cada período de tempo que corresponde a cada coluna. A expectativa é que seu filho seja avaliado em sua interação com os outros umas quatro a sete vezes por dia. A avaliação pode envolver simplesmente colocar um número de 1 a 5 no formulário (1 = excelente, 2 = bom, 3 = regular, 4 = abaixo da média, 5 = ruim). O professor pode também acrescentar comentários na parte de baixo ou no verso do formulário e ainda pode oferecer recompensas na escola, de acordo com o sucesso da criança nessas áreas. O formulário deve voltar para casa para que você possa também recompensar a criança. Você pode fazer isso atribuindo certo número de pontos ou fichas a cada número. Por exemplo, 1 = 15 pontos, 2 = 10 pontos, 3 = 5 pontos, 4 = -10 pontos, e 5 = -15 pontos. Some todos os pontos positivos, subtraia os pontos negativos ou pontos de penalização e deixe que a criança use o que restar para comprar recompensas e privilégios de uma lista de recompensas como a descrita no Capítulo 11.

6. Se o orientador, o psicólogo ou assistente social da escola criar um grupo de treinamento de aptidões de socialização dentro do próprio horário escolar várias vezes por semana, pode ser interessante incluir seu filho nesse grupo. Tais grupos de treinamento costumam ter mais chances de sucesso do que os dirigidos por clínicas ou outros órgãos fora da escola, pois envolvem o grupo habitual de colegas da criança e ocorrem num ambiente conhecido.

Ajudar uma criança com TDAH nos problemas de relacionamento com os colegas pode ser uma tarefa difícil. Seja realista em relação às suas expectativas de mudança nessa área e quanto ao que é razoável conseguir. Como pai ou mãe, você não vê seu filho durante a parte do dia em que ele tem aula. Tente aproveitar quaisquer oportunidades de criar situações nas quais seu filho tenha boa chance de estabelecer contatos positivos com os colegas. Evite situações que possam levar a um fracasso em termos de socialização. Seus esforços devem encaminhar seu filho para contatos mais positivos com os colegas e, quem sabe, para amizades mais consistentes.

CAPÍTULO 14
Passando pela adolescência

por Arthur L. Robin, PhD

Mesmo adultos fortes podem se sentir impotentes ao contemplar as perspectivas de criar um adolescente com TDAH. As tremendas mudanças físicas, emocionais e mentais pelas quais passam os adolescentes podem originar infindáveis discussões entre pais e filhos, demonstrações de desrespeito, rebeldia contra a autoridade e outros comportamentos que produzem terror nos corações de adultos ao redor do mundo. À medida que seu filho atravessa a puberdade, ele se defronta com um novo mundo de oportunidades – ingerir álcool e drogas, dirigir, arrumar emprego e iniciar atividade sexual, entre outras – e precisa fazer escolhas inteligentes para evitar que tais oportunidades se tornem aventuras de risco.

Esses são apenas os desafios *normais* da adolescência, e podem ganhar uma magnitude dramática em adolescentes com TDAH. Para o seu adolescente, o TDAH pode dificultar o domínio das tarefas de desenvolvimento enfrentadas por esse grupo etário. Seu filho adolescente talvez se depare com fracasso escolar, isolamento social, depressão e baixa autoestima, e pode também se envolver em muitos conflitos desagradáveis com outros membros da família. Esses problemas, que costumam se agravar, podem colocar sua família num estado de crise aguda – e nesse caso você talvez precise com urgência do atendimento de um profissional de saúde mental –, ou no mínimo irão transformar as seguintes áreas (e outras) em foco de conflitos:

● Completar os trabalhos escolares e as lições de casa no prazo e de maneira organizada.
● Realizar as tarefas domésticas de rotina.
● Escolher amigos adequados e bons locais para socialização.
● Respeitar os direitos e a privacidade de outros membros da família.
● Comportar-se de modo responsável fora de casa.
● Voltar para casa nos horários combinados.
● Fazer uso de bebida alcóolica, ter atividade sexual e usar o carro da família (para adolescentes mais velhos).

A pesquisa que a doutora Gwyneth Edwards e eu realizamos comparou os tipos de conflito e de discussões que pais de adolescentes com TDAH tinham com os filhos com os tipos de discussões entre pais e outros adolescentes típicos, e também examinou se os conflitos diferiam entre as mães e os pais. O estudo constatou o que se poderia esperar: pais de adolescentes com TDAH relataram mais conflitos com seus filhos do que os pais de adolescentes sem o transtorno. O que surpreendeu um pouco, porém, foi o achado de que as mães de adolescentes com TDAH relataram quase o dobro de vários tipos de conflitos em relação aos pais desses adolescentes. Os conflitos entre adolescentes com TDAH e seus pais pareciam centrados com maior frequência nas seguintes questões: as roupas que os adolescentes usavam, tocar música em volume alto demais, criar confusão na escola, brigar com os irmãos e fazer bagunça pela casa. As mães de adolescentes com TDAH relataram ter a maioria dos mesmos conflitos, mas também entravam mais em discussões com os filhos a respeito de ir para a cama na hora estipulada, de notas baixas na escola, do tipo de amigos com os quais costumavam andar e da realização da lição de casa. As mães também relataram ter discussões mais acaloradas a respeito dessas questões do que os pais. Tudo isso ilustra um tópico já abordado, sobre o estresse de criar uma criança com TDAH: esse estresse pode ser um fardo maior para as mães do que para os pais nas famílias de crianças com o transtorno. Esse estudo certamente apoia esse ponto também para famílias de adolescentes com TDAH.

O conflito central costuma ser, é claro, aquele que ocupa o cerne de todos os conflitos entre pais e adolescentes: o desejo natural do adolescente de tomar as próprias decisões *versus* o desejo dos pais de manter a autoridade na tomada de decisões. Negociar essa transição natural de um adolescente para a autonomia, lidar com esses conflitos com o menor dano possível para o seu relacionamento e ao mesmo tempo preparar seu adolescente adequadamente para que seja independente de você como jovem adulto são grandes desafios a serem vencidos nesse período de desenvolvimento.

REGRAS DE OURO PARA A SOBREVIVÊNCIA

Várias "regras de ouro" podem ajudar a melhorar a sua qualidade de vida e a de seu filho adolescente:

1. Compreender o desenvolvimento adolescente e o impacto que o TDAH tem nele.

2. Desenvolver a atitude de se empenhar em lidar bem com isso e de ter expectativas razoáveis.

3. Definir regras claras para a casa e para a rua.

4. Monitorar e impor regras para a casa e para a rua, com ambos os pais trabalhando juntos, como equipe.

5. Comunicar-se de modo positivo e eficiente.

6. Resolver divergências através de acordo mútuo.

7 Utilizar ajuda profissional com bom senso e sabedoria.

8 Manter o senso de humor e regularmente tirar férias do seu adolescente.

DESENVOLVIMENTO ADOLESCENTE E TDAH: UMA ROTA DE COLISÃO

Pode não ser óbvio na visão dos pais, mas os adolescentes têm um monte de trabalho a fazer. Durante a adolescência, espera-se que passem da condição de completa dependência da infância a uma igualdade com seus pais como adultos. No curso de se tornarem independentes, espera-se que consigam ter consciência de quem são e do que defendem (ou seja, de sua identidade e seus valores), que saibam construir sólidas amizades e formar relacionamentos para a vida toda, que domem seus impulsos sexuais às vezes irresistíveis e consigam definir o que querem fazer na vida (metas de educação e carreira). Espera-se dos adolescentes que realizem todas essas tarefas e que ao mesmo tempo sejam bem-sucedidos na escola e se deem bem com suas famílias. Imagine uma nação proclamando independência, saindo de uma ditadura para uma república democrática em que o povo tenha maior autodeterminação. Isso costuma se dar por meio de uma revolução sangrenta. Por que então deveríamos esperar que uma família superasse a busca de independência de seus filhos sem qualquer perturbação da paz? Uma dose de conflito é inevitável, especialmente entre os 12-14 anos, quando os adolescentes querem se afastar dos pais, mas voltam a eles assim que o mundo cruel os trata mal ou quando precisam dos recursos que os pais são capazes de prover.

Ao mesmo tempo, as tremendas mudanças físicas e o rápido crescimento e maturação sexual trazem grandes oscilações de humor, sensibilidade a críticas e uma autoestima frágil. Jovens até os 20 anos podem ter necessidade de se sentir onipotentes, como uma forma de se proteger contra as rápidas mudanças que experimentam e de se afirmarem como pessoas independentes e capazes de autodeterminação. Para eles, admitir que têm falhas pode soar catastrófico.

Adolescentes com TDAH passam pelas mesmas metamorfoses na maturação física e enfrentam os mesmos impulsos e desafios dos demais adolescentes. No entanto, têm menos aptidão para um funcionamento executivo e, portanto, são menos maduros no aspecto social ou emocional e menos capazes de exercer autocontrole do que os outros adolescentes. Por isso, um adolescente com TDAH pode parecer ainda mais volátil do que um adolescente "normal" e reagir de modo defensivo até mesmo à mais leve crítica ou a algo que apenas ele esteja interpretando como crítica. O jovem com TDAH pode estar menos apto a assumir as responsabilidades da independência, mas irá desejá-la com a mesma intensidade dos demais.

A verdade é que desde que esse adolescente continue em sua casa sob seus cuidados e responsabilidade, é provável que exija maior assistência e intervenções de sua parte do que adolescentes sem TDAH, mesmo que você tenha feito todo um trabalho com os passos discutidos nos capítulos precedentes sobre gestão de aptidões e solução de problemas. Lembre-se de que a meta desses métodos (e daqueles discutidos neste capítulo) não é "curar" seu filho, mas diminuir os conflitos e o caos. Idealmente, seu filho acabará aprendendo essas aptidões e as formas de comportamento social mais adequadas que elas propiciam, e passará a usá-las de maneira espontânea, conforme se exige nas situações sociais. Mas você não deve esperar ser capaz de usar esses métodos com pleno êxito.

É importante compreender que, embora a maturidade biológica traga uma melhora quantitativa na desatenção, impulsividade, hiperatividade e funcionamento executivo (autocontrole), seu adolescente com TDAH ficará atrasado em relação a outros adolescentes no que diz respeito a desenvolver o conjunto de aptidões mentais cada vez mais complexas e sofisticadas que auxiliam a autodeterminação e a organização, libertando-os do controle exercido pelas circunstâncias momentâneas sobre eles e fazendo seu comportamento passar a incluir cada vez mais uma consideração do futuro. A autocontenção, a visão retrospectiva, a visão do futuro, o planejamento e o comportamento orientado por metas dos jovens sem TDAH evoluem continuamente e têm papel cada vez maior em suas vidas, mas essas capacidades estarão menos maduras e demorarão mais a emergir em seu filho adolescente com TDAH. As deficiências nessas aptidões para um desenvolvimento progressivo serão sua maior preocupação durante a adolescência, porque combinadas com a desatenção e a hiperatividade já existentes irão criar uma matriz complexa e inteiramente nova de conflitos familiares:

- Muitos jovens com TDAH não parecem ligar para os acordos feitos com os pais. Isso é uma manifestação da deficiência em atenção e em autorregulação ou é apenas uma atitude de desafio? Com frequência a resposta é "as duas coisas".

- A impulsividade combinada com a puberdade pode tornar um jovem com TDAH mais instável, irritável, mordaz, sarcástico e incapaz de tolerar frustrações ou mesmo de considerar as consequências do que faz, o que pode levar a explosões de temperamento, discussões frequentes, rapidez de acirramento dos conflitos e até a confrontos físicos com os pais.

- Mesmo a hiperatividade motora que persiste na adolescência em 30% a 40% daqueles que têm TDAH, quando se manifesta como impaciência ou como tédio durante as discussões com os pais pode facilmente ser mal interpretada como sinal de desrespeito; isso às vezes desencadeia uma crescente escalada da raiva e de uma comunicação marcada por hostilidade.

ATITUDES ADEQUADAS E EXPECTATIVAS RAZOÁVEIS

Esses conflitos muitas vezes levam os pais a concluir que o adolescente com TDAH tem um "problema de atitude". O fato é que os pais podem também ter um problema de atitude. Se você quer que seu filho adolescente mude de atitude, deve primeiro ajustar sua maneira de encarar essas questões.

■ Expectativas versus exigências

É útil esperar que seu jovem com TDAH tire notas satisfatórias e conclua os trabalhos escolares sem precisar levar uma tremenda bronca. Também é útil esperar que ele siga as regras básicas de convivência em família e trate os outros membros com respeito. É igualmente útil esperar que aprenda a se comunicar com você positivamente e tente resolver conflitos sem violência ou sem excessivos surtos de mau humor. Finalmente, é útil esperar que você e a escola de seu filho adolescente se esforcem para prover mais estrutura para que ele consiga realizar essas tarefas do que é necessário no caso de adolescentes sem TDAH.

Isso, porém, são *expectativas,* não *exigências*. Não espere perfeição ou obediência total. Não espere desempenho escolar impecável ou que ele obedeça com um sorriso. Se você tem expectativas não realistas, sem dúvida ficará a maior parte do tempo desapontado, desanimado e com raiva. Seu desapontamento e sua raiva irão impedir você de lidar com os problemas de comportamento de seu filho adolescente de uma maneira efetiva, racional. Se você ficar preso rigidamente a expectativas não realistas de perfeição e obediência, facilmente irá perder o controle e fará coisas por impulso, das quais mais tarde se arrependerá.

■ Prevendo a ruína

Os pais muitas vezes temem que um adolescente que comete erros demais acabe *arruinando* seu futuro, ou que um adolescente ao qual se dê liberdade excessiva arruíne sua vida ao fracassar em lidar com a liberdade de modo responsável. Mas será que o fato de não conseguir concluir a lição de casa ou arrumar o quarto vai tornar seu filho de repente uma pessoa sem rumo, que não consegue emprego, que tem uma vida precária? Será que deixar sua filha ficar na rua até mais tarde ou ir a lugares sem supervisão a levará ao abuso de drogas, à prostituição ou à gravidez precoce? Muitos desses receios são exagerados. O problema das crenças exageradas é que elas podem se tornar profecias que se cumprem: seu adolescente capta sua falta de confiança e percebe que pode fazer exatamente as coisas que você mais teme.

■ Atribuindo más intenções

Se seu adolescente não coloca o lixo para fora nem arruma a cama dele, você talvez conclua que ele faz isso de propósito, para atazaná-lo. Adolescentes com TDAH fazem as coisas por uma variedade de motivos, alguns deles imprevisíveis, mas na maioria das vezes a razão não é atazanar os pais. Se você interpretar muitas das ações do seu filho adolescente como propositais ou mal intencionadas, vai continuar com raiva e terá dificuldades em lidar de modo adequado com ele. Será que você não tem sua parcela de culpa por alimentar expectativas pouco razoáveis? O Quadro 3 irá ajudar você e seu filho a avaliarem sua tendência a agir mantendo expectativas não razoáveis e crenças distorcidas.

QUADRO 3 – Crenças não razoáveis mais comuns

PAIS	
I. Arruinar:	"Se eu der liberdade demais ao meu filho, ele vai arruinar a vida dele, fazer péssimas escolhas e criar sérias encrencas."
Exemplos:	1. Arrumar mal o quarto: "Vai crescer e virar um negligente, um desempregado, um sem rumo, um inútil, mais um problema para a assistência social". 2. Chegar tarde em casa: "Ela pode se ferir ficando até tarde. Pode engravidar, ficar dependente de drogas ou tornar-se alcoólatra". 3. Não terminar a lição de casa: "Ele nunca vai concluir o ensino médio, nunca vai entrar numa boa faculdade, não vai arrumar um bom emprego, não vai conseguir se sustentar. Vai depender de nós o resto da vida".
II. Más intenções:	"Meu filho se comporta mal de propósito, para me magoar."
Exemplos:	1. Esquece de apagar as luzes: "Está querendo me levar à falência". 2. Fala desrespeitosa: "Ele fala assim comigo para se vingar". 3. Som em volume muito alto: "Coloca no máximo só para me irritar".

	PAIS
III. Obediência/ perfeccionismo:	"Meu filho tem que obedecer e se comportar como um santo."
Exemplos:	1. Não seguir instruções: "Não é capaz de pôr o lixo para fora sem que eu tenha que pedir dez vezes. Que falta de respeito /desobediência! Se eu tivesse feito isso com meu pai, ele teria me matado". 2. Comportar-se mal com os parentes: "Na idade dela devia já ser capaz de sentar direito e agir com mais maturidade."
IV. Gratidão/ amor:	"Meu filho devia demonstrar amor e gratidão espontaneamente pelos grandes sacrifícios que eu faço por ele."
Exemplos:	1. "Veja o que eu ganho em troca por tudo o que faço por você. Você não se importa comigo. Você é egoísta." 2. "Como assim? Você quer uma mesada maior? Eu já lhe dou muito dinheiro e compro tudo o que você quer, você devia se dar por satisfeito."
	ADOLESCENTES
I. Injustiça/ prejuízo:	"As regras dos meus pais são muito injustas. Nunca me divirto, não tenho amigos. Eles estão prejudicando minha vida com suas regras injustas."
Exemplos:	1. Horários: "Por que tenho que voltar mais cedo que os meus amigos? Não é justo. Desse jeito nunca vou ter amigos". 2. Escola: "A professora Jones não é justa. Ela sempre me trata mal. Ela está implicando comigo. Vou mal em matemática por culpa dela".
II. Autonomia:	"Meus pais não têm o direito de dizer o que eu tenho que fazer."
Exemplos:	1. Fumar: "O corpo é meu. Faço ou que eu quiser com ele. Vocês não têm o direito de interferir". 2. Obrigações: "Não precisa ficar me lembrando. Sei o que tenho que fazer".
III. Gratidão/ amor:	"Se meus pais se importassem mesmo comigo, deixariam que eu fizesse as coisas do meu jeito."
Exemplos:	1. "Se meus pais me amassem mesmo, iriam me emprestar o carro para eu ir ver o show." 2. "A mãe da Sarah compra roupas de grife pra ela. Os pais dela gostam dela de verdade. A minha mãe me odeia e quer me ver feia."

Fonte: Robin (2006).

■ Mudando suas expectativas

Se você enfrenta dificuldades por ter expectativas pouco razoáveis, tente os seguintes exercícios.

Imagine como você se sentiria...

Feche os olhos e imagine que seu filho adolescente chegou duas horas depois do horário combinado; peça que ele faça o mesmo. Agora pense em como ele foi desrespeitoso e ingrato ao ter descumprido uma regra que já havia sido estendida até o limite para dá-lo o máximo de liberdade que você é capaz de tolerar. Peça que o seu adolescente imagine o quanto pareceu injusto e embaraçoso para ele ter que sair cedo de uma festa e o quanto as regras parentais estão prejudicando sua vida social. Agora vejam os que vocês dois sentem nesse momento. É provável que o que emerja seja raiva e frustração muito fortes. Pergunte a você mesmo qual pode ser o resultado potencial de uma discussão familiar quando todos estão muito exaltados emocionalmente. Os membros das famílias que conhecemos costumam concordar que o mais provável é que ocorra um "banho de sangue", e não uma discussão racional.

Esse exercício demonstra que um evento (A) fez cada um de vocês produzir um pensamento extremo (B), que deixou ambos com raiva (C). Os profissionais chamam isso de *modelo de emoções ABC*. Ele mostra que seus sentimentos na realidade foram criados tanto (ou mais) por você e seus pensamentos quanto pelo evento ou por alguma coisa que alguém tenha feito. Considere mudar suas crenças em relação ao comportamento da outra pessoa (seu filho adolescente). Você pode controlar o quanto um comportamento tira você do sério avaliando e alterando suas crenças de modo que se tornem mais flexíveis e razoáveis.

O pior cenário possível

Qual a pior coisa que pode acontecer se você ceder e concordar com a outra pessoa sobre algum ponto de divergência? Por exemplo, se seu filho adolescente não consegue concluir a lição de casa, você pode pensar: "Se o Caio não fizer a lição de casa de matemática, não vai aprender a matéria, vai repetir o nono ano, não vai se formar, vai arrumar um emprego ruim e virar um adulto infeliz". Ou pode pensar: "Bem, ele vai tirar uma nota baixa desta vez no trabalho de matemática. É apenas um dos trabalhos do ano. Qual é a pior coisa que pode acontecer? Vai ficar com uma média mais baixa. Será que eu mesmo nunca falhei em algum trabalho de matemática? Falhei, mas sobrevivi, e com certeza ele também sobreviverá". Esta última reflexão é razoável e flexível, a primeira é insensata e ilógica.

Lembre-se de ser flexível e tolerante também consigo mesmo. Mesmo que você consiga pensar diferente, poderá cair de novo em suas velhas ideias rígidas ou distorcidas a respeito do seu filho adolescente. Talvez precise praticar muito detectar suas crenças distorcidas até conseguir ficar bom em evitar que elas influenciem a maneira de você reagir com seu filho.

Imagine um pai que está com muita raiva porque a filha não demonstra nenhuma gratidão por todo o dinheiro que ele gasta em livros, uniformes escolares, suprimentos, computador, aulas particulares e terapia para ajudá-la a ir bem na escola, e também se ressente por ela demonstrar "desrespeito e desobediência" quando reage de modo impaciente e irritado toda vez que o assunto vem à tona (geralmente quando o pai lhe dá uma lição de moral). Esse pai pode começar a mudar sua rigidez se conseguir detectar qual é sua crença extremada: isto é, a crença de que os adolescentes devem sempre expressar profunda gratidão pelos sacrifícios de seus pais, e que é um sinal de extrema desobediência e desrespeito quando uma adolescente com TDAH – uma jovem com um déficit biológico de autocontrole, que nunca conseguiu permanecer sentada quieta por mais de dez minutos – fica nervosa quando o pai lhe passa um sermão de meia hora por sua falta de gratidão. Agora esse pai poderia perguntar a si mesmo quanta gratidão os amigos da sua filha devem estar expressando a seus pais ou o quanto ele mesmo se sentia grato aos pais na adolescência. Poderia conversar com outros pais sobre os filhos deles e ler um livro sobre desenvolvimento de adolescentes normais. Tudo isso poderia levá-lo a outra crença, a de que, embora os adolescentes amem e reconheçam o valor dos pais, eles raramente expressam isso.

Essas estratégicas realmente valem o esforço. Faça a si mesmo a seguinte pergunta: o que é pior, perder uma disputa com seu filho numa semana ou perder sua relação com ele durante anos? O sucesso como pai-mãe de um adolescente com TDAH é uma montanha-russa. Uma hora você sente o prazer da descarga de adrenalina, mas há também solavancos e escoriações. Não reaja com intensidade demais a cada pequeno solavanco; ao contrário, "siga o fluxo" e vá decidindo quais questões têm alta prioridade e requerem ação imediata e quais são triviais e é melhor ignorá-las. Tenha em mente a luta incessante de seu filho para conquistar autonomia e o impacto do TDAH nesse processo, e tente desenvolver expectativas razoáveis e interpretações precisas das ações dele.

ESTABELECER REGRAS DE CASA E REGRAS DA RUA

Quando se trata de crianças mais novas, os pais costumam resolver conflitos usando seu poder, fazendo suas posições serem atendidas por meio de uma gestão impositiva de recompensas e punições. Mas com adolescentes, que buscam independência e têm uma força cada vez maior, o mero uso do poder não funciona; seu filho irá desenvolver as aptidões necessárias para driblar esse tipo de controle parental. Quando os pais descobrem que não podem simplesmente ditar o que querem, muitas vezes levantam as mãos para o céu em desespero e dizem: "Não consigo lidar com isso; faça o que quiser e arque com as consequências". Essa abordagem estilo *laissez-faire* tampouco funciona, porque jovens com TDAH vão fazer o que quiserem, e isso dificilmente inclui as obrigações escolares e com frequência inclui atividades impulsivas e até mesmo perigosas (quando não ilegais). Quando autoridades entram em contato com os pais para tratar dos problemas de comportamento dos adolescentes, o pai e a mãe costumam retomar uma linha dura, autoritária. Ao longo do tempo, porém, passam a alternar um controle mais forte com outro mais frouxo, e os adolescentes com TDAH então aprendem logo a identificar o ciclo e a esperar que passe o tempo das regras rígidas, vencendo os pais pelo cansaço, porque a liberdade está logo ali, virando a esquina.

"Meu filho adolescente faz o que quer. Chega e sai a qualquer hora do dia e da noite. Não ajuda nada em casa. Como faço para que ouça o que digo?"

A pesquisa descobriu que uma abordagem mais democrática ou de construção de consenso, que envolva o adolescente na tomada de decisões sempre que possível, costuma funcionar melhor do que uma abordagem rígida, ditatorial e unilateral. Negociar soluções com as quais todos possam conviver pode levar mais tempo do que expedir ultimatos, mas é mais provável que reforce uma conduta adolescente mais responsável, talvez porque o jovem compreende melhor as razões das decisões e toma parte na sua elaboração. Mais importante, ele pode adotar fora de casa esse modelo de resolver divergências e usá-lo mais tarde na vida.

Se a sua reação instintiva se baseia na crença de que os jovens com TDAH são muito manipuladores, desafiadores e agressivos e que por isso não devem ter voz ativa, entenda que há uma distinção importante entre questões que podem ser tratadas democraticamente e questões inegociáveis. Cada família tem suas regras básicas de convivência, em função dos valores dos pais e dos princípios gerais da vida civilizada. Antes de seguir adiante, faça uma lista dessas regras, uma lista curta e simples, dividida em (1) regras da casa (aplicadas em casa) e (2) regras da rua (que governam a conduta nos demais lugares). Exemplos de regras da casa: (1) nada de violência ou de xingamentos; (2) nada de fumar ou de fazer uso de drogas ou álcool; (3) pode-se expressar insatisfação (não raiva), mas tratando as pessoas com respeito; (4) respeitar a privacidade dos membros da família; (5) pedir antes de pegar algo que seja de outra pessoa; e (6) nada de amigos em casa sem a presença de um dos pais. Algumas regras da rua: (1) usar violência apenas para se defender e só depois de esgotar os demais recursos; (2) nada de fumar ou de fazer uso de drogas ou álcool; (3) não faltar à escola; (4) contar aos pais onde está indo e ligar se os planos mudarem; e (5) voltar para casa no horário combinado.

Cole essa lista de regras inegociáveis na geladeira. Repasse-a com frequência com seu adolescente. Esclareça quaisquer ambiguidades. Explique por que tais regras são necessárias e, se preciso, peça que ele imagine como seria a vida se as pessoas não seguissem regras básicas como essas em sua convivência. Relembre seu adolescente das regras da rua antes que ele saia com os amigos.

MONITORAR E FAZER CUMPRIR REGRAS

Simplesmente impor regras dificulta o crescimento de crianças com TDAH, portanto a consistência e o trabalho em equipe são essenciais. Em famílias nas quais os pais tenham inadvertidamente mostrado aos filhos que as decisões de um podem ser burladas apelando ao outro, o adolescente aprende várias formas criativas de dividir para conquistar. Mas pais de adolescentes com TDAH precisam definir mais limites do que o habitual, portanto a casa é um campo fértil para a experimentação do jovem com essas táticas. Assim, é essencial que tenham boa comunicação para erguer um *front* único (ver o box da página seguinte). Quando é só o pai ou a mãe que cria o filho, a tarefa é mais dura e ele ou ela deve recorrer à ajuda de alguém com quem possa contar para um apoio *consistente*, como um parente ou amigo próximo.

O primeiro passo para impor uma regra é monitorar – controlar se o filho segue as regras da casa e da rua, checar por onde anda e controlar o progresso dele na conclusão de qualquer tarefa estruturada dentro dos parâmetros de tempo. Monitorar é na realidade apenas outro aspecto da estruturação, essencial para lidar com qualquer indivíduo que tenha o TDAH. Jovens com o transtorno precisam de uma monitoração mais próxima e frequente do que outros adolescentes; você tem que saber sempre onde seu filho está. Quando ele sai com colegas em suas horas livres, ele deve dar detalhes do seu destino e notificar você de quaisquer mudanças nos planos. Você também precisará ficar acordado e esperar até o horário combinado da volta para que o jovem não tenha a tentação de ser desonesto; também fique na casa durante a hora da lição, se possível.

QUANDO OS PAIS SE UNEM: UMA HISTÓRIA DE SUCESSO

Andrew Nordon, 14 anos de idade, tinha de quatro a cinco surtos impulsivos de birra por semana, muitas vezes por pequenas questões em casa. Quando o pai se recusou a levá-lo à loja para comprar uma fantasia de Halloween, Andrew despejou um vidro de mostarda no terno de U$ 400 do pai, estragando-o. Quando a mãe recusou dar-lhe sua sobremesa favorita, atirou uma garrafa de refrigerante nela e abriu um buraco na parede. Aterrorizava a irmã, dando socos, puxando o cabelo dela e furtando seu dinheiro e suas coisas. Os pais divergiam muito entre eles sobre como lidar com o filho. O Sr. Nordon preferia a punição física ("o cinto"), enquanto a mãe tinha medo de que Andrew e o pai machucassem um ao outro. Ela tentava "argumentar" com o adolescente e na realidade ficava entre pai e filho para evitar o confronto físico. Além de argumentar, não fazia mais nada em relação às birras do filho.

Com a ajuda de um terapeuta, os Nordon concordaram que "no limite" chamariam a polícia e dariam queixa em caso de agressão, exigindo reparação financeira se houvesse destruição de propriedade. Mas tinham dificuldade em concordar quanto à forma de reagir diante de cada episódio impulsivo. O Sr. Nordon insistia na punição corporal, e a mãe insistia em não fazer nada, exceto ter uma conversa tranquila com o filho horas depois. Pai e mãe acusavam um ao outro de perpetuar as birras de Andrew. Este minimizava a gravidade de suas birras, dizendo que era capaz de controlá-las quando quisesse, reclamava das regras "estúpidas" dos pais e interpretava o comportamento destrutivo dele como "ficar quite".

O terapeuta pressionou os pais a firmarem alguns acordos para controlar as birras do filho. O pai aceitou restringir a

> violência física se a mulher fosse mais assertiva e dissesse a Andrew que ele tinha que se controlar, se não ficaria trinta minutos no quarto, até se acalmar. Por um mês, a Sra. Nordon ainda "se esquecia" de ser assertiva ou então reagia ao filho de maneira "tímida". O Sr. Nordon de início controlou-se, mas depois da terceira vez que a esposa se recusou a ser assertiva retomou a punição física. Só quando o marido dela ficou junto orientando cada afirmação que ela fazia é que foi capaz de ser mais assertiva com o filho. O ponto de virada para ela foi um episódio em que Andrew bateu e insultou tanto a irmã que ela se refugiou num canto chupando o polegar e chorando histérica. Ela percebeu o quanto o filho era tirano e passou a endurecer. O Sr. Nordon não acreditava que ela fosse capaz, mas deu-lhe firme apoio. Em três semanas, as birras passaram de quatro ou cinco para uma ou duas por semana. Andrew disse que sua mudança de comportamento era fruto de sua "força de vontade" – uma fantasia que o terapeuta achou melhor não contradizer.

Assim como os pais às vezes tendem a controlar pouco ou a controlar em excesso seu filho com TDAH, eles correm também o risco de não se envolverem ou, o oposto, de se envolverem demais. O mais sensato é evitar extremos, tanto o de deixar o adolescente em casa sozinho durante um fim de semana inteiro como o de aparecer numa festa para checar o que o filho está fazendo. O não envolvimento promove comportamentos perigosos e a falha no cumprimento das tarefas, enquanto o excesso de envolvimento é um obstáculo para que o jovem alcance a autonomia. Conseguir um equilíbrio que respeite a privacidade de seu filho adolescente, mas ao mesmo tempo o lembre de que ele sempre está sendo responsabilizado pelo que faz não é, obviamente, fácil. Eis algumas sugestões.

■ Continue usando consequências positivas e negativas

Você pode e deve adaptar muitas das técnicas descritas no Capítulo 11 para montar um sistema de pontos que estabeleça consequências positivas por respeitar e consequências negativas por desrespeitar as regras da casa e da rua. A principal diferença é que as consequências agora refletem a idade da criança: além dos privilégios relacionados à TV e a atribuir tarefas domésticas, as consequências para um adolescente podem girar em torno, por exemplo, de usar o carro da família, ter acesso à internet, obter uma ajuda em dinheiro ou ganhar um celular.

■ Projete autoridade

Para obter resultados, os pais devem projetar um tom sensato, controlado, mas assertivo. Um adolescente precisa saber pelo tom de voz e pelas maneiras do pai ou mãe que eles estão falando sério sobre regras inegociáveis. Estejam preparados para "ir às últimas consequências" no sentido de apoiar um ao outro e aguentar as reações desagradáveis de um adolescente enraivecido. Isso é especialmente importante quando seu filho se habituou às coisas saindo do jeito dele. Seu novo *front* unido irá despertar muita raiva e frustração nele, e vocês terão que aguentar firme diante dessas reações.

■ Esteja preparado para procurar ajuda

Há horas em que você talvez não seja capaz de exercer um controle apropriado sobre seu adolescente e não consiga impor as regras da casa e da rua. Talvez precise da assistência de um terapeuta – ou, em casos extremos, de autoridade externas como o juizado de menores e a polícia. Tente não se intimidar por ter de recorrer a esses organismos, caso já tenha tentado todas as outras opções.

COMUNICAR-SE DE MODO EFETIVO

É muito fácil você e seu filho adolescente acabarem desenvolvendo maus hábitos de comunicação. Como o TDAH agrava os conflitos normais da adolescência, não admira que muitos pais "percam o prumo" durante as divergências com seus filhos, com frequência depois das aulas, especialmente se os pais voltam cansados de um longo dia de trabalho. As famílias constatam que suas "discussões" envolvem muitas vezes humilhar, acusar, fazer comentários na defensiva ou lançar mão de sarcasmos e de ultimatos parentais. Os pais passam infindáveis sermões, e os adolescentes fingem que não ouvem, reagem com o silêncio ou então xingam e vão embora. Esses modos negativos de comunicação enraivecem pais e adolescentes a ponto de levar os pais a agir com base em emoções extremas e não na lógica fria, e desse confronto acaba não sobrando nada além do arrependimento.

Vale a pena ver o Quadro 4, que lista os hábitos negativos de comunicação mais comuns e algumas alternativas construtivas. Tente se lembrar de alguns eventos recentes nos quais esses hábitos estiveram presentes. O quanto você ficou com raiva da comunicação negativa de seu filho? O quanto ele ficou com raiva? O que aconteceu?

Discuta com seu adolescente a questão dos estilos negativos de comunicação, de como eles podem magoar: como eles ofendem a outra pessoa, mesmo dando margem a um contra-ataque ou retaliação. Comece enunciando alguns de seus maus hábitos de comunicação e afirmando que vai tentar mudá-los da próxima vez que discutir um problema com ele. Evite começar dizendo que você quer rever os maus hábitos do adolescente, pois isso fará com que ele se coloque imediatamente na defensiva.

Em seguida, destaque as alternativas mais positivas, usando os exemplos do Quadro 4, mas peça que seu filho adolescente também dê exemplos. Tente representar teatralmente esses novos estilos de comunicação. Enfatize que você não está querendo que seu filho suprima seus sentimentos ou sufoque sua raiva. Ao contrário, você está tentando fazer com que ele expresse sentimentos legítimos, mas sem que ofenda ou magoe os sentimentos da outra pessoa nesse processo. Não se esqueça de fazer uso da comunicação não verbal, com contato olho no olho e assumindo uma boa postura corporal.

Combine com seu filho adolescente trabalhar uma ou duas dessas aptidões de comunicação por vez. Então, ao longo do dia, procurem dar *feedback* um ao outro a respeito desses hábitos de comunicação selecionados e tentem fazer um *replay* de alguma cena, mas usando um comportamento mais positivo. Às vezes, é útil gravar uma conversa (como as que acontecem na mesa, na hora da refeição) e depois ouvir a gravação. Quando seu filho tenta novas aptidões de comunicação, você deve ser generoso em elogiar seus esforços.

Por exemplo, uma mãe e sua filha de 16 anos de idade com TDAH decidiram colocar foco nas interrupções impulsivas. Era frequente uma interromper a outra no meio da frase, e isso despertava na mesma hora efusões de raiva e discussões. Ambas concordaram em tentar deixar que a outra terminasse de falar, por mais que precisassem introduzir a sua fala. Também concordaram em fazer intervenções mais curtas. Quando uma interrompia, a outra dizia "Falta! Isso é interromper. Vamos começar de novo". Foram necessárias várias semanas para mudar esse padrão, mas, conforme tinham sucesso, notaram que passaram a discutir menos.

QUADRO 4 – Hábitos de comunicação negativos

ASSINALE SE SUA FAMÍLIA FAZ ISTO:	MANEIRA MAIS POSITIVA DE FAZÊ-LO:
1. _____ Xingar o outro disso ou daquilo.	Expressar raiva sem palavras ofensivas.
2. _____ Desmerecer o outro.	"Estou com raiva porque você _____."
3. _____ Interromper o outro.	Esperar a vez de falar; usar falas mais curtas.
4. _____ Criticar o tempo todo.	Apontar o bom e o ruim.
5. _____ Ficar na defensiva ao ser atacado.	Ouvir com atenção e checar direito o que ouviu – então discordar, com serenidade.
6. _____ Dar sermão ou usar termos difíceis.	Falar de modo direto e claro.
7. _____ Virar a cara, olhar para o outro lado.	Fazer bom contato olho no olho.
8. _____ Dar de ombros, poses debochadas.	Sentar direito e prestar atenção.
9. _____ Falar com sarcasmo.	Falar em tom normal.
10. _____ Fugir do assunto.	Terminar um assunto, e então seguir adiante.

ASSINALE SE SUA FAMÍLIA FAZ ISTO:	MANEIRA MAIS POSITIVA DE FAZÊ-LO:
11. _____ Pensar sempre o pior.	Manter a mente aberta. Não tirar conclusões precipitadas.
12. _____ Remexer coisas passadas.	Ater-se ao presente.
13. _____ Tentar ler a mente do outro.	Pedir a opinião do outro.
14. _____ Mandar, exigir.	Pedir com educação.
15. _____ Reagir com silêncio.	Dizer o que sente realmente.
16. _____ Fazer birra; "perder o prumo".	Contar até dez; sair e andar um pouco; relaxar. Dar um tempo.
17. _____ Fazer pouco caso de algo sério.	Levar a sério, mesmo aquilo que acha irrelevante.
18. _____ Negar que fez algo.	Admitir que o fez, mas alegar que foi acusado.
19. _____ Implicar com pequenos erros.	Aceitar que ninguém é perfeito; relevar pequenas coisas.
Sua pontuação de comunicação negativa (total de coisas apontadas): _____ .	

Fonte: Robin (2006).

SOLUCIONAR CONFLITOS COM SEU FILHO ADOLESCENTE

À medida que você começa a praticar novas formas de comunicação com seu filho adolescente, fica em condições de usar suas aptidões de comunicação para resolver conflitos e divergências. A primeira área a tentar melhorar são os passos que você segue ao discutir um problema. Você fica pulando de um problema para outro na mesma conversa, sem resolver nenhum deles? As suas discussões são mais para você poder expressar raiva do que para de fato chegar a soluções? Seja qual for a dificuldade que você tenha para resolver problemas, tente seguir os passos para a resolução de problemas do Capítulo 12. Ou comece com um par de folhas de papel e reveja os passos para resolução de problemas listados no Quadro 5. Antes de começar, certifique-se de que ambos os pais e o adolescente concordam com a seguinte abordagem:

1 Enquanto pais, vocês permanecerão calmos e objetivos ao longo da discussão e tendo interesse pelo ponto de vista do adolescente.

2 Essas discussões terão um mútuo "dar e receber", no qual a intenção de cada lado não é ganhar, mas montar um plano razoável com o qual ambos os lados possam conviver.

3 Cada lado irá demonstrar disposição para ouvir o que o outro lado tenha a dizer.

4 Comece com algum tópico de divergência que aparentemente não esteja associado a nenhuma raiva intensa ou a algum aspecto "explosivo".

5 Não queira resolver todas as suas divergências numa só discussão. Tente trabalhar apenas uma área problemática, no máximo duas, em cada sessão com seu filho adolescente. Depois espere pelo menos uma semana para discutir quaisquer outros problemas, até ter tido a chance de colocar seu último plano em ação e avaliar o quanto ele funcionou bem. Somente quando essa área de conflito parecer ter sido resolvida é que você deve avançar pela sua lista de questões e escolher mais uma ou duas.

6 Designe um membro da família como o secretário, para que registre as informações da discussão. É útil alternar a responsabilidade dessa escolha entre você e seu filho adolescente, de uma discussão para a seguinte.

QUADRO 5 – Esboço da solução de problemas

I. Defina o problema.

A. Diga aos outros o que eles fazem que o incomoda e por quê. "Fico com raiva quando você volta pra casa duas horas depois do combinado."

B. Comece sua definição com um "eu"; seja breve, seja claro e não faça acusações ou desmereça a outra pessoa.

C. Você conseguiu transmitir seu ponto de vista? Peça que os outros repitam sua definição do problema para checar se entenderam. Se tiverem entendido, prossiga. Se não, repita sua definição do problema.

II. Gere possíveis soluções.
A. Revezem-se propondo soluções.
B. Sigam três regras para listar as soluções:
1. Relacionar o maior número possível de ideias.
2. Não pré-julgar as ideias.
3. Ser criativo; qualquer coisa serve, já que você não fará tudo que foi listado.
C. Uma das pessoas deve anotar as ideias na planilha (ver Quadro 6).

III. Avalie as alternativas.
A. Revezem-se avaliando cada ideia.
1. Diga o que acha que aconteceria se a família seguisse essa ideia.
2. Vote "mais" ou "menos" para a ideia e registre o voto na ficha, junto a ela.
B. Selecione a melhor ideia.
1. Identifique as ideias que ganharam "mais" de todo mundo.
2. Selecione uma dessas ideias.
3. Combine várias dessas ideias.
C. Se não houver nenhuma ideia que tenha ganhado um "mais" de todos, negocie uma solução intermediária.
1. Selecione uma ideia que obteve "mais" de um dos pais e do adolescente.
2. Liste o maior número possível de concessões.
3. Avalie as concessões como descrito nos passos III-A e III-B.
4. Cheguem a uma solução mutuamente aceitável.
5. Se ainda não chegarem a um acordo, esperem a próxima sessão de terapia.

IV. Implemente a solução.
A. Decidam quem vai fazer o quê, onde, como e quando.
B. Decidam quem vai monitorar a implementação da solução.
C. Definam as consequências para cumprir ou descumprir a solução.
1. Recompensas por cumprir: privilégios, dinheiro, atividades, elogios.
2. Punições por não cumprir: perder privilégios, receber castigos ou tarefas como punição.

Fonte: Robin, (2006).

1º Passo: Defina o problema

Cada membro da família define o problema fazendo declarações claras, curtas, que reflitam a visão que ele tem do assunto. À medida que cada um dá a sua definição, os outros checam se a entenderam bem repetindo-a em voz alta para quem falou, procurando usar as mesmas palavras que a pessoa tiver usado. Por exemplo, numa discussão sobre horários de volta para casa você pode dizer ao seu adolescente: "Estou ouvindo você dizer que gostaria de ficar mais tempo fora de casa nas noites dos fins de semana" ou "Pelo que entendi, você está achando que o horário de voltar para casa é muito rígido".

Enunciar de novo o problema específico que está em discussão às vezes revela que há vários problemas diferentes emergindo ao mesmo tempo. Por exemplo, durante a discussão sobre o horário de voltar para casa, você pode levantar o fato de que seu filho traz o carro de volta com o tanque de combustível vazio, que ele está gastando dinheiro demais quando sai com os amigos ou que você sentiu um cheiro de bebida alcoólica ou de cigarro no hálito dele quando voltou para casa. Na verdade, são vários problemas distintos. Anote-os numa folha de papel, acrescentando-os à lista dos problemas a serem discutidos em outra oportunidade.

Use a segunda folha de papel como uma planilha, pondo foco apenas no problema do horário da volta. Monte essa planilha nos moldes da que foi mostrada no Quadro 6 e registre nela as declarações de cada um sobre o problema.

2º Passo: Gere possíveis soluções

Agora os membros da família revezam-se para gerar uma variedade de soluções para o problema. Siga as sugestões a seguir para gerar livremente ideias. (1) Liste o maior número possível de soluções que vierem à sua mente; a quantidade produz qualidade. (2) Não préjulgue as ideias, já que a crítica sufoca a criatividade. (3) Seja criativo e exponha ideias mesmo que sejam radicais ou cômicas, sabendo que não é porque você a enunciou que terá que aceitar colocá-la em prática.

Em geral, pais e adolescentes começam sugerindo como soluções as suas posições originais. Aos poucos, emergem ideias novas. Se a atmosfera for muito tensa ou a família ficar sem ideias, tente sugerir algo bizarro, só para aliviar o clima com um pouco de humor e estimular a criatividade. Procure anotar primeiro as soluções mais radicais, de modo que possa encarar as suas próprias ideias e as de seu filho como menos radicais do que você poderia pensar. Em relação ao problema do horário de volta para casa, você poderia escrever "Passar a noite toda fora de casa" e "Não sair de casa nas noites dos fins de semana de jeito nenhum". O extremismo dessas opções ajuda a sugerir que há muitas outras soluções bem mais aceitáveis entre esses dois extremos e que podem ser úteis. Quando perceber que na lista há pelo menos uma ou duas ideias "viáveis" – ideias que podem ter mútua aceitação –, siga adiante.

3º Passo: Avalie as alternativas

Agora cada membro da família avalia as ideias e decide qual é a melhor. Primeiro, pense nas consequências de usar cada solução e depois classifique cada uma como uma solução que você poderia aceitar conviver com ela (+ na planilha) ou como uma opção que você rejeita (- na planilha). Foque apenas nos sentimentos da pessoa a respeito das opções, evitando digressões, e continue a expressar esses sentimentos para ter certeza de que todo mundo entende.

Quando todas as ideias tiverem sido classificadas, revise a planilha para ver se foi alcançado um consenso. Você ficará surpreso ao descobrir que é possível chegar a um consenso em 80% dos casos. Depois selecione uma das ideias classificadas como positivas por todos ou combine várias dessas ideias numa solução.

Se não for possível chegar a um consenso, você terá que negociar um meio-termo. Procure a ideia em torno da qual os membros chegaram mais perto de um acordo. Use essa ideia como ponto de partida para sugerir pequenas variações que possam torná-la mais aceitável para todos. Examine bem aquelas partes ou detalhes da opção que pareçam estar criando a divergência com seu filho. Tente trabalhar no sentido de sugerir substitutos para essas partes que possam aproximar as visões de vocês. Esteja atento ao papel que expectativas distorcidas possam ter e disponha-se a negociar ou a ceder. Sempre será possível rediscutir o problema na semana seguinte e tentar outra opção.

QUADRO 6 – Exemplo de uma planilha de solução de problemas preenchida

Nome da família: Os Johnson
Assunto: Tarefas domésticas
Definições do problema:
Mãe: Fico louca quando tenho que repetir dez vezes para o Alex que ele tem que pôr o lixo para fora e arrumar o quarto dele.
Pai: Acho chato chegar e ver todo o lixo ainda dentro de casa e os livros e discos do Alex todos espalhados pelo quarto, e a minha mulher gritando com ele.
Alex: Meus pais me mandam pôr o lixo para fora justo na hora do meu programa de TV favorito. E mandam arrumar o quarto enquanto os meus amigos estão se divertindo.

Soluções e avaliações:	Mãe	Pai	Alex
1. Faça a tarefa da primeira vez que for pedido	+	+	-
2. Não faça tarefa nenhuma	-	-	+
3. Um mês de castigo se não fizer	-	+	-
4. Contratar uma empregada	+	-	+
5. Ganhar mesada extra pelas tarefas	+	+	+
6. Quarto arrumado por volta das 9h da noite	+	+	+
7. Os pais arrumam o quarto	-	-	+
8. Fechar a porta do quarto	+	-	-
9. Ajustar melhor a hora perguntando ao Alex	+	+	+
10. Lembrar Alex de fazer as tarefas só uma vez	+	+	+

Concordância: Números 5, 6, 9, 10.

Plano de implementação: Às 9h da noite, todo dia, Alex concorda em arrumar o quarto, isto é, pôr livros e papéis no lugar e as roupas no cesto de roupa suja ou nas gavetas. Dispensa uma "fiscalização" posterior da tarefa. Ganha U$ 1 por dia se cumprir sem precisar ser lembrado ou com um lembrete apenas. Às 8h da noite de terça-feira, Alex concorda em ter o lixo recolhido e colocado lá fora. Ganha U$ 2 a mais se cumprir.

Punição por não cumprir: De castigo no dia seguinte após a aula. Pai vai monitorar o lixo; a mãe monitora o quarto.

Fonte: Robin (2006).

■ 4º Passo: Implemente a solução

Circule ou sublinhe a solução escolhida, e se necessário reescreva-a na parte de baixo da planilha. Você também precisa decidir quem vai fazer o quê, quando, e com que tipo de supervisão, para que a solução funcione. No caso particular de um adolescente com TDAH, é muito importante definir com clareza as consequências por cumprir e não cumprir, assim como lembrar seu adolescente durante a semana seguinte que ele precisa fazer as coisas envolvidas na solução. Sejam quais forem as consequências que você decida implantar, não se esqueça de anotá-las na parte de baixo da planilha para que todos saibam o que esperar. Então faça todo mundo assinar a planilha, de modo que ela se torne uma espécie de contrato.

Tente a solução por pelo menos uma ou duas semanas antes de concluir se está funcionando ou não. Se for preciso, volte atrás e renegocie o contrato se perceber que ele parece injusto ou inviável.

Tente essa abordagem de solução de problemas durante várias semanas, reunindo-se a cada semana para discutir apenas uma ou duas áreas problemáticas de sua lista de divergências. Talvez você queira programar reuniões regulares da família nas quais você e seu filho adolescente apliquem a resolução de problemas a quaisquer divergências que tenham acumulado na semana anterior (para mais sugestões sobre como aplicar o método de quatro passos para a solução de problemas, veja o box a seguir).

 TDAH E APTIDÕES PARA SOLUÇÃO DE PROBLEMAS

A experiência tem nos mostrado que o TDAH envolve preocupações especiais na solução de problemas. Para aplicar com sucesso o método dos quatro passos, preste atenção aos seguintes pontos:

1 O adolescente pode achar difícil prestar atenção a momentos cruciais de cada discussão. Faça comentários breves e objetivos, inclua-o na discussão sempre que possível e fale de um jeito animado com um tom construtivo, positivo. Você pode até recompensar seu filho por conversar com você das primeiras vezes que tentar isso. Se ele toma medicação, promova a discussão enquanto ela estiver fazendo efeito.

2 Adolescentes mais novos com TDAH – entre 12 e 14 anos – nem sempre compreendem os conceitos de solução de problemas ou estão prontos em termos emocionais ou de desenvolvimento para assumir a responsabilidade de oferecer opções e negociar soluções. Nesse caso, você mesmo terá que criar contratos comportamentais e discuti-los com seu filho. Ou terá que simplificar os passos da solução de problemas para que um adolescente imaturo possa lidar com eles. Por exemplo, gere uma lista de soluções alternativas e, após avaliá-la, reduza-a a três opções, para que o adolescente vote numa delas.

3 Se algum dos pais também tem TDAH, discussões voláteis talvez sejam inevitáveis. Nesse caso, consulte um profissional que irá diagnosticá-lo, tratá-lo e ajudá-lo a levar adiante essas discussões.

4 Um adolescente com TDAH pode ser tão impulsivo e dispersivo que você é obrigado a corrigir tudo o que ele faz ou diz. Isso cria uma série infindável de problemas e padrões de comunicação negativos. Aprenda a selecionar esses problemas de modo sensato, vendo com quais vale a pena lidar e quais é melhor ignorar. Algumas famílias lidam com comportamento inconvenientes durante as discussões montando um sistema de pontos para recompensar as aptidões de comunicação positivas.

USE A AJUDA PROFISSIONAL DE MANEIRA SENSATA

Nós somos favoráveis ao modelo "*checkup* dentário" de ajuda profissional para adolescentes com TDAH. Ao adotar um regime preventivo, você detecta os problemas antes que eles se agravem, portanto defendemos que você estabeleça um relacionamento com um profissional – um psicólogo, médico ou assistente social – com quem você se encontre periodicamente para rever o progresso de seu adolescente. Se surgir um problema na escola ou em casa, o profissional poderá sugerir uma intervenção mais intensiva até que tudo seja resolvido; depois, você poderá voltar ao modo *checkup* de cuidados de acompanhamento. Se estiver aplicando as "regras áureas" deste capítulo sem sucesso, talvez seja o momento de checar com um profissional se está na hora de entrar em alguma forma de intervenção terapêutica, como uma terapia familiar. Muitas das ideias deste capítulo requerem a assistência de uma pessoa de fora da família para serem implementadas inicialmente, caso você e seu adolescente tenham um histórico de conflitos sérios.

TIRANDO FÉRIAS E MANTENDO O SENSO DE HUMOR

A última "regra áurea" talvez seja a mais importante de todas: manter seu senso de humor e tirar férias de seu adolescente com TDAH. Pode ser bastante difícil tentar ver onde cabe humor em muitas situações parentais com seu adolescente, mas se você tentar irá atravessar a adolescência de seu filho com muito mais facilidade. E, pelo menos várias vezes por ano, você e seu filho adolescente precisam tirar férias um do outro. Recorra a acampamentos, viagens de grupos de adolescentes, aos avós, amigos – o que for preciso – para que vocês consigam de vez em quando se afastar um do outro. Férias sempre ajudam os pais a recarregar as baterias e a olhar para os problemas sob uma nova perspectiva.

CAPÍTULO 15
Entrando na escola com o pé direito: como lidar com a educação do seu filho

por Linda J. Pfiffner, PhD

Se você está entre aqueles muitos pais que tomaram conhecimento dos problemas de comportamento do seu filho por meio de professores, já sabe que crianças com TDAH têm como uma de suas maiores dificuldades ajustarem-se às demandas escolares. Numerosos estudos mostram que a grande maioria das crianças com TDAH vai bem pior na escola do que as outras crianças do mesmo ano. Um terço ou mais de todas as crianças com TDAH repetem pelo menos um ano em seu ciclo educacional, até 35% delas podem não concluir o ensino médio, e suas notas e seu aproveitamento costumam ficar bem abaixo em relação aos de seus colegas. Entre 40% e 50% dessas crianças acabam recebendo algum grau de assistência formal por meio dos programas de educação especial. Para complicar o quadro, mais da metade das crianças com TDAH têm também sérios problemas com comportamento opositivo. Isso ajuda a explicar por que entre 15% e 25% dessas crianças são suspensas ou mesmo expulsas da escola por problemas de conduta.

Um estudo de 2011 das doutoras Michelle Demaray e Lyndsay Jenkins, na Universidade do Norte de Illinois, constatou que crianças com TDAH diferiam das crianças com desempenho normal em quatro grandes áreas do âmbito escolar: pouco envolvimento com o trabalho escolar, pouca aptidão social, menor motivação para aprender e para ir bem na escola e menor aptidão para o estudo. Os problemas nessas áreas estavam diretamente relacionados com o grau de dificuldade que essas crianças provavelmente enfrentavam na escola.

Os professores com frequência reagem aos problemas desafiadores apresentados por crianças com TDAH, nessas e em outras áreas do desempenho escolar, tornando-se mais controladores e orientadores. Com o tempo, suas frustrações com essas crianças difíceis podem torná-los também mais hostis em suas interações. Embora não tenhamos certeza do quanto esse relacionamento negativo criança-professor afeta o ajuste de longo prazo de uma criança com TDAH, a experiência indica que ele certamente pode piorar o desempenho escolar e social já precário dessas crianças, reduzir sua motivação para aprender e participar da escola e fazer baixar a autoestima. Tudo isso pode acabar levando a fracasso escolar e abandono da escola.

Ao contrário, uma relação positiva professor-aluno pode melhorar o ajuste escolar e social da criança, não só no curto prazo, mas também no longo. Adultos que foram diagnosticados com TDAH quando crianças relatam que a atitude carinhosa de um professor, a atenção extra e a orientação foram "pontos de virada" e os ajudaram a superar seus problemas de infância.

O fato é que o ingrediente isolado mais importante para o sucesso de seu filho na escola é o professor. Não é o nome do programa escolar no qual seu filho está inserido, as instalações da escola, se ela é pública ou privada, se é relativamente rica ou não, ou mesmo o tamanho da classe. É em primeiro lugar e principalmente o professor de seu filho – em particular a experiência que ele tem em lidar com o TDAH e sua disposição de prover o esforço e a compreensão adicionais que seu filho irá exigir para ter um ano escolar bem-sucedido. Em 2008, a doutora Jody Sherman e seus colegas da Universidade de Alberta, Canadá, publicaram uma revisão da literatura científica e clínica sobre os fatores e as características de um professor que eram importantes para o sucesso escolar de uma criança com TDAH (*Educational Research,* v. 50, n. 4, p. 347–360). Entre os fatores mais importantes identificados estavam a paciência do professor, o conhecimento sobre o TDAH, o domínio de técnicas de ensino úteis para lidar com o transtorno em sala de aula, a capacidade de colaborar com uma equipe interdisciplinar para o tratamento da criança e a atitude positiva em relação a crianças com necessidades especiais.

A diferença que o professor de seu filho pode fazer está ilustrada em um relato pungente de um aluno de 15 anos de idade a respeito de seu histórico escolar (no box a seguir). Portanto, você não precisa esperar até o início das aulas para descobrir quem será o professor de seu filho no ano que vem. E tampouco deve deixar que algum computador ou funcionário da administração escolar faça uma escolha aleatória. Deve começar a negociar com o diretor o melhor professor possível para o próximo ano escolar com quatro a cinco meses de antecedência.

O foco principal deste capítulo, portanto, é sobre como encontrar o melhor professor – e, caso os professores disponíveis não estejam familiarizados com os métodos usados para auxiliar crianças com TDAH a ir bem na escola, as informações aqui presentes podem ajudá-los a obter esse conhecimento para que atendam seu filho melhor. O restante do capítulo trata de assuntos secundários, que não obstante costumam preocupar os pais: o que procurar numa escola, a estrutura de classes e o currículo, que tipo de instalação é a melhor para crianças com TDAH e se a retenção ou repetência (especialmente na pré-escola) tem probabilidade de favorecer os interesses da criança.

O DÉFICIT DE ATENÇÃO AOS OLHOS DE UMA CRIANÇA

por Alan Brown, 15 anos de idade

Muitas vezes eu ficava cismado com o fato de nunca estar em nenhum dos grupos formados na pré-escola. A professora me punha num canto brincando sozinho. Como ficava isolado, não tinha muitos amigos. Eu era diferente, mas não sabia por quê. Na metade do primeiro ano a professora chamou minha mãe para uma entrevista. Disse a ela: "Eu preciso chamar sempre a atenção do Alan. 'Alan, fique quieto, por favor.' 'Tudo bem, você pode apontar o lápis pela terceira vez.' 'De novo ir ao banheiro?'". Naquela tarde a professora falou com minha mãe sobre o transtorno do déficit de atenção (TDA).[8] Minha professora sugeriu que eu fosse a um médico fazer alguns testes. Mamãe e eu fomos à consulta com o médico. Após alguns testes, ele receitou Ritalina. Em duas semanas, a professora disse que eu estava concluindo a lição de casa, tirando boas notas e me sentindo bem comigo. Embora nós (mamãe e eu) achássemos que a batalha havia sido ganha, não tínhamos ideia das aventuras que nos aguardavam.

O segundo ano passou. Eu ia bem na escola. A professora costumava escrever no meu boletim: "Alan aplicou-se nestas seis semanas. Incentive-o a ler em casa". Eu odiava ler; era muito difícil entender o que eu lia. Eu adorava brincar lá fora, correr, andar de bicicleta. Um espírito livre.

No terceiro ano, as coisas começaram a descambar. Sentia que nada do que eu fazia estava certo. Eu tentava acertar. A professora anotava na minha folha: "Precisa se concentrar mais", "Precisa preencher todas as respostas", "Precisa seguir as instruções". Eu achava que a professora não gostava de mim. Era muito brava, nunca sorria, e ficava sempre me observando.

O quarto ano foi quando tudo à minha volta desmoronou! Antes do início das aulas, minha mãe me levou ao médico, como fazia todo ano. Ele receitou a mesma dose do ano anterior. Não queria aumentar a dosagem, a não ser que de fato eu precisasse.

Passaram-se as primeiras seis semanas. Eu não ia bem, mas o médico disse que devia ser o novo ano escolar ou a minha adaptação à nova professora. Minha mãe disse à professora que o médico pretendia aumentar minha dose de Ritalina. A professora disse que algo precisava ser feito porque minhas notas estavam ruins. Eu nem sempre estava preparado para a aula, era lento para recolher meus livros e sempre precisava voltar ao meu armário para pegar algo que havia esquecido. O médico

---

[8] TDA, o termo que Alan usa aqui, é o TDAH (ou TDA com hiperatividade, conforme formalmente definido pela Associação Americana de Psiquiatria), e não o TDA sem hiperatividade descrito no Capítulo 7. (N.A.)

aumentou a dose para um comprimido de manhã e outro no almoço. Os colegas diziam: "O bobalhão foi tomar remédio".

Minha professora queria que eu me concentrasse mais, então um dia pôs minha carteira num canto, longe do resto da classe. Passaram-se alguns dias.

Eu ainda não conseguia concluir a lição no tempo, mas me esforçava para fazer direito. A professora só reclamava por eu não ter terminado, e pôs uma embalagem de geladeira, de papelão, em volta da minha carteira para eu não poder ver o resto da classe. Eu ouvia os colegas zombando e ficava magoado; tinha vergonha de mim e raiva da professora. Não contei à minha mãe para não criar mais problemas. Odiava a escola, a professora, e comecei a não gostar de mim. Imagine um menino de 9 anos passar por isso todo dia. Era duro pensar no dia seguinte. Uma semana depois fiz furos no papelão para poder ver quem zombava de mim. Comecei a espiar pelos furos, e os outros riam disso. A professora se irritava mais ainda. Virei o palhaço da turma. Fui suspenso por dois dias. Quando minha mãe descobriu isso, cara, ela ficou muito brava.

Ficou brava com a professora por ela ter feito isso e com o diretor, por ter permitido, e porque ninguém via o que isso estava fazendo comigo.

Mamãe ligou para o médico, explicou o que estava acontecendo, pediu que ele indicasse um especialista. Precisávamos de ajuda! Lembro-me da minha mãe chorando ao telefone. Isso me assustou. Achei que eu estava de fato encrencado, mas ela me pôs no colo, me beijou e abraçou e disse: "Você é especial para mim, e eu te amo. Juntos vamos superar isso". Isso me fez sentir bem, porque mães sempre conseguem consertar tudo.

No dia seguinte, mamãe explicou que íamos ver alguém especial, alguém com quem eu poderia falar. Fiquei um pouco nervoso. A pessoa era uma assistente social com formação médica. Uma mulher muito agradável. Fiquei brincando com jogos enquanto conversávamos. Logo senti que era minha amiga. Chegou o dia da reunião com o diretor para eu voltar à escola. Mamãe e eu fomos até a sala dele. Ele queria dar minha vaga a um aluno que merecesse mais, que tivesse notas melhores. Isso melhoraria a imagem da escola. A essa altura, mamãe perguntou sobre meus direitos como aluno especial. Ela não gostou de ver que ninguém parecia se importar com o que haviam feito comigo, e disse isso. Nessa hora, o diretor ligou para um de seus amigos, também diretor. Tinha algo a ver com a mamãe não ir à reunião do conselho escolar para discutir essa questão.

Eu estava indo para uma nova escola, perto de onde mamãe trabalhava, graças a essa chamada telefônica.

Nesse dia, ao voltar para casa, mamãe explicou que o que haviam feito comigo não era certo e que eles deviam se envergonhar. Disse que tinha muita gente esperta e bem-sucedida neste mundo que não era feliz. Disse: "O mais importante na vida é ser feliz e saber que, não importa o que aconteça, você sobreviverá. Notas boas são importantes, mas saber se dar valor também".

A nova escola tinha uma atmosfera muito mais positiva; minhas notas melhoraram. O médico mudou meu remédio para um comprimido de liberação lenta, para que eu não precisasse mais sair da classe para tomar medicação.

Veio então o quinto ano. Foi ótimo! A professora era demais; sorria muito e era flexível, mas tinha também um planejamento estruturado de cada aula. Lembro que um dia me pediu para ir até o armário pegar o livro *A menina e o porquinho*. Fui lá e descobri o livro mais maravilhoso do mundo, *King of the Wind* [O rei do vento], uma história sobre um cavalo. Escondi o *A menina e o porquinho* e disse a ela que não o havia encontrado, mas que aquele outro livro sobre cavalos estava ali e que eu gostava muito de cavalos. A professora sabia que o livro estava no armário, mas viu que o *King of the Wind* havia despertado meu interesse, e que talvez fosse uma ideia melhor do que *A menina e o porquinho*. Depois da leitura, escrevi um relato sobre a história. A professora ficou impressionada, grudou o relato na frente da classe e elogiou-o. Fiquei muito orgulhoso – de mim. Estava nos trilhos de novo: a vida era ótima. Meus pais iam ficar muito orgulhosos.

Veio o sexto ano, e eu dei conta. Tive que mudar de classe. Foi difícil me ajustar a aptidões de organização mais exigentes. Fiz um código de cores para as matérias e uma tabela com horários e locais das aulas.

O sétimo ano foi um pouco turbulento, mas consegui. Havia mais alunos agora. Eu ficava meio perdido na multidão. No oitavo, foi uma batalha diária. Mais pressão dos colegas para me ajustar, e muitas mudanças com a puberdade. Eu me pegava devaneando a toda hora, querendo estar com meu avô. No verão eu passava muito tempo com ele. Vovô tinha o seu negócio, e me ensinou muita coisa. Aprender assim era divertido. Aprendizagem prática. De todo modo, naquele ano meu boletim dizia: "Precisa terminar os trabalhos. Não devolve todas as lições. Precisa mostrar mais esforço". Eu temia cada novo dia. Às vezes, sozinho, chorava. Como podia fazer aquele povo me entender? Eu me trancava automaticamente; tudo parecia negativo na escola.

Férias na metade do ano. Eu precisava de um tempo; fui trabalhar com vovô. Minha família passou um bom tempo me preparando para o ensino médio.

Ensino médio! Que grande passo! Eu estava crescendo. Iriam esperar mais coisas de mim. Eu queria estar à altura, e não ser um tonto, um imbecil.

Meus pais me falaram sobre más companhias e que ter boas notas no ensino médio era importante para meu futuro. Quanta pressão! Minha mãe falou com a orientadora sobre eu ter TDA. Ela garantiu que eu iria me sair bem.

No primeiro dia eu estava muito nervoso, mas quer saber? Todos os calouros ficam. Passaram as primeiras seis semanas. Nem todos os meus professores haviam tido tempo de ver meu histórico escolar. Não sabiam que eu tinha TDA. Cara, as coisas de fato fugiram do controle.

Mais tarde naquele ano, mamãe foi a uma reunião e ouviu uma das minhas professoras dizer: "Nunca imaginei que Alan tivesse TDA". Mamãe ficou surpresa. A professora continuou:

"Ele se veste bem, tem o cabelo bem cortado e respeita os professores, não é metido a sabichão. Não se envolve em confusão". Mamãe revirou os olhos mas não disse nada até entrarmos no carro. "Alan, aquela sua professora não entende nada de TDA. Isso não depende da pessoa. Qualquer um pode ter. E não é vergonha nenhuma ter TDA. Pelo menos sabemos com o que estamos lidando. Lembre-se, apoie-se nos seus pontos fortes em vez de exagerar os pontos fracos. Ignore o que essa professora disse. Ela precisa se informar melhor. Escola não é mais só para aprender o ABC!"

Eu queria pertencer ao grupo. Dava uma de durão, até comecei a mentir. Contava histórias para parecer importante, mas todos sabiam que era mentira. Eu só piorava as coisas. No ensino médio, você convive com muita gente todo dia. Conhece muitos professores. Alguns estão lá só pelo salário, outros realmente se interessam por seus alunos. Tive uma professora assim. Ela me dedicava tempo, tentava me entender melhor. Quando precisei de alguém para me defender, pude contar com ela.

Uma vez, a professora pediu que escrevêssemos uma história num mundo imaginário. Ela me perguntou que ideias eu tinha a respeito. Eu respondi: "Eu lido com o mundo real". Isso deixou a professora desconcertada. Tenho 15 anos agora. Preciso lidar com o mundo real. Sonhar é ótimo. Mas ter TDA consome toda a minha energia para alcançar as metas que me propus.

Nos meus anos de escola até aqui, passei por muita coisa. Minha mãe diz que tenho bom coração; eu me importo com aqueles que precisam. Não sou burro. A inteligência não se mede só em testes. Sinto estar indo melhor na escola. O psicólogo da escola virou uma ferramenta importante para mim. Posso falar com ele quando pego um professor que não entende se eu discordo de algo ou tenho algum problema. É bom falar com alguém que entenda. O que eu quero dizer é: Não importa o que surja no meu caminho, posso sobreviver.

Tenho gente que se importa comigo, e é daí que tiro minha força.

O QUE PROCURAR NUMA ESCOLA

Um primeiro passo para ajudar uma criança com TDAH a ter sucesso escolar é selecionar a escola certa. Na vida real, muitos de nós não temos essa escolha à disposição, seja porque nossa condição econômica não permite pagar uma escola particular. Nesses casos, você fica restrito às opções de escolas públicas disponíveis, que com frequência se resumem de novo à escolha do melhor professor possível. Além disso, atualmente cada vez mais pais – quer seus filhos tenham TDAH ou não – estão decidindo onde morar em função da disponibilidade de escolas na região. Portanto, se seu filho tem o transtorno você precisa estar informado sobre o que procurar numa escola.

1. Fale com os responsáveis pela escola e verifique qual o conhecimento que eles têm sobre o TDAH como deficiência educacional, se os professores receberam algum treinamento interno sobre o transtorno e o quanto a escola é receptiva em relação a essas crianças.

2. Se a escola aceita essas crianças, pergunte qual é o tamanho das classes. Devem ser pequenas (o ideal é entre doze e quinze alunos; trinta a quarenta é um absurdo). Pergunte também se o professor tem uma auxiliar de classe. A escola tem psicólogos, psiquiatras, psicólogos clínicos e especialistas em educação especial que possam dar consultoria a professores sobre crianças que têm problemas? A escola tem professores que tenham recebido treinamento extra em TDAH, transtornos de aprendizagem ou distúrbios do comportamento, e que possam servir como conselheiros ou mentores de professores mais jovens, menos experientes ou que tenham menor conhecimento sobre métodos de lidar em classe com o TDAH?

3. Qual é a posição da escola em relação ao uso de medicação para alterar o comportamento de crianças com TDAH? Algumas escolas acham que a medicação não é necessária nem benéfica.

Elas estão claramente fora de sintonia com a literatura científica e devem ser evitadas. Mesmo que sua filha atualmente não esteja tomando nenhuma medicação, se em algum momento ela precisar tomar, você vai querer que a escola dela tenha melhor conhecimento sobre isso e coopere.

4 A escola tem procedimentos formais a respeito de ações disciplinares e apelações sobre essas decisões? Caso tenha, peça uma cópia dessas políticas para ver que direitos seu filho terá caso algum problema de comportamento o leve a sofrer sanção disciplinar por má conduta. Avalie então o quanto você se sente confortável com essas políticas. Certifique-se de que não são apenas punitivas, mas que destacam também os esforços que a escola pode fazer para ajudar seu filho a evitar a repetição desses delitos.

5 O diretor incentiva uma comunicação casa-escola aberta e frequente? Você será bem recebido se aparecer na escola de vez em quando para ver como seu filho está se saindo? Pode requisitar reuniões pais-professor sem muitos empecilhos? A contribuição dos pais é valorizada pela escola? Algumas escolas fornecem relatórios diários que o aluno leva para casa e traz de volta à escola todo dia. Esse relatório indica o ponto estudado em cada matéria e qual é a lição de casa. Em geral as próprias crianças preenchem essas informações depois de cada aula, e então o professor acrescenta algum comentário breve. Esses relatórios são ótimos para manter você a par do desempenho de seu filho a cada dia. Algumas escolas permitem ou até incentivam os contatos professor-pai via e-mail, basicamente para os mesmos propósitos.

6 Se fosse necessário, a equipe da escola estaria aberta para receber a visita de um profissional ou especialista externo, que junto com você discutiria o TDAH de seu filho, o programa educacional e talvez fizesse recomendações adicionais para melhorá-lo? Se o diretor ou o professor se mostrarem reticentes em relação a essa orientação externa, procure outra escola.

Qual o número de outras crianças entrando nesse ano ou na classe do seu filho que também têm problemas de aprendizagem ou comportamentais? A maioria dos professores é capaz de lidar apenas com duas ou três dessas crianças em qualquer sala de aula de alunos sem transtornos. Se houver mais de duas ou três na classe, peça para colocar seu filho em outra classe ou procure outra escola.

A ESCOLHA DE UM PROFESSOR PARA O SEU FILHO

Para fazer a melhor escolha possível para o seu filho, você precisa avaliar os professores com base em dois fatores, como observado na revisão de pesquisas pelo doutor Sherman e colegas anteriormente mencionados: conhecimento e atitude.

■ O quanto o professor está bem informado?

Infelizmente, muitos professores estão desinformados a respeito do TDAH ou desatualizados em seu conhecimento do distúrbio e sobre como lidar com ele. Temos visto que alguns professores possuem um entendimento precário da natureza, percurso, resultados e causas desse transtorno. Também podem ter percepções equivocadas a respeito dos tipos de tratamento adequados ou prejudiciais. Nesse caso, poucas mudanças positivas serão alcançadas com as tentativas de estabelecer ajustes de currículo e programas de gestão de comportamento dentro da sala de aula. Da mesma forma que o primeiro passo para ajudar sua criança é você se tornar instruído sobre o TDAH, o passo inicial para a intervenção da escola é a instrução dos professores a respeito do transtorno. Armado com as informações deste livro, você deverá ser capaz de dizer a partir das entrevistas com o diretor e os professores se um determinado professor está bem informado sobre o TDAH. Se não estiver, você pode fazer muito para ajudar.

Ao compreender os métodos apresentados aqui e no Capítulo 16, você fica equipado para transmitir recomendações ao professor de seu filho para uma possível implementação. Pode também apresentar essas técnicas como sugestões nas reuniões da escola sobre o desempenho escolar de seu filho ou pode até solicitar, quando apropriado, que algumas delas passem a fazer parte formalmente do programa de educação individualizado dele, caso ele venha a receber serviços de educação especial.

■ **Qual a atitude do professor em relação ao TDAH e às técnicas de modificação de comportamentos?**

A adoção individual por algum professor dos programas comportamentais defendidos neste livro, caso ele tenha condições para isso e se disponha a fazê-lo, vai depender muito do treino educacional e da filosofia que ele tiver, assim como de sua experiência pessoal e de suas crenças sobre o processo pedagógico. Em alguns casos, talvez seja necessário um treinamento intensivo do professor de seu filho por uma escola ou um psicólogo clínico especializado nesses programas comportamentais. Crianças com TDAH que tiveram professores mais prepotentes e menos abertos a receber conselhos e informações de consultores tiveram desempenho pior na escola, segundo pesquisa conduzida em 2009 pelo doutor William Erchul na Universidade do Estado da Carolina do Norte, pelo doutor George DuPaul na Universidade Lehigh e por colaboradores em outras universidades. Professores com esse perfil tendem muito menos a implementar quaisquer das recomendações dos consultores ou introduzir mudanças em suas salas de aula para crianças com TDAH. Mesmo que algum profissional faça visitas de treinamento e de "estímulo" à escola, é necessário um treinamento subsequente para que o professor continue usando os procedimentos. Professores que usam uma abordagem permissiva da educação costumam ser pouco inclinados a usar a modificação de comportamento, em virtude de sua preocupação equivocada de que esses métodos possam ser excessivamente mecânicos e que não estimulem de modo adequado o desenvolvimento e a motivação naturais da criança para aprender. Isso absolutamente não é verdade. Em alguns casos, tais crenças podem ser alteradas por uma consulta com um profissional treinado em programas comportamentais. Em outros, essas crenças não irão mudar e podem interferir muito no uso eficaz de programas comportamentais nas salas de aula de seu filho. Nesse caso, a mudança para outro professor que tenha uma filosofia mais consistente com o uso de programas comportamentais pode ser benéfica.

Quando houver pouca motivação do professor ou um conflito de filosofias, você deverá ser assertivo. Pressione os administradores da escola para que haja maior responsabilização dos professores ou então transfira seu filho para outra classe ou escola, em vez de desperdiçar um ano da educação dele. Se isso não for possível, talvez você tenha que complementar a educação de seu filho fora da escola por meio de aulas particulares, programas de revisão nas férias e com seu envolvimento adicional em casa, revisando os trabalhos da escola.

Alguns professores resistem às técnicas comportamentais não devido a algum conflito com sua filosofia de ensino, mas porque acreditam que os problemas das crianças com TDAH são de base social, e que derivam de conflitos ou de um ambiente de caos em casa, ou então que a medicação é a única solução porque o TDAH tem uma base biológica. Outros professores podem resistir a alterar seu estilo de ensino porque acham que isso sugere que é o seu próprio comportamento que está causando os problemas da criança.

"A professora dela diz que o TDAH não existe. Que muitas crianças recebem esse rótulo, mas que se trata apenas de uma desculpa para o seu mau comportamento. Como posso lidar com ela?"

Outra coisa importante de se levar em conta é o quanto o professor de seu filho é uma pessoa bem ajustada e se há outros pais que apresentaram queixas contra ele por incompetência, negligência profissional ou ensino ineficaz. Claro que você não pode solicitar que cada um dos professores de seu filho passe por uma avaliação psicológica, mas pode obter informações com o diretor ou com outros membros da equipe pedagógica sobre a reputação desse professor em lidar com crianças com problemas comportamentais. Pode também solicitar os nomes de pais cujas crianças estejam atualmente sob os cuidados desse professor, e ligar para eles para ter uma visão mais clara da sua competência.

■ O que você pode fazer para ajudar

Numa visão ampla, a importância de uma colaboração estreita entre você, o professor de seu filho e quaisquer especialistas profissionais na equipe de tratamento nunca poderá ser suficientemente enfatizada. No entanto, uma colaboração bem-sucedida pode ser facilmente prejudicada por certas atitudes – não só do professor, mas suas também. Será que seus esforços não estão sendo dificultados por uma atitude que você tenha consolidado a partir de um longo histórico de conflitos com equipes escolares? Ou por suas expectativas pouco realistas? Será que você não está esperando que a escola "cure" os problemas de seu filho enquanto continua passivo ou pouco envolvido? Ou talvez seu filho esteja tendo poucas dificuldades em casa, mas você se convenceu de que é a precariedade do ensino ou da administração na escola que está causando as dificuldades de seu filho na sala de aula. Portanto, procure também reexaminar suas atitudes periodicamente para ver se não estão atrapalhando o processo de colaboração.

Se surge um antagonismo entre você e um professor, é bem provável que isso comprometa qualquer intervenção. Nesse caso, você pode pedir a algum profissional que normalmente lhe presta consultoria que venha com você à escola para ajudar a mediar as reuniões com o professor.

Leve em conta também que em muitos casos os programas comportamentais sugeridos aqui vão precisar ser combinados com medicação para tratar dos problemas escolares de uma criança com TDAH. Pesquisas recentes mostram que a combinação de programas comportamentais e medicação produz melhoras superiores às de qualquer tratamento usado isoladamente. Portanto, se seu filho está tendo graves problemas de ajuste escolar, você deve pensar seriamente em usar medicação (ver Capítulos 18 e 19).

Por fim, quando encontrar um ou mais professores bons, sensíveis, procure dar-lhes apoio e elogios; disponha-se a ajudá-los de todas as maneiras que puder; fique receptivo às sugestões dos professores sobre o que você pode fazer para ajudar; e transmita sua aprovação e admiração não só a eles, mas também ao diretor da escola. Isso pode fortalecer muito seu relacionamento com todos eles, aumentar neles a disposição de configurar seus programas de sala de aula às necessidades especiais e aptidões de seu filho e auxiliar você a encontrar outros professores no futuro que pensem de modo similar, à medida que seu filho avance pelos anos escolares, incentivando-os para que defendam você e seu filho quando a administração da escola tomar decisões sobre programação educacional. Dar atenção positiva aos professores de seu filho reforça o relacionamento com eles, do mesmo modo que faz com a criança.

ALGUNS CONSELHOS SOBRE SALA DE AULA E CURRÍCULO

É importante considerar vários fatores relacionados à estrutura do ambiente da sala de aula, às suas regras e à natureza dos trabalhos escolares propostos, a fim de poder ajudar seu filho na escola. No passado, os profissionais diziam aos pais e professores que era melhor reduzir a quantidade de estímulos na sala de aula, porque eles podiam causar excessiva dispersão nas crianças com TDAH. As pesquisas que avaliaram essas medidas descobriram, no entanto, que elas não melhoram o comportamento em sala de aula ou o desempenho escolar dessas crianças. De modo similar, sugestões de que as salas de aula tradicionais são muito restritivas e que aquelas que conferem maior liberdade e flexibilidade são melhores tampouco têm encontrado apoio em pesquisas.

Existem, porém, vários aspectos da sala de aula que podem precisar de ajustes quando um professor trabalha com seu filho. Tenha essas coisas em mente quando fizer as compras de material escolar para o próximo ano. Lembre-se também, quando encontrar com o professor, de planejar a abordagem para o próximo ano escolar. Acredite ou não, um ponto importante é o arranjo dos lugares na sala de aula.

Pesquisas mostram que o arranjo tradicional das carteiras em fileiras voltadas para a parte da frente da classe, onde geralmente o professor se coloca para dar aula, é muito melhor para crianças com TDAH do que os arranjos modulares, nos quais várias crianças compartilham uma mesa maior, especialmente se elas ficarem umas em frente às outras enquanto trabalham. Tais arranjos parecem oferecer estímulos demais e excesso de oportunidades de interação social com outras crianças, o que dispersa quem tem TDAH e dificulta prestar atenção ao professor ou ao trabalho proposto.

Você pode também pedir que seu filho seja colocado mais perto da mesa do professor ou do local onde ele passa a maior parte do tempo dando aula. Isso não só diminui a atenção dos colegas para o comportamento inconveniente, mas também facilita o trabalho do professor de monitorar seu filho e oferecer-lhe recompensas e punições de maneira rápida e fácil. Às vezes, alterar a disposição dos assentos é tão efetivo quanto um programa de recompensas para melhorar o comportamento na aula.

Salas de aula fisicamente fechadas (com quatro paredes e uma porta) costumam ser melhores para uma criança com TDAH do que as chamadas salas de aula abertas. Estas costumam ser mais barulhentas e conter mais dispersões visuais. Pesquisas mostram que ambientes ruidosos estão associados a menor atenção ao trabalho e a níveis mais elevados de comportamento inadequado em crianças com TDAH.

Uma rotina de sala de aula bem organizada e previsível também ajuda. Definir e afixar diariamente um cronograma e as regras de sala de aula pode incrementar essa sensação de estrutura. Usar tabelas de *feedback* na parte da frente da sala, que mostrem como as crianças estão se saindo no cumprimento de regras, comportamento e trabalho também pode ajudar seu filho com TDAH.

Em alguns casos, é particularmente útil usar gravações. Embora não façam parte da estrutura da sala de aula, são um exemplo do tipo de medida que a escola deveria estar aberta a permitir usar. Antes de fazer algum trabalho na carteira, a criança pega um gravador digital portátil, coloca o fone de ouvido para que a gravação não perturbe os outros e liga o aparelho. Ela então faz o trabalho enquanto o gravador vai passando os lembretes – geralmente com a voz gravada do pai, pois sabemos que as crianças com TDAH tendem a dar mais ouvidos ao pai do que à mãe –, para ajudá-lo a concentrar-se na tarefa, não mexer com os colegas, e assim por diante. A eficácia dessas fitas é maior quando combinadas com métodos de aplicar regras e com o uso de recompensas e punições por trabalhar e se comportar.

As seguintes mudanças adicionais na estrutura da sala de aula e no currículo provavelmente serão úteis:

1. Como é válido para todas as crianças, as tarefas escolares devem ser bem ajustadas às suas aptidões. Nas crianças que têm TDAH, aumentar a novidade e o nível de interesse das tarefas por meio do uso de estímulos maiores (por exemplo, nas cores, formas, texturas) parece reduzir o comportamento inadequado, aumentar a atenção e melhorar o desempenho geral.

2. O professor deve mudar o estilo de apresentação dos conteúdos e os materiais usados nas tarefas, para ajudar a manter o interesse e a motivação em crianças com TDAH. Quando as atividades despertam pouco interesse ou as tarefas atribuídas são passivas, é bom entremeá-las com atividades de alto interesse ou com tarefas ativas, para otimizar a atenção ou concentração. Em crianças com TDAH, tarefas que exijam uma reação ativa em vez de passiva também podem constituir um canal melhor para que seus comportamentos inadequados se tornem reações construtivas. Em outras palavras, dar a uma criança com TDAH algo para fazer como parte da exposição de conteúdo, das tarefas ou da atividade proposta fará com que o comportamento dela seja menos problemático.

3. As tarefas escolares devem ser breves para que caibam no intervalo de atenção da criança. Uma boa regra prática é atribuir uma quantidade de trabalho que seja apropriada a uma criança 30% mais nova. Deve-se dar um *feedback* imediato sobre o desempenho das tarefas e estipular limites de tempo curtos para

concluir o trabalho. Isso pode ser feito usando cronômetros, como os de cozinha.

4 Pode-se aumentar a atenção das crianças nas tarefas em grupo propondo a lição de uma maneira animada, sem perder o foco na tarefa, mas mantendo-a breve e permitindo uma participação frequente e ativa da criança. Um professor que funcione como um ator – sendo vibrante, entusiasmado e colocando emoção em sua fala – receberá muito mais atenção do que outro que exponha um assunto árido em tom monótono.

5 Combinar exposição de conteúdos com breves momentos de exercício físico pode também ser útil. Isso reduz a sensação de fadiga e monotonia que as crianças com TDAH podem experimentar com maior frequência do que as outras quando o trabalho escolar se estende por um longo período. O professor pode sugerir que os alunos façam um exercício simples ao lado da carteira, dando pulos e abrindo e fechando braços e pernas ao mesmo tempo, ou propondo um passeio fora da sala de aula, para uma corrida ou caminhada rápida de dois minutos, ou formando fila e andando pela sala no estilo "conga", ou outra atividade física curta qualquer. Isso revigora o intervalo de atenção não só para uma criança com TDAH, mas também para as demais.

6 O professor deve programar os conteúdos escolares mais difíceis para o período da manhã e deixar as partes mais ativas, não acadêmicas, para o período da tarde, exceto quando a criança toma medicação para TDAH. Sabe-se que a capacidade de uma criança com TDAH de se concentrar e inibir comportamentos decresce muito ao longo do seu dia na escola (ver Capítulo 4).

7 Sempre que possível, as exposições de conteúdos em sala de aula devem ser amparadas por materiais de instrução direta – exercícios curtos, bem específicos, envolvendo aptidões escolares importantes ou, melhor ainda, usando programas de computador para isso.

QUAL O MELHOR AMBIENTE PARA UMA CRIANÇA COM TDAH?

Em muitos casos, as medidas descritas até aqui e os programas apresentados no Capítulo 16 serão suficientes, especialmente quando se trata de crianças com sintomas leves a moderados de TDAH ou aquelas cuja desatenção e problemas comportamentais são controlados por medicação. No entanto, em outros casos, especialmente os de sintomas severos de TDAH agravados por problemas concomitantes de oposição, agressão ou transtornos de aprendizagem, pode ser necessário recorrer a ambientes educacionais alternativos – por exemplo, escolas particulares ou de educação especial. Idealmente, esses ambientes devem ser constituídos por classes com uma relação baixa de alunos-professor, e as aulas devem ser ministradas por professores com expertise em modificação de comportamento.

AS CRIANÇAS DEVEM REPETIR O ANO?

Entre 23% a 40% das crianças com TDAH repetem pelo menos um ano até chegar ao ensino médio, geralmente nos primeiros anos do ensino fundamental. Portanto, muitos pais têm que avaliar se a retenção é a solução para as dificuldades de seu filho.

É compreensível que a retenção seja recomendada em muitos casos, já que crianças com TDAH costumam ter características de crianças imaturas em relação à sua idade. Muitos professores podem recomendar com razão "mais um ano para que possam crescer". Mesmo assim, vários estudos não têm identificado quaisquer vantagens significativas no aproveitamento dessas crianças como resultado de se atrasar sua entrada na escola, e estudos mais recentes identificaram vários danos com crianças associados ao fato de terem repetido de ano. Entre esses efeitos adversos estão a perda de interesse na escola, a perda de motivação para aprender, aumento da agressividade, em meninos principalmente, e aumento da depressão, principalmente em meninas. Crianças repetentes também têm maior probabilidade de sofrer rejeição dos colegas depois que repetem, e probabilidade bem menor de concluir o ensino médio do que as demais crianças com problemas similares que não tenham repetido. Dificuldades na escola associadas ao TDAH não decorrem de um curto período de imaturidade no desenvolvimento e, portanto, repetir a mesma abordagem por mais um ano provavelmente não irá ajudar. Afinal de contas, não corrigirá os problemas específicos do TDAH. E, na realidade, uma criança que repete o ano talvez fique entediada ao precisar rever o mesmo material e, portanto, pode estar sendo condenada ao fracasso. Levada ao extremo, essa solução pode resultar no que uma mãe comentou: "Se o fizerem repetir cada um dos anos, nesse ritmo, ele vai se formar aos 30 anos!".

Num estudo conduzido pela doutora Linda Pagani, milhares de crianças de escolas públicas de Montreal foram acompanhadas por vários anos em sua vida escolar. Um dos propósitos desse estudo foi ver se a retenção num ano era benéfica ou prejudicial aos alunos. O estudo concluiu que essa prática não mostrava benefícios mensuráveis para o futuro de uma criança que tivesse sido retida e que a prática era prejudicial de várias maneiras. As crianças que haviam sido retidas costumavam perder o interesse pela escola e pela aprendizagem, desenvolviam outros problemas nas relações com os colegas e muitas vezes ficavam mais agressivas. Meu próprio estudo de acompanhamento com a doutora Mariellen Fischer constatou que crianças com TDAH que haviam sido retidas no ano tinham também maior probabilidade de largar a escola antes de concluir o ensino médio. Constatou-se que quanto mais cedo ocorria a retenção, mais prejudicial ela se mostrava. O estudo da doutora Pagani dá sustentação à minha recomendação de que as crianças não devem ser retidas no seu ano como um meio de lidar com seus problemas de aprendizagem ou comportamento.

■ Questões/opções a considerar

Embora não seja recomendável reter uma criança num ano depois que ela inicia a escolaridade formal, pode ser sensato considerar manter a criança por mais um ano na pré-escola, antes de deixá-la passar para o primeiro ano do ensino fundamental. Que fatores você deve levar em conta para tomar essa decisão?

Status escolar

Em geral, se uma criança é avaliada como mentalmente capaz de concluir o trabalho exigido no ano seguinte, então um tipo diferente de ambiente escolar (por exemplo, com maior reforço ou numa classe menor) é preferível à retenção. Se for constatado um atraso global no aproveitamento escolar ou na inteligência, com base em testes psicológicos aplicados na criança, a retenção pode ser recomendável. Se não, a criança deve ser aprovada e receber serviços educacionais de apoio nas áreas em que tiver atraso.

Porte físico e idade

Pais e crianças têm comentado os problemas sociais da retenção quando a criança é maior que seus colegas. Portanto, a retenção pode parecer mais sensata quando o aluno que vem da pré-escola tem estatura menor e/ou faz aniversário perto da data de corte para o primeiro ano do ensino fundamental.

Maturidade emocional

A impulsividade e a baixa tolerância à frustração, entre outras características que marcam a imaturidade emocional de crianças com TDAH, não tendem a ser curadas por outro ano na pré-escola ou em qualquer outro. Por outro lado, algum tipo de intervenção, como um programa de treinamento de aptidões sociais dentro do ambiente da escola, pode ser útil. Meus colegas e eu temos usado um programa de treinamento de aptidões sociais chamado *Skillstreaming*, dos doutores Ellen McGinnis e Arnold Goldstein. Ele vem sendo usado com sucesso por professores em sala de aula da pré-escola e do ensino fundamental, dentro do currículo normal.

Na realidade, muitas das dificuldades de uma criança podem ser tratadas por meio de serviços corretivos oferecidos na sala de aula normal, como alternativa à retenção. Pode-se usar terapia ocupacional, e o terapeuta ocupacional pode fazer recomendações ao professor da classe para que empregue técnicas dessa área nas aulas. Terapias de fala e de linguagem também podem ajudar, especialmente quando colocam foco na comunicação, já que nesse caso essa terapia se torna um programa eficaz de aprimoramento das aptidões sociais.

Estilo e expectativas do professor

Como já vimos, os professores variam consideravelmente tanto no que esperam que seus alunos sejam capazes de fazer quanto em sua atitude em relação a transtornos como o TDAH. Várias estratégias comportamentais relativamente simples (vistas no Capítulo 16) podem ser usadas na sala de aula normal por um professor que seja receptivo a essa abordagem, eliminando assim a necessidade de retenção. Portanto, a escolha de um professor é um aspecto crucial no que diz respeito à decisão de reter ou não uma criança.

CAPÍTULO 16
Melhorando a educação na escola e em casa

por Linda J. Pfiffner, PhD

Agora que você encontrou a melhor configuração possível para a educação de seu filho, pode começar a examinar as técnicas específicas para maximizar seu sucesso escolar em bases cotidianas. Essa é outra área na qual você deve se tornar especialista; é bem provável que caiba a você ajudar a planejar a intervenção e treinar o(s) professor(es) no uso efetivo de modificações na sala de aula e nos programas de gestão do comportamento infantil. Com certeza é a você que cabe cuidar para que a educação de seu filho melhore a partir daquilo que acontece na sua casa. Este capítulo detalha os princípios gerais e os métodos específicos para ajudar uma criança com TDAH a ir bem na escola. Embora tenha foco na sala de aula, este capítulo contém várias sugestões que podem facilmente ser adaptadas para uso domiciliar pelos pais, para que o trabalho seja feito em casa e melhore o comportamento doméstico de uma criança com TDAH. Portanto, ao lê-lo, mantenha em mente esse uso alternativo dos métodos apresentados.

Lembre-se de procurar envolver seu filho nesse processo de melhora de seu sucesso escolar, para aumentar a motivação da criança em ir bem. Leve junto com você qualquer criança com mais de 7 anos em algumas de suas reuniões iniciais de planejamento com o professor. Isso dá à criança alguma noção sobre definir metas e determinar recompensas e punições adequadas para comportamentos. Entre os frutos importantes de reuniões desse tipo estão os contratos comportamentais que especificam os detalhes dos programas e podem ser assinados por pais, professores e criança, pois isso contribui para preservar o uso consistente do programa ao longo do tempo e deixa claro o papel de cada pessoa.

PRINCÍPIOS GERAIS PARA A GESTÃO DA ESCOLA

Quer esteja sendo usada medicação ou não, há um número de princípios que é importante ter em mente para desenvolver programas de gestão em sala de aula para seu filho com TDAH. Eles se baseiam na tese apresentada no Capítulo 2, segundo a qual o transtorno envolve um comprometimento das aptidões executivas e de autorregulação de seu filho. Também se apoiam nos princípios de gestão de seu filho em casa, vistos no Capítulo 11.

1 As regras e instruções devem ser claras, breves e (quando possível) representadas fisicamente em forma de gráficos, listas e outros lembretes visuais. Confiar na memória da criança e em lembretes verbais costuma não ser eficaz. Incentive seu filho a repetir as instruções em voz alta e até a murmurá-las baixinho para si mesmo enquanto as segue.

2 As recompensas, punições e *feedbacks* usados para lidar com o comportamento da criança devem ser expressos na hora, e toda a abordagem de usar consequências deve ser bem organizada, sistemática e planejada.

3 É crucial usar com frequência *feedbacks* e consequências quando as regras são seguidas, para manter a obediência da criança.

4 Crianças com TDAH são menos sensíveis a elogios sociais e repreensões, portanto as consequências por bom ou mau comportamento devem ser mais poderosas que as necessárias ao lidar com comportamentos de crianças sem TDAH.

5. Recompensas e incentivos devem ser oferecidos antes de recorrer a punições, se não seu filho passará a ver a escola como um lugar onde ele tende mais a ser punido do que recompensado. Certifique-se de que o professor irá esperar uma semana ou duas depois de montar um programa de recompensas na escola para só então começar a usar punições. Depois certifique-se de que ele está oferecendo duas ou três recompensas para cada punição. Se uma punição falha, primeiro verifique se a extensão em que as recompensas são ministradas não está sendo insuficiente; se estiver, a punição não será capaz de controlar o comportamento de seu filho.

6. Os sistemas de recompensa por fichas podem preservar sua eficiência durante todo um ano escolar com um mínimo de perda de poder, desde que as recompensas sejam mudadas com frequência. Crianças que têm TDAH entediam-se com certas recompensas mais rápido do que as demais, e os professores que não percebem isso costumam abrir mão de um programa de fichas muito cedo, achando que parou de funcionar, quando o único problema é que a criança ficou entediada com os privilégios específicos que pode comprar com suas fichas.

7. A antevisão é crucial para crianças que têm TDAH, especialmente em épocas de transição. Para assegurar que seu filho está ciente de uma mudança iminente, peça que o professor siga as estratégias apresentadas no Capítulo 12: (a) rever as regras *antes* de iniciar a nova atividade; (b) fazer a criança repetir essas regras, incluindo as recompensas por bom comportamento e as punições por mau comportamento; e (c) manter esse plano depois que a atividade começa. Aqui, a mensagem importante para os educadores é: *pense alto, pense à frente*. Você pode também compartilhar alguns dos princípios do Capítulo 9 com os professores do seu filho: (1) procurar consistência, (2) não levar para o pessoal os problemas de seu filho, (3) manter o foco na deficiência de seu filho, e

(4) praticar o perdão. Com essas regras em mente, um professor criativo poderá facilmente conceber um programa de gestão efetivo para seu filho com TDAH.

8 Às vezes, porém, crianças com TDAH podem precisar de ajuda extra fora da escola, a fim de acertar o passo com crianças sem o transtorno no que se refere a conseguir terminar as lições na escola ou manter em dia suas aptidões escolares e seu conhecimento. Alguns pais intervêm e fazem o papel de tutor da criança, o que em determinados casos pode funcionar bem. No entanto, temos visto que muitos pais se revelam tutores ineficientes ou que os problemas entre pai ou mãe e filho surgidos em outras situações estendem-se e afetam negativamente a hora reservada para essa tutoria. Por essas razões, e outras, costumamos incentivar os pais a contratarem um tutor formal para trabalhar com o filho várias vezes por semana. Além de um tutor, ou no lugar dele, os pais devem checar os cursos de autoinstrução da Khan Academy (www.khanacademy.org) oferecido pela internet. São cursos projetados para serem feitos pelas próprias crianças e adolescentes, e cobrem muitas das matérias escolares que eles provavelmente estão tendo na escola. Têm um formato melhor e mais adequado ao ritmo de cada um, o que parece benéfico para crianças com TDAH. Os pais (ou um tutor) podem também trabalhar inicialmente com a criança ou adolescente apoiados nesses cursos. São gratuitos.

MÉTODOS DE GESTÃO DO COMPORTAMENTO EM SALA DE AULA

Usar consequências positivas e negativas é a ferramenta mais efetiva para a gestão do comportamento na sala de aula, e também em casa. Entre as consequências positivas temos: elogios, fichas e recompensas tangíveis, privilégios especiais. As punições mais comuns são: ignorar, repreender verbalmente, aplicar multas ou punições num sistema de fichas e colocar de castigo. As melhoras mais acentuadas no comportamento em sala de aula e no desempenho escolar costumam ocorrer apenas com uma combinação de estratégias.

▪ Usar consequências positivas

Atenção do professor

Elogios e outras formas de atenção positiva por parte do professor, como um sorriso, um aceno com a cabeça ou um tapinha nas costas, são algumas das ferramentas de gestão mais básicas que os professores têm à disposição. A atenção positiva é valorizada pela maioria das crianças, seu filho inclusive, embora a atenção sozinha raramente seja suficiente para lidar com todos os problemas que as crianças com TDAH podem enfrentar na escola.

"A professora me perguntou: 'Por que eu deveria dar ao seu filho um monte de recompensas por se comportar bem quando não faço isso com as crianças que normalmente se comportam assim? Elas podem se ressentir disso'. Como posso responder?"

Dar elogios e reconhecimento pode parecer simples, mas o uso organizado e sistemático de tais atenções requer muita habilidade. O professor deve ser específico a respeito do que considera digno de elogio e deve transmitir um calor humano genuíno. O elogio deve ser feito na hora e é bom que varie nas palavras empregadas para ter melhor efeito estratégico. Usar o elogio de modo efetivo exige maior monitoramento e supervisão, para que o professor possa "flagrar a criança indo bem" mais vezes e oferecer as consequências positivas que ela mereça. Mas falar é mais fácil do que de fazer. Um professor tem consideráveis demandas de tempo e de atenção numa sala de aula normal. Supervisionar seu filho mais de perto é algo que naturalmente compete com o monitoramento de todas as demais crianças e com o ensino do currículo. Alguns professores podem até achar que seu filho não merece essa atenção e supervisão adicionais – que, como as outras crianças da classe não recebem esse tipo de atenção por se comportarem bem, então não é justo dá-la a seu filho. Se o professor do seu filho faz esse tipo de comentário, compartilhe o conhecimento que você tem a partir da leitura do Capítulo 15, de modo que ele compreenda que o TDAH é uma deficiência – e que não se trata apenas de indisciplina e negligência. A sociedade costuma abrir exceções quando se trata de pessoas com deficiências, e isso inclui as crianças com TDAH. Além disso, vale notar que outras crianças podem não exigir tanto *feedback* para continuar com um bom desempenho, enquanto uma criança com TDAH depende disso para não ficar para trás e ir mal na escola. O fato de nós não precisarmos de uma rampa para subir na calçada ao atravessar a rua ou para subir as escadas de um edifício não significa que as pessoas com deficiências físicas não devam tê-la à disposição, ou que iremos ficar ressentidos com elas porque têm essa regalia. Portanto, essa linha de argumentação de um professor não faz o menor sentido.

Use lembretes para prover consequências

Há vários recursos que podem ser usados para ajudar um professor a lembrar de prover *feedback* frequente a uma criança com TDAH: (1) adesivos com um rostinho sorridente podem ser espalhados pela sala de aula em pontos para os quais o professor costuma olhar, para lembrá-lo de ver o que o aluno com TDAH está fazendo e elogiar se tudo estiver correndo bem. (2) O professor pode também colocar o alarme de seu celular ou um simples relógio temporizador de cozinha para tocar de vez em quando, lembrando-o de parar o que está fazendo para monitorar o aluno com TDAH. (3) Pode-se gravar um toque suave num gravador digital, em intervalos aleatórios (com frequência maior nas duas primeiras semanas e depois mais espaçados), dentro de um período de 90 ou 120 minutos, para lembrar o professor de checar o aluno e elogiá-lo quando for o caso. Para alunos de 8 anos ou mais, o professor pode até usar esse tipo de programa com indicações de tempo para ensinar o automonitoramento. O aluno recebe uma pequena ficha dividida ao meio em duas colunas, tendo na da esquerda um sinal de mais (+) ou uma carinha sorrindo e na coluna da direita um sinal de menos (-) ou uma carinha zangada. Toda vez que a criança ouve o som, ela faz uma marca na coluna "mais" por ter obedecido instruções ou uma marca na coluna "menos" por ter se dispersado da tarefa. O papel do professor é checar prontamente o comportamento da criança quando o som toca e certificar-se de que o aluno está registrando direito as marcas. O automonitoramento funciona melhor quando se coloca um cartaz num cavalete na frente da classe com cinco ou seis regras para cada período do dia, para o professor ficar exibindo ao longo do dia a página adequada. (4) O professor pode também começar um período da aula com dez pedrinhas de bingo no bolso esquerdo, por exemplo, e ir passando uma pedrinha para o bolso direito toda vez que tiver dado atenção positiva ao seu filho. A meta é transferir todas as dez pedrinhas para o bolso direito no final daquele período da aula.

Recompensas tangíveis e programas com fichas

Elogiar um bom comportamento e ignorar um mau comportamento são procedimentos úteis, mas por si sós não costumam ser suficientes. É possível dar uma variedade de outras recompensas, mais atraentes, muitas vezes na forma de privilégios especiais, como ajudar o professor, ganhar um recreio extra, jogar jogos especiais, ganhar mais tempo no computador e fazer projetos de arte. É importante disponibilizar uma longa lista de opções para evitar o tédio. Além disso, como as recompensas frequentes são importantes para ajudar a criança com TDAH, algumas delas devem poder ser ganhas algumas vezes durante o dia. Recompensas mais valiosas, como uma festa de pizza ou uma atividade especial fora da classe, devem ser oferecidas em períodos de tempos maiores, como uma vez por semana.

Usar programas de fichas ou pontos para ganhar recompensas também pode ser muito efetivo (ver Capítulo 11). Os professores podem ainda entrevistar os alunos com TDAH para descobrir os tipos de atividades ou outras recompensas que gostariam de ganhar, além de selecionar algumas com base na observação da criança. Se houve poucas recompensas suficientemente atraentes na escola, talvez caiba a você montar um programa de recompensas baseado em sua casa, como veremos adiante neste capítulo. Ou doar algum brinquedo ou jogo favorito da sua casa para que o professor o use num sistema de recompensas na sala de aula.

Uma recompensa muito atraente que as crianças parecem apreciar bastante hoje em dia é ter permissão para jogar algum videogame. Temos sido bem-sucedidos em abordar clubes locais e pedir doações desses jogos ou de fundos, para compensar as despesas de comprar outros jogos baratos, manuais e portáteis, quando fazemos apresentações sobre a gravidade dos problemas comportamentais e a necessidade crucial de oferecer essas recompensas na gestão de crianças problemáticas.

Também é possível usar programas de fichas com grupos de crianças, quando todos os membros da classe ganham recompensas com base no comportamento de um ou mais colegas ou do grupo todo. Esses programas de grupo são particularmente efetivos quando os alunos recompensam uma criança com TDAH por comportamento inconveniente ao acharem engraçado ou se juntarem a uma conduta inadequada dela. Em alguns programas aplicados a grupos, o desempenho de um aluno com TDAH serve como o padrão para determinar o quanto de recompensa será dado à classe toda. Em outros casos, oferecem-se fichas ou pontos a cada criança da classe, incluindo aquela com TDAH, com base em como o aluno com TDAH se comporta. Isso tem a vantagem de motivar as outras crianças da classe a ajudar o aluno com TDAH a se comportar bem, a seguir regras e concluir as tarefas. Uma variação desse programa envolve dividir a classe em pequenas equipes, que ganham ou perdem pontos dependendo de seu comportamento. A equipe com maior número de pontos positivos ou menos pontos negativos ganha privilégios compartilhados pela equipe inteira. A abordagem em grupo tem a vantagem de não colocar em evidência a criança com TDAH, mas esse benefício deve ser avaliado em relação à possibilidade de esta, quando se sai mal, ser acusada de causar a penalização da classe inteira.

Programas de fichas também podem ser usados para aumentar a produtividade escolar e a precisão de trabalho de seu filho. Num dos programas de sistemas de fichas que montamos, as crianças faziam marcas num cartão para cada resposta correta, e essas marcas permitiam resgatar uma grande variedade de recompensas suplementares na escola (doces, tempo livre, material escolar e de arte, piqueniques no parque, etc.), que eram dadas mais tarde no dia. Esse programa levou a um aumento das notas de matemática e leitura, e reduziu o comportamento inadequado a um nível similar ao visto numa fase anterior, quando as crianças estavam sob medicação.

Em outro programa, bastante inovador, eram dadas fichas para a conclusão bem-sucedida de quatro tarefas: duas que envolviam aprender a ler e usar novas palavras em sentenças e duas que envolviam ensinar essas aptidões a outro aluno, o que foi chamado de *tutoria de colegas*. Cada ficha que era ganha pela conclusão de uma dessas quatro tarefas podia ser trocada por quinze minutos jogando fliperama ou um jogo eletrônico na sala de aula. A criança ganhava também um tempo adicional de jogo toda vez que concluía uma unidade de uma matéria, como um capítulo numa tarefa de leitura. Esse programa de fichas aumentou de modo significativo não só o nível de conclusão de trabalhos, como a precisão. Também melhorou o desempenho dos alunos nas provas semanais de leitura das escolas do distrito. Esse programa foi aplicado por um único professor.

Os tipos de metas escolhidas para esses programas de fichas são um aspecto crucial para o seu sucesso. Dar recompensas por desempenho destacado funciona para outras crianças, mas muitas das que têm TDAH precisam receber afirmação por feitos menores. De início, portanto, as recompensas devem ser dadas por pequenas realizações – como concluir uma parte do trabalho quando a criança tem um longo histórico de falhar em concluir tarefas, ou então por ela ter ficado quieta durante parte do dia quando costuma ser problemática o dia inteiro.

As fichas também precisam ser ajustadas para a idade da criança. Fichas tangíveis, como as de pôquer, são muito importantes ao lidar com crianças de 4 a 7 anos de idade, enquanto pontos, números ou marcas num cartão podem ser usados no ensino médio. Com crianças da pré-escola, porém, usar fichas de plástico pode na realidade funcionar como distração, então temos recorrido muitas vezes a uma pequena bolsa de pano presa na parte de trás da roupa da criança. Quando ela ganha fichas, o professor vai até ela e coloca a ficha na "sacolinha", e dá um apertozinho afetuoso no seu ombro. Várias vezes por dia a sacolinha é retirada e esvaziada, e a criança pode trocar as fichas por vários privilégios na sala de aula.

■ Usar consequências negativas

Ignorar

Ignorar costuma ser usado como um dos primeiros recursos para lidar com um mau comportamento leve, especialmente quando esse mau comportamento da criança parece ser estimulado pela atenção que lhe é dada pelo professor.

Infelizmente, não é fácil distinguir os casos em que uma criança com TDAH se comporta mal porque tenta chamar atenção do professor dos casos em que ela não tem essa intenção. A maioria dos episódios de mau comportamento decorre dos déficits biológicos de seu filho em inibir atitudes e sustentar atenção. Ignorar não significa simplesmente deixar de monitorar o comportamento da criança; significa uma *retirada contingente* da atenção do professor quando o mau comportamento ocorre. Funciona melhor combinada com elogios – o professor, por exemplo, elogia as crianças que ficaram em seus lugares e ao mesmo tempo deixa de dar atenção a uma criança com TDAH que está perambulando pela classe. Mas mesmo quando há também um programa de recompensa atraente sendo usado, ignorar pode não funcionar como punição suficiente para ensinar a criança com TDAH a parar de se comportar mal. Nesses casos, parece necessário usar consequências negativas adicionais. Ignorar tampouco é indicado em casos de agressão ou destruição – atos de má conduta que merecem uma punição imediata e clara para desestimular sua repetição no futuro.

Repreensões

A repreensão é provavelmente a consequência negativa usada com maior frequência em sala de aula, mas sua eficácia pode variar bastante. Repreensões curtas, específicas, feitas de modo rápido, sem muita emoção (objetivas) e apoiadas de modo consistente por outra punição quando não são atendidas podem ser efetivas para seu filho com TDAH. Repreensões vagas, postergadas, prolixas, em tom emocional e sem apoio de outras consequências não funcionam. Repreensões misturadas com *feedback* positivo tampouco são eficientes, do mesmo modo que as repreensões feitas de maneira inconsistente. Por exemplo, quando se repreende as crianças algumas vezes por falarem fora de hora, mas outras vezes elas são atendidas sem que tenham erguido a mão e aguardado sua vez de falar, elas acabam mantendo essa atitude, ou até acentuando-a. As repreensões também parecem ser mais eficientes quando feitas com contato olho no olho e bem perto da criança. Além disso, as crianças reagem melhor a professores que repreendem sempre com ênfase desde o início do ano escolar do que a professores que vão aumentando aos poucos a severidade das medidas de disciplina ao longo do ano. Em resumo, as repreensões, como os elogios, nem sempre são suficientes para mudar o comportamento de seu filho. Talvez seja preciso recorrer a consequências suplementares mais fortes.

Punições ou multas por mau comportamento

Punições, ou o que os profissionais chamam de *reação com custo*, envolvem a perda ou retirada de uma recompensa pela exibição de algum mau comportamento. A perda de recompensas pode abranger uma ampla gama de privilégios e atividades ou mesmo de fichas, num sistema de fichas (quando se aplicam multas). As multas podem ser facilmente adaptadas a uma variedade de problemas e situações comportamentais; são mais efetivas do que o uso isolado de repreensões e parecem aumentar a eficácia dos programas de recompensa.

Em um estudo, uma professora deduzia um ponto cada vez que via uma criança sem trabalhar. Perder um ponto implicava perder um minuto de tempo livre. Foi colocado um contador digital na carteira de cada aluno para controlar os totais de pontos de cada um. Um contador de uma das crianças consistia de cartões numerados, que ela mudava para um número mais baixo cada vez que perdia um ponto. A professora tinha um contador idêntico na mesa dela, no qual controlava as perdas de pontos. A criança era instruída a checar com alguma frequência durante a aula a correspondência do valor numérico de seu contador com o da professora. Uma segunda criança tinha um "contador" eletrônico operado por bateria, com um mostrador de números chamado *Attention Trainer* (você pode vê-lo em www.addwarehouse.com ou então simplesmente digitar esse nome no seu site de busca na internet, o Google, por exemplo, para saber mais). A professora descontava pontos nesse visor toda vez que ocorriam comportamentos fora da tarefa com um controle remoto, do tipo usado para acionar portões eletrônicos de garagem.

Esses dois métodos aumentaram o tempo em que as crianças prestaram atenção ao seu trabalho e também o seu desempenho escolar. Os resultados foram quase tão bons quanto os obtidos quando as crianças estavam tomando medicação estimulante. A prontidão com que as consequências foram colocadas em ambos os procedimentos certamente ajudou o programa a funcionar bem. Além disso, esses procedimentos eram muito fáceis de usar, práticos e eficientes para o professor.

No entanto, como ocorre com outras punições, o uso de multas ou penalizações tem levantado preocupações sobre seus possíveis efeitos negativos. Maneiras de reduzi-los são discutidas mais adiante neste capítulo. Temos constatado que dar muitas recompensas em classe e evitar padrões injustificadamente rigorosos pode reduzir o número de punições que precisem ser aplicadas.

Castigos

Discutimos o uso do castigo em casa no Capítulo 11. O termo na realidade refere-se ao tempo no qual o reforço positivo e as recompensas não estarão disponíveis. Costuma ser recomendado para uso na escola com crianças que têm TDAH e são particularmente agressivas ou problemáticas. O castigo pode ser aplicado de diversos modos. Um deles, muitas vezes chamado de *isolamento social,* consiste em colocar a criança sentada numa cadeira numa sala vazia por alguns minutos. Tem sido muito criticado ultimamente. Agora os profissionais em geral recomendam apenas remover a criança da área de atividades, em vez de retirá-la de vez da sala. Pode-se colocar a criança sentada num cubículo fechado em três de seus lados ou sentada de cara para uma área sem atrativos (uma parede, por exemplo) na própria classe. Em outros casos, pode-se pedir às crianças que desistam de seu trabalho (o que elimina a oportunidade de ganhar recompensas por desempenho escolar) e então abaixem a cabeça (o que reduz a oportunidade de uma interação gratificante com os outros) por breves períodos de tempo.

Outros procedimentos de castigo usam um relógio de bom comportamento. As recompensas (quinquilharias, doces, etc.) são ganhas pela criança e pela classe quando a criança se comporta adequadamente por um determinado período de tempo. O relógio anda quando a criança presta atenção, trabalha ou se comporta bem. É detido por um curto período quando a criança é inconveniente ou para de fazer a tarefa. Estudos têm constatado aumentos significativos de hiperatividade e comportamento problemático como resultado de usar esse método.

A maior parte dos programas de castigo define regras específicas que devem ser seguidas antes que a criança seja liberada do castigo. Em geral, essas regras exigem que ela fique quieta e cooperativa durante o castigo, por um período de tempo especificado. Em alguns casos, crianças muito problemáticas ou hiperativas podem falhar em cumprir esse procedimento típico. Podem se recusar a ficar de castigo ou fugir da área destinada antes do fim do período. Para reduzir os problemas nesses casos, as crianças podem ganhar um tempo de desconto no período de castigo por bom comportamento ou por aceitarem o procedimento (ou seja, reduz-se a extensão de tempo original do castigo). Como opção, quando uma criança se recusa a cumprir as regras do castigo, a extensão de tempo original pode ser aumentada para cada regra infringida. Em outra abordagem, a criança pode ser retirada da classe para cumprir o castigo em outro lugar (por exemplo, em outra classe ou na sala do diretor). A falha em cumprir com o castigo pode também receber uma punição ou multa no sistema de fichas da classe. Por exemplo, as crianças podem perder atividades, privilégios ou fichas por se comportarem de modo não cooperativo no castigo. Uma estratégia particularmente efetiva para reduzir a falta de cooperação com o castigo é fazer as crianças ficarem após o horário da aula para cumprir seu castigo por não terem cooperado em seguir as regras quando este foi aplicado durante a aula. O uso desse procedimento, porém, depende de haver membros da equipe pedagógica disponíveis para essa supervisão após o término da aula.

Alguns professores cancelam o recreio das crianças e as fazem então cumprir o castigo ou fazer a lição que não conseguiram terminar no tempo normal da aula. Não recomendamos esse procedimento porque as crianças com TDAH precisam desse período de exercício físico tanto quanto ou mais que as demais crianças, e porque a pesquisa mostra que o exercício físico ajuda a reduzir por um tempo os sintomas subsequentes de TDAH.

Há casos em que o comportamento problemático de uma criança aumenta durante o castigo. Isso requer que o professor intervenha ou contenha a criança para evitar que se machuque, machuque alguém ou cause danos materiais. Pode ser necessário usar procedimentos alternativos ao castigo. A maioria das escolas tem algumas linhas gerais para os tipos de punição permitidos. Os pais podem pedir cópias por escrito delas, para saber quais são os limites que a escola coloca (ou deixa de colocar) a esses métodos.

Suspensão escolar

A suspensão da escola (geralmente por um a três dias) é usada às vezes como punição para problemas graves de comportamento, mas deve ser aplicada com extrema cautela, pois muitas crianças acham mais agradável ficar em casa ou numa creche o dia inteiro do que na escola. A suspensão também é indesejável quando ambos os pais trabalham fora e não têm como supervisionar a criança quando esta fica em casa durante o período, ou quando os pais não têm as aptidões necessárias para lidar com a suspensão, ou são muito punitivos ou abusivos com a criança pelo fato de ela ter sido suspensa. Hoje muitos pais trabalham durante o período em que a criança está na escola, por isso é melhor que esta crie um programa de suspensão interno, para que os alunos suspensos por um dia ou dois por mau comportamento possam ficar num local alternativo no próprio estabelecimento, com supervisão rigorosa e trabalho a fazer, para ser entregue na aula seguinte.

■ Como limitar os efeitos da punição

Embora a punição seja efetiva em termos gerais, pode ter efeitos secundários indesejados se for usada de modo inadequado. Pode haver uma piora do problema de comportamento, a criança pode passar a não gostar do professor, ou (em casos raros) querer evitar a escola a qualquer custo. Os doutores Lee Rosen e Susan O'Leary, da Universidade Stony Brook, oferecem algumas linhas gerais para reduzir possíveis efeitos secundários adversos:

1. A punição deve ser usada esparsamente. O excesso de críticas ou de outras formas de punição pode também tornar a sala de aula desagradável ou despertar aversão a ela. Punições severas em excesso podem até tornar a criança mais desafiadora. Isso é especialmente provável quando o professor acaba funcionando como um modelo de agressividade; isto é, quando o uso que o professor faz da punição ensina a criança a ser agressiva como ele.

2. Ao usar consequências negativas, as crianças devem ser ensinadas e recompensadas por comportamentos alternativos adequados, opostos aos inadequados. Essa prática ajuda a ensinar as aptidões adequadas às crianças, além de diminuir a possibilidade de ocorrerem outros comportamentos problemáticos.

3 Punições que envolvam a retirada de uma recompensa ou privilégio são preferíveis a punições que envolvam usar um evento desagradável, como o isolamento ou a punição física. Na realidade, o uso de punição física costuma ser limitado em escolas, por razões éticas e legais.

■ Fazer com que os resultados perdurem e se estendam a outras situações escolares

Apesar do substancial sucesso dos métodos comportamentais na escola, há pouca evidência de que os ganhos que as crianças obtêm com esses programas perdurem depois que eles são interrompidos. Além disso, as melhoras que possam ocorrer no ambiente em que os programas são usados (digamos, na aula de leitura) muitas vezes não se estendem a ambientes nos quais não são usados (digamos, a aula de matemática ou o recreio). Isso pode ser muito desalentador, tanto para os pais quanto para os professores.

Uma solução comum é usar programas de gestão em qualquer lugar onde o comportamento das crianças seja problemático, mas essa abordagem tem limitações práticas. A maior parte dos programas, por exemplo, não é facilmente praticável no recreio. Ao contrário, retirar aos poucos os métodos de gestão – reduzir a frequência do *feedback* (passando as recompensas de diárias a semanais) e substituir por recompensas mais naturais, como elogios e atividades regulares, por recompensas com fichas – pode aumentar seu tempo de duração. Um estudo constatou que a remoção repentina da punição, mesmo quando há um programa de fichas atraente sendo usado, levou a uma drástica deterioração no comportamento dos alunos em classe, e que quando a punição foi removida gradualmente os níveis altos de atenção e de empenho no trabalho foram mantidos.

Uma maneira bastante efetiva de diminuir um programa de gestão é mudar os lugares da escola onde os programas estão em vigor num dia estipulado. A criança nunca tem certeza sobre quando e onde os programas serão usados e aprende que a melhor aposta nessas circunstâncias é continuar se comportando bem.

Embora a pesquisa sobre essas questões prossiga, as dificuldades ainda não foram resolvidas. A maioria dos ambientes escolares ainda requer a solicitação de programas de tratamento especialmente formatados para crianças com TDAH. O que sabemos de momento é que eles devem ser mantidos por extensos períodos de tempo ao longo da educação de uma criança para que se mostrem úteis. Essa observação pode parecer desencorajadora, mas dentro de nossa visão de que o TDAH é uma condição relativamente crônica de deficiência no desenvolvimento, isso não é nenhuma surpresa.

■ Colocar os colegas de classe para ajudar a gerir comportamentos

O comportamento problemático de crianças com TDAH costuma levar os colegas a reagirem de maneiras que podem ou aliviar o problema ou ajudar a mantê-lo. Os colegas podem recompensar as palhaçadas e bobagens dessas crianças quando reagem com sorrisos e risadas. Mas também podem revidar as provocações ou intromissões delas. De uma maneira ou de outra, a criança acaba criando uma má reputação entre os colegas. Como discutimos previamente, usar programas de recompensa baseados no grupo pode ser efetivo para contrabalançar a atenção que os colegas dão ao mau comportamento de uma criança com TDAH. No entanto, alguns estudos mostram que os colegas de classe podem também intervir diretamente para produzir bom comportamento numa criança com TDAH. Uma das maneiras mais poderosas de os colegas ajudarem é quando são estimulados a ignorar o comportamento inconveniente ou inadequado da criança com TDAH.

Os colegas podem também incentivar o comportamento adequado dessa criança elogiando-o e dando-lhe atenção positiva. Vemos esse tipo de incentivo em ação em eventos esportivos, quando os jogadores de uma equipe vibram e se congratulam com as jogadas bem-sucedidas, e isso pode ser estendido a fazer elogios uns aos outros por serem bons jogadores, ou por tirar boas notas numa prova (ou aceitar uma nota baixa sem ter chiliques), ou ao contribuir numa discussão em classe ou ajudar outro aluno. Programas de fichas nos quais os colegas monitoram o comportamento da criança com TDAH e dão e retiram fichas por bom e mau comportamento também podem ser bem-sucedidos, desde que supervisionados pelo professor.

Claro que esses colegas devem ser recompensados regularmente por seus esforços. Se não, o que ganhariam com isso? Em alguns casos, basta elogiar, mas o professor pode também usar recompensas tangíveis ou um programa de fichas. Recompensar essas crianças não só reforça seu empenho, como também assegura que o programa seja levado adiante com sucesso.

O uso dos colegas como "xerifes do comportamento" tem vantagens práticas. É uma alternativa que isenta o professor de ficar obrigado a observar todos os alunos o tempo inteiro, e talvez exija menos tempo do que os programas tradicionais mediados pelo professor. Pode também melhorar o comportamento dos próprios "xerifes" e servir como incentivo para que os comportamentos melhorados sejam adotados em outras situações com esses colegas. No entanto, programas executados por colegas só têm sucesso se estes demonstrarem aptidão e interesse em aprender os métodos e souberem implementá-los com precisão. O professor deve treinar e supervisionar muito bem os colegas e evitar que se envolvam nos aspectos de punição de qualquer programa.

PROGRAMAS DE RECOMPENSA BASEADOS EM CASA

Num programa de recompensas baseado em casa, o professor manda para a casa do aluno com TDAH uma avaliação de como ele se portou na escola naquele dia, e os pais usam isso para dar ou retirar recompensas em casa. Esse método tem sido efetivo em modificar uma ampla gama de problemas que crianças com TDAH têm na escola. Por ser fácil de aplicar e envolver tanto o(s) professor(es) quanto os pais, é uma das primeiras intervenções que você deve tentar.

Boletim de comportamento

O relatório do professor pode ser tanto um bilhete quanto um boletim formal. Recomendamos usar um boletim com relatório de comportamento. O boletim mostra os "comportamentos-alvo" tratados pelo programa, listados do lado direito. No alto, dispõem-se colunas numeradas, correspondentes a cada período de aula da escola. O professor dá uma nota à criança para o quanto ela se saiu bem em cada um dos comportamentos, nos diversos períodos do dia. Os Quadros 7, 8 e 9 mostram boletins com relatório de comportamento diário na escola. O Quadro 7 é um boletim destinado a auxiliar a gestão de problemas de comportamento em sala de aula. O Quadro 8, um boletim para ajudar crianças com problemas de comportamento no recreio. E o Quadro 9 é um boletim em branco, ajustável a qualquer tipo de problema que os pais e professores queiram abordar nesse tipo de programa de tratamento. Os pais podem tirar cópias dessas ilustrações e usá-las com seus filhos, com autorização da editora. Esses relatórios do professor costumam ser enviados para casa todo dia. Às vezes, o professor manda bilhetes para casa apenas quando a criança alcançou certas metas de comportamento ou de desempenho escolar naquele dia. Outras vezes, envia um bilhete para casa para comentar que o dia foi especialmente "bom" ou "ruim". À medida que o comportamento da criança melhora, os relatórios diários podem ser menos frequentes, duas vezes por semana, depois uma vez, a cada quinze dias, até não serem mais necessários.

Há uma variedade de programas baseados em casa que podem ser desenvolvidos e ajustados à realidade do seu filho. Alguns comportamentos visados pelos programas são de conduta social (compartilhar, brincar melhor com os colegas, seguir regras), outros são de desempenho escolar (concluir exercícios de matemática ou leitura). Pode ser especialmente efetivo colocar como alvo o baixo desempenho escolar (produção escassa). Esses boletins com relatório baseados em casa têm produzido melhoras na conduta escolar e social. Entre os exemplos de comportamentos-alvo estão concluir todos os trabalhos solicitados (ou de uma parte específica), conseguir permanecer no lugar designado na classe, seguir as instruções do professor e brincar com os outros cooperativamente. O programa também pode visar reduzir comportamentos negativos (agredir, destruir, interromper).

Além do desempenho em sala de aula, pode-se também colocar como alvo a lição de casa. Crianças com TDAH costumam ter dificuldade em lembrar de trazer para casa as lições que lhes são passadas. Às vezes fazem as lições, mas se esquecem de levá-las de volta para a escola no dia seguinte. Cada uma dessas áreas pode ser selecionada como alvo num programa de bilhetes para casa.

Sugerimos que você escolha apenas quatro ou cinco comportamentos para trabalhar. Comece com alguns poucos comportamentos que você deseja mudar, para maximizar o sucesso de seu filho no programa. Quando estes estiverem correndo bem, acrescente outros. As avaliações diárias de cada comportamento podem ser globais e subjetivas (por exemplo, "ruim", "mais ou menos", "bom"). No entanto, é útil torná-las mais específicas e objetivas (por exemplo, mencionando a frequência de cada comportamento ou o número de pontos conquistados ou perdidos em cada um). Recomendamos que você primeiro escolha pelo menos um ou dois comportamentos positivos que a criança já esteja tendo, para que ela consiga ganhar alguns pontos no início do programa.

As crianças em geral são monitoradas ao longo de todo o dia escolar. No entanto, para ter sucesso com problemas de comportamento frequentes, talvez no início seja melhor você ter seu filho avaliado em relação a apenas uma parte do seu dia escolar. À medida que o comportamento dele apresentar melhora, as avaliações poderão ser ampliadas aos poucos para incluir mais períodos *ou* questões. Nos casos em que as crianças têm várias aulas com professores diferentes, o programa pode envolver alguns ou todos os professores, dependendo da necessidade de intervenção em cada aula. Quando se inclui mais de um professor no programa, um único boletim com relatório pode ter espaço para que todos os professores participem. É possível usar boletins-relatório para cada aula, organizados num caderno que a criança leve de uma aula a outra. De novo, os boletins apresentados nos Quadros 3-5 mostram-se úteis, porque têm colunas que podem ser usadas pelo mesmo professor para dar nota à criança ao final de cada matéria ou por professores diferentes, quando do há mais de um envolvido.

O sucesso do programa depende de se adotar um método claro e consistente de traduzir os relatórios do professor em consequências em casa. Alguns programas envolvem apenas recompensas; outros usam consequências tanto positivas quanto negativas. Alguns estudos sugerem que a combinação de consequências positivas e negativas é mais efetiva. Uma vantagem dos programas baseados em casa é que permitem usar uma variedade de consequências – elogios e atenção positiva, bem como recompensas tangíveis, diárias ou semanais.

Programas gerais de recompensas em casa podem ser ainda mais efetivos quando combinados com programas baseados em classe, que deem aos pais *feedback* frequente, lembrando-os de recompensar o comportamento da criança e avisando-os quando o comportamento está se tornando um problema na escola. Além disso, o tipo e a qualidade das recompensas disponíveis em casa costumam ser bem mais variados do que os disponíveis em sala de aula – um fator às vezes crítico para crianças com TDAH, que precisam de recompensas mais atraentes. Além desses benefícios, os programas de boletins ou bilhetes para casa geralmente requerem muito menos tempo e esforço do professor do que os programas baseados em sala de aula. Como resultado, os professores que não têm conseguido iniciar um programa de gestão na classe podem mostrar-se mais receptivos a cooperar com um programa de bilhetes para casa. Programas bilhete-casa são muito bem-sucedidos, mas a sua eficácia se apoia numa avaliação precisa do comportamento da criança feita pelo professor. Eles também dependem de se fazer um uso consistente e justo das consequências em casa. Algumas crianças podem tentar burlar o sistema deixando de levar o relatório para casa. Podem também forjar a assinatura do professor ou não pegar as assinaturas de alguns deles. Para desestimular essas práticas, as notas ou assinaturas faltantes devem ser tratadas da mesma maneira que um relatório "negativo" (por exemplo, fazendo a criança perder pontos ou multando-a de modo que perca privilégios ou pontos). A criança pode até ficar de castigo restritivo naquele dia (passar o dia sem privilégios) por não ter trazido o bilhete para casa.

QUADRO 7 – Boletim escolar diário para gerir problemas de comportamento de alunos com TDAH nas aulas, usado com sistema de recompensas por fichas em casa

Boletim escolar diário de comportamento na escola
Nome do aluno: _____ **Data:** _____
Aos professores
Favor avaliar o comportamento da criança hoje nas áreas listadas. Use uma coluna para cada matéria ou período de aula. Notas: 1 = excelente, 2 = bom, 3 = regular, 4 = ruim e 5 = muito ruim. Ponha sua inicial no último quadrinho da sua coluna. Comente o comportamento que a criança teve hoje no verso do boletim.

Comportamentos avaliados	Períodos/matérias						
	1	2	3	4	5	6	7
Participação na classe							
Desempenho nos trabalhos							
Segue as regras da classe?							
Se dá bem com as outras crianças?							
Qualidade da lição de casa							
Iniciais do professor							
Coloque comentários no verso do boletim							

Fonte: Barkley e Murphy (2006).

QUADRO 8 – Boletim escolar diário para gerir problemas de comportamento de TDAH no tempo livre, usado junto com sistema de recompensas por fichas em casa

Boletim escolar diário sobre recreio e tempo livre
Nome do aluno: _____ **Data:** _____
Aos professores
Favor avaliar o comportamento da criança hoje durante o recreio e o tempo livre nas áreas listadas. Use uma coluna para cada período de recreio ou tempo livre. Notas: 1 = excelente, 2 = bom, 3 = regular, 4 = ruim e 5 = muito ruim. Coloque suas iniciais no fim da coluna. Acrescente quaisquer comentários no verso.

Comportamentos avaliados	Períodos de recreio e tempo livre				
	1	2	3	4	5
Não mexer com os outros, nem empurrar					
Não provocar; não xingar ou não ridicularizar					

Segue as regras do recreio ou tempo livre?					
Se dá bem com as outras crianças?					
Não brigar; não chutar, nem dar socos					
Iniciais do professor					
Coloque comentários no verso do boletim					

Fonte: Barkley e Murphy (2006).

QUADRO 9 – Boletim escolar diário em branco para gerir problemas de comportamento de TDAH na escola, usado junto com sistema de recompensas por fichas em casa[9]

Boletim escolar diário de comportamento na escola

Nome do aluno: _____ **Data:** _____

Aos professores

Favor avaliar o comportamento da criança hoje nas áreas listadas. Use uma coluna para cada matéria ou período. Notas: 1 = excelente, 2 = bom, 3 = regular, 4 = ruim e 5 = muito ruim. Coloque suas iniciais no fim da coluna. Faça comentários sobre o comportamento dela hoje no verso do boletim.

Comportamentos avaliados	Períodos/matérias						
	1	2	3	4	5	6	7
Iniciais do professor							
Coloque comentários no verso do boletim							

Fonte: Barkley e Murphy (2006).

■ Exemplos de programas de bilhetes para casa

Os boletins mostrados nos Quadros 7-9 têm cinco áreas de possíveis problemas de crianças com TDAH. Eles mostram colunas para

---

[9] As áreas problemáticas podem ser preenchidas de antemão pelos pais ou pelo(s) professor(es), para que o sistema foque em problemas de comportamento específicos que despertem maior preocupação em relação à criança

até sete professores diferentes darem nota à criança nessas áreas ou para que um professor dê nota à criança várias vezes ao longo do dia escolar. Constatamos que, quanto mais frequente a avaliação, mais efetivo é o *feedback* da criança e mais o programa se revela informativo para os pais. O professor coloca suas iniciais no final da coluna depois de avaliar o desempenho do aluno naquele período da aula para evitar que o boletim seja forjado. Quando a criança tem problemas em levar a lição certa para casa, o professor pode pedir que ela anote a lição daquele período no verso do boletim antes de concluir a avaliação. Desse modo, basta o professor checar o verso do boletim para ver se a lição foi anotada direito e depois completar as avaliações na frente. Quando as notas forem particularmente ruins, incentivamos o professor a fazer um comentário breve a respeito. Os professores avaliam as crianças usando um sistema de 5 notas (1 = excelente, 2 = bom, 3 = regular, 4 = ruim e 5 = muito ruim).

A criança leva todos os dias um boletim novo para a escola. Eles podem ficar guardados na escola, e a cada manhã ela recebe um novo, ou então você dá um boletim à criança quando ela sai de casa para a escola – escolha a opção que se mostrar mais consistente. Quando a criança voltar para casa, verifique o boletim na mesma hora, comente primeiro com ela as notas positivas e em seguida discuta em tom neutro, objetivo (sem raiva!), quaisquer avaliações negativas e a razão delas. Então peça que seu filho formule um plano para evitar notas ruins no dia seguinte (e de manhã, lembre a criança desse plano antes que ela saia para ir à escola). Depois, dê pontos ao seu filho para cada avaliação positiva no boletim e retire pontos para cada nota negativa. Por exemplo, uma criança mais nova, no início do ensino fundamental, pode ganhar cinco fichas por uma nota 1, três fichas por uma nota 2 e uma ficha pela nota 3, e ser multada em três fichas por uma nota 4 e em cinco fichas por uma nota 5 no boletim. Com crianças mais velhas, você pode calcular 25, 15, 5, -15 e -25 pontos, respectivamente para as notas de 1 a 5 no boletim. As fichas ou pontos são então somados, subtraem-se as multas, e a criança gasta o valor em privilégios do cardápio de recompensas domésticas.

Como esses cartões indicam, praticamente qualquer comportamento infantil pode ser alvo do tratamento.

TREINAR CRIANÇAS COM TDAH A PENSAR ALTO E A PENSAR COM ANTECEDÊNCIA

Muitos programas de tratamento para crianças com TDAH têm usado métodos que as ensinam a falar em voz alta com elas mesmas, com instruções sobre o que devem fazer e com recompensas verbais a si mesmas por seu desempenho. Esses métodos costumam ser chamados de *modificação de comportamento cognitivo, autoinstrução* ou *programas de autocontrole*.

Um desses programas envolve ensinar à criança um conjunto de instruções autodirigidas que ela deverá seguir ao fazer o trabalho. Algumas dessas autoinstruções são: (1) a criança dizer em voz alta para ela mesma qual é a tarefa ou o problema que lhe foi designado; (2) dizer em voz alta qual é o plano ou a estratégia que irá usar para abordar o problema; (3) manter a atenção na tarefa; (4) ir descrevendo seu plano enquanto trabalha, até concluir a tarefa; e (5) dizer a si mesma como ela acha que se saiu. Pode também incluir dar-se uma recompensa, como um ponto ou uma ficha, por ter resolvido bem o problema. No caso de uma resposta incorreta, a criança é ensinada a dizer algo encorajador a si mesma, como "Da próxima vez vou fazer melhor, e espero trabalhar com menos pressa".

No início, geralmente um adulto fazendo o papel de treinador mostra à criança como ela deve fazer essa autoinstrução, realizando a tarefa ele mesmo. A criança então desempenha a mesma tarefa e o treinador vai provendo as instruções. Em seguida, a criança realiza a tarefa e agora ela mesma vai repetindo as autoinstruções em voz alta. Essa fala em voz alta vai aos poucos diminuindo de volume até virar uma fala silenciosa (ou um cochicho). Geralmente são oferecidas recompensas à criança por ter seguido o procedimento e por ter encontrado as soluções certas. As crianças podem usar esses métodos em praticamente qualquer tipo de tarefa escolar ou mesmo na lição de casa.

Embora esses métodos pareçam promissores para crianças com TDAH, que obviamente têm deficiência em autocontrole, muitos estudos não têm encontrado resultados claramente positivos. Em geral, os resultados obtidos nesses programas são modestos ou não parecem perdurar depois que ele é suspenso. Os resultados tampouco se estendem para outras aulas, lugares ou situações em que esses métodos não estejam sendo ensinados ou nos quais as crianças não sejam recompensadas pelo seu uso.

Por essas razões, recomendamos enfaticamente que essa abordagem nunca seja o único programa usado, nem a principal abordagem da criança em sala de aula, e que sua aplicação seja feita em sala de aula pelo professor – em vez de ser ensinada por outra pessoa de fora, pois nesse caso é improvável que se estenda para a situação em classe.

LIDAR COM PROBLEMAS ESCOLARES DE ADOLESCENTES COM TDAH

Todas as recomendações feitas até aqui aplicam-se não só a crianças mais novas com TDAH, mas também a adolescentes. No entanto, as mudanças que ocorrem no ensino médio – o grande número de professores convivendo com cada aluno, os períodos mais curtos das aulas, a ênfase maior na responsabilidade individual de cada estudante e as frequentes mudanças no horário das aulas de um dia para outro – podem resultar numa radical queda no desempenho escolar das crianças com TDAH. Isso é agravado pelo fato de que nesse nível educacional há pouca ou nenhuma responsabilização dos professores em relação a um aluno em particular. Só quando o mau comportamento de um adolescente se torna suficientemente grave para atrair a atenção, ou as suas deficiências escolares são muito evidentes, é que alguém se dá conta. Em geral a reação da escola é punitiva, mais do que construtiva.

"Você diz que minha filha precisa de mais estrutura e supervisão no ensino médio, mas a diretora disse que isso seria mimá-la demais, que se continuarmos assim ela nunca irá aprender a autodisciplina nem terá autonomia para cuidar de si mesma. Ela diz que é hora de a Sarah decidir se vai afundar ou nadar, isto é, que ela precisa experimentar as consequências naturais de seus erros e de sua desorganização. É assim mesmo?"

É muito fácil adolescentes com TDAH em geral passarem despercebidos nesse estágio, a não ser que tenham estado sob o sistema de educação especial antes de entrar no ensino médio. Os que passaram pelo sistema terão ficado "marcados" como tendo necessidade de atenção especial continuada. Mas os outros provavelmente serão vistos apenas como preguiçosos e irresponsáveis. É nessa faixa de idade que o desempenho escolar se torna uma razão muito comum de encaminhamento de adolescentes com TDAH para ajuda profissional.

"Nosso filho diz que não quer receber ajuda adicional dos professores. Acha que não precisa, que pode melhorar suas notas sozinho. Também se recusa a tomar a medicação que você prescreveu. O que eu faço?"

Lidar com escolas de maior porte nessa faixa etária pode ser frustrante tanto para os pais quanto para o adolescente com TDAH. Mesmo um professor muito interessado pode ter dificuldades em despertar suficiente motivação entre os colegas da classe para que ajudem e evitem que o adolescente tenha problemas. Eis algumas ideias que podem ser úteis:

1. Se o seu adolescente está falhando ou indo muito mal e nunca recebeu educação especial, solicite imediatamente uma avaliação, caso nunca tenha sido feita antes ou nos últimos três anos.

2. Adolescentes com TDAH geralmente precisam ser aconselhados em relação à natureza de sua deficiência. Embora muitos já tenham sido informados de que são "hiperativos" ou têm TDAH, não conseguem aceitar que na realidade têm uma deficiência. O aconselhamento é um apoio para que esses adolescentes aprendam a aceitar suas limitações e encontrem maneiras de evitar que sua deficiência crie problemas significativos. Esse aconselhamento não é fácil de prover, e exige que o profissional seja sensível

aos desejos dos adolescentes de serem independentes e de formarem as próprias opiniões a respeito de si mesmos e do mundo. Muitas vezes é preciso mais de uma sessão para haver progresso, mas paciência e persistência podem render bons frutos. Encontre um conselheiro ou outro profissional que conheça o TDAH e peça-lhe algumas sessões para aconselhar seu filho adolescente a respeito do transtorno. É mais provável que seu filho dê mais ouvidos ao profissional do que a você.

3 Aconselhe o adolescente sobre as vantagens de voltar a tomar medicação se ela já tiver sido usada com sucesso no passado. A medicação pode melhorar o desempenho escolar e ajudar o adolescente a obter aqueles privilégios especiais em casa, que ele recebe como resultado de seu melhor desempenho (usar o carro, poder voltar para casa mais tarde, receber uma mesada maior, etc.). Adolescentes que têm receio de os outros descobrirem que eles tomam medicação devem ser assegurados de que os únicos que terão conhecimento disso são eles mesmos, os pais e o médico. Esteja preparado para enfrentar a resistência de seu filho à ideia de tomar medicação e pense na possibilidade de estabelecer com ele um contrato de comportamento que lhe permita ganhar certas recompensas (dinheiro, mais tempo livre, etc.) se ele tomar a medicação diariamente.

4 Programe uma reunião em equipe no início de cada ano – ou com maior frequência, se preciso – na escola de seu filho adolescente. Esse encontro deve ter a presença dos professores, do psicólogo da escola, do orientador, do diretor, dos pais *e do adolescente com TDAH*. Leve com você algum material que descreva o TDAH e distribua aos participantes. Se achar útil, peça a algum profissional para acompanhá-lo e dar orientações. Faça então um breve resumo para o grupo sobre a natureza do distúrbio do adolescente e a necessidade de um trabalho em equipe bem coordenado entre a escola, os pais e o adolescente para que o desempenho escolar dele melhore. Peça que os professores descrevam os pontos fortes e os problemas do adolescente em suas aulas, e que deem sugestões a respeito de como imaginam ajudar a lidar com a questão. Eles podem se dispor a ficar depois do horário escolar alguns dias da semana para uma assistência extra; reduzir a extensão das lições de casa escritas; permitir que o adolescente recorra a meios orais para demonstrar que sabe o conteúdo, em vez de confiar apenas em provas escritas, com tempo estabelecido; e desenvolver um sistema sutil para relembrar e alertar o adolescente quando ele não estiver prestando atenção à aula, mas sem que isso chame a atenção da classe inteira para o fato. Nessa reunião, o adolescente assume então um compromisso público de fazer determinadas coisas para melhorar seu desempenho escolar. A equipe deve combinar de se encontrar de novo em um mês para avaliar o sucesso dos planos e detectar quaisquer áreas problemáticas. Talvez seja preciso marcar outras reuniões, dependendo do sucesso do programa. Devem ser programadas pelo menos duas reuniões por ano para monitorar o progresso e manter a escola atenta às necessidades desse adolescente. Ele deve comparecer sempre às reuniões.

5. Passe a usar um boletim diário casa-escola, como descrito anteriormente. Eles costumam ser mais cruciais para adolescentes do que para qualquer outra faixa etária para oferecer um *feedback* diário. Deve ser montado também um sistema de pontos em casa que englobe uma variedade de privilégios desejados pelo adolescente e que ele possa comprar com os pontos ganhos na escola. Os pontos podem também ser acumulados num caderno, como uma poupança, para serem gastos em recompensas de longo prazo. Lembre-se, porém, de que são os privilégios diários, de curto prazo, e não essas recompensas de prazo mais longo, que dão ao programa sua força motivacional. Portanto, não sobrecarregue o cardápio com recompensas de longo prazo.

Depois que o adolescente conseguir passar umas três semanas sem nenhuma nota 4 ou 5 (avaliações negativas) no boletim, pode-se reduzir sua frequência a uma ou duas vezes por semana. Depois de um mês de notas satisfatórias, o boletim pode ser dispensado ou virar uma avaliação mensal. O adolescente é informado então de que, se houver notificação de que as notas estão piorando, o sistema do boletim será reativado.

6. Peça que a escola lhe forneça um segundo conjunto de livros didáticos, mesmo que tenha que pagar por isso, de modo que a lição de casa possa ser feita mesmo que o adolescente esqueça um livro na escola. Esses livros podem também ser úteis a algum professor particular que você contrate.

7. Combine com um dos professores do seu filho adolescente, ou com o orientador ou um professor especializado em deficiências de aprendizagem, para que atue como "treinador", "mentor" ou "gestor de caso" de seu filho. O papel dessa pessoa é reunir-se alguns minutos com o adolescente três vezes por dia para ajudar a mantê-lo organizado. O adolescente pode passar na sala dessa pessoa no início das atividades escolares. Nessa hora, o gestor verifica se o adolescente tem todas as lições e livros necessários para as aulas da manhã. Se estiver sendo usado um boletim de comportamento com esse adolescente, essa é uma boa hora para que ele o receba. No almoço, o adolescente se encontra de novo com o gestor, que irá verificar se ele, nas aulas da manhã, anotou todas as tarefas que deverá fazer, e também para ajudá-lo a escolher os livros que vai precisar nas aulas da tarde e ver se o aluno trouxe todos os trabalhos que ficaram de ser apresentados aquele dia nessas aulas. Se o boletim com relatório de comportamento estiver sendo usado, pode ser revisto pelo "treinador" nessa hora e discutido com o adolescente. No fim das aulas do dia, o adolescente se reúne de novo com o gestor, que irá ver se ele está levando todas as lições e livros necessários para estudar em casa. De novo, o boletim-relatório de comportamento pode ser revisado pelo treinador e discutido com o adolescente antes que este o leve para casa para a revisão dos pais e a conversão para o sistema de pontos. Cada um desses encontros deve durar de três

a cinco minutos apenas, mas, como são distribuídos ao longo do dia na escola, podem ajudar muito a organizar o trabalho do adolescente.

8 Se você achar que não consegue ajudar na lição de casa, pense em contratar um professor particular, como sugerimos anteriormente. E não se esqueça também dos cursos pela internet da Khan Academy (www.khanacademy.org), que vimos anteriormente e que podem ser tão benéficos para adolescentes quanto para crianças com TDAH.

9 Reserve um tempo especial toda semana para fazer alguma coisa, só você e seu filho, algo que os dois achem agradável. Isso cria oportunidades para interação pais-adolescente que não sejam voltadas exclusivamente para o trabalho, para a escola ou estejam carregadas daquela tensão que as atividades orientadas para o trabalho muitas vezes despertam nos adolescentes com TDAH. Essas saídas podem contribuir para manter seu relacionamento com seu filho num clima positivo. Podem também contrabalançar os conflitos que as demandas de desempenho escolar costumam criar nas famílias. No capítulo a seguir, você encontrará outras orientações para certificar-se de que não está enfatizando demais o trabalho na escola à custa de seu relacionamento com seu filho.

CAPÍTULO 17
De olho no desempenho escolar

Você deve estar se lembrando da história da mãe de Steve (na Introdução), que veio à nossa clínica porque enfrentava problemas com seu filho de 8 anos de idade. Quando lhe perguntei (como costumo fazer) o que a havia trazido até nós, ela me desconcertou ao dizer simplesmente: "Ajude-me, estou perdendo meu filho". Foi um pedido, e uma consulta, que eu nunca mais esqueci, pois resumia em poucas palavras a dor intensa sentida por muitos pais de crianças com TDAH.

No restante da minha consulta com ela, soube que o problema com o filho havia começado de maneira corriqueira, com uma entrevista dela com um professor sobre o fraco desempenho do filho na aula, a falta de atenção e as lições mal concluídas, já no primeiro ano. A consciência do problema foi aumentando com o desejo natural dela de ajudar o filho a ir melhor na escola. Até esse ponto, ela de fato havia cumprido sua missão muito bem. Mas não estava celebrando esse fato. Para ela, o trabalho escolar, que parecera tão importante e que agora estava indo bem, dava-lhe a impressão de ter originado uma vitória vazia. Algo mais essencial estava sendo perdido no processo e fazia o sucesso escolar parecer comparativamente insignificante.

Após aquela primeira entrevista com o professor, a mãe de Steve começou a deixar de lado praticamente todas as demais atividades e responsabilidades dela quando o filho voltava da escola no final da tarde para se dedicar a ajudar Steve nos trabalhos da escola. No começo, o menino gostou desse tempo com a mãe, e de início ela achou que ajudar o filho a concluir os trabalhos e fazer a lição de casa iria consumir apenas uma hora do seu dia. Mas, claro, a falta de aplicação e a desatenção dele complicavam as coisas, e logo não era raro que os dois gastassem várias horas por dia nisso.

Apesar de ter alguma experiência de ensino para sustentar seus esforços, a mãe de Steve não demorou a ficar frustrada, com raiva e amargurada diante da dificuldade de seu filho em reagir à sua "ajuda". De início animada, lisonjeadora, incentivadora e brincalhona, passou a ameaçar retirar privilégios. Ele então decidiu trabalhar – às vezes com lágrimas nos olhos, outras vezes com raiva e ressentido por ter tanta lição para fazer. Mais tarde naquele ano, ele começou também a desafiá-la em relação à natureza das tarefas, embora a meta delas fosse clara.

A certa altura, embora de início esporadicamente, Steve começou a evitar a mãe depois da escola, às vezes mentindo a respeito das lições que tinha que fazer. Quando o trabalho terminava, ia rapidamente para o seu quarto ou para a sala de estar. Aos poucos, discussões e conflitos começaram a permear outras atividades diárias que envolviam os dois, como a hora das refeições ou a hora de ir para a cama.

Ao longo do ano, as notas de Steve melhoraram, e ele terminou o primeiro ano com uma nota acima da média, para satisfação da mãe. O sarcasmo e o retraimento que haviam aumentado ao longo do ano escolar diminuíram no verão, embora Steve fizesse de tudo para evitar as sessões semanais de tutoria que a mãe impunha. Quando o segundo ano começou, trazendo de volta o rigor da programação pós-escola do primeiro ano, Steve começou a resistir mais intensamente. Passou a procurar mais a companhia do pai, que tinha apenas responsabilidade nominal pelo trabalho da escola. Quando a mãe de Steve tentava abraçá-lo ou beijá-lo para dar boa noite, ele ficava enrijecido durante o abraço, virava o rosto e respondia com um monótono "Boa noite, mãe", com pouco sentimento. Ela ficava arrasada. Ia para o quarto dela e chorava baixinho ou se queixava amargurada com o marido, dizendo que ele ainda tinha um filho, mas ela parecia não ter mais.

Steve terminou outro ano escolar com notas excelentes. Ela se pôs a ajudá-lo de novo naquele verão, mas foi o pior verão da convivência dos dois.

"Por que estava perdendo Steve?", perguntava a si mesma. Será que ele não via o quanto ela se esforçava por ele? Não percebia o quanto a escola era importante para o seu futuro? Onde estava seu senso de prioridades?

Essa crise acabou levando-a a ligar para mim e marcar uma consulta no início do terceiro ano do menino. Ela achava que não conseguiria passar mais um ano escolar seguindo a mesma linha. Estava cada vez mais deprimida. Invejava a proximidade do marido com Steve e se ressentia do limitado envolvimento do pai com os trabalhos da escola do filho, mesmo sabendo que ela havia se disposto a fazer esse papel por vontade própria. Tentou aliviar sua tristeza com o consolo de que Steve estava indo bem na escola. Não funcionou. Agora ela compreendia que algo muito precioso estava sendo tirado dela, talvez em parte por sua culpa. Não tinha mais certeza se queria pagar o preço que vinha pagando por promover o sucesso escolar do filho.

Minha entrevista com Steve apenas confirmou o que a mãe já sentia: ele estava conscientemente evitando-a, na realidade, abandonando-a em certo sentido. O que ele disse, em suma, é que o único pensamento da mãe era a escola e o quanto ele estava indo bem e tudo mais. Quando perguntei se ele estava feliz com as suas notas, ele deu de ombros. Parecia estar dizendo "E daí?", como se as notas fossem da mãe dele, não suas. A amargura e a raiva eram quase palpáveis, mas detectei também um substancial grau de infelicidade, como o da sua mãe. Ele também parecia perceber em algum nível (não totalmente consciente) que algo precioso estava sendo tirado dele.

A mãe de Steve e eu sabíamos – e o pai concordou quando o trouxemos para as nossas reuniões – que a tarefa que tínhamos pela frente era difícil. Afinal, por acaso os manuais dizem algo a respeito de como reparar um vínculo pai-filho danificado? Que pequeno recurso de gestão ou agenda é capaz de reorganizar essa situação? Que remédio corrige esse substrato social e emocional implícito tão absolutamente crucial para a convivência entre um pai ou uma mãe e seu filho?

A partir de então esses pais e eu procedemos não como médico e pacientes, mas como uma equipe procurando possíveis soluções para um problema para o qual nenhum de nós havia sido preparado. O que aprendemos está explicado mais adiante neste capítulo. E nessa trajetória todos aprendemos grandes e importantes lições sobre a vida familiar.

LIÇÕES SOBRE A VIDA FAMILIAR

■ 1ª Lição

O relacionamento de um pai ou uma mãe com o filho constitui um vínculo e uma confiança sagrados, e em última instância deve ser encarado tanto por pais como por professores como tendo precedência e sendo um suporte fundamental de qualquer prioridade escolar. Procure reconhecer conscientemente a existência desse relacionamento. Trate-o com total respeito. E não crie obstáculos a ele dando ênfase desnecessária ou excessiva a pressões como as de uma tarefa escolar não concluída e enviada para casa para ser completada junto com um dos pais.

■ 2ª Lição

A falha em cultivar e sustentar esse relacionamento pode ter consequências emocionais devastadoras para ambas as partes.

■ 3ª Lição

Membros da equipe pedagógica com frequência passam rapidamente para os pais algumas responsabilidades relacionadas à escolaridade, em detrimento da vida familiar e da relação pais-filho. Quando se passa lição de casa a uma criança no início do ensino fundamental, na realidade ela está sendo passada à família dessa criança, e particularmente ao pai ou à mãe que estejam trabalhando com ela – e não apenas à criança. Assim, ao dar lição de casa deve-se atentar para o delicado equilíbrio a ser negociado entre a necessidade de promover a instrução da criança e a necessidade que essa criança tem de um relacionamento sem arestas e gratificante com os pais, à margem desses trabalhos de escola.

Várias pesquisas têm demonstrado que a lição de casa não melhora o aproveitamento escolar ou o sucesso das crianças em comparação com aquelas às quais não se dá lição. É apenas nos anos do ensino médio que se detecta uma relação significativa entre a quantidade de lição de casa e o aproveitamento escolar, e mesmo essa relação é modesta. Especialistas recomendam que no ensino médio a lição de casa se restrinja a um período de uma hora e meia a duas horas e meia por noite, no total. Não se constatou um benefício mensurável da lição de casa acima dessa faixa para o sucesso escolar. Mesmo assim, a cada ano que passa, muitas escolas, especialmente as particulares, mandam cada vez mais lição de casa a crianças cada vez mais jovens, como se isso fosse não apenas essencial para o seu sucesso escolar (e não é), mas também um diferencial de prestígio e exclusividade para a escola. Isso resulta em uma progressiva erosão da vida familiar, já que o trabalho de escola passa a dominar, durante o ano escolar, todas as noites dos dias de semana e também o domingo à noite, substituindo o tempo que as famílias antes passavam juntas construindo importantes laços familiares e transmitindo valores, cultura e herança familiar, assim como tendo lazer conjunto, passatempos, jogos, esportes informais, e assim por diante.

Além disso, a maioria dos pais são precários como tutores, e medianos ao supervisionar as lições de casa. No final do dia, tanto nós como nossos filhos estamos cansados, às vezes irritáveis e impacientes – queremos apenas que a lição de casa seja concluída logo, a qualquer preço. Poucos de nós atentamos para o impacto que um trabalho de sala de aula não concluído e o excesso de lição de casa têm na vida familiar. E menos ainda são os que levantam essa questão com o professor, como uma razão para limitar essas atribuições.

4ª Lição

Mesmo que você não viva conflitos com trabalhos de escola, talvez não esteja tendo uma boa relação com seu filho ou conseguindo evitar que esta sofra danos. Seu filho talvez passe tempo demais com TV, videogames ou fora de casa, simplesmente andando por aí, e talvez você esteja permitindo que isso ocorra. Seu relacionamento com ele não irá se sustentar por si só; precisa ser ativamente incentivado e alimentado com um investimento contínuo de amor, intimidade, contato, atenção, pelo fato de você funcionar como modelo e de respeitar e aceitar seu filho.

5ª Lição

A individuação natural, gradual que nossos filhos têm em relação a nós, não precisa acarretar a perda de vínculo emocional. No entanto, podemos perder prematuramente esse vínculo ou relacionamento se enfatizarmos demais alguma das prioridades de nossa atuação como pais, praticamente excluindo todas as outras. Os trabalhos escolares, embora cruciais como tarefas de desenvolvimento que a criança deve dominar, não têm um papel tão importante assim.

6ª Lição

Como mostra o exemplo de Steve e sua família, se começar a haver um dano ao relacionamento pais-filho por ênfase excessiva nos trabalhos escolares, isso não será irreparável, desde que possa ser revertido nos primeiros anos da descoberta desse processo destrutivo. O mais provável é que esse dano seja parcialmente compensado, mesmo que isso ocorra anos mais tarde. Mas a reconstrução desse relacionamento não se dá espontaneamente.

PRIORIDADES PARA OS PAIS

Nosso primeiro passo ao tentar reparar o vínculo entre Steve e sua mãe foi identificar quais deveriam ser as prioridades dos pais na criação de um filho saudável, equilibrado, bem ajustado, a fim de ver quais áreas estavam sendo sacrificadas ao se dar prioridade ao aproveitamento escolar. A seguir, a lista das conclusões a que chegamos:

1. Promover de forma ativa a sobrevivência física e o bem-estar da unidade familiar e de seus membros por meio da provisão adequada de comida e abrigo para sustentar a vida e do fornecimento de segurança a eles.

2. Incutir uma noção de família e de pertencimento a ela como um participante necessário, amado, valorizado, respeitado e responsável por seu bom funcionamento. Como Craig Knippenberg disse muito bem numa coluna da newsletter *ADDvance* anos atrás, há duas coisas que nós pais damos aos nossos filhos: raízes e asas.

3 Prover a base para o desenvolvimento moral do filho. Isso significa assumir o compromisso de preparar a criança para ser socializada e para participar da sociedade, para que se beneficie do saber de seus membros. A moral são as "regras da estrada", que tratam da maneira de conviver com os demais membros da sociedade, de respeitar seus direitos e interagir com eles, contribuir para o seu funcionamento fluente e pacífico, limitando conflitos o quanto possível e resolvendo-os pacificamente e de modo justo quando surgem.

4 Instruir e desenvolver aptidões interpessoais que levem a transações sociais adaptativas e bem-sucedidas, à aceitação do outro e a amizades duradouras. Aprender a esperar, a revezar-se com os outros, a compartilhar, ouvir, elogiar, perdoar, resolver problemas e cooperar com seus pares e com os demais são apenas algumas das aptidões que os pais devem reservar tempo para ensinar aos filhos, além das exigências diárias de lição de casa. Essa área pode ser uma grande questão para famílias com várias crianças com TDAH, pelos problemas de interação social que provavelmente essas crianças irão criar. Podemos encontrar evidências da importância desse domínio do desenvolvimento infantil simplesmente olhando a dor que muitos pais experimentam na pele por meio de seus filhos com TDAH ao verem que não têm amigos e que nunca recebem um convite para uma festa de aniversário ou festa do pijama.

5 Instruir nossos filhos para que adquiram um sentido de comunidade e das nossas obrigações como membros de uma sociedade. Mesmo contando com organizações formais, como grupos de escotismo, igrejas ou escolas, para nos auxiliar nisso, enquanto pais temos a maior responsabilidade por introduzir nossas crianças na comunidade mais ampla e patrocinar seu ingresso nela.

6 Promover o adequado desenvolvimento físico e mental e o bem-estar de nossos filhos – não só com alimentação, exercícios, higiene e coisas desse tipo, mas com a aquisição de aptidões de autoajuda e de adaptação que permitam à criança tornar-se autossuficiente. Além disso, significa garantir tempo e atenção à busca de felicidade e autossatisfação para as crianças por meio de lazer, recreação e esportes informais. Às vezes esquecemos que as crianças também precisam dar um tempo.

7 Incutir um sentido de pertencimento à humanidade mais ampla, de cumprirmos nossas obrigações para com ela e de sermos um habitante de um planeta finito, com recursos que se tornam cada vez mais escassos. A maneira de introduzir nossos filhos na multiplicidade de grupos étnicos, religiosos e culturais do nosso mundo influencia o quanto eles conseguirão se integrar bem à sociedade.

Você ainda acha que concluir em casa a tarefa escolar que não foi terminada na escola é a prioridade máxima de um pai na criação de seu filho? Então pense nas fotos do seu álbum de família ou na coleção de vídeos caseiros de seus filhos. Em algum desses registros aparece você e seu filho fazendo lição de casa juntos? Provavelmente não. E por que não? Reflita sobre isso.

Depois que Steve e sua família passaram a levar em conta essas prioridades – e, fato notável, sem muito esforço –, a importância relativa do trabalho escolar começou a diminuir. Os pais de Steve acabaram concordando que notas excelentes, embora louváveis, não precisavam ser obrigatórias; que notas na média também serviam muito bem.

Mas isso deixava em aberto o problema da grande quantidade de tarefas escolares e lições de casa inacabadas. Numa reunião com o professor, chegamos ao consenso de que a incapacidade de Steve de terminar o trabalho escolar na classe era em si mesma um sintoma de um problema mais amplo que existia *na sala de aula,* e não em casa. Para que o problema pudesse ser de fato resolvido, a solução deveria ser procurada *na sala de aula.* Isso nos levou aos tipos de modificações do trabalho em sala de aula que costumam ser feitas para crianças com TDAH e que discutimos nos Capítulos 15 e 16. Acomodações similares foram feitas nas lições de casa.

O passo seguinte foi liberar a mãe de Steve de boa parte do fardo que carregava em termos de trabalho escolar, fazendo o pai assumir uma parte igual da tarefa e deslocando o relacionamento dela com o filho do aspecto puramente escolar. Também cogitamos usar um professor particular com o Steve, caso fosse necessário, de modo que nem o pai nem a mãe precisassem ter esse papel. Começamos a programar saídas recreativas, nas quais era proibido tratar de temas da escola, e incentivamos a mãe a dar uma atenção não dirigida a Steve com *feedback* positivo (mas sem usar nunca elogios fingidos ou em excesso). As coisas não mudaram logo. Steve naturalmente pareceu suspeitar das mudanças que estávamos tentando introduzir. Mesmo assim, à medida que as mudanças se tornaram rotina, o nervosismo, o sarcasmo e a postura opositiva que ele assumia em relação à mãe começaram a diminuir. Ele até passou a pedir para ir de novo a certos lugares com ela e pareceu satisfeito com a sua presença em seus eventos de escotismo e esportes. Em poucos meses, a mãe relatou que sentia restabelecer-se seu velho relacionamento com o filho, mas que a proximidade entre os dois ainda não era como antes. Mesmo assim, ela estava esperançosa, e eu também. As notas de Steve pioraram um pouco, ele começou a tirar 5 ou 6, às vezes um 7 ou 8, mas a mãe achou isso aceitável enquanto eles trabalhassem no seu relacionamento em casa. Da última vez que tive contato com a família, Steve e a mãe estavam se dando bem, e ela sentia que o relacionamento havia voltado praticamente ao normal. O afeto que eles haviam sentido um pelo outro voltou de modo natural, e todos se esforçavam para ter uma visão mais ponderada do trabalho da escola, em comparação com outras áreas igualmente importantes da vida familiar e das relações pais-filho. Pareciam ter aceito o TDAH de Steve como uma deficiência e ajustado suas expectativas de sucesso escolar de acordo, compreendendo que alunos medianos com esse transtorno podem apesar disso ser bem equilibrados, moralmente corretos e simplesmente pessoas incríveis, independentemente do seu rendimento na classe.

Portanto, ao buscar o aproveitamento escolar que seu filho é capaz de aspirar, não perca de vista as outras prioridades, igualmente estimulantes, de criar um filho. Não sacrifique seu relacionamento pai-filho ou mãe-filho e seus vínculos emocionais no altar do desempenho escolar. Se o lobo da escola aparecer uivando na sua porta, o que é muito provável que aconteça, cumprimente-o e entre em acordo com ele, mas jamais entregue seu filho a ele.

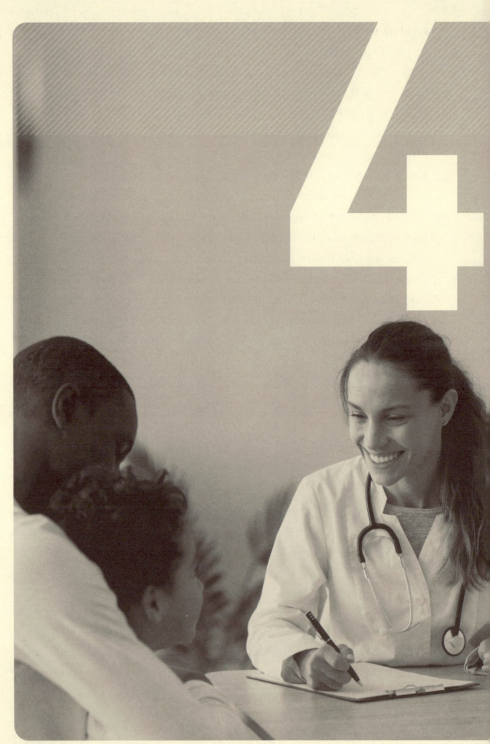
Fizkes/Shutterstock

PARTE IV
MEDICAÇÕES PARA O TDAH

- 465 Capítulo 18 – Medicações eficazes: estimulantes e não estimulantes
- 507 Capítulo 19 – Outros medicamentos: antidepressivos e anti-hipertensivos

CAPÍTULO 18
Medicações eficazes: estimulantes e não estimulantes

A medicação talvez seja o tratamento do TDAH mais amplamente divulgado e debatido com maior intensidade. Este capítulo discute os medicamentos que foram aprovados pela Food and Drug Administration (FDA) dos Estados Unidos para tratamento do TDAH: os estimulantes e os não estimulantes atomoxetina (Strattera) e guanfacina XR (Intuniv). No geral, centenas de estudos indicam que essas medicações podem ser de grande ajuda para quem tem TDAH.

ESTIMULANTES

Os estimulantes são os medicamentos mais comumente usados, e têm se mostrado efetivos em melhorar o comportamento, o desempenho escolar e o ajustamento social em uma porcentagem de 50% a 95% das crianças com TDAH. No entanto, o quanto seu filho reagirá bem a eles depende da existência ou não de outros problemas. A verdade é que nem todos são auxiliados pela medicação. Por isso – e porque a medicação não é exceção à regra de que a desinformação reina quando se trata do TDAH – você precisa reunir o maior volume possível de conhecimento antes de concordar em testar alguma medicação com seu filho. Este capítulo fornece a informação mais atualizada disponível sobre medicações estimulantes. Essas substâncias químicas são os metilfenidatos e as anfetaminas. Os nomes comerciais das medicações de metilfenidato disponíveis nos Estados Unidos são Ritalina, Concerta, Metadate CD, Focalin e o adesivo transdérmico Daytrana. Os nomes comerciais de medicamentos que usam anfetaminas são Dexedrine, Adderall, Adderall XR e Venvanse. Os não estimulantes Strattera (atomoxetina) e Intuniv (guanfacina XR) serão discutidos mais adiante neste capítulo. Os antidepressivos e a clonidina são resenhados brevemente no Capítulo 19.

Uma fonte melhor de informação é o seu médico ou seu pediatra – desde que tenham se mantido atualizados lendo as publicações médicas que resenham essas pesquisas. Pergunte ao seu médico: "Qual a sua familiaridade com esse tipo de medicamento e com que frequência o prescreveu para crianças com TDAH?" (faça também as perguntas do box a seguir antes de concordar em testar uma medicação com seu filho. Em particular, solicite uma cópia de quaisquer releases informativos ou informações ao paciente que o médico ou o laboratório possam fornecer aos pais).

O QUE PERGUNTAR AO MÉDICO A RESPEITO DE MEDICAÇÃO

Se seu médico recomendar testar alguma medicação para tratar o TDAH de seu filho, faça pelo menos as perguntas a seguir (muitas delas são respondidas neste capítulo):

1 "Quais os efeitos positivos e os efeitos colaterais, tanto no curto como no longo prazo, desse medicamento em particular?"
2 "Que doses serão usadas, e com que frequência?"
3 "Com que regularidade você verá meu filho para uma reavaliação enquanto ele tomar a medicação?"
4 "Quando haverá uma breve pausa no medicamento para checar se ele ainda é necessário para o tratamento do TDAH?"
5 "Há algum alimento, bebida ou outra substância que meu filho não deve consumir enquanto tomar a medicação, para evitar que interfira nos efeitos dela no organismo?"

6 "Você entrará em contato com a escola periodicamente para saber como meu filho está reagindo à medicação naquele ambiente, ou essa é minha responsabilidade?"
7 "Se a criança tomar acidentalmente uma overdose da medicação, que procedimentos devo seguir?"
8 "Tem algum material informativo sobre a medicação que eu possa ler?"

EM QUE NÃO ACREDITAR

"Mas a Ritalina não é um medicamento perigoso? Ouvi um monte de histórias terríveis a respeito dela. Cria dependência? Será que não aumenta a probabilidade de meu filho querer experimentar drogas mais tarde?"

Antes de você continuar lendo sobre como funcionam os estimulantes e o que eles são capazes de fazer por seu filho, vamos esclarecer algumas noções equivocadas a respeito desses medicamentos.

■ **Mito 1:** Medicamentos estimulantes são perigosos e nenhuma criança deve tomá-los.

Na década de 1980, e de novo de meados ao final da década de 1990, uma campanha de propaganda inexata e infelizmente bem-sucedida contra o uso de estimulantes em crianças, particularmente a Ritalina (metilfenidato), foi promovida por um grupo religioso alternativo, levando a um grande aumento na cobertura da mídia sobre essa medicação. A campanha da década de 1990 foi alimentada pelas informações equivocadas, alarmistas e tendenciosas sobre o abuso de medicações estimulantes nos Estados Unidos divulgadas pela Drug Enforcement Administration, como parte de um esforço para impedir que a Ritalina fosse reclassificada como medicamento que não cria dependência – uma mudança que tornaria mais prática a sua prescrição pelos médicos. Como consequência, o uso dessas medicações para crianças com TDAH continua até hoje polêmico na mente do público em geral, embora não haja qualquer controvérsia na comunidade científica quanto a sua segurança e eficácia.

Infelizmente perpetuou-se entre alguns poucos médicos um temor infundado em relação a esse tipo de medicamentos, e eles exigem que os pais assinem um termo de concordância atestando que foram informados sobre os medicamentos e seus efeitos colaterais e que concordam que seu filho receba um deles como tratamento do TDAH. *Se o seu médico pedir que você assine um termo desses, não conclua que isso significa que os medicamentos são perigosos.* Esses formulários foram introduzidos apenas como reação às ameaças muito divulgadas de processos judiciais por prática inadequada, movidos pela seita religiosa mencionada, e alguns médicos ainda sentem necessidade de se proteger dessa maneira. Felizmente, essa prática tem declinado substancialmente na última década, portanto talvez hoje não lhe peçam para assinar um termo desses. Mais adiante neste capítulo há informações atualizadas sobre os possíveis efeitos colaterais. Se lhe pedirem para assinar um termo de concordância, leia-o com atenção, já que irá conter informações sobre o medicamento, mas não permita que ele o deixe com medo da medicação estimulante ou de assinar o formulário.

Mito 2: Estimulantes apenas encobrem o "problema real" e não lidam diretamente com as causas primordiais do TDAH da criança.

Muitos pais vêm até nós preocupados, achando que os estimulantes não tratam do "problema real". Isso simplesmente é falso. Os críticos desses medicamentos equivocam-se ao supor que os sintomas do TDAH da criança têm causas puramente sociais, como a pouca disciplina ou a falta de amor em casa. Como os capítulos anteriores têm indicado, não há evidência científica de que as causas do TDAH de uma criança sejam puramente sociais. Sabemos hoje que o TDAH é em grande medida um transtorno genético associado a deficiências no funcionamento de certas regiões cerebrais relacionadas com a inibição, a atenção e o autocontrole. Os estimulantes lidam diretamente com a parte do cérebro que está com baixa atividade e que faz surgir os sintomas externos do TDAH, como explicaremos mais adiante. Nesse sentido, eles não diferem do uso de insulina numa criança com diabetes. Infelizmente, assim como a insulina, os estimulantes têm efeito apenas temporário, o que leva algumas pessoas a acreditar que eles somente mascaram o problema, em vez de ajudar a saná-lo. Assim como um diabético precisa de insulina, seu filho pode ter que tomar diariamente medicamentos estimulantes por um longo tempo, mas eles são uma maneira direta de lidar com o problema. *Estimulantes são o único tratamento encontrado até o momento para normalizar o comportamento desatento, impulsivo e irrequieto em pelo menos 50% a 65% das crianças com TDAH.* No entanto, embora os estimulantes realmente *melhorem* o comportamento de 70% a 90% de todas as crianças com TDAH, eles não *normalizam* os problemas comportamentais de todas as crianças que reagem positivamente à medicação. Em cerca de 30% a 45% das crianças com TDAH, seu comportamento terá melhora significativa, mas não será normalizado com essa medicação.

■ **Mito 3:** Estimulantes deixam as crianças "ligadas", como se fossem drogas ilegais, e causam dependência.

Talvez você tenha ouvido falar que adultos que tomam estimulantes com frequência têm uma sensação de maior animação, euforia, ou de um bem-estar fora do habitual. Isso é verdade apenas se a pessoa triturar o medicamento para inalá-lo na forma de pó, injetá-lo num vaso sanguíneo ou tomar doses excepcionalmente altas. A euforia em crianças que tomam as doses prescritas desses medicamentos por via oral é muitíssimo rara. Algumas crianças de fato relatam sentir-se "engraçadas", "diferentes", tensas, irritáveis ou, em casos muito raros, zonzas. Outras sentem-se com um humor mais atenuado, e algumas poucas relatam sentimento de tristeza. Essas alterações de humor ocorrem poucas horas após a ingestão do medicamento, com maior frequência em crianças tratadas com altas doses. Na maioria delas, são mudanças muito sutis.

Os pais também costumam ficar muito preocupados com o risco de dependência dos estimulantes e com um possível risco aumentado de que as crianças abusem de outras drogas ao chegarem à adolescência. Até o momento não há relatos de casos de dependência do medicamento ou de uma severa dependência de drogas mais tarde, e os muitos estudos que examinaram se as crianças que tomam esses medicamentos têm maior probabilidade do que as que não tomam de abusar de outras substâncias na adolescência mostram que isso não ocorre. Na realidade, vários estudos separados conduzidos por mim na Escola de Medicina de Wisconsin, pelo doutor Timothy E. Wilens e seus colegas no Hospital Geral de Massachusetts (Escola de Medicina de Harvard) e pelos doutores Howard Chilcoat e Naomi Breslau, então no Hospital Henry Ford, em Detroit, constataram que tomar estimulantes durante a infância não predispunha crianças com TDAH a um risco aumentado de uso ou abuso de substâncias na adolescência. Na realidade, o estudo do doutor Wilens constatou que adolescentes com TDAH que haviam tomado medicação em seus anos de adolescência tinham uma probabilidade significativamente menor de usar ou abusar de substâncias do que aqueles com TDAH que não haviam tomado medicações na adolescência. Portanto, a literatura científica até o momento tranquiliza os pais: eles não estão predispondo seus filhos a um potencial uso ou abuso posterior de substâncias ao darem estimulantes aos filhos para lidar com o TDAH. Os pais têm que saber que os fatores mais importantes para determinar o risco de uma criança usar ou abusar de substâncias na adolescência são (1) a instalação precoce de um transtorno de conduta ou comportamento antissocial na criança, (2) a escassa monitoração pelos pais das atividades da criança ou do adolescente na comunidade, (3) a proximidade da criança ou do adolescente de outros adolescentes que estejam fazendo uso ou abuso de substâncias ilegais, e (4) o grau em que os pais possam estar fazendo uso de álcool, tabaco ou substâncias ilegais.

■ **Mito 4:** Medicações estimulantes atrasam o crescimento da criança, e seu uso é rigorosamente limitado pela idade.

Alguns estudos no início da década de 1970 pareciam sugerir que crianças que tomavam esses medicamentos poderiam ter comprometimento de seu ganho de altura e de peso. Estudos melhores e mais recentes têm mostrado que isso não é o problema que se imaginava antes. A altura que seu filho irá alcançar quando adulto ou o porte de seu esqueleto não parecem ser afetados pela medicação, embora estudos recentes sugiram que no primeiro ou nos dois primeiros anos de ingestão desses medicamentos a criança pode deixar de crescer em média 1 centímetro. Os efeitos sobre o peso de seu filho também tendem a ser mínimos, como deixar de ganhar de 500 g a 1 kg durante o primeiro ano de tratamento. Não há nenhum efeito na altura ou peso que seja tipicamente evidente por volta do terceiro ano de tratamento ou mais tarde. Tenha em mente que as crianças reagem de maneiras muito diferentes a esses medicamentos – algumas não experimentam nenhuma mudança de peso nem deixam de ganhar altura enquanto outras perdem mais do que apenas 500 g a 1 kg. O crescimento de seu filho deve ser acompanhado por seu médico para você se certificar de que qualquer perda de peso ou falha em ganhar altura não sejam graves.

A crença inicial na década de 1970 de que os estimulantes poderiam dificultar o crescimento das crianças com TDAH levou à prática comum entre os médicos de recomendar que elas tomem essas medicações apenas nos dias de aula e parem de tomá-las aos fins de semana e durante as férias prolongadas. Como agora sabemos que o risco de problemas de crescimento pelo uso dessas medicações é muito menor do que originalmente se acreditava, não é necessário que todas as crianças que tomam estimulantes tenham tais férias dos remédios. Muitas podem continuar tomando a medicação ao longo dos fins de semana e nas férias de verão. Isso trará benefícios às suas relações com os pares, em sua participação em clubes organizados, nos esportes e nos programas de férias, e em seu comportamento geral em casa. Pais cujos filhos têm problemas de comportamento significativos nessas situações, durante fins de semana e em outras atividades de verão, e que não vejam em seus filhos problemas de crescimento decorrentes da medicação, devem discutir com os médicos da criança o possível valor de continuar com a medicação estimulante nesses períodos.

■ Mito 5: Estimulantes só podem ser usados por crianças novas.

Ao contrário do que você talvez tenha ouvido, os medicamentos estimulantes podem ser usados ao longo de toda a vida de uma pessoa com TDAH, não apenas durante a infância. Em décadas anteriores, havia a preocupação disseminada de que as medicações estimulantes não deveriam ser usadas após o início da puberdade, pois não fariam mais efeito. Isso era uma falácia, e assistimos agora a um grande aumento na prescrição dessas medicações para adolescentes com TDAH. Também testemunhamos um aumento no uso desses medicamentos em adultos com o transtorno.

■ Mito 6: Estimulantes não propiciam benefícios duradouros no aproveitamento escolar da criança.

O argumento de que os estimulantes não têm efeitos positivos duradouros no aproveitamento escolar é enganoso, e vem sendo difundido como parte dos esforços mais amplos de dissuadir os pais de darem estimulantes a seus filhos com TDAH. Se você adotar uma visão simplista do termo "aproveitamento escolar" e ficar esperando que os estimulantes aumentem de modo direto e imediato o volume de conhecimento escolar e a aptidão da criança em determinada matéria, então é claro que os estimulantes a curto prazo irão te decepcionar. Os comprimidos não contêm nenhum conhecimento que seja automaticamente colocado no cérebro da criança ao serem consumidos. Uma criança com TDAH que hoje não sabe de cor a tabuada, e que não está tomando nenhuma medicação, não irá aprendê-la automaticamente amanhã depois de tomar uma dose de medicação estimulante. Esperar esse tipo de mudança seria tolo e demonstra como são falhas as críticas aos estimulantes.

O que os estimulantes fazem é ajudar a criança com TDAH a mostrar o que ela sabe durante a realização de trabalhos escolares, pelo fato de melhorarem o âmbito de atenção da criança, sua concentração, sua resistência à dispersão e por propiciar-lhe um comportamento mais ponderado e reflexivo. Também deixam a criança mais disposta a aprender o que está sendo ensinado na escola por atenuarem comportamentos fora da tarefa, inadequados e desatentos de alguma outra forma. A partir desses ganhos, tomar medicação por vários anos realmente faz a criança ter melhor desempenho escolar do que teria sem a medicação.

Se interpretarmos a expressão *desempenho escolar* em sua acepção mais ampla, no sentido do quanto a criança está se comportando bem na escola, relacionando-se melhor com os colegas, seguindo as regras da classe e as instruções do professor, concluindo as tarefas e fazendo isso com precisão – e, portanto, obtendo notas melhores –, então teremos uma evidência impactante de que as medicações estimulantes produzem significativas melhoras nessas áreas do funcionamento escolar. Mesmo que os estimulantes não aumentem o conhecimento escolar da criança, o fato de propiciarem melhoras em muitas outras áreas do funcionamento na escola já é justificativa suficiente para que os pais considerem usá-los em seus filhos. Tais mudanças podem não só aumentar a autoconfiança e a autoestima no ambiente da sala de aula, mas também fazer com que os colegas gostem mais da criança e, portanto, lhe deem mais oportunidades de fazer amigos ou manter amizades. Podem ainda reduzir as censuras, punições e rejeições que a criança experimenta na escola, tanto dos colegas quanto dos professores, e também evitar que ela precise repetir de ano ou que seja colocada em classes de educação especial por ficar abaixo do padrão de aproveitamento escolar. Por todas essas razões, as melhoras no ajustamento na escola e o sucesso que resulta do uso de estimulantes costumam ser as razões mais comuns para prescrever essas medicações a crianças com TDAH.

■ **Mito 7:** Estimulantes como Ritalina provocam câncer.

Apesar do que você possa ter lido ou ouvido, não há absolutamente nenhuma evidência em nenhuma publicação científica de que a Ritalina ou qualquer medicação estimulante cause câncer em humanos. Nenhum relato nesse sentido jamais foi apresentado ao fabricante ou à FDA, que monitora a segurança dos medicamentos usados em crianças e adultos. Essa acusação à Ritalina baseia-se em um único estudo dos doutores Dunnick e Hailey, feito com roedores de laboratório criados especificamente para apresentarem propensão a tumores no fígado. Quando esses roedores receberam doses de medicação excessivas ou três vezes superiores ou mais à recomendada para humanos, mostraram maior tendência a desenvolver tumores do que se não tivessem recebido Ritalina. Tais resultados não foram replicados por esses autores quando foram usadas outras espécies de roedores. Um trabalho publicado em 2005 pelo doutor El-Zein e seus colegas também sugeriu que crianças que tomam Ritalina podem ter uma ocorrência mais alta de anormalidades genéticas (cromossômicas) em suas células sanguíneas, e especulou que isso poderia colocá-las em risco maior de câncer. Mas o estudo usou menos de quinze crianças e não forneceu muita informação sobre como elas haviam sido escolhidas para a pesquisa. Além disso, essas crianças não tinham câncer, mas os autores partiram da suposição de que poderiam estar em risco maior de contraí-lo mais tarde na vida. Um único estudo, e de alcance tão restrito, não pode servir para tirar quaisquer conclusões sobre riscos de câncer associados à medicação estimulante. Um estudo subsequente, maior e melhor, conduzido pelo doutor Tucker e seus colegas em 2009, não encontrou essa evidência de anormalidades no sangue de crianças tratadas como essas medicações, mostrando a incorreção dos achados do primeiro estudo. De fato, os estimulantes são usados há 30-70 anos (dependendo do tipo), e não houve relatos de aumento de câncer entre usuários desse tipo de medicação – e nenhum dos muitos estudos de acompanhamento de crianças com TDAH até a idade adulta encontrou nenhum desses vínculos. Não há evidência na literatura científica que trata de humanos de que os estimulantes causem câncer em crianças ou adultos.

■ **Mito 8:** Uma criança que toma estimulantes nunca será capaz de prestar serviço militar.

Meu colega, doutor William Hathaway, agora na Universidade Regents da Virgínia, entrevistou a autoridade máxima da Saúde Pública americana a respeito de cada um dos ramos das forças armadas, e foi informado de que um histórico de uso de estimulantes na infância não pode impedir por si só que um homem ou mulher jovem se aliste nas forças armadas. O mais comum é que aqueles com TDAH tenham permissão de se alistar desde que atendam a todos os demais critérios de admissão. O que pode levar a uma desqualificação para o serviço militar é a pessoa ter feito uso de medicação para qualquer distúrbio psiquiátrico nos últimos anos que antecedem o alistamento, porque isso poderia indicar um transtorno mental suficientemente grave para exigir tratamento médico.

■ **Mito 9:** Estimulantes podem causar morte súbita em crianças e adultos.

De vez em quando, os pais podem ouvir relatos na mídia popular sobre uma criança ou adulto que morreu de repente e que tomava os estimulantes usados para tratar o TDAH. Embora essas mortes sejam sempre investigadas por especialistas no assunto, assim como pela FDA, não é possível estabelecer nenhum vínculo entre a morte súbita e a medicação. Os pais, ao interpretarem esse tipo de notícia, precisam ter em mente que, todo ano, até 7 pessoas em cada 100 mil têm morte súbita, muitas vezes relacionada a problemas do coração. Assim, se houver 500 mil pessoas tomando uma determinada medicação, como Adderall XR, até 35 podem morrer todo ano de morte súbita – mortes que nada têm a ver com o fato de estarem tomando o medicamento.

No final de 2011, os dois maiores estudos já realizados sobre esse assunto foram publicados em revistas científicas e abrangiam centenas de milhares de pacientes tratados com esses medicamentos por longos períodos de tempo. A parte do estudo que envolvia crianças, publicada no *New England Journal of Medicine* pelo doutor William Cooper e por seus colegas, utilizou mais de 1,2 milhão de crianças e jovens adultos com TDAH que tomavam estimulantes. Os dois estudos concluíram que não havia evidência de qualquer associação significativa entre tomar medicações estimulantes e ter algum episódio cardiovascular grave, como uma morte súbita, um ataque cardíaco ou um infarto. Embora seja importante identificar qualquer risco de morte súbita (ou de quaisquer outros efeitos secundários graves) que possa ser causado por um medicamento, é igualmente importante não saltar para falsas conclusões e responsabilizar uma medicação por isso, quando tais eventos ocorrem também na população em geral sem o uso de medicação. Acusações infundadas a medicamentos por ocorrências adversas que eles na realidade não tenham causado podem levar à proibição de medicamentos comprovadamente úteis para tratar milhares de casos de TDAH e privar desnecessariamente as pessoas de um tratamento útil.

COMO OS ESTIMULANTES ATUAM

Os estimulantes recebem esse nome por sua aptidão de aumentar o nível de atividade ou de estimulação do cérebro. Por que eles, então, não tornam a pessoa mais hiperativa? Porque as áreas do cérebro que eles ativam parecem ser as responsáveis por inibir comportamento, manter esforço ou atenção em tarefas e metas e, em termos mais gerais, criar autorregulação. Essa é a razão provável de eles serem tão úteis para aqueles que têm TDAH.

Os dois estimulantes mais recomendados para o TDAH são os medicamentos *d*-anfetamina (Dexedrine) e metilfenidato (presente na Ritalina, Metadate CD, Concerta e Daytrana). Alguns estimulantes concebidos mais recentemente são simplesmente um isômero *d* do metilfenidato (como o Focalin) ou uma simples combinação dos isômeros *d* e *l* da anfetamina (Adderall, Adderall XR e Venvanse). Mais informações sobre esses medicamentos podem ser encontradas na internet em www.nlm.nih.gov (em inglês). A cafeína (presente no café, chá, em refrigerantes e alguns alimentos), por ser um estimulante, leva alguns pais a perguntar se ela ou as bebidas que a contêm podem ajudar seus filhos com TDAH. Embora alguns relatos na imprensa popular na década de 1970 afirmassem que a cafeína podia ser útil, os estudos científicos sobre o assunto não revelaram isso, talvez porque ela atue no cérebro sobre um neurotransmissor muito diferente daqueles que provavelmente estão envolvidos no TDAH. Portanto, recomenda-se que você leve em conta apenas os medicamentos estimulantes aqui relacionados.

Ao longo da década passada, talvez até antes, desenvolvimentos tecnológicos instigantes e importantes criaram novos sistemas de liberação de substâncias, que permitem às crianças que tomam essas medicações estimulantes um alívio mais prolongado dos sintomas de TDAH do que era possível com as formas regulares de liberação imediata das anfetaminas ou metilfenidatos. Essas novas medicações de ação prolongada, tomadas uma vez ao dia, têm os nomes comerciais de Concerta, Metadate CD, Focalin XR, Ritalina LA e Daytrana, todas contendo versões de metilfenidato, além do Adderall XR e do Venvanse, que são formas de liberação prolongada do Adderall. Não são na realidade medicamentos novos, apenas novos sistemas de liberação que ajudam a manter um nível contínuo de medicação no corpo, por oito a doze horas, e, portanto, só precisam ser tomados uma vez ao dia na maioria dos casos. O Concerta, por exemplo, vem na forma de uma pequena bomba à base de água, que contém uma apresentação em líquido denso de metilfenidato lentamente pressionada para fora da cápsula por um período de dez a doze horas depois de ingerida. Isso elimina a necessidade de a criança tomar a antiga forma de metilfenidato de liberação imediata, como a Ritalina, duas ou três vezes por dia, já que ela durava apenas de três a cinco horas. O Metadate CD é uma cápsula que contém pequenas contas de metilfenidato, cada uma delas recoberta por uma camada externa com tempo de liberação diferente. Algumas dessas contas se dissolvem logo após a ingestão, enquanto outras se dissolvem em uma, duas, três, e assim por diante, de modo que a medicação fica no corpo por um período de tempo maior. Para crianças que não gostam de engolir comprimidos, as cápsulas de Metadate CD podem ser abertas e espalhadas na comida sem que isso altere a maneira pela qual o medicamento atua no corpo. Algumas outras formas de liberação prolongada dessas medicações (como o Adderall XR) atuam por um método similar. O Venvanse é uma anfetamina como o Adderall, só que combinada com outra substância química (lisina), de modo que a anfetamina só se torna ativa quando essa outra substância se divide. Isso ocorre no intestino humano e nos vasos sanguíneos em volta, onde uma enzima que está presente naturalmente separa a anfetamina da lisina, permitindo que a primeira atue da maneira usual. A vantagem é que isso reduz a probabilidade de o medicamento ser abusado por usuários de drogas, que geralmente tentam inalar ou injetar esse medicamento. Ele também parece durar algumas horas a mais do que o Adderall XR, e, portanto, para adultos ou adolescentes mais velhos, pode propiciar uma gestão um pouco mais estendida de seus sintomas de TDAH ao longo do dia. As vantagens desses novos sistemas de liberação são óbvias, e no curto espaço de tempo em que estão no mercado já se tornaram as formas de estimulantes mais comumente usadas para tratar o TDAH.

Os estimulantes atuam basicamente aumentando a ação de certas substâncias químicas que ocorrem naturalmente no cérebro. O modo pelo qual o cérebro lida com informações se baseia em como essas substâncias químicas produzidas nas células cerebrais (neurônios) são liberadas nele, para se comunicar (influenciar) outras células nervosas vizinhas. Embora não tenhamos conhecimento de todas as substâncias químicas influenciadas pelos estimulantes, sabemos que duas delas são a dopamina e a noradrenalina [também chamada de norepinefrina], e que ambas ocorrem naturalmente por todo o cérebro, mas com maior concentração na região pré-frontal e em áreas cerebrais relacionadas, que consideramos ser o principal local onde residem as causas dos problemas do TDAH (ver Capítulo 3). Aumentando a quantidade dessas substâncias químicas liberadas pelas células nervosas para o espaço intercelular, ou mantendo ali por mais tempo as substâncias liberadas, potencializa-se a ação dessas células cerebrais, que parecem ser as que têm maior responsabilidade por inibir nosso comportamento e ajudar a usar o autocontrole.

Centenas de estudos sobre como esses medicamentos mudam o comportamento e a aprendizagem das crianças com TDAH revelam que entre 70% e 90% das que são tratadas com estimulantes melhoram seu comportamento. Isso não surpreende, mas mesmo assim nada menos do que 10% a 30% das crianças não mostram nenhuma reação positiva a nenhum medicamento, e em alguns casos raros o comportamento delas pode até piorar. Portanto, você não deve supor que seu filho irá necessariamente se beneficiar da medicação, e todos devemos ter em mente que ela não é uma panaceia que resolve todos os problemas que acompanham o TDAH. Há casos em que a medicação sozinha é suficiente ou é a única maneira prática de lidar com as preocupações que você e o professor ou professores de seu filho têm a respeito do TDAH dele. Na maioria dos casos, porém, o maior benefício da terapia com estimulantes parece resultar de uma combinação desses medicamentos com outros tratamentos psicológicos e educacionais.

Como os medicamentos atuam no comportamento e nas emoções?

Os estimulantes produzem, sem dúvida, efeitos positivos na sustentação da atenção e na persistência do esforço para trabalhar. Essas medicações também reduzem a inquietação e a atividade motora grossa das crianças. Em muitos casos, a atenção de uma criança a um trabalho em sala de aula melhora tanto que seu comportamento parece normal. A maior parte das crianças que toma medicação mostra-se muito menos impulsiva e tem menos problemas com agressão, barulheira, desobediência e comportamento inconveniente. No geral, os medicamentos melhoram o funcionamento executivo individual e com isso a capacidade de autorregulação. Eis por que essas medicações são recomendadas com tanta frequência para crianças com TDAH.

De que maneira os medicamentos mudam a aprendizagem e o desempenho escolar?

Foram realizados numerosos estudos sobre os efeitos dos estimulantes no intelecto, na memória, na atenção e na aprendizagem de crianças, e não apenas no seu comportamento. Esses estudos mostram que as medicações estimulantes têm grande probabilidade de melhorar a atenção, o controle dos impulsos, a coordenação motora fina, o tempo de reação, a memória de trabalho e as aptidões de planejar e resolver problemas de uma criança. Quando crianças com TDAH precisam aprender tarefas, o medicamento parece ajudá-las a ter um desempenho mais eficiente e um procedimento mais organizado, mas atua especialmente no sentido de torná-las mais produtivas (capazes de concluir maior volume de trabalho). Como discutido anteriormente no Mito 6, nenhum medicamento pode realmente melhorar a inteligência ou o conhecimento, mas os estimulantes aumentam a aptidão de seu filho de mostrar o que ele já aprendeu. Em geral, os medicamentos produzem sua maior influência em situações nas quais se requer que as crianças demonstrem autocontrole, restrinjam seu comportamento e se concentrem nas tarefas solicitadas – isto é, em situações como as vividas na escola.

Não é provável que as medicações estimulantes melhorem logo de cara as notas de seu filho nos testes escolares, que medem o grau de assimilação ou a dificuldade do material que as crianças estão aprendendo. No entanto, o que os medicamentos fazem é melhorar de modo substancial a quantidade de trabalho que a criança é capaz de produzir, e em alguns casos aumentar também a precisão com que o trabalho é feito. Depois de alguns anos tomando a medicação, algumas pesquisas atuais indicam que o aproveitamento escolar da criança (conhecimento) pode, sim, começar a melhorar.

As medicações mudam o comportamento social?

O tratamento com medicação estimulante tem mostrado, definitivamente, que ela reduz a intensidade e melhora a qualidade das interações entre crianças com TDAH e seus pais, professores e colegas. Os estimulantes aumentam a aptidão da criança de obedecer aos comandos dos pais e de manter essa obediência ao longo do tempo. Os medicamentos também reduzem os comportamentos que competem com a conclusão dos trabalhos e tarefas, como a desatenção, a dispersão, a inquietação e o esquecimento. Por sua vez, pais e professores reagem a isso reduzindo seu nível de controle e seu grau de supervisão da criança.

Eles podem também aumentar os elogios e as reações positivas às crianças. Alguns poucos profissionais têm mostrado a preocupação de que esses medicamentos possam reduzir o interesse da criança em se socializar. Estudos recentes não indicam que isso seja um problema, mas, em casos raros em que a criança esteja tomando uma dose muito alta, é possível que ocorra.

O grau de melhora difere conforme a criança, e a expectativa é que cada uma experimente uma reação única. Não observamos nenhuma diferença geral entre meninos e meninas. Esperamos, sim, ver uma melhora mais substancial com doses moderadas a altas, mas o médico de seu filho é que terá que testar diferentes dosagens até descobrir a melhor, e pode também ter que tentar mais de um medicamento ou sistema de liberação da substância.

■ Quanto tempo perduram os efeitos do medicamento?

Depende do tipo de medicamento e do preparo ou do sistema de liberação usado para introduzi-lo no organismo e na corrente sanguínea. Estimulantes usados para o TDAH quase sempre são de administração oral. No entanto, o Daytrana (metilfenidato transdérmico) é um adesivo sobre a pele, aplicado no ombro ou nas nádegas durante o dia e depois removido algumas horas antes de deitar. Contém a substância metilfenidato e outras substâncias químicas que permitem que o medicamento seja absorvido pela pele. Independentemente de como forem introduzidas no corpo, essas substâncias são logo absorvidas na corrente sanguínea e chegam ao cérebro de modo rápido e fácil. Também são eliminadas do corpo em 24 horas. Isso significa que se o seu filho, tiver uma reação indesejada, você pode estar certo de que ela irá durar em geral apenas algumas horas ou até o final do dia. Mas também significa que ele precisará tomar a medicação pelo menos uma vez por dia, todos os dias.

As formas mais antigas de liberação imediata desses medicamentos, como Ritalina ou Dexedrine, alcançam seu auge em melhorar o comportamento no prazo de uma a três horas, e podem controlá-lo por três a seis horas. Cada criança, no entanto, reage um pouco diferente, e cada medicamento age também de modo particular em cada uma. Algumas mudanças de comportamento são perceptíveis em trinta a sessenta minutos após a ingestão do remédio – de novo, dependendo do medicamento que está sendo ingerido.

Além dessas formas em comprimidos de liberação imediata e ação rápida de metilfenidato e anfetamina (Ritalina e Dexedrine), os dois medicamentos também estão disponíveis em preparações de liberação prolongada. Estas alcançam o auge de seu efeito um pouco depois do que as formas de ação rápida (em geral de três a cinco horas) e podem produzir efeitos que duram mais de tempo (em geral, oito a doze horas). Tenha em mente também que as anfetaminas, como Dexedrine e o mais novo composto Adderall, são quase duas vezes mais potentes do que os preparados com metilfenidato, como a Ritalina. Com isso, podem produzir mudanças maiores de comportamento, e seu efeito pode estender-se por uma ou duas horas mais em comparação com o que os preparados com metilfenidato costumam fazer. Por serem mais potentes, costumam ser dados em doses um pouco mais baixas (em geral, metade da dose da Ritalina ou dos metilfenidatos genéricos), para evitar superdosagens ou efeitos colaterais excessivos.

Os pais costumam perguntar se as crianças desenvolvem tolerância aos estimulantes, a ponto de a dose atual se mostrar ineficaz com o tempo. Embora alguns médicos tenham reportado que certas crianças pareçam desenvolver relativa tolerância (perda do efeito) após um longo período de uso, as pesquisas não documentaram isso. O mais comum é que a perda de eficácia do medicamento se dê em razão de a criança ter crescido desde que começou a ser medicada. Esse aumento de massa corpórea requer aumento da dose para se obter o mesmo efeito no comportamento. Outros pais perguntam se seus filhos irão precisar de exames de sangue regulares para monitorar a quantidade da substância em sua corrente sanguínea. Isso não é uma exigência ao se tomar medicação estimulante. A quantidade da substância na corrente sanguínea não parece estar relacionada com o quanto ela funciona bem para controlar o comportamento, portanto não há necessidade desses exames.

■ Havia, até algum tempo atrás, outro estimulante chamado Cylert?

Sim. A pemolina (o nome comercial era Cylert) foi vendida por mais de vinte anos, mas não está mais no mercado. Funcionava de modo um pouco diferente do que os demais estimulantes. Era associada a um aumento pequeno, mas significativo, no risco de toxicidade no fígado e até de falência do órgão e morte, e tudo isso exigia que os médicos monitorassem a condição do fígado da criança que recebia medicação várias vezes por mês. Esse risco, junto com a inconveniência de ter que coletar várias amostras de sangue para testar o fígado, levou a um radical declínio no uso do Cylert para tratar o transtorno. O fabricante (laboratórios Abbott) acabou encerrando a produção do medicamento. A pemolina ficou um tempo disponível na forma genérica, mas mesmo esta acabou tirada do mercado por preocupações com a segurança. Não está mais disponível nos Estados Unidos exceto para o "uso compassivo",[10] que exige que o médico faça uma solicitação ao governo para usar o medicamento em circunstâncias bem particulares.

EFEITOS COLATERAIS

As crianças podem experimentar uma série de efeitos colaterais ao tomar essas medicações, mas estes em geral são de pouca gravidade, embora alguns se mostrem incômodos. De novo, tenha em mente que se algum desses efeitos for suficientemente inconveniente para levar à suspensão da medicação, é provável que ele desapareça assim que o medicamento for "eliminado" do corpo da criança – em 24 horas. A maior parte desses efeitos colaterais está claramente relacionada com a dosagem do medicamento – doses mais altas produzem mais efeitos colaterais. Estima-se, porém, que de 1% a 3% das crianças com TDAH não toleram *nenhuma* dosagem de *nenhuma* medicação estimulante.

---

[10] A FDA permite, em situações excepcionais, usar certos medicamentos já fora do mercado ou experimentais, ainda devidamente testados e aprovados. A permissão é dada a partir de solicitação expressa de um médico, sob a rubrica compassionate use [uso compassivo], e costuma envolver um processo longo e complexo. (N.T.)

É impossível prever se seu filho terá algum dos efeitos colaterais aqui discutidos. Se algum membro da família já teve reação adversa ao medicamento, pode haver um componente genético que faça prever uma reação similar na criança. Portanto, se for esse o caso na sua família, convém relatar isso ao seu médico se ele recomendar que seu filho tome alguma das medicações para TDAH.

O quanto é provável que se manifestem tais efeitos colaterais? Há alguns achados de pesquisa relevantes nesse sentido: mais da metade das crianças com o transtorno que avaliei com meus colegas na clínica de TDAH da Escola de Medicina da Universidade de Massachusetts mostraram diminuição do apetite, insônia, ansiedade, irritabilidade ou propensão ao choro. *No entanto, muitos desses efeitos colaterais (especialmente aqueles associados ao humor) estiveram presentes também em crianças que tomaram um comprimido inócuo (o chamado placebo). Isso significa que esses efeitos colaterais podem indicar problemas mais associados ao TDAH do que ao medicamento.* Na maioria dos casos, os efeitos colaterais reais eram bastante brandos. Foram relatadas dores de estômago e de cabeça em cerca de um terço das crianças, mas também foram sintomas leves.

Diminuição do apetite

Todos os estimulantes parecem diminuir o apetite da criança em alguma medida – de modo temporário e principalmente no final da manhã ou início da tarde, o que explica por que mais da metade das crianças que tomam essas medicações comem pouco no almoço. Em muitas delas, o apetite volta (às vezes com força redobrada!) por volta do fim da tarde. Por isso convém você garantir que a criança sob esse tipo de medicação tenha a oportunidade de comer tipos e quantidades adequados de comida todo dia, para poder crescer bem.

Aumento do batimento cardíaco e da pressão sanguínea

Seu médico talvez constate que o ritmo cardíaco e a pressão sanguínea de seu filho aumentaram um pouco desde que ele começou a tomar essas medicações. São mudanças discretas e que não colocam nenhum risco para a maioria das crianças com TDAH. No entanto, se o seu filho é uma das raras crianças que já têm pressão alta, certifique-se de que seu médico está levando isso em consideração ao decidir prescrever um desses estimulantes.

■ Aumento na atividade elétrica do cérebro

Muitos estudos têm revelado que a atividade elétrica do cérebro aumenta quando uma criança toma esses medicamentos. Tais mudanças estão associadas ao aumento da atenção e da autorregulação que a criança experimenta. Você só saberá disso diretamente se seu filho fizer um eletroencefalograma por alguma razão, mas poderá perceber de maneira indireta se o comportamento dele melhorar em conjunção com essas mudanças na atividade cerebral, como discutido anteriormente.

■ Insônia

De um terço a quase metade de todas as crianças que tomam medicação podem notar maior dificuldade para adormecer ao deitar (insônia), depois de terem tomado os medicamentos durante o dia. A maioria das crianças adormece uma hora mais tarde em relação ao horário em que costumavam dormir quando não tomavam medicação. Se a insônia se estender por mais tempo ou você começar a se preocupar com esse problema em seu filho, informe seu médico para que possa tomar providências. Às vezes o problema é resolvido reduzindo a dosagem ou tomando o medicamento mais cedo de manhã. Em outros casos, é preciso testar uma medicação diferente, que não cause esse efeito colateral, como os medicamentos não estimulantes discutidos a seguir. Algumas pesquisas, no entanto, constataram que 20% a 35% das crianças que tomam estimulantes durante o dia acabam caindo no sono com maior facilidade do que antes de tomar medicação. Como disse, cada criança é única, e portanto o perfil dos efeitos colaterais que experimentam (ou não) costuma também ser muito individual.

■ Tiques nervosos e maneirismos

Um efeito colateral que preocupa um pouco mais é a possibilidade de surgirem tiques nervosos – espasmos repentinos de pequenos grupos musculares do rosto ou, menos comum, de outras partes do corpo. Podem aparecer também outros tiques, como piscar nervosamente, vesguear ou fazer caretas. Há ainda tiques vocais – ruídos repentinos, como fungar várias vezes, pigarrear ou emitir sons agudos e altos com a voz. Em sua forma extrema, a combinação de vários tiques corporais com esses ruídos vocais é chamada de *síndrome de Tourette*. Convém saber que de 10% a 15% das crianças irão ter algum tipo de tique nervoso ou maneirismo durante a infância, portanto tiques simples ou ocasionais não devem despertar preocupação e podem não ter nada a ver com a medicação que seu filho está tomando. Algumas pesquisas têm mostrado que tais tiques em crianças com TDAH podem ser agravados pelo medicamento numa minoria dos casos (cerca de 35% ou menos). Quando isso acontece, na minha experiência os tiques voltam ao nível normal em uma semana mais ou menos depois que a medicação é suspensa. Em 20% a 25% dos demais casos, porém, os tiques que a criança tinha antes de começar a tomar a medicação podem se atenuar com ela. Em cerca da metade dos casos, os tiques não sofrem alteração em relação ao seu nível pré-medicação. Evidências sugerem que os preparados com anfetamina, como Dexedrine, tendem mais a promover uma piora nos tiques do que os que contêm metilfenidato.

Poucas crianças desenvolveram plenamente a síndrome de Tourette, embora não fique claro nos estudos que o real causador do distúrbio tenha sido o medicamento. Pode piorá-lo ou apressar seu surgimento em uma criança já propensa a manifestá-lo, mas isso é muito raro. Na maioria dos casos, como discuti anteriormente, crianças com um histórico de tiques ou de síndrome de Tourette podem tomar os estimulantes com segurança, sem agravamento de seus tiques. Mas se isso ocorrer, a medicação poderá ser interrompida, e com isso os tiques geralmente voltarão ao seu nível anterior, e será possível então pensar em usar uma medicação não estimulante para lidar com o TDAH.

O médico pode perguntar se uma criança com TDAH tem algum histórico pessoal ou familiar de tiques ou de síndrome de Tourette antes de testar um medicamento estimulante. Se for esse o caso, recomenda-se que a criança comece com uma dosagem menor que a usual do medicamento, para ver como reage a ele. Quando esses medicamentos são usados e surgem tiques, o tratamento deve ser suspenso imediatamente. Os tiques em geral diminuem em sete a dez dias. O tratamento pode então ser retomado com uma dose mais baixa se o comportamento da criança tiver se deteriorado muito. Se os tiques voltarem mesmo com uma dose mais baixa, pode-se tentar um medicamento alternativo (como os não estimulantes discutidos adiante). Se isso falhar, os pais devem ser aconselhados a não deixar que seus filhos sejam tratados com estimulantes no futuro, a não ser que o médico seja alertado desse histórico de reações com tiques às medicações estimulantes.

Temos observado que até 15% das crianças tratadas com estimulantes podem ter outros maneirismos nervosos simples, como roer unhas, coçar a pele, morder os lábios ou torcer o cabelo, mesmo que estes não estivessem presentes anteriormente. De novo, suspender o medicamento costuma corrigir o problema em uma semana mais ou menos. Seu médico pode então pensar em usar um dos não estimulantes discutidos a seguir para lidar com os sintomas do TDAH de seu filho.

■ Psicose temporária

Esse é um efeito colateral muito raro com as doses habitualmente usadas para lidar com o TDAH. Todas as medicações estimulantes em dosagens muito altas têm o potencial de produzir sintomas temporários de psicose (desorganização do pensamento, fala acelerada, alucinações táteis, extrema ansiedade, hipersensibilidade a ruídos, etc.). Em casos raros, isso pode acontecer com baixas dosagens. Essas reações ocorrem em menos de 1% dos casos, e são um pouco mais comuns em crianças muito novas, e mais raras em crianças mais velhas. Quando ocorre, o problema costuma persistir apenas enquanto a dose está sendo exaurida. Mesmo assim, a reação pode ser assustadora para alguns pais. Nesse caso, você pode levar seu filho a um pronto-socorro e contar ao médico de plantão o que está acontecendo. Ele poderá, se for o caso, administrar outra medicação ao seu filho que contrabalance o efeito do medicamento estimulante e faça a reação diminuir mais rapidamente.

■ Efeitos a longo prazo

Os críticos do uso de estimulantes para tratar o TDAH sustentam que estes trazem alto risco por não haver estudos extensos e rigorosamente controlados sobre potenciais efeitos negativos de longo prazo do uso persistente dessas medicações. Os críticos têm razão ao afirmar que não há tais estudos, e a razão é a seguinte: os estudos necessários para lidar com essa questão têm restrições éticas nos Estados Unidos. Simplesmente não podemos colocar crianças durante anos sob estimulantes para tratar seu TDAH, e ao mesmo tempo passar anos dando placebos a outras crianças com o transtorno, a fim de acompanhar o curso de ambas. Seria obviamente antiético, porque os estimulantes já demonstraram a tal ponto sua utilidade para lidar com o transtorno, e também sua segurança no curto prazo, que os profissionais não poderiam se recusar a tratar essas crianças com medicamentos e mantê-las com placebos, a não ser por algumas poucas semanas. Além disso, o custo exorbitante de levar a cabo uma pesquisa dessas, para não falar da extraordinária extensão de tempo para completá-la, iria impedir a aprovação de qualquer medicamento para o uso pelo menos até que uma geração de crianças tivesse sido acompanhada a vida toda depois de recebê-lo.

Assim, para avaliar a segurança dos estimulantes no longo prazo, devemos nos voltar para outras fontes de informação, um pouco menos diretas. Primeiro, os pais devem compreender que os estimulantes estão no mercado há cinquenta, setenta anos. Nesse tempo, milhões de crianças, hoje adultos, com TDAH foram tratadas com esses medicamentos, algumas durante vários anos ou mais. Em nenhum desses casos houve qualquer relato de efeitos colaterais significativos, tanto às companhias farmacêuticas quanto à FDA, que pudessem estar conclusivamente associados ao uso de medicação estimulante.

Em segundo lugar, devemos examinar os estudos de curto prazo. Será que seus resultados implicam que seria provável a ocorrência de efeitos colaterais de longo prazo? A resposta é não. Mais de quinhentos estudos científicos foram publicados testemunhando a relativa segurança desses medicamentos e sua clara eficácia em ajudar entre 70% e 90% das crianças com TDAH que fizeram uso deles. Certamente, alguns efeitos colaterais de fato ocorrem, como observado neste capítulo. Mas são relativamente benignos, na maioria das crianças duram de poucas horas a alguns dias no máximo, não são nocivos ou uma ameaça à vida e podem ser geridos com facilidade baixando a dose do medicamento ou suspendendo-o. Nenhum dos achados dá um indício sequer de que possam ocorrer problemas de longo prazo devido ao uso contínuo da medicação por vários anos ou mais. Como notei no Mito 4, anteriormente, mesmo problemas significativos com o crescimento são uma ocorrência relativamente transitória, e a falha em crescer o esperado costuma ser relativamente secundária na maioria das crianças. Casos excepcionais nos quais o atraso no crescimento ocorre num grau que desperta preocupação dos pais ou do médico podem ser facilmente administrados com umas férias do medicamento – suspendendo o seu uso aos fins de semana durante o ano escolar e durante as férias prolongadas. Tais férias devem ser a exceção, não a norma, porque a maioria das crianças não experimenta problemas graves de crescimento, e porque o TDAH pode criar importantes riscos de danos à criança de várias maneiras quando elas param de tomar a medicação (machucar-se com acidentes, ter conflitos familiares, sofrer rejeição dos colegas, correr riscos ao dirigir, etc.).

Finalmente, precisamos olhar para o que se sabe sobre a atuação neuroquímica desses medicamentos no cérebro de crianças e animais. Até o momento, achados em ambos os tipos de estudos não têm dado nenhuma indicação clara de que deveríamos esperar efeitos colaterais de longo prazo ou duradouros do uso estendido de medicação oral. Em vista dessas três fontes de informação, só podemos concluir que de momento não parece haver uma probabilidade significativa de que possam emergir problemas de longo prazo em crianças tratadas com medicação estimulante. Pode-se afirmar isso com total segurança? Claro que não. Não há garantias na vida, até mesmo de que nossos filhos estarão totalmente seguros quando usamos medicamentos comuns sem receita ou abrimos a porta de casa para mandá-los à escola ou os levamos em uma viagem no nosso carro, apesar de serem coisas que fazemos o tempo todo. Os riscos de danos que essas situações envolvem são muito mais elevados do que os associados aos estimulantes. O importante é que nosso entendimento dos riscos de usar medicações se baseie em informações procedentes. Em nosso entendimento, as medicações estimulantes são mais seguras e mais efetivas do que praticamente qualquer outro tipo de medicação usado em psiquiatria, e isso é tudo o pode ser dito neste momento.

SEU FILHO DEVE TOMAR ESTIMULANTES?

Você e seu médico terão que levar em conta vários fatores ao tomar essa decisão. Você também deve ficar alerta às reações de seu filho, para saber prontamente se o teste de uma medicação falhou e precisa ser interrompido. As medicações estimulantes são os medicamentos psiquiátricos de uso mais comum em crianças, especialmente quando um comportamento desatento, hiperativo ou impulsivo se mostra severo a ponto de criar problemas na escola ou com o ajuste social. Estima-se que entre 1 e 2 milhões de crianças por ano, ou entre 1% e 2% da população em idade escolar, usam estimulantes para administrar o comportamento. Tradicionalmente, a maioria dessas crianças tinha entre 5 e 12 anos, mas como mencionamos, muitas delas agora são mais velhas. Portanto, você pode entrar nesse processo de tomada de decisão confiando que sabemos mais sobre essa forma de tratamento do TDAH do que a respeito de qualquer outra.

Infelizmente, não há maneira infalível de predizer quem vai se adaptar bem a uma medicação estimulante. Até agora, o critério mais útil tem sido o grau de desatenção e impulsividade da criança. Quanto mais severos esses sintomas, maior a probabilidade de a criança reagir melhor ao medicamento. Também sabemos que quanto mais ansiosa é a criança, menor a probabilidade de ela ter uma reação positiva ao medicamento. Mas mesmo esse fator de previsão é controverso, já que alguns estudos têm agora demonstrado que crianças com TDAH e transtornos de ansiedade dão-se tão bem com a medicação quanto as que não têm transtorno de ansiedade. A evidência de momento é ambígua. Por essa razão, recomendo que os médicos que tratam de crianças que têm os dois transtornos façam isso com maior cautela, começando com doses mais baixas e ajustando-as mais aos poucos que de costume, e ao mesmo tempo pedindo que os pais monitorem com maior cuidado tanto os sintomas de TDAH quanto os de ansiedade, por exemplo definindo uma escala de classificação desses sintomas e preenchendo-a periodicamente. Alguns estudos também revelaram que a qualidade do relacionamento entre pai-mãe e a criança pode ajudar a prever a reação dela ao medicamento: isto é, quanto melhor for esse relacionamento, melhor a reação à medicação. Talvez porque os pais que valorizam e recompensam mais as mudanças de comportamento trazidas pelos estimulantes façam aumentar os ganhos que seus filhos obtêm do medicamento. Obviamente, também é possível que um melhor relacionamento pais-filho seja apenas uma indicação de que a criança tem um TDAH mais brando, o que pode explicar por que essas crianças colheram resultados melhores com a medicação.

Seu médico também irá levar em conta os seguintes fatores:

1. A porcentagem de crianças com a forma basicamente desatenta do TDAH (às vezes chamada de TDA ou de "tempo cognitivo lento"; ver Capítulo 7) que reagem bem à medicação pode ser um pouco menor – de 20% a 55% – que a das crianças com formas mais características de TDAH. E a magnitude da sua reação ao medicamento pode não ser tão impressionante. Do lado positivo, quando há benefícios a dose necessária pode ser menor do que a usada com formas mais características do TDAH.

2. Estimulantes podem ajudar crianças com TDAH que também tenham atraso no desenvolvimento (o que antes era chamado de

"retardo mental"), desde que o atraso geral não seja muito severo. Em um estudo, crianças com idade mental superior a 4 anos ou com QIs acima de 45 frequentemente tiveram reações positivas, enquanto aquelas com idade mental ou QIs mais baixos não reagiram tão bem.

3 Crianças com TDAH que têm convulsões podem apresentar mais efeitos colaterais (problemas de comportamento) quando tomam estimulantes do que o constatado em crianças com o transtorno que não têm convulsões.

4 Algumas crianças com lesões cerebrais decorrentes de trauma ou feridas abertas na cabeça ou as que desenvolvem sintomas de TDAH depois de tratamentos com radiação e ou quimioterapia por câncer na cabeça ou no pescoço ou por leucemia podem apresentar esses sintomas num grau que justifique um possível teste com medicamentos estimulantes. Essas crianças podem também reagir bem, mas tanto algumas pesquisas quanto minha experiência sugerem que a probabilidade de uma boa resposta é mais baixa nesse grupo de crianças com esse tipo de causas de TDAH.

Como você já deve ter discernido a esta altura, *um diagnóstico de TDAH não deve levar a uma recomendação automática de tratamento com medicamentos.* Se o seu médico der a impressão de estar tomando esse caminho, sugerimos que procure outro profissional. As regras a seguir podem ajudar você a tomar a decisão de tentar ou não medicação, mas lembre-se – e isso se aplica tanto a pais quanto a médicos – de permanecer flexível às necessidades e circunstâncias únicas de cada caso.

1 A criança teve avaliações físicas e psicológicas adequadas?

Nunca se deve prescrever medicações se a criança não foi examinada de maneira exaustiva.

2 Quantos anos tem a criança?

Um tratamento com medicamentos é um pouco menos efetivo ou leva a efeitos colaterais um pouco mais frequentes em crianças de 2 a 4 anos de idade do que naquelas com 5 anos ou mais. Isso não quer dizer que essas medicações não possam ser testadas nessa faixa etária pré-escolar, mas apenas que isso deve ser feito de maneira mais conservadora, com atenção para problemas potencialmente maiores, e apenas depois de ter sido tentado um treinamento de gestão de comportamento com os pais.

3 Já foram usadas outras terapias?

Se esse é o contato inicial de sua família com um profissional e se o TDAH de seu filho é brando e não complicado por algum outro transtorno, a prescrição de medicação pode ser postergada até que outras intervenções (por exemplo, o treinamento dos pais para gestão das aptidões do filho) tenham sido tentadas. Alternativamente, quando o comportamento da criança gera um problema de moderado a sério ou a sua família não tem como participar de um treino de gestão do filho, a medicação pode ser o tratamento inicial mais viável.

4 O quão severo é o mau comportamento de seu filho neste momento?

Em alguns casos, o comportamento da criança é tão incontrolável ou problemático que a medicação constitui a maneira mais rápida e efetiva de lidar com a crise até que outras formas de tratamento possam ser iniciadas. Assim que houver algum progresso com outras terapias, pode-se fazer algum esforço para reduzir ou suspender a medicação, mas isso nem sempre é possível.

5 Você tem condições de bancar a medicação e os custos a ela associados (por exemplo, consultas subsequentes ao médico para acompanhamento do caso)?

6 Você tem como supervisionar de modo adequado o uso das medicações e precaver-se contra o abuso que possa advir dela?

7 Qual é a sua atitude em relação à medicação?

Se você é simplesmente "antimedicamentos", não deixe que o seu médico pressione você a concordar com esse tratamento, porque provavelmente você não será capaz de aceitá-lo de bom grado. Mas você deve também fazer uma avaliação séria da própria opinião para assegurar-se de que ela se baseia em fontes de informações equilibradas e não tendenciosas sobre os prós e contras de tomar medicações estimulantes. Converse com seu médico ou com outros especialistas a respeito do TDAH, leia mais sobre as medicações em sites confiáveis, antes de tomar quaisquer decisões no escuro.

8 Existe em sua casa algum membro da família que seja delinquente ou que abuse de drogas?

Nesse caso, medicação estimulante não deve ser prescrita, pois há um alto risco de que seja usada ilegalmente ou vendida.

9 A criança tem algum histórico de psicose ou transtorno de pensamento?

Nesse caso, os estimulantes não são indicados, porque podem agravar essas dificuldades.

10 A criança é muito ansiosa, medrosa ou muito propensa a se queixar de sintomas físicos?

Essas crianças podem ter menor tendência a reagir de modo positivo a medicações estimulantes, embora isso hoje seja discutível. Como recomendei anteriormente, nesses casos, se forem usadas medicações estimulantes, então os médicos devem simplesmente começar com doses mais baixas, ir mais devagar (titulações menores) e monitorar a criança mais de perto em razão de efeitos colaterais potenciais. Alternativamente, pense na possibilidade de usar um dos medicamentos não estimulantes discutidos a seguir, isentos desse potencial de piorar a ansiedade ou de causar outros efeitos colaterais e que tenham condições até de tratar os sintomas de ansiedade.

11 O médico dispõe de tempo para monitorar adequadamente a medicação?

Além de uma avaliação inicial da eficácia do medicamento na criança, para definir a dosagem ideal, o médico precisa vê-la periodicamente para monitorar como ela reage e verificar possíveis efeitos colaterais. Recomendamos que uma criança que toma estimulantes seja avaliada pelo médico a cada três a seis meses.

12 Como a criança se sente em relação à medicação e às alternativas?

Com crianças mais velhas e adolescentes, é importante que o uso de medicação seja discutido com elas e que as razões para o seu uso sejam plenamente explicadas. Crianças "antimedicamentos" ou opositivas podem resistir a usá-los, inclusive recusando-se a engolir o comprimido. Se for esse o caso, ponha a criança ou adolescente para discutir suas preocupações com o médico para que este a tranquilize e mostre que muitas de suas preocupações são ou infundadas ou possivelmente exageradas.

COMO SÃO PRESCRITOS OS ESTIMULANTES

Os procedimentos descritos aqui são os geralmente seguidos por meus colegas médicos nas clínicas de TDAH que superviosiono, e também por muitos outros médicos. Mesmo assim, seu médico pode adotar um procedimento um pouco diferente, com base nas necessidades peculiares de seu filho, no seu treinamento e em preferências individuais.

A primeira escolha de medicação costuma ser uma das novas formas de liberação prolongada de metilfenidato (Concerta, Focalin XR, Ritalina LA, Metadate CD, Daytrana, etc.) ou de anfetaminas (Adderall XR, Venvanse). O fato de seu filho não reagir a um estimulante não exclui que possa ter uma reação positiva a outro, portanto recomendamos um teste com o segundo tipo de medicamento (metilfenidato, anfetamina) caso haja uma clara reação insuficiente ao primeiro tipo. Se esse outro teste falhar, sugerimos passar para a atomoxetina (Strattera). Se isso também não der certo, a opção é testar a guanfacina XR (Intuniv). Tenha em mente que crianças com menos de 6 anos que têm reação insatisfatória a estimulantes podem reagir positivamente a eles um ou dois anos mais tarde.

Com o medicamento genérico metilfenidato (ou Ritalina), a prática usual é começar a administrá-lo a uma criança em doses baixas, digamos 5 mg (2,5 mg para crianças com menos de 5 anos), de manhã e ao meio-dia, embora alguns médicos recomendem começar com apenas uma dose de manhã. A dose depois é aumentada 5 mg (ou 2,5 mg) toda semana, até se obter uma boa resposta ou se chegar a uma dose de 1 mg/kg (do peso da criança). Crianças que acordam muito cedo ou eliminam o medicamento mais rapidamente podem requerer doses três vezes ao dia. A dose raramente é maior do que 20 mg, duas ou três vezes por dia, devido ao risco de efeitos colaterais mais severos com doses mais elevadas. Alguns profissionais receitam doses diárias de até 60-70 mg. Não obstante, como cada criança reage de um jeito, algumas podem precisar de doses mais altas. Se for esse o caso de seu filho, não se alarme. Desde que não estejam ocorrendo efeitos colaterais graves, seu filho não corre perigo. Ministrar as doses junto com as refeições ou depois delas pode diminuir os problemas com apetite ou dores de estômago que às vezes estão associados a esses medicamentos. Quando não há problemas com efeitos colaterais, as medicações podem ser administradas trinta minutos antes das refeições.

Com as d-anfetaminas genéricas (ou Dexedrine) ou com o Adderall, as doses costumam ser metade das da Ritalina, pois trata-se de medicamentos mais potentes. Como ocorre com o metilfenidato genérico, essas anfetaminas talvez precisem ser dadas várias vezes por dia, pois seus efeitos benéficos duram apenas de três a seis horas.

Como discutido anteriormente, as formas de metilfenidato e anfetamina de liberação prolongada, como Concerta, Adderall XR ou Venvanse (e outros medicamentos já citados), podem ser mais efetivas do que as formas de pronta atuação e liberação imediata desses medicamentos. Elas também evitam ter que administrar uma dose ao meio-dia, o que favorece a confidencialidade da criança, já que seus colegas de escola não vão precisar saber que ela toma remédio.

Embora nenhuma pesquisa tenha estudado se há alguma diferença de eficácia entre os genéricos e os medicamentos com nomes comerciais, alguns médicos relataram a nós que as formas genéricas não atuam tão bem em algumas crianças.

Esses medicamentos podem ser administrados segundo diversas programações, dependendo do tipo de sistema de liberação (de pronta ação ou de liberação prolongada), da severidade do TDAH da criança e de dificuldades associadas. Em muitas crianças, os efeitos colaterais experimentados no início diminuem nas primeiras semanas à medida que elas se ajustam à presença do medicamento em seu corpo. Por essa razão (se o medicamento é suspenso no fim de semana, os efeitos colaterais podem reaparecer na segunda-feira), e porque a perda de peso não é um problema para muitas crianças, não se costuma mais recomendar que o remédio seja interrompido aos fins de semana durante o ano escolar. Hoje os médicos tendem menos a interromper a medicação nos meses de férias, a não ser que o TDAH da criança tenha afetado principalmente o desempenho escolar. Muitas crianças se beneficiam ao manter a medicação em suas férias prolongadas, especialmente quando se dedicam a esportes, acampamentos, escotismo, oficinas e aulas de férias, ou outras atividades estruturadas.

Se seu filho toma as formas de liberação imediata desses medicamentos, com frequência será necessário administrá-los duas vezes ao dia ou mesmo três, se os efeitos positivos desaparecerem logo. Esse problema costuma ser detectado pelos professores da criança, ao observarem que a dose da manhã perde efeito poucas horas depois. Nesses casos, pode ser dada uma dose no café da manhã às 7h ou 8h, uma segunda dose às 10h30 ou 11h, e uma dose final às 14h ou 15h. Somente quando os problemas de comportamento da criança são *excepcionalmente severos* é que se recomenda dar uma dose mais perto da hora da refeição, porque essa dose tardia aumenta a chance de diminuição do apetite na hora do almoço e de ocorrência de insônia na hora de dormir. Uma alternativa melhor é investir mais nos programas de gestão do comportamento. No entanto, adolescentes podem precisar dessa terceira dose no final da tarde para ajudá-los a se concentrar na lição de casa. Seu médico pode testar essa terceira dose em seu filho adolescente para ver se é bem tolerada ou não. Em razão dessa inconveniência de usar essas medicações de pronta liberação dessa maneira, a maioria das crianças que toma estimulantes vem adotando as formas de liberação prolongada, tomadas uma vez ao dia. Recomendo que elas sejam testadas primeiro, antes de se passar para os tipos de medicação de pronta liberação, para que a criança não precise tomar medicação durante a aula ou com tanta frequência. *Em geral, a dose deve ser sempre a mais baixa possível e dada o menor número de vezes ao longo do dia, o suficiente apenas para se conseguir uma gestão adequada do comportamento da criança. Os pais nunca devem supor que têm permissão do médico para ajustar a dosagem do medicamento sem consultá-lo antes.*

No futuro próximo, os pais talvez descubram que algum novo medicamento estimulante estará disponível para uso no tratamento de crianças com TDAH. À medida que as pesquisas aumentam nossa compreensão da genética do transtorno e de como aqueles genes específicos atuam no controle da neuroquímica cerebral, vão sendo concebidos novos medicamentos que agem de maneira mais precisa no controle dos sintomas do TDAH, com menos efeitos colaterais, e que, portanto, se mostram mais úteis àqueles que têm o transtorno.

QUANDO ESSES MEDICAMENTOS DEVEM SER SUSPENSOS?

Não há linhas gerais definidas a respeito da interrupção do tratamento com estimulantes. O medicamento pode ser usado até que não pareça mais necessário. Até 20% das crianças são capazes de parar de tomar medicação depois de um ano mais ou menos, por diversas razões. Algumas têm apenas sintomas leves de TDAH e podem amadurecer até o estágio em que a medicação não é mais necessária. Outras podem melhorar a ponto de tampouco precisar mais de medicação, embora ainda apresentem alguns sintomas do TDAH. Outras ainda, embora continuem com sintomas significativos do TDAH, contam com um professor melhor no início de um novo ano, e seus sintomas não criam tantos obstáculos como faziam com os professores anteriores. De qualquer modo, algumas crianças com TDAH podem ter que voltar a tomar medicação mais tarde ao longo do ano ou em anos subsequentes, dependendo das exigências de atenção sustentada ou de inibição do comportamento que forem feitas na escola ou em outros lugares. A maioria das crianças com TDAH, porém, vai precisar continuar tomando medicação durante anos.

Ao longo do ano, o tratamento pode ser suspenso por alguns dias ou até uma semana — o que costuma ser feito mais ou menos um mês após o início do novo ano escolar, para dar tempo de a criança se adaptar à nova situação e para que o professor possa conhecê-la melhor. Quando um médico espera um tempo para ver se a criança que ficou sem medicação durante as férias prolongadas enfrenta problemas na escola sem tomar medicamentos, ela fica numa situação que pode levá-la a desenvolver má reputação com o professor e os colegas — uma imagem que ela depois terá que reformular ao voltar a tomar estimulantes. É melhor começar o ano bem, tomando medicação, e depois de um mês suspendê-la por um breve tempo. Quando há declínio no desempenho escolar, a criança pode ser mantida sob medicação o ano todo.

STRATTERA (ATOMOXETINA)

Strattera (atomoxetina) é uma medicação não estimulante desenvolvida para o tratamento do TDAH. É conhecida como um inibidor específico da recaptação de norepinefrina [noradrenalina] porque desacelera a recaptação ou reabsorção desse neurotransmissor de volta às células nervosas do cérebro, depois que essa substância química é liberada na ativação dessa célula. Vários estudos publicados demonstram a eficácia da atomoxetina no tratamento de TDAH (ver www.strattera.com). Há também uma extensa pesquisa disponível sobre a segurança da medicação quando usada em crianças, adolescentes e adultos com TDAH.

A FDA aprovou em 2003 o uso da atomoxetina em crianças e adultos com TDAH. Desde então, mais de 5 milhões de pacientes tomaram esse medicamento. Evidências indicam que ele não só melhora os sintomas do TDAH, como também reduz o comportamento opositivo e desafiador e a ansiedade. Pais de crianças que tomam atomoxetina têm constatado menos dificuldades emocionais e problemas de comportamento, e também maior autoestima em seus filhos, e relatam que eles mesmos viram diminuir sua preocupação emocional e se sentem menos limitados em seu tempo pessoal. No entanto, pesquisas comparando esse medicamento com os estimulantes constataram que o grau de melhora nos sintomas do TDAH é um pouco menor, apesar de a porcentagem de crianças que reagem positivamente a ele ser mais ou menos a mesma dos estimulantes, em torno de 75%.

■ Quais são os efeitos colaterais da atomoxetina?

Ao contrário do que ocorre com os estimulantes, a atomoxetina não provoca insônia ou dificuldades para pegar no sono na hora de deitar. Ela também não parece exacerbar tiques motores ou vocais nas crianças que têm esses distúrbios. Os efeitos colaterais são uma leve perda de apetite e sonolência ou sedação, particularmente nas primeiras semanas de uso da medicação. O medicamento também causa leve aumento da pressão diastólica do sangue e do batimento cardíaco, mas sem mudanças significativas nos padrões do eletrocardiograma (intervalos do ECG). Menos de 10% dos pacientes tratados com essa medicação requerem a sua suspensão por causa de efeitos colaterais significativos. As pesquisas agora já acompanham os casos tratados há mais de três anos e dão sustentação à eficácia, segurança e tolerância a longo prazo da atomoxetina para o tratamento do TDAH infantil e adulto.

▎De que modo a atomoxetina é prescrita?

No presente momento, as diretrizes para o uso da medicação recomendam que a atomoxetina seja iniciada com 0,3 mg/kg/dia por 10 dias, depois aumentada para 0,6 mg/kg/dia por outros 10 dias, e finalmente se encaminhe para uma dose-alvo de 1,2 mg/kg/dia, com uma dosagem máxima recomendada de 1,4 mg/kg/dia ou 100 mg/dia. Em alguns casos podem ocorrer melhoras adicionais com doses de até 1,8 mg/kg/dia, mas essa dose não recebeu aprovação da FDA. A atomoxetina é efetiva quando administrada uma vez ao dia. Mas pode ser dividida em duas doses diárias (de manhã e ao deitar) se a dose única der lugar a efeitos colaterais incômodos. O medicamento não deve ser usado em combinação com fluoxetina, paroxetina ou com inibidores da monoamina oxidase.

▎Será que não ouvi algo sobre problemas no fígado com a atomoxetina?

De 2003 a 2010, foram reportados apenas dois casos de lesão severa no fígado, ao fabricante e à FDA, dos mais de 5 milhões de pacientes que tomaram atomoxetina desde sua aprovação pela agência. Os pacientes desses dois casos recuperaram a função normal do fígado depois de suspender a medicação. Num desses casos, não ficou claro se o problema do fígado estava relacionado com a medicação, embora no segundo caso é bem provável que tenha sido isso. A medicação deve ser suspensa em pacientes com icterícia (quadro que deixa a pele ou o branco dos olhos amarelados) ou com evidências laboratoriais de lesão no fígado. Especialistas e o fabricante recomendam que pacientes que tomam atomoxetina sejam alertados para entrar em contato com o médico imediatamente se desenvolverem prurido, icterícia, escurecimento da urina, sensibilidade abdominal do lado superior direito ou sintomas inexplicados similares aos da gripe. No entanto, quaisquer riscos de problemas no fígado parecem ser excepcionalmente raros.

INTUNIV (GUANFACINA XR)

Intuniv (guanfacina XR) é o medicamento mais recente desenvolvido para lidar com o TDAH em crianças e adolescentes (entre 6 e 17 anos de idade), e recebeu aprovação da FDA em 2009 para esse propósito. A guanfacina foi usada originalmente para tratar de pressão sanguínea alta por meio da redução do ritmo cardíaco e do relaxamento das paredes dos vasos sanguíneos, facilitando o fluxo do sangue. Portanto, é classificada como um fármaco *anti-hipertensivo*. Foi comercializada com a marca Tenex. Ao contrário de outros medicamentos anti-hipertensivos (ver clonidina no Capítulo 19), a guanfacina tem efeitos mais fracos na redução da pressão do sangue e outros efeitos no funcionamento do coração, portanto é considerada mais segura para uso com crianças do que a clonidina, a alternativa mais potente. A forma de liberação prolongada (*extended-release* ou XR) da guanfacina tem o nome comercial de Intuniv e foi formulada para ter uma liberação prolongada durante as horas de vigília. Isso é feito apresentando o medicamento em grânulos cobertos com camadas que se dissolvem em intervalos de tempo diferentes. Para evitar a destruição dessas camadas com tempo programado de liberação, os pais devem certificar-se de que a criança engula o tablete inteiro, sem parti-lo ou mastigá-lo.

Considera-se que esse medicamento de ação prolongada produz seus efeitos no cérebro atuando nos pequenos mecanismos das células nervosas chamados receptores alfa-2. Esses receptores parecem ajustar a força ou a pureza de um sinal elétrico que flui pela fibra nervosa quando esta é ativada pela abertura ou fechamento desses pequenos mecanismos, similares a válvulas, presentes no nervo. O Intuniv parece atuar no TDAH pela redução do grau de "ruído" (abertura dos receptores em forma de válvula), amplificando desse modo o sinal elétrico nas células nervosas, especialmente nos lobos pré-frontais do cérebro, onde tais receptores são em maior número do que em outras partes. Como você viu em capítulos anteriores, essas partes do cérebro estão envolvidas na sustentação da atenção, no controle dos impulsos e nas outras funções executivas que nos permitem a autorregulação. Há estudos recentes publicados que mostram claramente que esse medicamento é efetivo na redução dos sintomas do TDAH em crianças. Também há boas evidências a respeito da segurança da medicação quando usada com crianças que têm TDAH. Para mais informações sobre o Intuniv, visite www.intuniv.com, www.nlm.nih.gov ou en.wikipedia.org/wiki/guanfacine.

Como ocorre com a atomoxetina, a evidência indica que o medicamento não só melhora os sintomas do TDAH, mas também reduz o comportamento opositivo, desafiador e agressivo, a ansiedade e até mesmo os tiques nervosos e outros sintomas da síndrome de Tourette.

Quais os efeitos colaterais da guanfacina XR?

A guanfacina XR é muito diferente dos estimulantes já discutidos no que diz respeito a seus efeitos colaterais. Por exemplo, é improvável que cause insônia ou dificuldades em adormecer à noite, podendo até promover uma antecipação do sono por sua associação com um aumento do torpor ou da sonolência quando tomada ao deitar. Tampouco parece exacerbar tiques motores ou vocais nas crianças que têm distúrbios desse tipo e pode até reduzi-los, e é por isso que a guanfacina (Tenex) tem sido usada para tratar distúrbios como os tiques ou a síndrome de Tourette. Os efeitos colaterais mais comuns dessa medicação são sentir-se avoado ou zonzo devido às frequentes sutis reduções no ritmo cardíaco e na pressão do sangue; portanto, o medicamento não deve ser usado em crianças que já tenham problemas de pressão baixa ou no funcionamento cardíaco. Crianças que tomam o medicamento devem ser incentivadas a beber muita água, já que tais sintomas são exacerbados pela desidratação ou pela exposição a alimentos ou bebidas que tenham efeitos diuréticos, como os que contêm cafeína ou álcool. O medicamento também costuma ser associado a aumento da sonolência ou sedação, em maior medida nas primeiras semanas de uso. Os efeitos colaterais mais sérios são raros, entre eles desmaios, visão turvada, erupções cutâneas e reduções significativas no ritmo cardíaco e na pressão sanguínea. Caso ocorram, entre em contato imediatamente com seu médico. Outros efeitos colaterais são boca seca, fadiga, fraqueza, dores de cabeça, irritabilidade, dores de estômago, perda de apetite, dores por gases, náuseas, vômitos, constipação ou diarreia, congestão nasal, e, em adultos, diminuição do apetite sexual. Menos de 10% dos pacientes tratados com essa medicação exigem a interrupção do medicamento em razão de efeitos colaterais importantes. Os pais são também alertados para não suspender o uso do medicamento de modo abrupto, pois há o raro potencial de que isso cause graves problemas com a pressão sanguínea e o funcionamento cardíaco.

Hoje a pesquisa já acompanhou casos durante vários anos e corrobora a eficácia, a segurança e a tolerabilidade de longo prazo do medicamento no tratamento do TDAH infantil.

▌Como é prescrita a guanfacina XR?

A guanfacina XR (Intuniv) é disponível em tabletes de 1, 2, 3 e 4 mg. As linhas gerais mais recentes para o uso da medicação recomendam que se comece com 1 mg por dia, aumentando aos poucos a dose a cada semana mais ou menos, até chegar às doses mais habituais de 3 mg ou 4 mg. O Intuniv é efetivo no manejo dos sintomas do TDAH quando administrado uma vez ao dia e deve ser dado sempre na mesma hora. Não pule doses nem ajuste a medicação sem antes consultar o médico que a prescreveu. O fabricante adverte contra o consumo do medicamento com qualquer refeição muito gordurosa. Tampouco deve ser consumido com toranja (também conhecida por *grapefruit*) ou suco de toranja pelas potenciais interações adversas entre eles. O medicamento também é contraindicado se seu filho toma algumas outras medicações, como sedativos, antipsicóticos, anticonvulsivantes ou antidepressivos, ou mesmo suplementos de ervas, como a erva-de-são-joão. Não deixe de informar seu médico sobre outras medicações ou suplementos nutricionais ou de ervas que seu filho esteja tomando.

Resumindo, a última década assistiu ao desenvolvimento e à aprovação pela FDA de dois novos medicamentos para lidar com o TDAH em crianças (atomoxetina, guanfacina XR) e adultos (atomoxetina). A disponibilidade desses medicamentos com certeza amplia a aptidão dos clínicos para tratar da diversidade de pacientes que têm TDAH e oferece tratamentos alternativos para aqueles casos que possam ter efeitos colaterais significativos com o uso de estimulantes (por exemplo, insônia) ou que tenham transtornos coexistentes que possam ser agravados pelos estimulantes (ansiedade, distúrbios como tiques ou redução do apetite).

CAPÍTULO 19
Outros medicamentos: antidepressivos e anti-hipertensivos

Embora não sejam tão efetivos quanto os estimulantes, vários medicamentos chamados *antidepressivos* e um anti-hipertensivo chamado *clonidina* podem promover algum benefício para aqueles com TDAH. Mas tenha em mente que esses medicamentos não receberam aprovação da FDA para uso com o TDAH, e, portanto, aqueles aprovados pela FDA discutidos no Capítulo 18 devem sempre ser tentados primeiro ao se considerar o uso de medicação com seu filho. Com o desenvolvimento e a aprovação governamental da atomoxetina (Strattera) e do mais seguro medicamento anti-hipertensivo guanfacina XR (Intuniv; ver Capítulo 18) para lidar com o TDAH, houve um acentuado declínio do uso de antidepressivos, assim como da clonidina para tratar o transtorno. Isso ocorreu porque a atomoxetina e a guanfacina XR foram estudadas mais extensivamente e constatou-se que são medicações mais seguras, com menos efeitos colaterais significativos sobre o funcionamento do coração do que parece ser o caso com os antidepressivos tricíclicos ou com a clonidina. Portanto, a atomoxetina ou a guanfacina XR devem ser tentadas antes de usar um antidepressivo tricíclico ou a clonidina para lidar com os sintomas do TDAH. Se seu médico recomendar qualquer dessas medicações, ou alguma outra não mencionada, certifique-se de fazer as perguntas listadas no box do Capítulo 18.

ANTIDEPRESSIVOS TRICÍCLICOS

Os nomes comerciais (os nomes genéricos estão entre parênteses) dos medicamentos antidepressivos usados com maior frequência para o TDAH antes de 2003 são Norpramin ou Pertofrane (desipramina), Tofranil (imipramina), Tryptanol (amitriptilina) e Wellbutrin (cloridrato de bupropiona). Os primeiros três pertencem a uma classe de medicamentos conhecidos como *antidepressivos tricíclicos*. Existem outros antidepressivos tricíclicos, como Pamelor (nortriptilina) e Anafranil (clomipramina), mas cientistas clínicos não estudaram em profundidade seus efeitos sobre o TDAH, portanto não são discutidos aqui. Como o Wellbutrin é muito diferente dos medicamentos antidepressivos tricíclicos, tratei dele numa seção à parte. Norpramin, Tofranil e Tryptanol foram todos desenvolvidos principalmente para tratar de depressão. No entanto, também têm sido usados para tratar algumas crianças com TDAH, assim como crianças com ansiedade e reações de pânico, algumas com problemas de incontinência urinária noturna e outras com problemas de sono, como terrores noturnos. São úteis quando uma criança com TDAH não mostra uma boa resposta aos estimulantes ou não estimulantes discutidos no Capítulo 18 ou não tolera tomar essas medicações. Como todos os outros medicamentos que modificam comportamento, estes o fazem alterando a química cerebral em pontos localizados. Acreditamos que no TDAH eles aumentam a quantidade das substâncias químicas norepinefrina e dopamina disponível para o trabalho no cérebro, especialmente na área pré-frontal, como fazem os estimulantes. O medicamento tricíclico mais frequentemente estudado para o tratamento do TDAH é o Norpramin, mas é provável que os outros antidepressivos tricíclicos produzam benefícios similares.

Às vezes as mudanças de comportamento relacionadas com o TDAH podem ser vistas poucos dias após a adoção desses medicamentos, enquanto em outros casos isso pode levar várias semanas. Se os medicamentos estão sendo recomendados para tratar de depressão em uma criança com TDAH, pergunte ao seu médico sobre os antidepressivos mais modernos para esse propósito, conhecidos como inibidores seletivos da recaptação da serotonina (ISRSs). É provável que sejam medicações mais seguras, que causem menos problemas com o funcionamento cardíaco do que talvez ocorra com medicações tricíclicas. Se você e seu médico realmente decidirem usar um medicamento tricíclico, serão necessárias várias semanas para avaliar o quanto a dose está atuando bem. Essa dose será aumentada ou diminuída, dependendo dos resultados do primeiro teste, e depois será preciso aguardar outras poucas semanas para que os benefícios da nova dose sejam percebidos. Isso significa que seu filho pode requerer um teste consideravelmente mais longo para descobrir se um tricíclico está funcionando em comparação com o tempo exigido pelos estimulantes discutidos no Capítulo 18.

Estudos têm constatado que crianças com TDAH tratadas com esse tipo de medicamento tendem a mostrar melhoras discretas a moderadas em sua aptidão para prestar atenção e controlar seus impulsos. Elas podem também se mostrar menos agitadas ou hiperativas. Com frequência, o resultado mais óbvio é uma melhora no humor. As crianças podem parecer menos irritáveis ou propensas a reagir com raiva, um pouco mais alegres ou mais bem dispostas, e menos ansiosas ou preocupadas. Esses medicamentos não são tão efetivos em mudar os sintomas do TDAH quanto aqueles aprovados pela FDA e discutidos no Capítulo 18, o que é mais uma razão para que as medicações aprovadas sejam sempre tentadas primeiro.

Assim como os estimulantes, os antidepressivos tricíclicos são administrados por via oral, uma ou duas vezes ao dia (de manhã e à noite). Ao contrário dos estimulantes, não são eliminados do corpo com rapidez e se acumulam na corrente sanguínea por longos períodos de tempo. Isso significa que, depois que um nível útil do medicamento é alcançado, seus efeitos duram o dia inteiro, mas também que podem ser necessárias várias semanas para retirar a criança gradualmente do medicamento, quando isso for preciso. Perder uma dose ou parar o medicamento de repente pode não ser perigoso, mas talvez provoque dor de cabeça, dor de estômago, náuseas ou dor nos músculos. A criança talvez apresente também algumas reações emocionais ou comportamentais, como chorar, ficar triste, nervosa e ter problemas com o sono.

■ Quais são os efeitos colaterais?

Ritmo cardíaco mais lento

Um dos problemas com os antidepressivos tricíclicos é que eles às vezes desaceleram a transmissão do sinal elétrico no coração, causando problemas no batimento cardíaco ou em sua frequência. Por essa razão, toda criança que for colocada sob tais antidepressivos, como Norpramin, Tofranil ou Tryptanol, devem primeiro fazer um eletrocardiograma (ECG) – um exame simples que mede o quanto seu coração está batendo bem. Se o exame der algo anormal, a criança não deve tomar nenhuma dessas medicações. Além disso, qualquer histórico familiar de parada cardíaca súbita deve ser uma advertência para evitar esses medicamentos na maioria dos casos.

Na realidade, pelo fato de esses medicamentos terem sérios efeitos no coração, *devem ser mantidos fora do alcance de crianças ou de qualquer pessoa que possa acidentalmente ingerir uma dose excessiva deles; overdoses podem ser fatais.*

Convulsões

Outro problema com esses medicamentos é que eles podem aumentar o risco de ataques ou convulsões, particularmente se a criança tem um histórico a respeito, sofreu alguma lesão séria na cabeça ou tem algum outro problema neurológico grave. Nesses casos, provavelmente é melhor não usar esses medicamentos.

Efeitos físicos menores

Os efeitos colaterais mais comuns com Norpramin, Tofranil ou Tryptanol parecem ser uma sensação de boca seca, atenuada dando à criança uma goma de mascar sem açúcar, e a constipação, tratada com algum laxante amolecedor de fezes ou ajustando a dieta para que tenha mais fibras ou maior volume. Algumas crianças também relatam visão nublada ou miopia. Outras, ao urinar, tiveram dificuldades para iniciar o fluxo de urina. Nada disso constitui um problema grave, e pode ser contornado baixando a dose do medicamento.

Efeitos colaterais raros

Alguns dos efeitos colaterais dos antidepressivos tricíclicos são raros, mas podem ser muito graves. Além da diminuição do ritmo cardíaco e do aumento de risco de convulsões já mencionados, algumas crianças podem ter uma reação psicótica, com perturbação do pensamento, fala excessiva, nível de atividade seriamente aumentado e até alucinações. Também com altas doses, algumas crianças experimentam confusão mental. Diante de qualquer desses efeitos colaterais, o médico da criança deve ser informado imediatamente e a medicação deve ser suspensa, sob orientação do médico. Pode ocorrer também um aumento da pressão sanguínea, embora leve, e isso é preocupante se a criança já tem um quadro de pressão alta.

Também raros, mas não tão sérios, são os ocasionais casos relatados de erupções. São provavelmente fruto de uma reação alérgica ao corante alimentar (tartrazina) usado na confecção dos comprimidos, e não ao próprio medicamento. Mudar para uma forma diferente que não contenha o corante alimentar pode resolver o problema. Muito raramente, crianças que tomam esses medicamentos têm tiques nervosos. Se isso ocorrer num grau significativo ou frequente, os medicamentos terão de ser suspensos, e então as reações de tiques quase sempre desaparecem. Os medicamentos também aumentam às vezes a sensibilidade da pele à luz do sol, e a criança terá que passar um protetor solar de alto fator com frequência ou usar roupas que protejam melhor em atividades ao ar livre.

Interações de medicamentos

Como esses medicamentos podem interagir com vários outros de maneiras indesejáveis, o melhor é perguntar ao seu médico quais devem ser evitados enquanto a criança estiver tomando Norpramin, Tofranil e Tryptanol.

■ **Como esses medicamentos são usados com crianças?**

As melhores dosagens de Norpramin, Tofranil e Tryptanol são de 1 a 5 mg/kg/dia. Por exemplo, se seu filho pesa 38 kg, a dose mais baixa provável para essa criança seria de 38 mg, e a mais alta, de 190 mg. Algumas crianças reagem bem com doses entre 1 e 3 mg/kg (38 e 117 mg no nosso exemplo), enquanto outras vão precisar de mais medicamento para obter algum benefício. Às vezes, quando uma criança está tomando esses medicamentos para tratar de depressão, podem ser pedidos alguns exames de sangue para ver se a corrente sanguínea dela está recebendo medicamento suficiente para beneficiá-la. Isso costuma ser feito quando a criança, apesar de a dose parecer adequada, não responde bem ou dá sinais de estar com medicação em excesso. Mas mesmo então não fica claro a partir das pesquisas que o fato de conhecer o nível de medicamento no sangue seja de muita ajuda para definir a melhor dose.

Ao contrário do que ocorre com os estimulantes, as crianças podem desenvolver tolerância aos antidepressivos tricíclicos, por isso em geral elas não tomam esses medicamentos por mais de um ou dois anos. Às vezes, esses antidepressivos começam a perder eficácia depois de apenas quatro a seis meses. Nesses casos, o medicamento talvez tenha que ser interrompido por alguns meses antes de ser tentado de novo.

WELLBUTRIN (CLORIDRATO DE BUPROPIONA)

Wellbutrin é um tipo relativamente novo de medicação antidepressiva que vários estudos têm revelado ser de algum benefício no tratamento dos sintomas do TDAH em crianças e adultos. Não está relacionado quimicamente com os tricíclicos ou com outros tipos de antidepressivos e, portanto, não compartilha os mesmos riscos de efeitos colaterais notados anteriormente, especialmente os relacionados com o funcionamento do coração. Como outros antidepressivos, porém, a medicação requer, sim, vários dias a várias semanas para se acumular na corrente sanguínea antes que se possa avaliar sua eficácia.

O medicamento é disponível tanto na forma regular quanto na de ação prolongada. Costuma ser tomado várias vezes ao longo do dia. Há um risco muito pequeno de que induza convulsões, particularmente com altas doses, e com maior probabilidade em crianças com histórico anterior de convulsões. Outros efeitos colaterais da medicação são edema (inchaço), erupções cutâneas, perda de apetite e dificuldade de pegar no sono. As doses habituais vão de 3 a 6 mg/kg/dia, ou cerca de 140 a 280 mg para uma criança de 45 kg.

■ Será que ouvi algo sobre antidepressivos como possíveis causadores de suicídio?

Sim, é muito provável que você tenha ouvido alguém na mídia levantando essa questão de que os medicamentos contra a depressão, como os antidepressivos tricíclicos, os ISRSs (como o Prozac) e o Wellbutrin, aumentam pensamentos suicidas ou mesmo levam a tentativas de suicídio em crianças e adolescentes que tomam essas medicações. Os pais precisam compreender que a evidência aqui não é tão clara quanto as histórias sensacionalistas da mídia querem fazer crer. Quase sempre o relato desse tipo de problema ocasional refere-se a crianças que já estão sendo tratadas por depressão com os medicamentos. Essas crianças e adolescentes já teriam, por conta da sua depressão, probabilidade maior que o normal de abrigar pensamentos suicidas ou de tentarem se suicidar. Num exame dos registros de pacientes tratados de depressão ou distúrbios de humor extraídos de diferentes estudos realizados sobre essas medicações, o doutor Bridge e seus colegas constataram que seu risco de pensamentos suicidas era 0,7% mais alto do que em crianças que tomaram placebos nesses estudos. Não ocorreram suicídios nesses testes. Não obstante, em 15 de outubro de 2004, a FDA expediu um aviso público de saúde advertindo os médicos que prescreviam esses medicamentos a respeito de um potencial aumento nos pensamentos suicidas ou nas tentativas efetivas de suicídio em crianças tratadas de depressão com esses medicamentos. Se seu filho toma um desses medicamentos ou qualquer outro não discutido aqui, veja o livro do doutor Timothy E. Wilens, *Straight Talk about*

Psychiatric Medications for Kids [Conversa clara sobre medicamentos psiquiátricos para crianças], que dá mais informações sobre essa advertência da FDA e a controvérsia que ela gerou, e orienta pais sobre as precauções a serem tomadas para proteger crianças e adolescentes tratados com esses medicamentos.

CLONIDINA

Outro tipo de medicamento que parece oferecer algum benefício a crianças com TDAH é a clonidina, um medicamento usado geralmente para tratar de pressão alta em adultos (a clonidina é vendida com o nome comercial de Atensina por uma companhia farmacêutica, mas costuma-se fazer referência a ela por seu nome genérico). A clonidina é similar à guanfacina XR (Intuniv), o medicamento hipertensivo discutido no capítulo anterior, aprovado pela FDA para uso no tratamento de crianças com TDAH. O fato de esses dois medicamentos serem capazes de produzir mudanças no comportamento e no humor faz com que se mostrem benéficos para crianças com TDAH que têm problemas com estimulantes ou atomoxetinas ou que não se beneficiam deles. Esses dois medicamentos anti-hipertensivos diferem entre si pelo fato de a guanfacina produzir muito menos efeitos adversos para o funcionamento do coração e da pressão sanguínea do que a clonidina, e portanto implicar menor risco de efeitos colaterais (desmaios, tontura, náuseas) relacionados com eles. A guanfacina XR também fica mais tempo na corrente sanguínea e, portanto, requer menos doses durante o dia, algo que o XR já sugere no próprio nome (XR = *extended release*, ou "liberação prolongada"). Por essas razões, ao se pensar num medicamento anti-hipertensivo para uso numa criança com TDAH, a guanfacina XR seria a escolha preferida em lugar da clonidina. Outros transtornos nos quais a clonidina tem sido usada são dores de enxaqueca, esquizofrenia, transtorno bipolar, transtorno obsessivo-compulsivo, síndrome do pânico e transtornos graves da alimentação, como a anorexia de fundo nervoso. Também foi usada para tratar de tiques, ruídos vocais e outros movimentos involuntários próprios da síndrome de Tourette.

Quando usada em crianças com TDAH, a clonidina pode reduzir a hiperatividade motora e a impulsividade vistas no transtorno. Pode também aumentar na criança a cooperação em tarefas e instruções e a sua tolerância à frustração. O doutor Robert Hunt, da Universidade Vanderbilt, especialista de renome nacional no uso desse medicamento em crianças com TDAH, reporta que a clonidina pode não ser tão efetiva como os estimulantes em melhorar a atenção sustentada ou em reduzir a dispersão nessas crianças. No entanto, pode ser tão efetiva quanto os estimulantes em reduzir a agressividade e o comportamento impulsivo ou a tendência a ficar rapidamente superexcitado. O doutor Hunt acredita que esse medicamento é mais adequado para aquelas crianças com TDAH muito opositivas ou desafiadoras ou que têm transtornos de conduta.

Quando tomada por via oral, a clonidina pode produzir mudanças no comportamento, que são percebidas em trinta a sessenta minutos e duram de três a seis horas. Ela também vem em adesivo transdérmico. Quando usada em adesivo, as mudanças no comportamento podem passar despercebidas por vários dias. No entanto, em geral demora alguns meses para que se possa avaliar o benefício que o medicamento está trazendo na gestão do comportamento e dos problemas emocionais da criança.

■ Quais são os efeitos colaterais?

O problema mais comum que uma criança enfrenta com a clonidina é a sedação, ou uma sensação de cansaço ou sonolência. Isso pode persistir durante as primeiras duas a quatro semanas depois que a criança começa a tomar o medicamento. Durante esse período, ela talvez caia no sono com frequência, especialmente durante atividades tediosas. Em algumas crianças, talvez 15% delas, essa sonolência ou fadiga pode se estender mais e causar problemas suficientes para que se opte por suspender a medicação. Pode haver leve queda de pressão no seu filho depois que ele começar a tomar esse medicamento, mas é raro que isso tenha alguma importância. Às vezes, constata-se também uma leve diminuição do ritmo cardíaco, mas, de novo, raramente é algo sério. Dores de cabeça ou tonturas podem afetar algumas crianças, e isso geralmente ocorre também nas primeiras quatro semanas de uso da medicação. Algumas crianças têm se queixado de náuseas, dores estomacais e até de vômitos, mas são efeitos também limitados em geral às primeiras semanas de adoção da medicação. Constipação e secura na boca também foram vistas em algumas crianças. Muito menos provável é que ocorra depressão, mudanças erráticas nos batimentos ou no ritmo cardíaco, pesadelos ou perturbação do sono, aumento do apetite, ou aumento ou diminuição do peso. Acontecem às vezes problemas com aumento de ansiedade, uma sensação de frio nos dedos das mãos e dos pés (conhecido como *síndrome de Raynaud*) ou retenção de água, mas são raros.

O medicamento nunca deve ser suspenso de repente. Isso às vezes leva a criança a experimentar uma rápida elevação da pressão sanguínea, mostrar-se agitada e/ou ficar ansiosa, queixar-se de dores no peito ou de batimentos cardíacos acelerados e irregulares, e ter dores de cabeça, de estômago, náuseas ou problemas como o sono.

A clonidina pode também interagir com outros medicamentos e criar problemas para a criança, por isso avise o médico se ela toma alguma medicação antes que ele prescreva a clonidina, ou se há intenção de receitar algum outro medicamento à criança enquanto ela estiver tomando clonidina.

Como a clonidina é usada em crianças?

Antes de começar a usar esse medicamento, seu médico talvez queira realizar um exame físico completo de seu filho, incluindo um eletrocardiograma e um hemograma. O doutor Hunt recomenda que crianças com TDAH recebam doses de 0,15 a 0,30 mg/dia. Antes, o medicamento costumava ser introduzido em doses ainda menores (0,05 mg à noite). A dose é então gradualmente aumentada a cada poucos dias ou, menos frequentemente, acrescentando-se doses de 0,05 mg administradas em diferentes horas do dia até que a criança receba essa dose quatro vezes por dia. A essa altura talvez seja necessário aumentar cada uma dessas quatro doses diárias de 0,5 para

1,0 mg. Esses aumentos podem prosseguir até que se note algum benefício do medicamento ou que os efeitos colaterais se tornem um problema para a criança. O medicamento costuma ser tomado por via oral três a quatro vezes por dia (o mais comum é na hora das refeições e ao deitar). Embora seja possível apreciar alguma melhora no comportamento a partir das primeiras duas a quatro semanas, em geral demora de dois a quatro meses para que os benefícios plenos do medicamento sejam notados.

Existe no mercado um adesivo transdérmico de clonidina, chamado Catapres-TTS. É aplicado como um curativo adesivo sobre uma parte limpa da pele que tenha poucos pelos e que fique fora do alcance fácil das mãos da criança (em geral na região lombar das costas ou na parte posterior dos quadris). Cada adesivo é usado por uns cinco dias. As crianças tomam banho com ele, mas depois de nadar ou suar muito o adesivo talvez precise ser trocado. O doutor Hunt recomenda que as crianças comecem com a clonidina oral, até se definir a dose adequada. Então podem passar, se desejado, para o adesivo, que evita os problemas de tomar medicamento por via oral na escola.

Todas as crianças que tomam clonidina devem ser acompanhadas pelo médico semanalmente enquanto as diferentes doses estão sendo testadas, e depois a cada quatro a seis semanas, quando uma dose estável tiver sido estabelecida. Pressão sanguínea, ritmo cardíaco e crescimento devem ser monitorados nessas consultas regulares.

A ASSOCIAÇÃO BRASILEIRA DO DÉFICIT DE ATENÇÃO (ABDA)

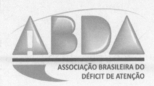

A Associação Brasileira do Déficit de Atenção (ABDA) é uma associação de pessoas com TDAH, sem fins lucrativos, fundada em 1999, com o objetivo de disseminar informações científicas sobre o Transtorno do Déficit de Atenção/Hiperatividade (TDAH); além de capacitar profissionais de saúde e educação, e oferecer suporte a pessoas com esse Transtorno e a seus familiares em todo o Brasil.

Por meio de seu site, considerado referência nacional no assunto, a ABDA divulga informações científicas, matérias e conteúdos atualizados sobre TDAH, com uma média de 500 mil visitas mensais.

No esforço de lutar para garantir a inclusão, a cidadania plena de todas as pessoas com TDAH no Brasil, ampliando a educação e o conhecimento da população sobre o assunto, a ABDA realiza eventos para profissionais de diferentes áreas. Tanto para os profissionais de saúde quanto para os profissionais de educação, a meta é sempre a mesma: oferecer capacitação para que cada vez mais o transtorno possa ser identificado, diagnosticado e tratado corretamente.

Entre as múltiplas atividades realizadas pela Associação Brasileira do Déficit de Atenção, são oferecidos por meio de seus Núcleos de Voluntários em sete capitais do país, mensalmente, grupos de apoio gratuitos, nas seguintes cidades: Rio de Janeiro, São Paulo, Brasília, Porto Alegre, Belo Horizonte, Manaus e Vitória.

A ABDA também realiza e participa ativamente de congressos nacionais e internacionais, simpósios e palestras, e, em especial, na construção de políticas públicas para o TDAH no Brasil.

PARA MAIS INFORMAÇÕES, ACESSE:

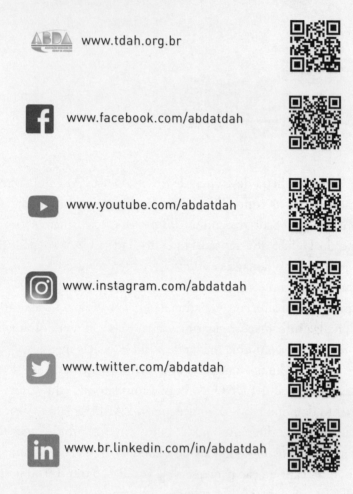

LEITURAS E VÍDEOS SUGERIDOS

■ Livros para pais e professores

REIFF, M. I. *ADHD: What every parent needs to know*. Elk Grove, Illinois: American Academy of Pediatrics, 2011.

    Baseado nas linhas gerais da atual prática clínica da Academia Americana de Pediatria, o livro fornece uma ampla gama de informações atualizadas e com fundamento científico sobre diagnóstico e tratamento; desfaz mitos e expõe estratégias parentais e informações sobre a evolução do transtorno.

ASHLEY, S. *The ADD & ADHD answer book: Professional answers to 275 of the top questions parents ask*. Naperville, Illinois: Sourcebooks, 2005.

    Fácil de consultar, organizado por perguntas, com respostas sucintas e informativas sobre todos os aspectos do TDAH.

BARKLEY, R. A.; BENTON, C. M. *Your defiant child: Eight steps to better behavior*. 2. ed. Nova York: Guilford Press, 2013.

    Uma adaptação para pais do manual profissional amplamente usado *Defiant Children* (ver "Publicações profissionais", adiante). Descreve um programa muito útil de oito passos para melhorar o comportamento da criança e reduzir conflitos familiares.

BARKLEY, R. A.; ROBIN, A. R.; BENTON, C. *Your defiant teen: 10 steps to resolve conflict and rebuild your relationship*. 2. ed. Nova York: Guilford Press, 2013.

    Uma adaptação do manual profissional *Defiant Teens* (ver "Publicações profissionais", adiante), esse livro explica como o TDAH interfere no desenvolvimento do adolescente e mostra como adaptar aos adolescentes o programa de gestão do comportamento de oito passos, com forte ênfase em resolução de problemas e em comunicação, em apoio ao seu esforço para obter independência.

BEYER, W.; HUNT, R. D. *Born to be wild: Attention deficit hyperactivity disorder, alcoholism, and addiction.* Midlothian, Virgínia: Judy Wood, 1999.

Um guia para pais sobre o TDAH e a potencial relação entre esse transtorno e o abuso/adição de substâncias. Inclui instruções sobre gestão educacional, médica e familiar.

BRAMER, J. S. *Succeeding in college with attention deficit hyperactivity disorders: Issues and strategies for students, counselors, and educators.* Plantation, Flórida: Specialty Press, 1996.

Um ótimo recurso para ajudar adolescentes e jovens adultos com TDAH a se ajustarem à vida na faculdade e obter a assistência que podem solicitar.

BROWN, T. *Smart but stuck: Emotions in teens and adults with ADHD.* São Francisco: Jossey-Bass, 2014.

O único livro de que tenho notícia que põe foco nos importantes problemas que o TDAH cria para a autorregulação emocional e o dano que pode promover nos relacionamentos e em vários outros domínios das grandes atividades da vida. O livro traz também sugestões para lidar com essas dificuldades na regulação das emoções.

CHILDREN AND ADULTS WITH ATTENTION-DEFICIT/HYPERACTIVITY DISORDER. *The new CHADD information and resource guide to AD/HD.* Landover, Maryland: CHADD, 2006.

Um útil compêndio de recursos para famílias que criam uma criança com TDAH.

COOPER-KAHN, J.; DIETZEL, L. *Late, lost, and unprepared: A parents' guide to helping children with executive functioning.* Bethesda, Maryland: Woodbine House, 2008.

Conselhos para ajudar crianças e adolescentes a lidar com as demandas que lhes são feitas apesar de suas fracas aptidões executivas, e também a desenvolver as aptidões de autogestão à medida que amadurecem.

DAWSON, P.; GUARE, R. *Smart but scattered: The revolutionary executive skills approach to helping kids reach their potential.* Nova York: Guilford Press, 2008.

Um guia muito prático para avaliar aptidões executivas em crianças de 4 a 14 anos e sobre uma variedade de maneiras de compensar déficits, construir aptidões em defasagem e lidar com todos os domínios da vida, da casa à escola.

DENDY, C. A. Z. *CHADD educators manual.* 2. ed. Landover, Maryland: CHADD, 2006.

Uma ótima revisão de informações importantes para professores sobre o TDAH e sua gestão, feita por uma das mães fundadoras da organização CHADD, que se tornou uma especialista na defesa da educação de crianças com TDAH.

DENDY, C. A. Z. *Teenagers with ADD and ADHD: A guide for parents and professionals.* Bethesda, Maryland: Woodbine House, 2007.

Informações e orientações para pais sobre como ajudar e defender seus adolescentes com TDAH, com citações de adolescentes e foco nas aptidões executivas.

DENDY, C. A. Z. *Teaching teens with ADD, ADHD, and executive function deficits: A quick reference guide for teachers and parents.* 2. ed. Bethesda, Maryland: Woodbine House, 2011.

Um livro maravilhosamente bem escrito, fácil de ler e com ricas informações sobre como compreender e lidar com déficits executivos, de organização, de atenção e outros associados ao TDAH/TDA em crianças e adolescentes.

FOWLER, M. C. *Maybe you know my kid: A parent's guide to identifying, understanding, and helping your child with attention-deficit hyperactivity disorder.* 3. ed. Nova York: Broadway Books, 2000.

Um dos poucos livros para pais sobre o TDAH escrito por uma mãe, e um dos melhores. A autora se tornou uma especialista em TDAH leiga por meio de seu extensivo trabalho em nível nacional com a CHADD.

FOWLER, M. C. *Maybe you know my teen: A parent's guide to adolescents with attention deficit hyperactivity disorder.* Nova York: Broadway Books, 2001.

FOWLER, M. C. *20 questions to ask if your child has ADHD.* Franklin Lakes, Nova Jersey: Career Books, 2007.

>Livros muito lidos, escritos por uma mãe cujo primeiro livro foi sobre como criar o filho dela com TDAH, o segundo sobre os novos desafios da adolescência e o terceiro sobre os tópicos mais importantes, organizado de modo a propiciar uma fácil consulta.

GOLDSTEIN, S.; GOLDSTEIN, M. *Hyperactivity: Why won't my child pay attention?* Salt Lake City, Utah: Neurology, Learning and Behavior Center, 1992.

>Um livro bem escrito, informativo para pais, sobre a hiperatividade (isto é, TDAH) e como lidar com ela, escrito por dois especialistas clínicos no assunto.

GUARE, R.; DAWSON, P.; GUARE, C. *Smart but scattered teens: The "executive skills" program for helping teens reach their potential.* Nova York: Guilford Press, 2013.

HALLOWELL, E. M.; JENSEN, P. S. *Superparenting for ADD: An innovative approach to raising your distracted child.* Nova York: Ballantine Books, 2010.

>Mostra aos pais como focar nos aspectos positivos ao ajudar seus filhos com TDAH, opõe pontos positivos às fragilidades do transtorno, sugere passos ativos para incentivar a excelência e trata do amor incondicional.

HANNA, M. *Making the connection: A parent's guide to medication in AD/HD.* Washington: Ladner-Drysdale, 2006.

>Guia muito útil sobre todas as questões relacionadas com a medicação para crianças com TDAH.

HINSHAW, S. P.; SCHEFFLER, R. M. *The ADHD explosion: Myths, medication, money, and today's push for performance.* Nova York: Oxford University Press, 2014.

>Uma resenha muito oportuna da história e da sociologia do diagnóstico de TDAH assim como das falsas noções sustentadas pelo

público e com frequência citadas na mídia especializada a respeito do transtorno e de seu tratamento com medicação. Esse livro trata das questões de supermedicação de crianças assim como do desvio ou uso de medicação por indivíduos sem TDAH para aumentar seu desempenho na escola ou nos ambientes de trabalho.

ISEMAN, J. S.; SILVERMAN, S. M.; JEWELER, S. *101 school success tools for students with ADHD.* Waco, Texas: Prufrock Press, 2010.

Métodos testados em campo que os professores podem usar na sala de aula e os pais em casa.

JENSEN, P. S. *Making the system work for your child with ADHD.* Nova York: Guilford Press, 2004.

Um guia maravilhoso para ajudar as famílias a negociar com os sistemas educacional e médico e obter a máxima assistência para seus filhos com TDAH.

KUTSCHER, M. *ADHD Book: Living right now!* White Plains, Nova York: Neurology Press, 2002.

Centrado em princípios similares ao do livro posterior de Kutscher, esse inclui um valioso capítulo para as crianças.

KUTSCHER, M. *ADHD: Living without brakes.* Philadelphia: Jessica Kingsley, 2009.

Conselhos práticos e inspiradores para seguir quatro regras: manter-se positivo, manter-se calmo, manter-se organizado e manter as coisas andando.

LANGBERG, J. M. *Homework, organization, and planning skills (HOPS) interventions.* Bethesda, Maryland: National Association of School Psychologists, 2011.

Intervenções baseadas em evidências, instruções sessão por sessão e um CD-ROM com formulários que você pode imprimir.

LATHAM, P.; LATHAM, P. *ADD and the law.* Washington: JKL, 1993.

O único livro que resume os direitos daqueles com TDAH nos Estados Unidos, assim como as regulamentações legais relativas a esses direitos, escrito por dois dos melhores advogados da área de direitos dos deficientes.

MELTZER, L. *Promoting executive function in the classroom.* Nova York: Guilford Press, 2010.

Ajuda os professores a incorporarem processos voltados para aptidões executivas na sala de aula, a fim de melhorar o que os alunos aprendem, aprimorando o modo como aprendem.

MONASTRA, V. J. *Parenting children with ADHD: 10 lessons that medicine cannot teach.* Washington: American Psychological Association, 2005.

Livro premiado de um psicólogo clínico que estudou milhares de indivíduos com transtornos de atenção e de comportamento.

NADEAU, K. G.; LITTMAN, E. B.; QUINN, P. O. *Understanding girls with AD/HD.* Silver Spring, Montgomery: Advantage Books, 2000.

Ajuda os pais a compreenderem como as meninas com TDAH diferem dos meninos com o transtorno, do diagnóstico aos sintomas.

PARKER, H. C. *Put yourself in their shoes: Understanding teenagers with attention deficit hyperactivity disorder.* Plantation, Flórida: Specialty Press, 1999.

Psicólogo, cofundador da CHADD e autor de muitas publicações sobre TDAH oferece um guia útil para ajudar adolescentes a ter sucesso durante a adolescência e depois dela, e inclui informações sobre seus direitos legais.

PFIFFNER, L. *All about ADHD: The complete practical guide for classroom teachers.* Nova York: Teaching Resources, 2011.

Livro baseado em pesquisas e testado em sala de aula, escrito por um dos maiores especialistas em ensino para crianças com TDAH nas salas de aula regulares.

REIFF, M. I. *ADHD: A complete authoritative guide.* Elk Grove, Illinois: American Academy of Pediatrics, 2004.

Uma ótima introdução ao transtorno e à sua gestão.

RIEF, S. F. *How to reach and teach children with ADD/ADHD: Practice techniques, strategies, and interventions.* 2. ed. São Francisco: Jossey-Bass, 2005.

Descreve uma ampla variedade de planos de intervenção com os alunos a fim de captar a atenção deles, mantê-los na tarefa e minimizar problemas de comportamento, e também apresenta planos formatados para diversos tipos de crianças.

RICHFIELD, S. *Parent coaching cards: Social and emotional tools for children*. 2008. Disponível em: <www.parentcoachcards.com>. Acesso em: 08 nov. 2019.

Cartões úteis que os pais podem usar durante momentos desafiadores para lembrá-los de algo construtivo a dizer, e para sugerir ferramentas que tanto os pais quanto seus filhos com TDAH podem usar para lidar com os problemas.

SARKIS, S. M. *Making the grade with ADD: A student's guide to succeeding in college with attention deficit disorder*. Oakland, Califórnia: New Harbinger, 2008.

Conselhos práticos para ficar à altura dos desafios escolares, para lidar com problemas e adotar um estilo de vida saudável na faculdade.

SARKIS, S. M.; KLEIN, K. *ADD and your money*. Oakland, Califórnia: New Harbinger, 2009.

Ótimas ideias para lidar com contas, não contrair dívidas e gerir orçamentos.

SILVERMAN, S. M.; ISEMAN, J. S.; JEWELER, S. *School success for kids with ADHD*. Waco, Texas: Prufrock Press, 2009.

Métodos de ensino e *coaching* testados, informações sobre o papel da tecnologia e plano de ação multimodal de doze pontos.

TUCKMAN, A. *More attention, less deficit: Success strategies for adults with ADHD*. Plantation, Flórida: Specialty Press, 2009.

Antes de entrar nas estratégias práticas para lidar com as demandas da vida adulta com TDAH, esse livro explica como o transtorno afeta o cérebro, como obter diagnóstico e como escolher medicação, terapia e *coaching* como tratamento.

WILENS, T. *Straight talk about psychiatric medications for kids*. 3. ed. Nova York: Guilford Press, 2008.

Sem dúvida o melhor livro escrito para pais sobre esse assunto, com as informações mais atualizadas sobre medicações psiquiátricas de uso mais provável para o tratamento de transtornos psicológicos e psiquiátricos em crianças. O autor é um especialista de renome nacional na área.

ZENTALL, S. S.; GOLDSTEIN, S. *Seven steps to homework success.* Plantation, Flórida: Specialty Press, 1999.

Um guia detalhado sobre uma variedade de estratégias que demonstraram melhorar o desempenho na hora de fazer a lição de casa. Um verdadeiro guia familiar para resolver problemas comuns na realização da lição de casa.

Livros para crianças sobre TDAH

CORMAN, C.; TREVINO, E. *Eulcee the jumpy jumpy elephant.* Plantation, Flórida: Specialty Press, 1995.

Uma história muito imaginativa para transmitir informações sobre TDAH a crianças pequenas.

DENDY, C. A. Z.; ZEIGLER, A. *A bird's-eye view of life with ADD and ADHD: Advice from young survivors.* 2. ed. 2003. Disponível em: <www.chrisdendy.com>. Acesso em: 09 nov. 2019.

Um dos poucos livros escritos sobre adolescentes com TDAH por adolescentes com TDAH, com a ajuda de um pai e educador, apresentando histórias de doze indivíduos com idades entre 12 e 18 anos.

GALVIN, M. *Otto learns about his medicine: A story about medication for children.* Washington: American Psychological Association, 1995.

Um excelente livro ilustrado para crianças com TDAH sobre o assunto de tomar medicação para a gestão da hiperatividade.

GORDON, M. *I would if I could.* DeWitt, Nova York: Gordon Systems, 1992.

Um livro ótimo, curto, sobre o TDAH, escrito do ponto de vista de uma criança, mostrando humor e sensibilidade.

GORDON, M. *My brother's a world class pain.* DeWitt, Nova York: Gordon Systems, 1992.

Contado do ponto de vista de uma irmã mais velha ficcional, esse livro usa uma linguagem apropriada para crianças para explicar o que é o TDAH, como a família lida com ele e como afeta a vida dela.

KRAUSS, J. *Cory stories: A kid's book about living with ADHD.* Washington: Magination Press, 2005.
> Uma história que cria empatia, contada do ponto de vista de um menino com TDAH.

MOSS, D. *Shelly the hyperactive turtle.* Rockville, Maryland: Woodbine House, 1989.
> Esse conto ilustrado foi um dos primeiros a explicar o que é TDAH (hiperatividade) às crianças. Continua útil nesse sentido, apesar da mudança de terminologia de hiperatividade para TDAH.

NADEAU, K. G. *Survival guide for college students with ADD or LD.* Washington: American Psychological Association, 2006.
> Um manual muito útil para jovens adultos com TDAH ou transtornos de aprendizagem que estão indo para a faculdade, assim como para seus pais. Contém muitas dicas para o sucesso no ambiente universitário, que muitas vezes pode revelar-se intimidante para aqueles com TDAH.

NADEAU, K. G. *Help4ADD@HighSchool.* Bethesda, Maryland: Advantage Books, 2006.
> Projetado como um site de internet no qual os leitores navegam, com ilustrações de um artista de 16 anos de idade.

NADEAU, K. G.; DIXON, E. B. *Learning to slow down and pay attention: A book for kids about ADHD.* Washington: Magination Press, 2004.
> Contém listas úteis para gerir tempos e tarefas, para idades de 6 anos em diante.

PARKER, R. *Making the grade.* Plantation, Flórida: Specialty Press, 1992.
> Uma história curta, emotiva, a respeito do impacto do TDAH no sucesso escolar e na autoestima, contada do ponto de vista de uma criança mais velha.

QUINN, P. *ADD and the college student.* Washington: American Psychological Association, 1994.
> Um texto muito informativo para pais de estudantes universitários com TDAH, e para os próprios estudantes, sobre como sobreviver com TDAH no ambiente universitário.

QUINN, P.; STERN, J. *Putting on the brakes: Young people's guide to understanding attention deficit hyperactivity disorder.* Washington: American Psychological Association, 1991.

    Escrito para crianças que entram na adolescência (ou mais velhas); apresenta informações sobre TDAH de maneira sensata, sensível e animada.

SHAPIRO, L. E. *The ADHD workbook for kids.* Oakland, Califórnia: Instant Help Books, 2010.

    Contém quarenta atividades que podem ser realizadas em apenas dez minutos por dia.

TAYLOR, J. T. *Survival guide for kids with ADD or ADHD.* Mineápolis, Minnesota: Free Spirit Publishing, 2006.

    Um guia positivo, dinâmico, para crianças da terceira à quinta série.

■ Livros para adultos com TDAH

ADLER, L. *Scattered minds: Hope and help for adults with attention deficit hyperactivity disorders.* Nova York: Putnam, 2006.

    Ajuda adultos a ver sinais ocultos de TDAH, desmascara algumas falsas concepções e explica opções de diagnóstico e tratamento.

BARKLEY, R. A.; BENTON, C. M. *Taking charge of adult ADHD.* Nova York: Guilford Press, 2010.

    Um novo volume cheio de estratégias práticas para lidar com sintomas, informações sobre medicação, respostas a perguntas frequentes e exercícios para desenvolver aptidões.

HALLOWELL, E. M.; RATEY, J. J. *Delivered from distraction: Getting the most out of life with attention deficit disorder.* Nova York: Ballantine Books, 2005.

    Uma sequência do primeiro livro de Hallowell e Ratey, escrito por autores com TDAH.

HALLOWELL, E. M.; RATEY, J. J. *Answers to distraction.* Nova York: First Anchor Books, 2010.

    Informações atualizadas no prático formato de perguntas e respostas.

HALLOWELL, E. M.; RATEY, J. J. *Driven to distraction.* Nova York: Anchor Books, 2011.

Um best-seller sobre TDAH em adultos, escrito por dois psiquiatras que declaram ambos ter TDAH. Bem escrito, ponderado e com numerosos casos informativos em vinhetas sobre seus clientes adultos com TDAH, e muitas dicas úteis para lidar com o transtorno.

KOLBERG, J.; NADEAU, K. G. *ADD-friendly ways to organize your life*. Nova York: Routledge, 2002.

Orientação específica para se tornar organizado, com base nas necessidades daqueles com TDAH.

MATLEN, T. *Survival tips for women with AD/HD: Beyond piles, palms, & post-its*. Plantation, Flórida: Specialty Press, 2005.

Conselhos práticos divididos por tarefas e áreas da vida, para consulta fácil.

NADEAU, K. G. *ADD in the workplace: Choices, changes, and challenges*. Filadélfia: Brunner/Mazel, 1997.

Conselhos para encontrar o melhor ambiente de trabalho, conseguir instalações razoáveis no local de trabalho e mais dicas para o sucesso.

NADEAU, K. G.; QUINN, P. O. *Understanding women with AD/HD*. Silver Spring, Maryland: Advantage Books, 2002.

Questões e conselhos pertinentes para mulheres ao longo da vida.

ORLOV, M. *The ADHD effect on marriage: Understand and rebuild your relationship in six steps*. Plantation, Flórida: Specialty Press, 2010.

Ajuda para casais com problemas em seu relacionamento pessoal quando um deles tem TDAH, com exemplos tirados de casamentos da vida real.

PERA, G. *Is it you, me, or adult ADHD?* São Francisco: 1201 Alarm Press, 2008.

Como reconhecer sinais encobertos de TDAH, particularmente para casais, com soluções práticas.

PINSKY, S. C. *Organizing solutions for people with attention deficit disorder*. Gloucester, Massachusetts: Fair Winds Press, 2006.

Sugestões práticas para organizar a vida no trabalho, com os filhos, em casa e a vida pessoal.

QUINN, P. O. *When moms and kids have ADD*. Washington: Advantage Books, 2005.

Incentiva mães a procurarem ajuda para o seu próprio TDAH antes de tentarem ajudar seus filhos.

KELLY, K.; RAMUNDO, P. *You mean I'm not lazy, stupid, or crazy?!: The classic self-help book for adults with attention deficit disorder.* Nova York: Scribner, 2006.

Uma ótima introdução à natureza e ao tratamento do TDAH em adultos.

RATEY, N. A. *The disorganized mind: Coaching your ADHD brain to take control of your time, tasks e talents.* Nova York: St. Martins Press, 2008.

Um livro abrangente para adultos, com informações sobre como o TDAH afeta homens e mulheres de modo diferente, seus efeitos na sexualidade, informações sobre diagnóstico e muitos mais.

Vídeos para pais, professores e crianças

BARKLEY, R. A. *ADHD — What do we know?, ADHD — What can we do?, ADHD in the classroom, ADHD in adults.* Nova York: Guilford Press, [S.d.].

Quatro DVDs premiados sobre TDAH, abrangendo uma variedade de tópicos, com crianças e adultos com TDAH contando as próprias histórias sobre conviver com o transtorno.

PHELAN, T. *All about attention deficit disorder.* Glen Ellyn, Illinois: ParentMagic, [S.d.].

Uma boa revisão sobre o transtorno para pais e professores, feita por um clínico profissional popular, cujo vídeo *3–2–1 Magic* tem sido amplamente aclamado por sua ajuda na gestão do comportamento infantil desobediente.

DUPAUL, G. J.; STONER, G. *Classroom interventions for ADHD.* Nova York: The Guilford Press, [S.d.].

Um vídeo excelente para profissionais de educação sobre métodos específicos recomendados para avaliação de crianças com TDAH e métodos específicos de gestão na classe de tais crianças.

GOLDSTEIN, S.; GOLDSTEIN, M. *It's just an attention disorder, Why won't my child pay attention?, Educating inattentive children.* Salt

Lake City, Utah: Neurology, Learning and Behavior Center, [S.d.].

    O primeiro vídeo é uma introdução excelente ao TDAH, dirigida a crianças mais velhas e adolescentes com o transtorno. Tem um formato de ritmo ágil e usa comentários de adolescentes com TDAH a respeito de como lidam com o próprio transtorno. O segundo e terceiro vídeos são dirigidos aos pais e professores, respectivamente, e dão uma ótima visão geral do transtorno e de sua gestão em casa e na escola.

GORDON, M. *Jumping Johnny, get back to work!: The video*. DeWitt, Nova York: Gordon Systems, [S.d.].

    Um excelente vídeo de animação para crianças com TDAH, que discute o transtorno e seu tratamento do ponto de vista de uma criança.

BARKLEY, R. A. *A new look at ADHD: Inhibition, time, and self-control*. Nova York: The Guilford Press, [S.d.].

    Um vídeo que fornece um panorama claro dentro do qual é possível compreender a teoria do TDAH descrita no presente livro, assim como suas implicações para a gestão clínica do transtorno.

CONNERS, C. K.; MARCH, J. S. *Restless minds, restless kids: Attention-deficit/hyperactivity disorder in children and adolescents*. North Tonawanda, Nova York: Multi-Health Systems, [S.d.].

■ Uma visão geral do TDAH, com muitas informações

HAZELDEN FOUNDATION. *Teens and ADHD*. Center City, Minnesota: Hazelden Publishing, [S.d.].

    Esse vídeo mostra alunos com TDAH discutindo como o transtorno afeta suas vidas e como eles têm tentado lidar com ele.

BARKLEY, R. A. *Understanding the defiant child, Managing the defiant child*. Nova York: The Guilford Press, [S.d.].

    Esses dois vídeos complementam o programa de treinamento de pais descrito em *Defiant Children* (ver "Publicações profissionais") e *Your Defiant Child* (ver "Livros para pais e professores"). Eles proporcionam uma compreensão clara e concisa dos fatores que contribuem para a atitude desafiadora das crianças, e mostram métodos específicos que os pais podem empregar para reduzi-la e melhorar o relacionamento pais-filho.

■ Publicações profissionais

ACCARDO, P. J. et al. *Attention deficits and hyperactivity in children and adults: Diagnosis, treatment, management.* 2. ed. Nova York: Marcel Dekker, 1999.

Uma coletânea editada de resenhas acadêmicas sobre a natureza, causas associadas e terapias para TDAH.

AMERICAN ACADEMY OF CHILD AND ADOLESCENT PSYCHIATRY. *Journal of the American Academy of Child and Adolescent Psychiatry,* v. 41, n. 2 supl., p. 26S-49S, fev. 2002.

Descreve tratamentos com metilfenidato, dextroanfetaminas, sais de anfetaminas e pemolina; o parâmetro usa uma abordagem medicinal baseada em evidências, a partir de uma resenha de literatura detalhada e da consulta com especialistas.

AMERICAN PSYCHIATRIC ASSOCIATION. *Diagnostic and statistical manual of mental disorders.* 5. ed. Washington: American Psychiatric Association, 2013.

Esse é um manual para profissionais que define os critérios a serem usados para o diagnóstico de transtornos mentais (nos Estados Unidos). Traz os critérios mais recentes para TDAH e transtornos relacionados.

BARKLEY, R. A. *ADHD and the nature of self-control.* Nova York: Guilford Press, 1997.

Um manual científico especializado, para profissionais, que detalha a teoria do TDAH descrita no presente livro e descreve a pesquisa por trás dela.

BARKLEY, R. A. *Defiant children: A clinician's manual for assessment and parent training.* 3. ed. Nova York: Guilford Press, 2013.

Um manual destinado a instruir profissionais passo a passo para a realização de um programa de treinamento de dez sessões para pais de crianças com TDAH (entre 2 e 12 anos de idade) e/ou transtorno opositivo desafiador.

BARKLEY, R. A. *Attention-deficit hyperactivity disorder: A handbook for diagnosis and treatment.* 4. ed. Nova York: Guilford Press, 2014.

Um manual profissional altamente detalhado, dirigido a clínicos, visando orientá-los em diagnósticos, avaliação e serviços de tratamento para crianças e adultos com TDAH, incluindo treinamento de pais, gestão da sala de aula, terapia familiar e medicações para TDAH.

BARKLEY, R. A. *Executive functions: What they are, how they work, and why they evolved.* Nova York: Guilford Press, 2012.

Apresenta um modelo de funções executivas que é enraizado em atividades pertinentes da vida diária e pode apoiar os muito necessários avanços na avaliação e no tratamento dessas funções. O livro descreve como aptidões como a regulação emocional, a automotivação, o planejamento e a memória operacional permitem às pessoas perseguir metas tanto pessoais quanto coletivas, cruciais para a sobrevivência. Identifica os estágios-chave do desenvolvimento das funções executivas e detalha os custos individuais e sociais de longo alcance dos déficits da função executiva.

BARKLEY, R. A.; ROBIN, A. R. *Defiant teens: A clinician's manual for assessment and family intervention.* 2. ed. Nova York: Guilford Press, 2014.

Um manual passo a passo para profissionais clínicos sobre a condução de um programa de terapia familiar de dezoito sessões, baseado em princípios comportamentais sólidos e em estratégias de terapia cognitiva (solução de problemas). Contém também instrumentos úteis para a avaliação clínica de adolescentes desafiadores.

BARKLEY, R. A.; MURPHY, K. R. *Attention-deficit hyperactivity disorder: A clinical workbook.* 3. ed. Nova York: Guilford Press, 2006.

Um compêndio de ferramentas úteis para profissionais para a avaliação de crianças e adultos com TDAH.

BARKLEY, R. A.; MURPHY, K. R.; FISCHER, M. *ADHD in adults: What the science says.* Nova York: Guilford Press, 2008.

Traz capítulos específicos sobre cada comprometimento que pode surgir em coexistência com o TDAH e discute como isso pode afetar a tomada de decisões clínicas a respeito de pacientes com o transtorno. Um excelente ponto de partida para informação sobre os riscos associados ao TDAH.

BROWN, T. *Attention deficit disorder and comorbidities in children, adolescents, and adults.* 2 ed. Washington: American Psychiatric Press, 2008.

Vinte e cinco destacados pesquisadores discutem como o TDAH e transtornos comuns comórbidos interagem e como tratar ambos.

BUELL, J. *Closing the book on homework.* Filadélfia: Temple University Press, 2003.

Defende a tese de que, ao roubar da criança tempo de brincar não estruturado, a lição de casa prejudica em vez de incentivar o desenvolvimento emocional e intelectual. Oferece um roteiro alternativo para a aprendizagem.

BUITELAAR, J. K.; KAN, C. C.; ASHERSON, P. *ADHD in adults: Characterization, diagnosis, and treatment.* Nova York: Cambridge University Press, 2011.

Faz uma revisão do nosso crescente conhecimento sobre o TDAH adulto e apresenta uma perspectiva transatlântica sobre a identificação, a avaliação e o tratamento do transtorno.

DAWSON, P.; GUARE, R. *Executive skills in children and adolescents: A practical guide to assessment and intervention.* 2. ed. Nova York: Guilford Press, 2010.

Descreve medidas de avaliação, vincula a avaliação à intervenção e apresenta estratégias para promover aptidões executivas no ambiente da sala de aula por meio de treinamento e para populações específicas.

DUPAUL, G. J.; STONER, G. *ADHD in the schools: Assessment and intervention strategies.* 2 ed. Nova York: Guilford Press, 2003.

Um guia abrangente para profissionais de equipe pedagógica em relação à avaliação e gestão do TDAH nas escolas.

GOLDSTEIN, S.; ELLISON, A. T. *Clinician's guide to adult ADHD: Assessment and intervention.* Nova York: Academic Press, 2002.

Uma ótima introdução ao diagnóstico clínico e à gestão do TDAH em adultos.

GOLDSTEIN, S.; GOLDSTEIN, M. *Managing attention deficit*

hyperactivity disorder in children. 2. ed. Nova York: Wiley, 1998.

Uma exaustiva revisão da literatura clínica referente ao diagnóstico e tratamento do TDAH em crianças.

GORDON, M.; KEISER, S. *Accommodations in higher education under the Americans with Disabilities Act: A no-nonsense guide for clinicians, educators, administrators, and lawyers*. Nova York: Guilford Press, 1998.

Um dos melhores textos sobre como o *Americans with Disabilities Act* se aplica a uma ampla gama de transtornos, entre eles o TDAH, e os tipos de orientações gerais para solicitar essas instalações em ambientes do ensino superior.

GORDON, M.; MCCLURE, D. *The down and dirty guide to adult ADHD*. DeWitt, Nova York: Gordon Systems, 2008.

Um guia espirituoso e incisivo que apresenta de modo inteligente a questão da avaliação clínica e do tratamento do TDAH em adultos.

GREGG, N. *Adolescents and adults with learning disabilities and ADHD: Assessment and accommodation*. Nova York: Guilford Press, 2009.

Ajuda educadores e clínicos a navegar pelo labirinto de leis, políticas e pesquisa científica que tratam do diagnóstico e de decisões de intervenção para adolescentes e adultos. Dá orientação sobre como conduzir e documentar avaliações baseadas em evidências e selecionar instalações adequadas para instrução e testes.

KRALOVEC, E.; BUELL, J. *The end of homework: How homework disrupts families, overburdens children, and limits learning*. Boston: Beacon Press, 2000.

Um dos primeiros livros a olhar para a reforma escolar em termos de redução da dependência de lição de casa.

MAPOU, R. *Adult learning disabilities and ADHD: Research informed assessment*. Nova York: Oxford University Press, 2009.

Baseado na popular oficina do autor, esse volume conciso dá orientação científica e prática para avaliação de transtornos de aprendizagem e TDAH em adultos.

MASH, E. J.; BARKLEY, R. A. (Eds.). *Child psychopathology*. 3. ed. Nova York: Guilford Press, 2014.

Integra teoria e pesquisa de ponta sobre uma ampla gama de transtornos da infância e adolescência, com contribuições de destacados acadêmicos e clínicos. Oferece abrangente cobertura dos determinantes biológicos, psicológicos e de contexto social dos problemas da infância.

MASH, E. J.; BARKLEY, R. A. (Eds.). *Treatment of childhood disorders*. 3. ed. Nova York: Guilford Press, 2005.

Destacados colaboradores oferecem uma confiável resenha dos tratamentos, com base em evidências para os problemas mais prevalentes da infância e da adolescência.

MASH, E. J.; BARKLEY, R. A. (Eds.). *Assessment of childhood disorders*. 4. ed. Nova York: Guilford Press, 2007.

Oferece recomendações sobre as melhores práticas para avaliar uma ampla gama de problemas de saúde mental e riscos de saúde de crianças e adolescentes.

NIGG, J. *What causes ADHD? Understanding what goes wrong and why*. Nova York: Guilford Press, 2006.

Traça as influências causais combinadas de fatores genéticos, neurais e ambientais, discutindo controvérsias antigas como a que gira em torno da validade do TDAH como uma construção clínica. São fornecidas sugestões específicas para estudos que possam refinar melhor a conceitualização do transtorno, com significativos benefícios potenciais para o tratamento e a prevenção.

PHELPS, L.; BROWN, R. T.; POWER, T. J. *Pediatric psychopharmacology: Combining medical and psychosocial interventions*. Washington: American Psychological Association, 2001.

Informa os médicos sobre integração de medicações que se mostraram efetivas no tratamento de crianças e adolescentes, por meio de estudos duplo-cegos e intervenções não farmacológicas com sustentação empírica.

ROBIN, A. L. *ADHD in adolescents: Diagnosis and treatment*. Nova York: Guilford Press, 1998.

Um manual abrangente para profissionais sobre a natureza, o diagnóstico, a avaliação e a gestão de adolescentes com TDAH.

PLISZKA, S. R. *Treating ADHD and comorbid disorders: Psychosocial and psychopharmacological interventions.* Nova York: Guilford Press, 2009.

>Organizado em torno de detalhadas apresentações de casos, esse livro ajuda clínicos a tomarem decisões sensatas na avaliação e no tratamento do âmbito completo das comorbidades do TDAH – como evitar erros comuns de diagnóstico, desenvolver um regime de medicação individualizado, minimizar riscos à saúde e efeitos colaterais, colaborar de modo bem-sucedido com os pais e ajustar tratamentos psicossociais às necessidades de cada família.

RAMSAY, J. R. *Nonmedication treatments for adult ADHD: Evaluating impact on daily functioning and well-being.* Washington: American Psychological Association, 2009.

>Uma resenha abrangente do estado atual das intervenções não baseadas em medicação disponíveis para adultos com TDAH, como tratamento psicossocial, apoio escolar e instalações para alunos pós-secundários, aconselhamento de carreira e apoio no local de trabalho, relacionamentos e funcionamento social, *neurofeedback* e treinamento neurocognitivo, e tratamentos complementares e alternativos.

RAMSAY, J. R.; ROSTAIN, A. L. *Cognitive-behavioral therapy for adult ADHD: An integrative psychosocial and medical approach.* Nova York: Taylor & Francis, 2008.

>Discute os fatores envolvidos no tratamento, na prevenção de recaídas e na gestão de longo prazo do TDAH de adultos, usando uma abordagem de tratamento que combina aspectos biológicos e psicossociais.

RAPOPORT, E. M. *ADHD and social skills: A step-by-step guide for teachers and parents.* Lanham, Maryland: Rowman & Littlefield, 2009.

>Técnicas inovadoras que professores podem usar na escola e os pais em casa para ajudar crianças com TDAH a melhorar seu comportamento e sua compreensão das pistas sociais, a fim de alcançar um bom relacionamento com seus pares.

SAFREN, S. A.; SPRICH, S.; PERLMAN, C.; OTTO, M. *Mastery of your adult ADHD: A cognitive behavioral treatment program.* Nova York: Oxford University Press, 2005.

Um guia sessão por sessão para conduzir tratamento cognitivo-comportamental com pacientes externos para adultos com TDAH. Inclui um livro de tarefas para o paciente.

SLEEPER-TRIPLETT, J. *Empowering youth with ADHD: Your guide to coaching adolescents and young adults for coaches, parents, and professionals.* Plantation, FL: Specialty Press, 2010.

Instruções completas para profissionais e pais sobre o que é o *coaching* de TDAH para pessoas jovens e como produz significativas melhoras em suas vidas.

SOLANTO, M. *Cognitive-behavioral therapy for adult ADHD: Targeting executive dysfunction.* Nova York: Guilford Press, 2011.

Descreve estratégias cognitivo-comportamentais efetivas para ajudar pacientes a melhorar a gestão de seu tempo e as aptidões organizacionais e de planejamento que geralmente estão comprometidas no TDAH. Cada uma das doze sessões em grupo – que também podem ser adaptadas à terapia individual – é revista passo a passo.

TEETER, P. A. *Interventions for ADHD: Treatment in developmental context.* Nova York: Guilford Press, 1998.

Uma importante visão do TDAH e sua gestão no âmbito da vida, em toda a sua extensão. O autor revê várias intervenções de tratamento e os desafios específicos que surgem nos vários estágios de desenvolvimento.

TRIOLO, S. J. *Attention deficit hyperactivity disorder in adulthood: A practitioner's handbook.* Philadelphia: Brunner/Mazel, 1999.

Uma discussão em profundidade da teoria, avaliação e gestão do TDAH em adultos.

TUCKMAN, A. *Integrative treatment for adult ADHD: A practical, easy-to-use guide for clinicians.* Oakland, Califórnia: New Harbinger, 2007.

Descreve um modelo de tratamento que integra educação, medicação, *coaching* e terapia cognitivo-comportamental.

WASSERSTEIN, J.; WOLF, L.; LEFEVER, F. (Eds.). Adult attention deficit disorder: Brain mechanisms and life outcomes. *New York Academy of Sciences,* Nova York, v. 931, 2001.

Expõe o pensamento atual e o histórico de pesquisadores clínicos de renome mundial quando o TDAH adulto era um diagnóstico relativamente recente e ainda controverso. Faz uma cobertura abrangente de teorias biológicas e achados de pesquisa, avaliação clínica, disfunção executiva, condições sobrepostas e modalidades de tratamento.

WEISS, M.; HECHTMAN, L.; WEISS, G. *ADHD in adulthood: A guide to current theory, diagnosis, and treatment.* Baltimore: Johns Hopkins University Press, 1999.

Um dos melhores guias clínicos para profissionais sobre a natureza do TDAH em adultos e sua avaliação e gestão.

YOUNG, J. *ADHD grown up: A guide to adolescent and adult ADHD.* Nova York: Norton, 2007.

Visão geral concisa, mas abrangente, do TDAH adulto, incluindo os diferentes subtipos.

Periódicos

ADDA E-News. Ver www.add.org.

Uma *newsletter* para membros do ADDA.

ADDitude: *The Happy Healthy Lifestyle Magazine for People with ADD.* Ver www.additudemag.com.

Uma revista e um site altamente informativos e razoavelmente precisos para obtenção de informações sobre TDAH. A qualidade gráfica do site é excelente, e é fácil navegar por ele. As informações de cada edição são bem atualizadas. Cobre muitos tópicos diferentes. Exige-se uma assinatura (on-line ou impressa) para ter acesso a todo o conteúdo de cada edição. Embora o conteúdo da revista pareça ser cientificamente fundamentado em muitos aspectos, isso não deve ser interpretado como um endosso daqueles que anunciam tanto na versão impressa quanto na on-line.

ADDvice for ADD-Friendly Living. Ver www.ncgiadd.org.

Uma nova *newsletter* eletrônica mensal com foco em mulheres e meninas com TDAH.

The ADHD Report. Ver www.guilford.com/journals/The-ADHD-Report/Russell-Barkley/10658025.

A única *newsletter* dedicada especificamente a clínicos praticantes que querem continuar atualizados com a literatura clínica e científica sobre TDAH, extensa e em rápida mudança. Pais de crianças com TDAH, assim como adultos com TDAH, podem também achar úteis os conteúdos para ficarem em dia sobre questões controversas e também sobre relatos de pesquisas.

Attention! Magazine. Ver www.chadd.org.

Uma revista vistosa, entretida e informativa sobre o TDAH, criada pela maior organização estadunidense sobre o transtorno (CHADD) e dedicada a manter os pais (assim como os adultos com TDAH) informados sobre as numerosas questões relacionadas com o transtorno.

CHADD Newsletter. Ver www.chadd.org.

Newsletter para pais de crianças com TDAH e adultos com TDAH membros da CHADD.

REFERÊNCIAS

Ao longo deste livro foram citados vários estudos publicados, agora listados aqui para o leitor interessado. Citações para muitas outras referências de pesquisa podem ser encontradas em meu livro de 2006 e no meu site (www.russellbarkley.org).

ABIKOFF, H. *et al.* The effects of auditory stimulant on the arithmetic performance of children with ADHD and nondisabled children. *Journal of Learning Disabilities*, v. 29, p. 238-246, 1996.

AMERICAN PSYCHIATRIC ASSOCIATION. *Diagnostic and statistical manual of mental disorders.* 5. ed. Washington: American Psychiatric Association, 2013.

BARKLEY, R. A. *Hyperactive children: A handbook for diagnosis and treatment.* Nova York: Guilford Press, 1981.

BARKLEY, R. A. *Attention-deficit hyperactivity disorder: A handbook for diagnosis and treatment.* 3. ed. Nova York: Guilford Press, 2006.

BARKLEY, R. A. *Executive functions: What they are, how they work, and why they evolved.* Nova York: Guilford Press, 2012.

BARKLEY, R. A. Children and adolescents with sluggish cognitive tempo versus attention-deficit/hyperactivity disorder: Executive functioning, impairment, and comorbidity. *Journal of Clinical Child and Adolescent Psychology.* No prelo.

BARKLEY, R. A.; BENTON, C. *Your defiant child: Eight steps to better behavior*. Nova York: Guilford Press. No prelo.

BARKLEY, R. A.; COX, D. J. A review of driving risks and impairments associated with attention-deficit/hyperactivity disorder and the effects of stimulant medication on driving performance. *Journal of Safety Research*, v. 38, p. 113-128, 2007.

BARKLEY, R. A.; CUNNINGHAM, C.; KARLSSON, J. The speech of hyperactive children and their mothers: Comparisons with normal children and stimulant drug effects. *Journal of Learning Disabilities*, v. 16, p. 105-110, 1983.

BARKLEY, R. A. *et al.* Executive functioning, temporal discounting, and sense of time in adolescents with attention deficit hyperactivity disorder and oppositional defiant disorder. *Journal of Abnormal Child Psychology*, v. 29, p. 541-556, 2001.

BARKLEY, R. A. *et al.* Does the treatment of ADHD with stimulant medication contribute to illicit drug use and abuse in adulthood? Results from a 15–year prospective study. *Pediatrics*, v. 111, p. 109-121, 2003.

BARKLEY, R. A. *et al.* Young adult follow-up of hyperactive children: Adaptive functioning in major life activities. *Journal of the American Academy of Child and Adolescent Psychiatry*, v. 45, p. 192-202, 2006.

BARKLEY, R. A. *et al.* Driving-related risks and outcomes of attention deficit hyperactivity disorder in adolescents and young adults: A 3-5 year follow-up survey. *Pediatrics*, v. 92, p. 212-218, 1993.

BARKLEY, R. A. *et al.* The side effects of Ritalin in ADHD children: A systematic, placebo controlled evaluation. *Pediatrics*, v. 86, p. 184-192, 1990.

BARKLEY, R. A.; MURPHY, K. R.; FISCHER, M. *ADHD in adults: What the science says*. Nova York: Guilford Press, 2008.

BARKLEY, R. A.; PETERS, H. The earliest reference to ADHD in the medical literature? Melchior Adam Weikard's description in 1775 of "Attention Deficit" (Mangel der Aufmerksamkeit, attentio volubilis). *Journal of Attention Disorders*, v. 16, n. 8, fev. 2012.

BARKLEY, R. A.; ULLMAN, D. G. A comparison of objective measures of activity and distractibility in hyperactive and non-hyperactive children. *Journal of Abnormal Child Psychology*, v. 3, p. 213-244, 1975.

BAUERMEISTER, J. J. *et al.* Comparison of the DSM-IV combined and inattentive types of ADHD in a school based sample of Latino/Hispanic children. *Journal of Child Psychology and Psychiatry*, v. 46, p. 166-179, 2005.

BIEDERMAN, J. *et al.* Family-genetic and psychosocial risk factors in DSM-III attention deficit disorder. *Journal of the American Academy of Child and Adolescent Psychiatry*, v. 29, p. 526-533, 1990.

BREMER, D. A.; STERN, J. A. Attention and distractibility during reading in hyperactive boys. *Journal of Abnormal Child Psychology*, v. 4, p. 381-387, 1976.

BRIDGE, J. A. *et al.* Clinical response and risk for reported ideation and suicide attempts in pediatric antidepressant treatment. A meta-analysis of randomized controlled trials. *Journal of the American Medical Association*, v. 297, p. 1683-1696, 2007.

BRONOWSKI, J. Human and animal languages. In: *A sense of the future.* Cambridge, Massachusetts: MIT Press, 1977. p. 104-131.

BUCHSBAUM, M.; WENDER, P. Averaged evoked responses in normal and minimally brain dysfunctioned children treated with amphetamine: a preliminary report. *Archives of General Psychiatry*, v. 29, p. 764-770, 1973.

CAMPBELL, S. B. Mother-child interactions: A comparison of hyperactive, learning disabled, and normal boys. *American Journal of Orthopsychiatry*, v. 45, p. 51-57, 1975.

CAMPBELL, S. B.; EWING, L. J. Follow-up of hard to manage preschoolers: Adjustment at age 9 and predictors of continuing symptoms. *Journal of Child Psychology and Psychiatry*, v. 31, p. 871-889, 1990.

CAMPBELL, S. B. *et al.* A multidimensional assessment of parent-identified behavior problem toddlers. *Journal of Abnormal Child Psychology,* v. 10, p. 569-592, 1982.

CANTWELL, D. *The hyperactive child.* Nova York: Spectrum., 1975

CHILCOAT, H. D.; BRESLAU, N. Pathways from ADHD to early drug use. *Journal of the American Academy of Child and Adolescent Psychiatry,* v. 38, p. 1347-1354, 1999.

COOPER, W. O. *et al.* ADHD drugs and serious cardiovascular events in children and young adults. *New England Journal of Medicine,* v. 365, p. 1896-1904, 2011.

COVEY, S. R. *The seven habits of highly effective people: Restoring the character ethic.* Nova York: Simon & Schuster, 1989.

CRICHTON, A. *An inquiry into the nature and origin of mental derangement: Comprehending a concise system of the physiology and pathology of the human mind and a history of the passions and their effects.* Londres: T. Cadell Hr. & W. Davies, 1798. [Reimp. Nova York: AMS Press, 1976].

CROOK, W. G. *The yeast connection: A medical breakthrough.* Nova York: Vintage Books, 1986.

CUNNINGHAM, C.; BARKLEY, R. The interactions of hyperactive and normal children with their mothers during free play and structured tasks. *Child Development,* v. 50, p. 217-224, 1979.

DEMARAY, M.; JENKINS, L. N. Relations among academic enablers and academic achievement in children with and without high levels of parent-rated symptoms of inattention, impulsivity, and hyperactivity. *Psychology in the Schools,* v. 48, p. 573-586, 2011.

DIENER, M. B.; MILICH, R. Effects of positive feedback on the social interactions of boys with attention deficit hyperactivity disorder: A test of the self-protective hypothesis. *Journal of Clinical Child Psychology,* v. 26, p. 256-265, 1997.

DIMOND, S. J. *Neuropsychology: A textbook of systems and psychological functions of the human brain.* Londres: Butterworth, 1980.

DOUGLAS, V. I. Treatment and training approaches to hyperactivity: Establishing internal or external control. In: WHALEN, C.; HENKER, B. (Eds.). *Hyperactive children: The social ecology of identification and treatment.* Nova York: Academic Press, 1980. p. 283-318.

DUNNICK, J. K.; HAILEY, J. R. Experimental studies on the long-term effects of methylphenidate hypdrochloride. *Toxicology*, v. 103, p. 77-84, 1995.

EL-ZEIN, R. A. *et al.* Cytogentic effects in children treated with methylphenidate. *Cancer Letters*, v. 230, p. 284-291, 2005.

ERCHUL, W. P. *et al.* A follow-up study of relational processes and consultation outcomes for students with attention deficit hyperactivity disorder. *School Psychology Review*, v. 38, p. 28-37, 2009.

FEINGOLD, B. F. *Why your child is hyperactive.* Nova York: Random House, 1975.

FIEDLER, N. L.; ULLMAN, D. G. The effects of stimulant drugs on the curiosity behaviors of hyperactive children. *Journal of Abnormal Child Psychology*, v. 11, p. 193-206, 1983.

FISCHER, M. *et al.* The adolescent outcome of hyperactive children diagnosed by research criteria: II. Academic, attentional, and neuropsychological status. *Journal of Consulting and Clinical Psychology*, v. 58, p. 580-588, 1990.

FUSTER, J. M. *The prefrontal cortex.* Nova York: Raven Press, 1989.

GILLIS, J. J. *et al.* Attention deficit disorder in reading-disabled twins: Evidence for a genetic etiology. *Journal of Abnormal Child Psychology*, v. 20, p. 303-315, 1992.

GORDON, M. The assessment of impulsivity and mediating behaviors in hyperactive and non-hypcractive children. *Journal of Abnormal Child Psychology*, v. 7, p. 317-326, 1979.

HARTSOUGH, C. S.; LAMBERT, N. M. Medical factors in hyperactive and normal children: Prenatal, developmental, and health history findings. *American Journal of Orthopsychiatry*, v. 55, p. 190-210, 1985.

HAUSER, P. *et al.* Attention deficit-hyperactivity disorder in people with generalized resistance to thyroid hormone. *New England Journal of Medicine*, v. 328, p. 997-1001, 1993.

HAYES, S. C. *Rule-governed behavior: Cognition, contingencies, and instructional control.* Nova York: Plenum, 1989.

HOOVER, D. W.; MILICH, R. Effects of sugar ingestion expectancies on mother-child interactions. *Journal of Abnormal Child Psychology*, v. 22, p. 501-515, 1994.

HUNT, R. D.; CAPPER, L.; O'CONNELL, P. Clonidine in child and adolescent psychiatry. *Journal of Child and Adolescent Psychopharmacology*, v. 1, p. 87-102, 1990.

INGERSOLL, B.; GOLDSTEIN, S. *Attention deficit disorder and learning disabilities: Realities, myths, and controversial treatments.* Nova York: Main Street Books, 1993.

JACOB, R. G.; O'LEARY, K. D.; ROSENBLAD, C. Formal and informal classroom settings: Effects on hyperactivity. *Journal of Abnormal Child Psychology*, v. 6, p. 47-59, 1978.

JENSEN, P. S. *et al.* Psychosocial and medical histories of stimulant-treated children. *Journal of the American Academy of Child and Adolescent Psychiatry*, v. 27, p. 798-801, 1988.

KABAT-ZIN, J. *Wherever you go, there you are.* Nova York: Hyperion, 2005.

KAVALE, K. A.; FORNESS, S. R. Hyperactivity and diet treatment: A meta-analysis of the Feingold hypothesis. *Journal of Learning Disabilities*, v. 16, p. 324-330, 1983.

KESSLER, R. C. *et al.* The prevalence and correlates of adult ADHD in the United States: Results from the National Comorbidity Survey Replication. *American Journal of Psychiatry*, v. 163, p. 716-723, 2006.

KLORMAN, R. *et al.* The contributions of event-related potentials to understanding effects of stimulants on information processing in attention deficit disorder. In: BLOOMINGDALE, L. M.; SERGEANT,

J. A. (Eds.). *Attention deficit disorder: Criteria, cognition, intervention*. Londres: Pergamon Press, 1988. p. 199-218.

LANDAU, S.; LORCH, E. P.; MILICH, R. Visual attention to and comprehension of television in attention deficit hyperactivity disordered and normal boys. *Child Development*, v. 63, p. 928-937, 1992.

LEVINSON, H. *Total concentration: How to understand attention deficit disorders*. Nova York: Evans, 1992.

LEZAK, M. D. *Neuropsychological assessment*. 4. ed. Nova York: Oxford University Press, 2004.

LOFTHOUSE, N.; ARNOLD, L. E.; HURT, E. Current status of neurofeedback for attentiondeficit/hyperactivity disorder. *Current Psychiatry Reports*, v. 14, n. 5, p. 536-554, 2012.

LOO, S. K.; BARKLEY, R. A. Clinical utility of EEG in attention deficit hyperactivity disorder. *Applied Developmental Neuropsychology*, v. 12, p. 64-76, 2005.

LOU, H. C.; HENRIKSEN, L.; BRUHN, P. Focal cerebral hypoperfusion in children with dysphasia and/or attention deficit disorder. *Archives of Neurology*, v. 41, p. 825-829, 1984.

MILBERGER, S. *et al*. Is maternal smoking during pregnancy a risk factor for attention deficit hyperactivity disorder in children? *American Journal of Psychiatry*, v. 153, p. 1138-1142, 1996.

MILICH, R.; KERN, M. H.; SCRAMBLER, D. J. Coping with childhood teasing. *ADHD Report*, v. 4, n. 5, p. 9-12, 1996.

MILICH, R.; PELHAM, W. E. Effects of sugar ingestion on the classroom and playground behavior of attention deficit disordered boys. *Journal of Consulting and Clinical Psychology*, v. 54, p. 714-718, 1986.

MILICH, R.; WOLRAICH, M.; LINDGREN, S. Sugar and hyperactivity: A critical review of empirical findings. *Clinical Psychology Review*, v. 6, p. 493-513, 1986.

MORRISON, J.; STEWART, M. The psychiatric status of the legal families of adopted hyperactive children. *Archives of General Psychiatry*, v. 28, p. 888-891, 1973.

MULTIMODAL TREATMENT OF ADHD GROUP. Moderators and mediators of treatment response for children with attention-deficit/hyperactivity disorder: The Multimodal Treatment Study of children with attention-deficit/hyperactivity disorder. *Archives of General Psychiatry*, v. 56, n. 12, p. 1088-1096, 1999.

MURPHY, K.; BARKLEY, R. A. Prevalence of DSM-IV ADHD symtoms in adult licensed drivers. *Journal of Attention Disorders*, v. 1, n. 147-161, 1996.

NAKAO, T. *et al.* Gray matter volume abnormalities in ADHD: Voxel-based meta-analysis exploring effects of age and stimulant medication. *American Journal of Psychiatry*, v. 168, p. 1154-1163, 2011.

Neuman, R. J. *et al.* Smoking exposure and dopaminergic genotypes interact to cause a severe ADHD subtype. *Biological Psychiatry*, v. 61, p. 1320-1328, 2007.

NICHOLS, P. L.; CHEN, T. C. *Minimal brain dysfunction: A prospective study*. Hillsdale, Nova Jersey: Erlbaum, 1981.

NIGG, J. T. *What causes ADHD?: Understanding what goes wrong and why*. Nova York: Guilford Press, 2006.

NIGG, J. T. *et al.* Meta-analysis of attention-deficit/hyperactivity disorder or attention-deficit/hyperactivity disorder symptoms, restriction diet, and synthetic food color additives. *Journal of the American Academy of Child and Adolescent Psychiatry*, v. 51, p. 86-97, 2012.

PAGANI, L. *et al.* Effects of grade retention on academic performance and behavioral development. *Development and Psychopathology*, v. 13, p. 297-315, 2001.

PALOYELIS, Y. *et al.* Functional MRI in ADHD: A systematic literature review. *Expert Reviews in Neurotherapeutics*, v. 7, p. 1337-1356, 2007.

PELHAM, W. E.; BENDER, M. E. Peer relationships in hyperactive children: Description and treatment. In: GADOW, K. D.; BIALER, I. (Eds.). *Advances in learning and behavioral disabilities*. Greenwich, Connecticut: JAI Press, 1982. v. 1. p. 365-436.

PELSSER, L. M. *et al*. Effects of a restricted elimination diet on the behavior of children with attention-deficit hyperactivity disorder (INCA study): A randomized controlled trial. *Lancet*, v. 377, p. 494-503, 2011.

PORRINO, L. J. *et al.* A naturalistic assessment of the motor activity of hyperactive boys. *Archives of General Psychiatry*, v. 40, p. 681-687, 1983.

RAPPORT, M. D. *et. al.* Hyperactivity and frustration: The influence of control over and size of rewards in delaying gratification. *Journal of Abnormal Child Psychology*, v. 14, p. 181-204, 1986.

RICHARDS, T. L. *et al.* Driving anger and driving behavior in adults with ADHD. *Journal of Attention Disorders*, v. 10, p. 54-64, 2006.

ROBIN, A. L. Training families with ADHD adolescents. In: BARKLEY, R. A. *Attention-Deficit Hyperactivity Disorder: A Handbook for Diagnosis and Treatment*. 3. ed. Nova York: Guilford Press, 2006.

ROSEMOND, J. *The well-behaved child: Discipline that really works*. Nashville, Tennessee: Thomas Nelson, 2009.

ROSEN, L. A *et al*. Effects of sugar (sucrose) on children's behavior. *Journal of Consulting and Clinical Psychology*, v. 56, p. 583-589, 1988.

ROSEN, L. A. *et al.* The importance of prudent negative consequences for maintaining the appropriate behavior of hyperactive children. *Journal of Abnormal Child Psychology*, v. 12, p. 581-604, 1984.

ROSENTHAL, R. H.; ALLEN, T. W. Intratask distractibility in hyperkinetic and nonhyperkinetic children. *Journal of Abnormal Child Psychology*, v. 8, p. 175-187, 1980.

RUBIA, K. *et al*. Disorder-specific dissociation of orbitofrontal dysfunction in boys with pure conduct disorder during reward and ventrolateral prefrontal dysfunction in boys with pure ADHD during sustained attention. *American Journal of Psychiatry*, v. 166, p. 83-94, 2009.

SHAW, G. A.; GIAMBRA, L. M. Task-unrelated thoughts of college students diagnosed as hyperactive in childhood. *Developmental Neuropsychology*, v. 9, p. 17-30, 1993.

SHAW, P. *et al.* Attention-deficit/hyperactivity disorder is characterized by a delay in cortical maturation. *Proceedings of the National Academy of Sciences*, v. 104, p. 19649-19654, 2007.

SHELTON, T. L. *et al.* Psychiatric and psychological morbidity as a function of adaptive disability in preschool children with high levels of aggressive and hyperactive-impulsive-inattentive behavior. *Journal of Abnormal Child Psychology*, v. 26, p. 475-494, 1998.

SIEG, K. G., *et al.* SPECT brain imaging abnormalities in attention deficit hyperactivity disorder. *Clinical Nuclear Medicine*, v. 20, p. 55-60, 1995.

STEIN, M. A. *et al.* Adaptive skills dysfunction in ADD and ADHD children. *Journal of Child Psychology and Psychiatry*, v. 36, p. 663-670, 1995.

STEWART, M. A.; THACH, B. T.; FRIEDIN, M. R. Accidental poisoning and the hyperactive child syndrome. *Disease of the Nervous System*, v. 31, p. 403-407, 1970.

STILL, G. F. Some abnormal psychical conditions in children. *Lancet*, v. 1, p. 1008-1012; 1077-1082; 1163-1168, 1902.

TALLMADGE, J.; BARKLEY, R. A. The interactions of hyperactive and normal boys with their mothers and fathers. *Journal of Abnormal Child Psychology*, v. 11, p. 565-579, 1983.

TANNOCK, R. Television, videogames, and ADHD: Challenging a popular belief. *ADHD Report*, v. 5, n. 3, p. 3-7, 1997.

TUCKER, J. D. *et al.* Cytogenetic assessment of methylphenidate treatment in patients treated for attention deficit hyperactivity disorder.

Mutation Research/Genetic Toxicology and Environmental Mutagenesis, v. 677, p. 53-58, 2009.

VALERA, E. M. *et al*. Meta-analysis of structural imaging findings in attention-deficit/hyperactivity disorder. *Biological Psychiatry*, v. 61, p. 1361-1369, 2007.

WARNER, J. *We've got issues: Children and parents in the age of medication*. Nova York: Riverhead Trade, 2011.

WEISS, G.; HECHTMAN, L. T. *Hyperactive children grown up*: *ADHD in children, adolescents, and adults*. 2. ed. Nova York: Guilford Press, 1993.

WHALEN, C. K. *et al*. Peer interaction in structured communication task: Comparisons of normal and hyperactive boys and of methylphenidate (Ritalin) and placebo effects. *Child Development*, v. 50, p. 388-401, 1979.

WILENS, T. E. *et al*. Does stimulant therapy of attention deficit/hyperactivity disorder beget later substance abuse? A meta-analytic review of the literature. *Pediatrics*, v. 11, n. 1, p. 179-185, 2003.

WOLRAICH, M. *et al*. The effects of sucrose ingestion on the behavior of hyperactive boys. Pediatrics, v. 106, p. 657-682, 1985.

ZAMETKIN, A. J. *et al*. Cerebral glucose metabolism in adults with hyperactivity of childhood onset. *New England Journal of Medicine*, v. 323, p. 1361-1366, 1990.

ZENTALL, S. S.; FALKENBERG, S. D.; SMITH, L. B. Effects of color stimulation and information on the copying performance of attention-problem adolescents. *Journal of Abnormal Child Psychology*, v. 13, p. 501-511, 1985.

ZENTALL, S. S.; SMITH, Y. S. Mathematical performance and behavior of children with hyperactivity with and without coexisting aggression. *Behaviour Research and Therapy*, v. 31, p. 701-710, 1993.

ÍNDICE REMISSIVO

A

Abandono da escola, 107
Ambientes em sala de aula. *Ver também* Ambiente escolar
    Gestão do comportamento e, 424–438
    Gestão na escola e, 422–424
    Prioridades dos pais e, 458
    Programas de recompensas em casa, 438–444
    Visão geral, 413–416
Abordagem parental centrada em princípios. *Ver também* Atuação parental
    Autocuidados para pais e, 295–296
    Avaliação para TDAH e, 260
    Princípios-guia para criar uma criança com TDAH e, 273–288
    Tornar-se um pai ou mãe centrado em princípios, 36–45
Abuso de substâncias, tratamento com estimulantes e, 469–470
Ação executiva dos pais, 45–48
Aceitar um diagnóstico, 265–268, 271
Adderall XR. *Ver* Medicação
Adderall. *Ver* Medicação
Adição, tratamento com estimulantes e, 469–470
Aditivos químicos na comida, 168
Adolescentes. *Ver também* Processos de desenvolvimento
    mudanças no TDAH com o desenvolvimento e, 198–200
    "Regras de ouro" para sobrevivência e, 373–374
    Atitudes para lidar com, 376–382, 378
    Comunicação com, 387–390
    Gestão na escola, 446–451
    Medicação e, 496
    Regras e, 382–387
    Solução de problemas e, 390–397, *391–392*, 396
    Tratamentos com estimulantes e, 474–476
    Visão geral, 372–373
Adultos com TDAH, 200–202
Advertências, preparar seu filho para transições e, 352–353
Agressão, 308–310, 363–365, 433

Aguardar, controle de impulsos e, 94
Alergias a comida, 171–173
Alergias, mitos sobre causas do TDAH e, 171–173
Alívio, lidar com um diagnóstico e, 265–266
Ambiente escolar. *Ver também* Profissionais,
  Avaliação para TDAH e, 241–243
  Considerações sobre sala de aula e currículo e, 413–416
  Gestão na escola, 422–424
  O que procurar numa escola, 407–409
  Procura de profissionais para avaliação, 241–243
  Programas de recompensa baseados em casa, 438–444
  Trabalhar com escolas, 45–48
  Trabalhar com; Funcionamento da escola métodos de gestão do comportamento em sala de aula e, 424–438
Amizades, 217–218, 362–365. *Ver também* Relacionamentos com colegas; Aptidões sociais
  Diagnóstico do TDAH e, 58
  Exame médico e, 257–259
  Outros problemas associados com o TDAH e, 212–215
  Prioridades e, 458–460
  Regiões frontais do cérebro, 147. *Ver também* Estrutura cerebral
  Saúde
  Sintomas que mudam com a situação e, 204

Tratamento com estimulantes e, 472–474
Anos da pré-escola, 184–187, 194–196, 314. *Ver também* Processos de desenvolvimento
Ansiedade, 495, 508–509, 516
Antidepressivos tricíclicos, 508–511. *Ver também* Medicação
Antidepressivos, 466, 508–511, 512–514. *Ver também* Medicação
Aparência física, 213
Aparência, 213
Apetite, 484
Apoiar o filho, 42, 77–80. *Ver também* Relacionamento com seu filho
Apoio social, autocuidados para pais e, 297. *Ver também* Grupos de apoio
Aprendizagem, medicação e, 479–480
Aproveitamento escolar. *Ver também*
  Diagnóstico de TDAH e, 59–61
  Funcionamento da escola adolescentes e, 446–451
  Medicação e, 479–480
  Outros problemas associados ao TDAH e, 207–210
  Tratamento com estimulantes e, 472–473
Aptidão para ouvir, 105–110
Aptidões de autoajuda, 215
Aptidões de comunicação
  Adolescentes e, 387–390, 390–397, 391–392
  Fala autodirigida e, 124–127
  Funções executivas e, 134–138

556

Jogos mentais autodirigidos e, 132–133
Solução de problemas e, 390–397, 391–392
Aptidões interpessoais, 459. *Ver também* Aptidões sociais
Aptidões mentais, 210–211
Aptidões motoras, 213
Aptidões para autocuidados, 215
Aptidões para o estudo, 399
Aptidões sociais
funcionamento da escola e, 399
funções executivas e, 134–138
medicação e, 303
mudanças no TDAH com o desenvolvimento e, 198
outros problemas associados ao TDAH e, 217–218
prioridades e, 458
reter a criança no mesmo ano, 417–420
trabalhar as, 357–361
visão geral, 356–357
Áreas públicas, 339–345, 352
Assumir riscos, 97–99. *Ver também* Segurança
Atalhos, controle de impulsos e, 96–97
Atenção individual, 207
Atenção positiva, 310–317, 318–320, 323–325
Atenção sustentada, 86–88, 113–114, 118
Atenção, funcionamento da, 86–88, 113–114, 118
Atitude desafiadora, 308–310
Atitudes, 376–382, 378
Atividade cerebral, 151–157. *Ver também* Estrutura cerebral

Atividade elétrica do cérebro, 485
Atribuições, 377, 378
Atuação no emprego, 106–107, 110–111, 200–202
Atuação parental. *Ver também* Programa de melhora do comportamento;
Família; Interação com seu filho; Relacionamento com seu filho; Autocuidados para pais
Adolescentes e, 376–382, 378, 382–387, 390–397, 391–392
Compartilhar, 255
Desafios da, 35–36, 189
Gestão na escola e, 424–425
Lições da vida familiar, 456–458
Melhora no comportamento e, 305–307
Mitos sobre as causas do TDAH e, 175–180
Pais centrados em princípios, 36–45
Pais científicos, 48–50
Pais/mães executivos, 45–48
Princípios-guia da, 273–288
Prioridades e, 458–461
Reação ao mau comportamento e, 227–228
Regras para adolescentes e, 382–387
Risco de desenvolver TDAH e, 180–182
Saúde mental dos pais, 230
Visão geral, 231
Audição, 212
Autoconsciência desenvolvimento da, 138–139
Atenção autodirigida, 118

Fala autodirigida e, 124–127
Imagens autodirigidas e, 118–124
Visão geral, 86
Autoconsciência desenvolvimento da, 138–139
Atenção autodirigida, 118
Fala autodirigida e, 124–127
Imagens autodirigidas e, 118
Visão geral, 86
Autocontenção, 94
Autocontrole
Emoções autodirigidas e, 128–129
Funções executivas e, 114–133
Inibição autodirigida, 118
Instruções autodirigidas e, 445–446
Nova visão do TDAH e, 111–112
Propósitos sociais do, 134–138
Autocuidados para pais. *Ver também* Criando adolescentes e, 398
Abordagem parental centrada em princípios e, 45
Eventos estressantes e, 289–294
Gestão do tempo e, 295–296
Lidar com o inevitável e, 292–294
Renovação pessoal e, 294–296
Visão geral, 289–301
Autoestima, 74–77
Automonitoração, 86, 138–139
Automotivação, 128–129
Auto-organização, 67
Autoridade, regras para adolescentes e, 387

Autorregulação, 67–69, 86, 134–138
Avaliação para TDAH. *Ver também* Diagnóstico; Tratamento
Custos da ajuda profissional, 240–241
Elaboração do diagnóstico, 258–263
Exame médico, 257–259
O que esperar da avaliação, 249–257
Preparo para a, 245–263
Procurar profissionais para, 238–243
Quando procurar, 235–238
Visão geral, 235, 243

B

Batimento cardíaco, 484–485, 510–511, 515-516
Biofeedback, 153
Boletins de relato de comportamento, 438-444, 449

C

Cafeína, 301
Candida albicans,174–175
Carreiras. *Ver* Atuação no emprego
Cartões de tarefas, 322
Castigos. *Ver também* Consequências; Métodos com punição para
Como lidar com seu filho em público e, 341–342
Estender uso dos, 338–339
Gestão do comportamento em sala de aula e, 433–435
Visão geral, 333–338
Causas do TDAH. *Ver também* TDAH em geral

Agentes ambientais, 159–161
Desenvolvimento cerebral, 147–167
Evidências atuais, 145–167
Fatos *versus* ficção em relação às, 61–67
Hereditariedade, 161–167
Lesões cerebrais e, 146–147
Mitos sobre as, 167–180
Risco de desenvolver TDAH e, 180–187
Visão geral, 143–145, 187–188
Cerebelo, 148. *Ver também* Estrutura cerebral
Children and Adults with Attention-Deficit/Hyperactivity Disorder (CHADD)
Diagnóstico de TDAH e, 59–61
Educar a si mesmo após um diagnóstico, 270–271
Mãe ou pai científico e, 49
Clonidina, 466, 514–515. *Ver também* Medicação
Complicações no parto, 182–183. *Ver também* Gravidez
Comportamento governado por regras, 124–127
Comportamento opositivo, 308–310
Comportamento perigoso, 97–99. *Ver também* Segurança
Comunicação casa-escola, 45–48, 407–409, 438–444. *Ver também* Profissionais, trabalhar com; Ambiente escolar
Comunicação com escolas e provedores de serviços, 45–48. *Ver também* Comunicação casa-escola;
Comunidade, 365–366, 382–387, 458
Concentração, 86–88, 113–114, 118
Concerta. *Ver* Medicação
Confiança, 42. *Ver também* Relacionamento com seu filho
Conflito
Adolescentes e, 373, 376–382, 378, 390–397, 391–392
Efeito do TDAH em interações pais-filho, 223–224
Melhora do comportamento e, 305
Reação ao mau comportamento e, 227–228
TDAH muda com o desenvolvimento e, 198
Conflito social, 198
Conhecimento, tornar-se uma mãe ou um pai científico e, 48–49
Consciência dos momentos, 298–299
Consequências
Estratégias se/então, 353–354
Gestão na escola e, 422–424
Métodos de gestão do comportamento em sala de aula, 424–438
Princípios-guia para criar um filho com TDAH e, 273–274, 276–277
Programas de recompensas em casa e, 441
Punir mau comportamento de modo construtivo, 331–338

Regras para adolescentes e, 387
Conselheiros, 134, 280–281. *Ver também* Profissionais, trabalhar com
Conservantes em alimentos, mitos sobre as causas do TDAH e, 167
Considerações sobre dietas, 168
Consistência, 283, 424–425
Consumo de açúcar, mitos sobre as causas do TDAH e, 169–171
Contratos comportamentais, 396–397
Controle de impulsos, 86, 94–100, 128–132
Convulsões, 510
Cooperação, 43–44, 137–138
Corpo caloso, 148. *Ver também* Estrutura cerebral
Córtex cingulado anterior, 157. *Ver também* Estrutura do cérebro
Covey, doutor Stephen R., 36–45
Crianças em idade escolar, 196–198, 314. *Ver também* Processos de desenvolvimento
Críticas, 314, 367, 435
Cronograma, considerações sobre Sala de aula e currículo e, 413–416
Cuidar de si. *Ver* Autocuidados para pais
Curiosidade, 90–92
Currículo, 413–416
Custos da ajuda profissional, 240–241
Cylert, 483 304. *Ver também* Medicação

Dar um tempo, adolescentes e, 398
Daytrana, adesivo. *Ver* Medicação

D

Defendendo seu filho, 45–48. *Ver também* Comunicação com escolas e provedores de serviços
Deficiência
 Custos da ajuda professional e, 240–241
 Princípios para criar um filho com TDAH e, 285
 TDAH como, 57–58, 65–66
Demandas, 376–377
Demora na gratificação. *Ver* Gratificação protelada
Depressão, medicação e, 508–509
Desatenção, 86
Desculpar-se, abordagem parental baseada em princípios e, 43
Desempenho inconsistente no trabalho, 110–111
Desenvolvimento físico, 211–212. *Ver também* Processos de desenvolvimento
Desenvolvimento moral, 459
Desenvolvimento pré-natal, 159–160, 182–183. *Ver também* Processos de desenvolvimento
Desenvolvimento social, 68. *Ver também* Processos de desenvolvimento
Dexedrine. *Ver* Medicação
Diagnóstico. *Ver também* Avaliação para TDAH
 Adultos com TDAH e, 200
 Educar a si mesmo após um diagnóstico, 270–271

Fato *versus* ficção em relação a, 61
Lidar com, 265–271
Medicação e, 490–495
Melhora no comportamento e, 310
Opções de tratamento e, 268–270
Quantas crianças têm TDAH, 190–193
Sintomas que mudam com a situação e, 202–207, *203, 204–05*
Tempo cognitivo lento e, 261–263
Visão geral, 57–58, 258–263
Diagnóstico diferencial, 259. *Ver também* Diagnóstico
Dificuldades financeiras, 99–100
Disciplina, 331–338, 382–387. *Ver também* Consequências; Punição
Dispersão, 86, 89–90. *Ver também* Funcionamento da atenção

E

EEG (eletroencefalograma), 151–157, 153–155
Efeitos colaterais da medicação. *Ver também* Medicação
Antidepressores tricíclicos, 510–511
Clonidina, 514–516
Strattera, 500
Tratamento com estimulantes e, 483–490
Elavil. *Ver* Medicação
Elogios
Aptidões sociais e, 357–361
Métodos de gestão do comportamento em sala de aula e, 424–426
Passos para melhorar o comportamento, 310–317
Suas atividades, 323–325
Usar atenção para obter obediência, 320
Em que escola colocar o filho, 417–420. *Ver também* Funcionamento da escola; Programas de educação especial
Emoções, 128–132, 417–420, 479
Empatia, 434
Enjoo de movimento, mitos sobre as causas do TDAH e, 173–74
Envolvimento na aprendizagem, 399
Escoteiros, 365–366
Esplênio, 148. *Ver também* Estrutura cerebral
Esportes, 365–366
Estratégias se/então, 353–354
Estresse de medicação, 229–230, 289–294
Estriado, 153, 157. *Ver também* Estrutura cerebral
Estrutura, considerações sobre sala de aula e currículo e, 413–416
Estrutura cerebral. *Ver também* Fatores neurológicos
Agentes ambientais e, 159–161
Causas do TDAH e, 145–167, 187–188
Como os estimulantes agem, 476–483
Desenvolvimento cerebral, 147–167

Desenvolvimento das funções executivas e, 140
Lesão cerebral, 146–147
Visão geral, 147–158
Estudos com animais, causas do TDAH e, 146–147
Exame médico, 257–259. *Ver também* Avaliação para TDAH
Exercício para os pais, 301
Expectativas, 376–377, 376–382, 378
Exposição a chumbo, 161. *Ver também* Causas do TDAH

F

Fala. *Ver também* Fala autodirigida,
  Desenvolvimento 139
  Jogos mentais autodirigidos e, 132–133
  Outros problemas associados ao TDAH e, 212
Fala autodirigida, 106–110, 124–127, 139
Fala interiorizada. *Ver também* Fala autodirigida
Família. *Ver também* Interação com seu filho;
  Atuação parental; Relacionamento com seu filho TDAH muda com o desenvolvimento e, 197
  Desafios na, 35–36
  Efeito do TDAH nas interações pais-filho, 223–224
  Lições na vida familiar, 456–458
  Mães e suas interações com crianças com TDAH e, 222–224
  Melhora no comportamento e, 305
  Mitos sobre as causas do TDAH e, 175–180
  Pais e suas interações com crianças com TDAH e, 223–224
  Prioridades e a, 458–461
  Reação ao mau comportamento e, 227–228
  Risco de desenvolver TDAH e, 180–182
  Saúde mental dos pais, 230
  Visão geral, 219–222, 231
Fatores ambientais. *Ver também* Ambientes em sala de aula; Família; Ambiente escolar
  Causas do TDAH e, 159–161, 163, 175–180
  Sintomas que mudam com a situação e, 207
Fatores culturais, 64–65, 190–193
Fatores de risco, 180–187. *Ver também* Causas do TDAH
Fatores genéticos, 161–167, 257. *Ver também* Causas do TDAH
Fatores neurológicos, 140. *Ver também* Estrutura cerebral
Feedback
  Gestão na escola e, 422–424
  Métodos de gestão do comportamento em sala de aula e, 424–438
  Princípios-guia para criar uma criança com TDAH e, 273–274
Feedback positivo, 273–274, 310–317
Fermentos, mitos sobre as causas do TDAH e, 174–175

Fichas de avaliação do comportamento na escola, 367
Filtrando informação, 88–89
Fluido amniótico, 183
Focalin. *Ver* Medicação
Fontes de informação on-line, 49–50, 271. *Ver também* Informação sobre TDAH
Formar-se no ensino médio, 124, 106–107. *Ver também* Funcionamento da escola
Fumo, 159–160, 182–183, 301
Funções executivas
　Atenção autodirigida, 118
　Desenvolvimento adolescente e, 374
　Desenvolvimento das, 138–142
　Emoções autodirigidas, 128–132
　Fala autodirigida, 106–110, 124–127
　Imagens autodirigidas, 118
　Inibição autodirigida, 118
　Jogos mentais autodirigidos, 132–133
　Níveis das, 134–138
　Outros problemas associados ao TDAH e, 210
　Propósitos sociais das, 134–138
　Visão geral, 67–69, 86, 114–133
Funcionamento adaptativo, 215
Funcionamento da escola. *Ver também* Aproveitamento escolar; Ambiente escolar;
Funcionamento no trabalho. *Ver* Funcionamento no emprego

Futuro, medo do, 127
Futuros hipotéticos, 127. *Ver também* Imagens

G

Gânglios da base, 148, 153. *Ver também* Estrutura do cérebro
Gene DRD4, 165. *Ver também* Fatores genéticos
Gene DAT1, 166. *Ver também* Fatores genéticos
Gênero, 180–182, 193
Gestão do comportamento, 424–438
Gestão do tempo, 67, 295–296
Gratificação protelada, 92–94
Gravações, 414
Gravidez, 159–160, 182–183, 212
Grupo de treinamento de aptidões sociais, 367
Grupos de apoio
　Autocuidados para pais e, 255
　Diagnóstico de TDAH e, 59–61
　Educar a si mesmo após um diagnóstico, 270–271
　Procurar profissionais para avaliação e, 238

H

Hemisfério direito do cérebro, 148 *Ver também* Estrutura cerebral
Hereditariedade, 161–167, 257. *Ver também* Causas do TDAH
Hiperatividade, 86, 101–103. *Ver também* Níveis de atividade
Hiperreatividade, 103–105. *Ver também* Níveis de atividade; Reatividade

Hobbies, autocuidados para pais e, 297
Hormônios, mitos sobre as causas do TDAH e, 173
Humilhação, relacionamento com colegas e, 367

I

Ignorar, métodos de gestão do comportamento em sala de aula e, 430
Imagens, 118–124
Impulsividade, 36–45, 86, 100, 376
Incentivos. *Ver também* Recompensa
 Aptidões sociais e, 357–361
 Avaliação para TDAH e, 237
 Educar a si mesmo após um diagnóstico, 270–271
 Escolha de professor e, 409–410
 Estratégias se/então, 353–354
 Funcionamento da escola e, 417–420
 Gestão na escola e, 422–424
 Lidar com seu filho em público e, 340
 Métodos de gestão do comportamento em sala de aula e, 424–438
 Princípios-guia para criar uma criança com TDAH e, 277–279
 Regras para adolescentes e, 387
 Sistema caseiro de fichas/pontos e, 325–330, *328*
 Tornar-se uma mãe ou um pai científico e, 48–50
Independência, desenvolvimento adolescente e, 374

Infância, 183–184. *Ver também* Processos de desenvolvimento
Informação sobre TDAH. *Ver também* TDAH em geral
Inibição
 Controle do impulso e, 94
 Desenvolvimento da, 138–139, 140–142
 Inibição autodirigida, 118
 Visão geral, 86, 113–114
Inibição comportamental, 67, 124–127
Inibição da resposta
 Desenvolvimento da, 140
 Emoções autodirigidas, 128–132
 Fala autodirigida e, 110
 Imagens autodirigidas e, 119
 Inibição autodirigida, 118
Inibidores seletivos da recaptação de serotonina (ISRSs), 509. *Ver também* Medicação
Insônia, 486, 503. *Ver também* Problemas do sono
Instruções autodirigidas, 445–446
Instruções diretas, 416
Instruções, seguir, 105–110. *Ver também* Ordens
Inteligência, 208, 492
Interação com seu filho. *Ver também* Família; Atuação parental; Relacionamento com seu filho adolescentes e, 373, 376, 387–390
 Abordagem parental centrada em princípios e, 41–45
 Desafios na, 189
 Lições da vida familiar, 456–458
 Mães e suas interações com crianças com TDAH e, 222–224

Melhora no comportamento e, 305
Mitos sobre as causas do TDAH e, 175–180
O efeito do TDAH sobre a, 223–224
Pais e sua interação com crianças com TDAH e, 223–224
Prioridades e, 458–461
Reação ao mau comportamento e, 227–228
Seguir instruções e, 105–110
Internalização, 128–129
Interrupções, 323–325
Intuniv, 502–505. *Ver também* Medicação
Irmãos, 230
Irritabilidade, adolescentes e, 376
Isolamento social, 433. *Ver também* Isolamento; Castigos
Isolamento, 363–365, 433

K

Khan Academy, 424, 451

L

Lamentar, lidar com um diagnóstico e, 266–268
Lembretes, 280–281
Lesão cerebral, 146–147, 492
Lição de casa, 450–451, 456–458, 461. *Ver também* Tarefas; Funcionamento da escola
Lidar com, 292–294

M

"Miopia" para o futuro, controle de impulsos e, 97–99
Maneirismos, 486

Manual Diagnóstico e Estatístico de Transtornos Mentais (DSM-5), 193, 240–241, 259–260
Mecanismo de transporte da dopamina, 151, 165. *Ver também* Estrutura cerebral
Medicação. *Ver também* Medicamentos
  Antidepressores tricíclicos, 508–511
  Clonidina, 514–515
  Como os estimulantes atuam, 476–483
  Como os estimulantes são prescritos, 496–499
  Decisões a respeito de, 490–495
  Efeitos colaterais da, 483–490, 510–512, 515–516
  Estimulantes, 465–483
  Fatos *versus* ficção em relação a, 61–67
  Intuniv, 502–505
  Mitos sobre a, 467–476
  O que procurar numa escola e, 407
  Opções de tratamento e, 268–270
  Para tratamento com anti-hipertensivos, 502–505
  Procurando profissionais para avaliação e, 238–240
  Quando parar, 499
  Química cerebral e, 149–151
  Relação entre pares e, 367
  Strattera, 499–502
  Visão geral, 465
  Wellbutrin, 512–514
Medicações não estimulantes, 150. *Ver também* Medicação

Medicamentos anti-hipertensivos, 502–505, 514–515. *Ver também* Medicação
Médicos. *Ver também* Profissionais, trabalhar com
   Clonidina, 516–517
   Estimulantes, como são prescritos, 496–499
   Intuniv, 502–503
   Medicação e, 468
   Procura de profissionais para avaliação e, 238–240
   Strattera, 500
Meditação, 293, 298–299
Medo dos pais, 377, 378
Melhor e pior supervisor, atividade, 313
Memória
   Imagens autodirigidas, 118–124
   Memória operacional, 86, 120
   Outros problemas associados ao TDAH e, 210
   Princípios-guia para criar uma criança com TDAH e, 280–281
   Memória operacional. *Ver também* Memória
   Outros problemas associados ao TDAH e, 210
   Princípios-guia para criar uma criança com TDAH e, 280–281
   Visão geral, 86
Memória operacional não verbal, 120. *Ver também* Memória
Mentores, lidar com problemas escolares de adolescentes e, 407
Meta-análise, 148
Metadate CD. *Ver* Medicação
Metas, 39, 429

Mídia, 179–180, 364, 457
Mindfulness, meditação, autocuidados para pais e, 298–299
Mitos sobre o TDAH
   Causas do TDAH e, 167–180
   Tratamento com estimulantes e, 467–476
   Visão geral, 61–67
Monitoração, 357–361, 364, 384–387
Motivação
   Emoções autodirigidas e, 128–129
   Escolha de professor e, 410–411
   Funcionamento da escola, 399
   Princípios-guia para criar uma criança com TDAH e, 280–282
Multar a criança, 332–333, 431–432. *Ver também* Consequências; Punição
Mutualismo, 138

N

Negação, 265–266
Negociação, 41–42
Neurofeedback, 153–55
Neurotransmissores, 151. *Ver também* Estrutura cerebral
Níveis de atividade, 86, 101–103. *Ver também* Hiperatividade
Níveis de interesse, 113–114
Nível autoconfiante de funcionamento executivo, 137. *Ver também* Funções executivas
Nível de cooperação social do funcionamento executivo, 138–139. *Ver também* Funções executivas

Nível de funcionamento executivo instrumental/autodirigido, 135. *Ver também* Funções executivas

Nível de maturidade
Desenvolvimento adolescente e, 374 –376
Gratificação protelada e, 92
Reter a criança no mesmo ano, 417–420
Seguir instruções e, 106–107

Nível de reciprocidade social do funcionamento executivo, 137–138. *Ver também* Funções executivas

Norepinefrina, 151, 499 –502. *Ver também* Estrutura cerebral

Norpramin. *Ver* Medicação

Núcleo caudado, 148, 153, 164–166. *Ver também* Estrutura cerebral

O

Obedecer, 318–320. Ver também Ordens

Obediência, 318–320, 340

Ordens, 318–320

Os 7 hábitos das pessoas altamente eficazes (Covey), 36–45

Ouvir seu filho, 42

P

Pais e mães científicos, 48–50, 237, 155–157. *Ver também* Atuação parental

Penalizações, 431–432. *Ver também* Multar seu filho

Pensamentos
Autocuidados para pais e, 299–301
Fala autodirigida e, 106–110
Gestão na escola e, 445–446
Instruções autodirigidas e, 445–446
Pensamento impulsivo, 100
Princípios-guia para criar uma criança com TDAH e, 281–282

Pequenos comandos, 318–320. *Ver também* Comandos

Perdão, 286–288

Personalidade, risco de desenvolver TDAH e, 185

Pertofrane. *Ver* Medicação

Pior cenário possível, "atitudes" adolescentes e, 380–382

Planejar com antecedência, 284–285

Polícia, regras para adolescentes e, 388

Ponto de desempenho, 280–282

Popularidade, 362–365. *Ver também* Relacionamento com colegas

Prazos, dar comandos mais efetivos e, 322

Pressão sanguínea, 484–485

Prestar atenção, 86–88, 113–114, 118

Prevalência do TDAH, 190–193. *Ver também* TDAH em geral

Previsão
Desenvolvimento da, 139
Imagens autodirigidas, 118, 119
Outros problemas associados ao TDAH e, 210
Visão geral, 67

Previsão, 353–354, 423–424

ÍNDICE REMISSIVO 567

Primeira infância, 183–184. *Ver também* Processos de desenvolvimento
Princípio de Premack, 353–354
Prioridades
  Autocuidados Para Pais E, 295–296
Privilégios
  Estratégias se/então, 353–354
  Sistema de fichas/pontos em casa, 325–330, *328*
Proatividade, tornar-se uma mãe ou um pai executivo, 45
Problemas comportamentais. *Ver também* Programa de melhoria do comportamento
  Considerações sobre sala de aula e
  Currículo e, 413–416
  Escolha de professor e, 410–413
  Funcionamento da escola e, 407
  Medicação e, 479–480, 495
  Outros problemas associados ao TDAH e, 217
  Passos para melhor comportamento, 305 –346
  Princípios para criar uma criança com TDAH e, 273–288
  Reação a, 227–228
Problemas congênitos. *Ver* Problemas médicos
Problemas de dinheiro, controle de impulsos e, 99–100
Problemas do sono
  Como efeito colateral da medicação, 486, 503, 515–516
  Outros problemas associados ao TDAH e, 213

Problemas emocionais, 217
Problemas médicos
  Diagnóstico de TDAH e, 59–61
  Exame médico e, 257–259
  Outros problemas associados ao TDAH e, 212–215
  Sintomas que mudam com a situação e, *204–05*
  Tempo cognitivo lento e, 262
  Tratamento com estimulantes e, 472–474
Processos de desenvolvimento
  Adolescentes e, 198, 374–376
  Adultos, 200–202
  Avaliação para TDAH e, 237
  Crianças em idade escolar, 196–198
  Crianças na pré-escola, 194–196
  Desenvolvimento cerebral, 147–167
  Exposição pré-natal a agentes ambientais e, 159–160
  Funções executivas e, 138–142
  Melhora no comportamento e, 307, 310
  Mudanças no TDAH com, 194–202
  Outros problemas associados ao TDAH e, 347–349
  Prioridades e, 458–460
  Reter a criança no mesmo ano, 417–420
  Risco de desenvolver TDAH e, 180–187
  Sintomas que mudam com a situação e, *204–05*
Produtividade, diagnóstico de TDAH e, 59–61

Professores. *Ver também* Ambientes em salas de aula; Ambiente escolar; Relacionamento professor-aluno
Escolha de, 409–413
Gestão na escola e, 422–424
Lidar com problemas escolares de adolescentes e, 446–451
Métodos de gestão do comportamento em sala de aula e, 424–438
O que esperar da avaliação, 257
Sintomas que mudam com a situação e, 207
Profissionais, trabalhar com. *Ver também* Avaliação para TDAH; Comunicação casa-escola; Tratamento
Adolescentes e, 374, 387, 396, 407–409
Escolher um professor e, 409–413
Clonidina, 516–517
Custos da ajuda profissional, 240–241
Como os estimulantes são prescritos, 496–499
Intuniv, 502–503
Medicação e, 468
Procurar profissionais para avaliação, 238–243
Strattera, 500
O que procurar numa escola e, 407–409
Tornar-se uma mãe ou um pai executivo e, 45–48
Visão geral, 45–48
Profissionais, trabalhar com Comunicação, adolescentes e, 373, 387–390

Programas de educação especial. *Ver também* Funcionamento da escola
Adolescentes e, 447–449
Escolha da escola, 417–420
Relacionamento de pares e, 367
Programa de melhoria do comportamento. *Ver também* Problemas
Castigos e, 333–339
Comportamentais; atuação parental e, 320–323
Dar atenção positiva, 310–317
Ensinar seu filho a não interromper suas atividades, 324–325
Expandir o uso do castigo, 338–339
Lidar com seu filho em público, 339–345
Passos para um melhor comportamento, 305–310
Problemas de comportamento futuros e, 344–345
Punir mau comportamento de modo construtivo, 331–338
Sistemas caseiros de fichas, 325–330, *328*
Usar a atenção para obter obediência, 318–320
Visão geral, 345–346
Programa de recompensas baseado em casa, 438–444
Programas para grupos, métodos de gestão do comportamento em sala de aula e, 427–430
Provedores de tratamento, 45–48. *Ver também* Comunicação com escolas e provedores de serviços

Provocações, lidar com, 361–362
Psicólogos, 239. *Ver também* Profissionais, trabalhar com
Psicose, 487–488, 494, 510
Puberdade, 376, 474–476. *Ver também* Adolescentes; Processos de desenvolvimento
Punição. *Ver também* Consequências
   Gestão na escola, 422–424
   Incentivos em vez de, 277–279
   Lidar com seu filho em público e, 342–343
   Métodos de gestão do comportamento em sala de aula e, 424–438
   Punir mau comportamento de modo construtivo, 331–338

Q

Questionário de situações em casa, *248–249*
Química cerebral, 151. *Ver também* Estrutura cerebral

R

Raiva, 266, 308–310
Reação com custo, 431–432. *Ver também* Multar seu filho
Reações a um diagnóstico, 265–268
Reatividade, 38, 103–105, 119. *Ver também* Níveis de atividade; Hiperreatividade
Recompensa. *Ver também* Atenção positiva
   Aptidões sociais e, 357–361
   Dispersão e, 90
   Estratégias se/então, 353–354
   Gestão na escola e, 422–424
   Métodos de gestão do comportamento com atenção positiva na sala de aula e, 424–438
   passos para melhorar comportamento e, 310–317
   princípios-guia para criar uma criança com TDAH e, 276, 277–279
   sistema de fichas/pontos em casa e, 325–330, *328*
Reflexão, 106–110
Região pré-frontal, 157, 164–166. *Ver também* Estrutura cerebral
Regra da vovó, 353–354
Regras
   Adolescentes e, 198, 372–373
   Adolescentes e, 373, 382–387
   Castigos e, 434
   Considerações sobre sala de aula e currículo e, 413–416
   Controle de impulsos e, 97–99
   Dar comandos mais efetivos e, 320–323
   Diagnóstico de TDAH e, 59–61
   Em sala de aula e, 424–438
   Fala autodirigida e, 124–127
   Imagens autodirigidas e, 123–12
   Lidar com seu filho em público e, 339
   Métodos de gestão do comportamento
   Princípios-guia para criar uma criança com TDAH e, 285
   Seguir instruções e, 105–110
   Usar atenção para ganhar obediência, 318–320

Rejeição, relacionamento com colegas e, 363–365
Relacionamento aluno-professor. *Ver* Relacionamento professor-aluno
Relacionamento com colegas. *Ver também* Amizades; Aptidões sociais
  Aptidões sociais e, 357–361
  Comunidade, 365–366
  Contatos positivos com os pares na
  Criando contatos positivos com os colegas em casa, 362–365
  Envolvimento da escola no, 366–369
  Métodos de gestão do comportamento em sala de aula e, 427–430
  Outros problemas associados ao TDAH e, 217–218
  Provocações e, 361–362
  Visão geral, 356–357
Relacionamentos com pares. *Ver também* Aptidões sociais outros problemas associados ao TDAH e, 217–218
  Aptidões sociais e, 357–361
  Contatos positivos com pares na comunidade, 365–366
  Criando contatos positivos com os pares em casa, 362–365
  Envolvimento da escola nos, 366–369
  Provocações e, 361–362
  Visão geral, 356–357
Relacionamento com seu filho. *Ver também* Família; Interação com seu filho; atuação parental,
  Abordagem parental centrada em princípios e, 41–45
  Desafios no, 189
  Lições da vida familiar, 456–458
  Melhora no comportamento e, 305
  Mitos sobre as causas do TDAH e, 175–180
  Prioridades e, 458–461
  Reação ao mau comportamento e, 227–228
Relacionamento professor-aluno
  Adolescentes e, 446–451
  Crianças na pré-escola, 194
  Desempenho inconsistente no trabalho, 110–111
  Diagnóstico de TDAH e, 59–61
  Escolha da escola, 417–420
  Escolher um professor e, 409–413
  Exemplos, 70–83
  Gestão na escola, 422–424
  Instrução autodirigida e, 445–446
  Lidar com problemas escolares, 446–451
  Medicação e, 479–480
  Mudanças no TDAH com o desenvolvimento e, 197
  O que procurar numa escola, 407–409
  Outros problemas associados ao TDAH e, 207–210
  Prioridades para pais e, 458–461
  Programas de recompensas em casa e, 438–444
  Relacionamento com os pares e, 366–369

Relacionamentos familiares e, 456–458
Reter a criança no mesmo ano, 417–420
Seguir instruções e, 106–107
Sintomas que mudam com a situação e, 207
Visão geral, 399–401
Relacionamento professor-aluno, 400, 420, 407–409. *Ver também* Relacionamentos; Funcionamento da escola; Professores
Relacionamentos. *Ver* Relacionamento com seu filho; Relacionamentos com os pares; Relacionamento professor–aluno
Relaxamento, autocuidados para os pais e, 293
Renovação, 45, 294–296
Repreensões, 431
Resistência, 308–310
Responsabilidades, 41, 367
Revezar-se, controle de impulsos e, 94
Ritalina. *Ver* Medicação
RM (ressonância magnética), 156
Rotina, 413–416
Ruína, "atitudes" adolescentes e, 377, 378

S

Seguir instruções, 105–110. *Ver também* Ordens
Segurança
Segurança ao dirigir
Adolescentes e, 198
Controle de impulsos e, 97–99
Diagnóstico de TDAH e, 59–61
Imagens autodirigidas e, 123–124
Seguro, 240–241
Senso de humor, adolescentes e, 398
Serviço militar, 475
Sinais não verbais de aprovação, 315. *Ver também Feedback* positivo
Sinais verbais de aprovação, 315–316. *Ver também Feedback* positivo
Sinapses, funcionamento das, 151, 165. *Ver também* Estrutura cerebral
Sinergia, 43–44
Sistema de fichas
Aptidões sociais e, 357–361
Gestão na escola e, 422–424
Métodos de gestão do comportamento em sala de aula e, 424–438
Visão geral, 325–330, *328*
Sistema de pontos
Aptidões sociais e, 357–361
Métodos de gestão do comportamento em sala de aula e, 424–438
Regras para adolescentes e, 387
Visão geral, 329–330
Sistema de pontos em casa, 329–330, 357–361, 387
Sintomas de TDAH. *Ver também* TDAH em geral; Diagnóstico
Mudanças nos sintomas com base na situação, 202–207, *203, 204–05*
Outros problemas associados ao TDAH, 207–217
Sistema judiciário, 388
Sistema vestibular, 173

Sites, 49–50, 271. *Ver também* Informação sobre o TDAH
Solução de problemas
    Adolescentes e, 373, 390–397, *391–392*, 396
    Estratégias se/então, 353–354
    Jogos mentais autodirigidos, 132–133
    Preparar seu filho para transições, 352–353
    Princípios-guia para criar uma criança com TDAH e, 281–282
    Regras para adolescentes e, 382–384
    Visão geral, 347–352
Soluções por *brainstorming*, 349
Strattera, 499–502. *Ver também* Substâncias químicas, 301
Suicídio, medicação e, 513–514
Suspensão escolar, 434–435

T

Tarefas. *Ver também* Funcionamento da escola
    Funcionamento da escola e, 415–416
    Lidar com problemas escolares de adolescentes e, 450–451
    Prioridades dos pais e, 458–460
    Relações familiares e, 456–458
TDAH — tipo predominantemente desatento, 85–86, 261–263. *Ver também* Tempo cognitivo lento
TDAH em geral. *Ver também* Causas do TDAH; Diagnóstico; Avaliação para TDAH; Informação sobre TDAH
    Atenção sustentada, 86–88
    Controle de impulsos e, 94–100
    Desafios dos pais e, 35–36
    Desempenho inconsistente no trabalho, 110–111
    Desenvolvimento adolescente e, 374–376
    Dispersão e, 89–92
    Em outros países, 189
    Fatos *versus* ficção, 61–67
    Filtrar informação, 88–89
    Funções executivas e, 114–133
    Nível de atividade e, 101–103
    Nova visão do TDAH, 111–112
    Outros problemas associados ao TDAH, 207–217
    Perspectivas do TDAH e, 67–68
    Princípios-guia para criar uma criança com TDAH, 273–288
    Quantas crianças têm, 190–193
    Seguir instruções, 105–110
    Sintomas que mudam com a situação e, 202–207, *203, 204–05*
    Tipos de, 261–263
    Visão geral, 57–61, 83–111, 113–114, 218
Tédio, 89, 90–92
Televisão, 179–180, 364, 457
Temperamento, 184
Tempo cognitivo lento, 86, 261–263. *Ver também* TDAH – tipo predominantemente desatento
Terapeutas, 239, 387. *Ver também* Profissionais, trabalhar com
Tiques nervosos, 486, 512
Tiques, 486, 512
Tireoide, níveis de hormônio, 173
Tofranil. *Ver* Medicação

Tomografia por emissão de pósitrons (PET Scan), 156
Tourette, síndrome de, 486
Toxinas, exposição a, 159–161. *Ver também* Causas do TDAH
Transições, 352–353
Transtorno opositivo desafiador, 71–74, 186, 308
Transtornos de aprendizagem, 208–210, 230, 269
Transtornos do humor, 230
Transtornos psiquiátricos
  Atividade cerebral no TDAH e, 156–157
  Medicação e, 495
  Opções de tratamento e, 269
  Outros problemas associados ao TDAH e, 217
  Parentais, 230
Tratamento. *Ver também* Avaliação para TDAH; Medicação
  Adolescentes e, 374, 396
  Adultos com TDAH e, 200
  Ambiente escolar e, 241–243
  Biofeedback por EEG ou *Neurofeedback*, 153–55
  Custos da ajuda profissional, 240–241
  Decisões relativas a, 490–495
  Em outros países, 189
  Entender as opções de, 268–270
  Fatos *versus* ficção quanto ao, 61–67
  O que esperar da avaliação, 249–257
  Quando parar, 499
  Tempo cognitivo lento e, 261

Tratamento com estimulantes. *Ver também* Medicação; Tratamento
  como agem os estimulantes, 465–483
  como os estimulantes são prescritos, 496–499
  decisões a respeito do, 490–495
  efeitos colaterais do, 483–490
  mitos sobre o, 467–476
  opções de tratamento, 268–270
  quando parar, 499
  química cerebral e, 151
  visão geral, 465–466
Tratamento em modo *checkup*, 396
Treinamento, 407
Tutoria, 425, 450–451

U

Uso de bebida alcoólica, 159–160, 230, 301

V

Variações de humor, adolescentes e, 376
Videogames, 457
Visão retrospectiva, 86, 119, 210
Visão, 213
Visualização, 118–124
Vitaminas no tratamento, mitos sobre as causas do TDAH e, 171–173
Vyvanse. *Ver* Medicação

W

Wellbutrin, 512–514. *Ver também* Medicação.

LEIA TAMBÉM

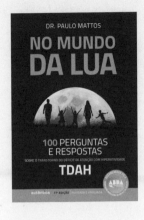

NO MUNDO DA LUA
100 Perguntas e respostas sobre o Transtorno do Déficit de Atenção com Hiperatividade (TDAH)

Paulo Mattos

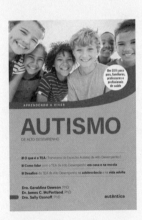

AUTISMO
De alto desempenho

Dra. Geraldine, PhD
Dr. James C. McPartland, PhD
Dra. Sally Ozonoff, PhD

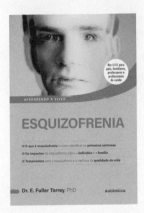

ESQUIZOFRENIA

Dr. E. Fuller Torrey, PhD

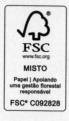 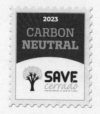

Este livro foi composto com tipografia Adobe Garamond Pro
e impresso em papel Pólen Soft 70g/m² na Formato Artes Gráficas.